5th EDITION

# 최신 병원감염관리학

Hospital Acquired Infection Control

## 집필진

김성현(부산가톨릭대학교)
권필승(원광보건대학교)
김극준(대경대학교)
김상하(건양대학교 의료원)
김수정(대구보건대학교)
김시현(인제대학교)
김아름(서영대학교 파주)
김영권(건양대학교)
김혜영(신성대학교)
박미영(수원과학대학교)
박 민(마산대학교)
박창은(남서울대학교)
박훈희(안산대학교)
서충원(동의과학대학교)
송창섭(송호대학교)
송현제(광주보건대학교)
심인숙(동남보건대학교)
엄용빈(순천향대학교)
염종화(동의대학교)
육근돌(대전보건대학교)
윤승기(전 질병관리청 역학조사과 과장)
이용헌(동서대학교)
이장호(세명대학교)
정무상(제주한라대학교)
정운원(청주대학교)
정태원(삼성서울병원)
조혜현(대전과학기술대학교)
홍승복(충북보건과학대학교)

5th EDITION

# 최신 병원감염관리학

## Hospital Acquired Infection Control

김성현 · 권필승 · 김극준 · 김상하 · 김수정 · 김시현 · 김아름 · 김영권
김혜영 · 박미영 · 박 민 · 박창은 · 박훈희 · 서충원 · 송창섭 · 송현제
심인숙 · 엄용빈 · 염종화 · 육근돌 · 윤승기 · 이용헌 · 이장호 · 정무상
정운원 · 정태원 · 조혜현 · 홍승복

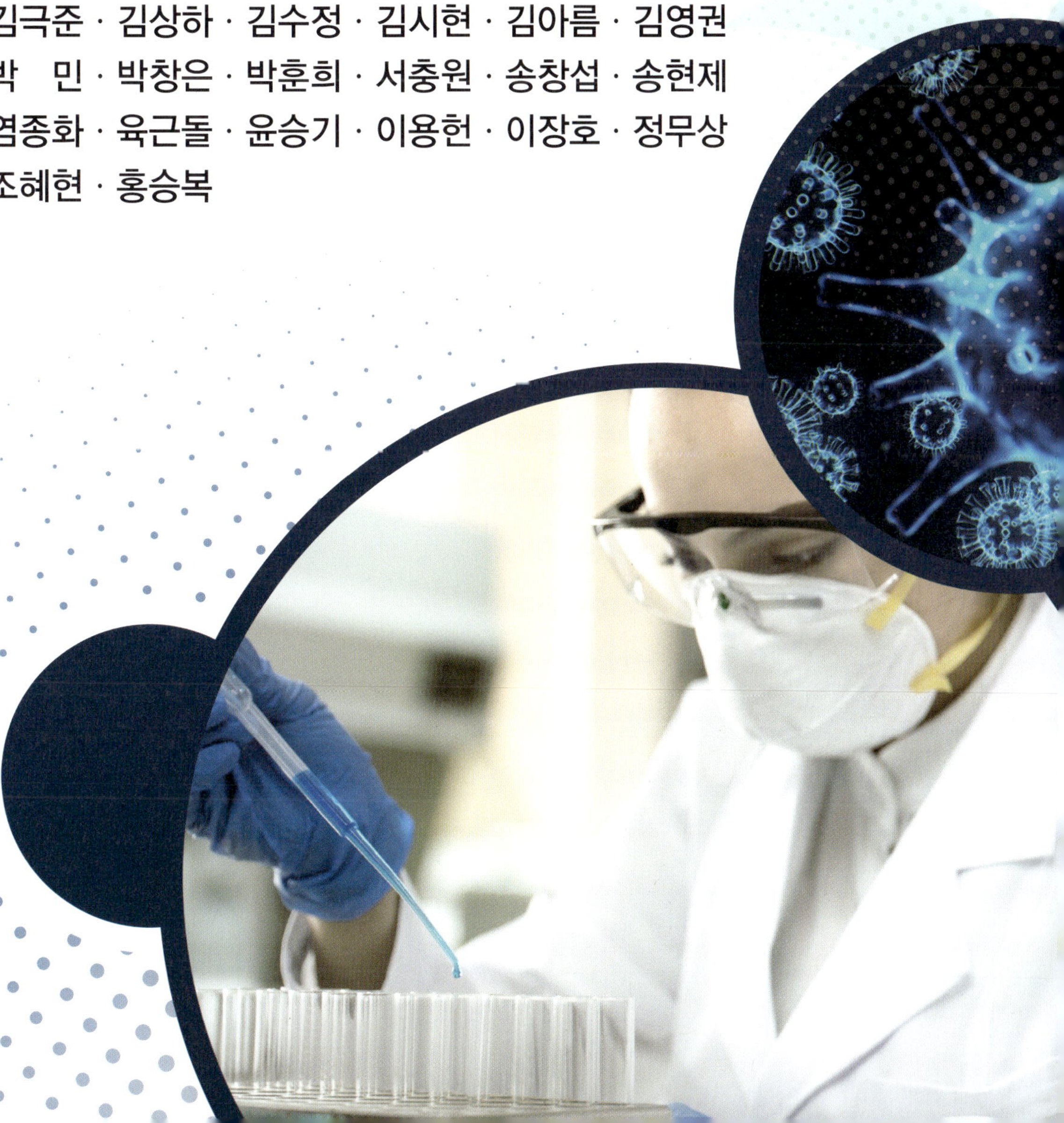

# 머리말

본 책이 출판될 수 있도록 지혜와 능력을 주신 하나님께 감사와 영광을 올려 드립니다.

본 책이 **"병원감염관리학"**이라는 이름으로 2003년 초판이 발간된 이후 5차에 걸쳐 개정이 이루어져 지금까지 많은 교수님들의 도움으로 발전해 온 것에 남다른 감회와 협조해주신 많은 분들께 감사드린다. 의료 환경의 급격한 발전과 변화에 따라 병원감염관리의 개념이 의료감염관리와 안전관리라는 개념으로 확대되고 있어 **"최신 병원감염관리학"**이라는 이름으로 새롭게 전면 개정하여 출간하게 됨을 매우 기쁘고 감사하게 생각한다. 최근 들어 신종인플루엔자를 비롯하여 프리온, Norovirus, 장출혈성 대장균(O157), 구제역, MERS, 에볼라출혈열, 지카바이러스, 중증급성호흡기증후군 코로나바이러스−2(SARS-CoV−2), 원숭이 두창(엠폭스) 등의 **신종감염병의 출현**과 인류의 재앙으로까지 표현되는 **항생제내성세균의 출현**과 **재출현감염병**이 늘어나고 있다. 이와 같이 감염병의 양상이 다양하게 변화하고 있는 가운데 **감염관리의 중요성이 어느 때보다도 높아지고 있으며, 감염관리에 대한 전문기술도 하루가 다르게 발전**하고 있어 감염 및 안전관리 전반에 대한 방대한 분량의 전문적인 정보를 소개한다는 것은 학부 학생들에게는 부담이 될 수 있기 때문에 학생들이 졸업 후 임상 현장에서 맞닿게 될 때 기본적으로 반드시 알아야 할 내용들을 **최근까지 개정 업로드 된 미국 CDC가이드라인과 WHO가이드라인, 질병관리청의 자료, 국내외 논문들의 그림과 표를 최대한 이용하였고, 중요 부분은 진하게 표시하여 학생들이 쉽게 이해 할 수 있도록 노력하였다. 또한 매 장(chapter)마다 학습목표와 핵심용어**를 두어 학습에 도움이 되도록 하였으며, 특히, **문제풀이와 해설은 미국 감염관리사 문제가 포함**되어 있어 앞으로 우리나라에서도 시행할 수 있는 감염관리사 시험을 대비하도록 하였다. **강의만으로 설명하기 어려운 부분은 유튜브(youtube) 링크를 강의 중에 동영상을 보면 큰 도움이 될 것으로 생각된다.** 본서의 구성은 직접 강의하시는 교수님들의 효율적인 강의의 흐름과 요청에 따라 **4부로 나누어 한 학기에 마칠 수 있도록 하였으며, 각 부별 특징은 다음과 같다.**

**제1부 의료관련감염관리 입문 편 1~5장**에서는 감염병의 역사와 기초를 다지기 위한 감염관리의 배경 및 의료기관에서의 관리체계, 무균술과 손 위생, 멸균과 소독, 개인보호구와 격리에 이르기까지 감염관리학의 기초지식에 대한 이해를 돕도록 하였다.

**제2부 의료관련 감염미생물의 감염관리 편 6~9장**에서는 의료종사자의 업무 중에 감염되는 직업 감염에 대한 감염관리 방법과 의학적으로 중요한 항생제 내성의 기전 및 다제 내성 그람양성세균과 다제 내성 그람음성막대균의 분리와 진단 및 감염관리 방법을 상세하게 이해를 할 수 있도록 구성하였다.

새로 출현하거나 학명이 바뀐 미생물에 대해 소개하고 변경된 부분을 바로잡았으며, 최근 새롭게 개정되거나 보완된 감염병의 예방과 관련된 자료들을 소개하였다.

**제3부 실험실 안전관리와 감염병의 진단검사 편 10~12장**에서는 임상미생물실험실 현장에서 마주하게 되는 검체의 취급과 병원환경미생물의 배양, 미생물학 실험실 안전관리, 감염병의 진단검사와 보균자 조사 및 감염관리방법을 자세히 소개하였다.

**4부 의료환경관리와 감염감시 편 13~14장**에서는 **의료 환경의 위생관리와 폐기물관리, 의료관련감염 발생감시를 위한 역학조사 및 통계조사방법**을 초보자도 알 수 있도록 쉽게 풀이하였으며, 마지막 **15장에서는 현재까지 유행하고 있는 신종감염병과 재출현 감염병의 현황과 관리에 대해 자세히 소개**하였으며, 부록에서는 최근의 감염병 관리와 관련된 법령과 실험 진단기준 등을 수록하여 이해를 돕도록 하였다.

원고 교정과 저술에 힘써주신 동학제현 교수님들의 협조와 조언에 심심한 감사를 드린다. 앞으로 본서가 더욱 사랑받기를 기대하며, 판을 거듭할수록 더욱 신선한 최신 병원감염관리학 정보를 소개하도록 노력할 것을 약속드린다. 본서가 출판되기까지 물심양면으로 협조해 주신 고려의학의 김영환 대표님, 편집과 교정에 힘써준 이창용 상무님과 임직원의 노고에 감사드린다.

2025. 2. 1<br>저자 일동

# CONTENTS

## 09 다제내성 그람음성막대균 / 253



## 10 검체의 취급과 병원 환경 미생물의 배양 / 273



## 11 임상미생물실험실의 생물안전관리 / 295



## 12 감염병 환자의 확인을 위한 진단검사 / 313



## 13 의료환경의 위생과 폐기물관리 / 331



## 14 의료관련감염 역학조사 및 통계 / 363



## 15 신종감염병과 재출현 감염병 /395



## 부록 / 425

## 찾아보기 / 441

Chapter 01

# 감염병의 역사와 이해

학습목표

1. 감염병의 발달의 개념과 원리를 설명할 수 있어야 한다.
2. 감염병의 발달의 기초를 설명할 수 있어야 한다.
3. 감염병의 발달의 단계를 설명할 수 있어야 한다.
4. 감염병의 발달의 구성영역을 설명할 수 있어야 한다.
5. 감염병의 발달에 영향을 미치는 요인을 설명할 수 있어야 한다.

## I 감염병의 역사

19세기 초까지만해도 **'생물은 과연 자연발생적으로 발생하는가?', '감염병의 본질은 무엇인가?'**라는 두 가지 어려운 의문에 대해 많은 논란이 있었지만, 20세기 초 주요 사망원인이었던 감염병들에 대한 감염과정이 밝혀짐으로써 감염병을 통제할 수 있게 되었다. 오늘날 우리는 대부분의 미생물들을 통제할 수 있지만 **후천성면역결핍증(AIDS)과 같은 감염병이나, 선천적 또는 후천적으로 면역체계가 손상된 환자의 경우에는 미생물이 여전히 생명의 주요한 위협**이 되고 있다.

인류의 역사와 함께 아주 오래전 원시시대의 기록과 화석들을 통해 우리의 조상들은 우리의 생명을 위협하는 수많은 감염병과 싸워왔다는 것을 확실하게 알 수 있으며, 다양한 감염병들의 강력한 발생과 전파는 역사적인 시대적 흐름 속에서 상당한 영향을 미쳐왔다(표 1-1).

대규모 감염병의 발생은 인구가 밀집된 지역을 통해 계속 확산되어 갔으며, 사람과 동물들의 김염병으로 알려진 **흑사병(black death disease, plague)**과 디른 다양한 갑연병들이 커다란 파괴적 변동을 만들어냈다. **유스티니아누스(Justinian) 시대 동안 흑사병**으로 인해 로마제국의 여러 **도시 거주자들의 1/2에서 2/3까지 사망하였으며, 14세기 중반에 중앙 유럽에서 2,500만 명의 사람들이 심각한 흑사병의 발생으로 사망**했을 때 사람들은 흑사병을 일으키고 있는 막강한 세력을 퇴치시키고자 노력하였다. 흑사병이 만연하고 있었던 14세기의 절정기에 시칠리아 섬에 도착한 바다 항해자들은 그 도시로 들어가기 전에 40일을 섬에서 기다려야만 했는데, 이것이 감염병에 대한 **검역(quarantine)의 효시**가 되었다. **유럽에서 14세기에는 흑사병(plague)이 유행하였고, 16세기에는 매독(syphilis), 17세기와 18세기에는 천연두(smallpox)와 성홍열(scarlet fever)이 유행하였으며, 19세기에는 홍역과 결핵, 20세기 후반과 21세기 초반에는 후천성면역결핍증(acquired immune deficiency syndrome, AIDS), 급성중증호흡기증후군(severe acute respiratory syndrome, SARS) 및 에볼라출혈열(ebola hemorrhagic fever) 등이 유행**하고 있으며, 첨단 의학기술과 예방의학이 발달된 오늘날에도 **신종플루**와 **중동중증호흡기증후**

군(middle east respiratory syndrome, MERS), **코로나바이러스감염증-19**(COVID-19) 등 **최근 몇십 년 사이에 새로운 감염병이 출현하는 신종감염병**(new emerging infectious disease)의 발생과 역사적으로 과거 수천 년에서부터 수백 년 전까지 유행하였던 **말라리아, 결핵같은 감염병들이 최근 몇십 년 사이에 증가하고 있는 재출현감염병(reemerging infectious disease)이 출현**하고 있어 앞으로 어떤 감염병이 어떤 방법으로 우리의 생명을 위협하며 유행할지는 아무도 예측할 수 없다(제15장 신종감염병과 재출현 감염병 참조).

역사적으로 감염병이 지속적으로 발생하고 있음에도 불구하고, **시간이 지남에 따라 사망률이 점진적으로 감소하는 추세를 나타내고 있지만 전 세계적으로 광범위한 무역과 인구 이동으로 인해 더 큰도시, 동물 및 생태계와의 접촉이 증가함에 따라 문명이 더 많이 발달한 국가에서도 감염병이 발생할 가능성이 높아졌다**(그림 1-1).

감염병의 역사

표 1-1. 감염병의 역사

| 감염병 | 창궐 시기 | 병원체/보유 숙주 | 사망자 수(추정) |
|---|---|---|---|
| 아테네 역병 | BC 430년 | 장티푸스로 추정 | 추정 불가 |
| 안토니우스 역병 | 165~180 | 홍역, 천연두 추정 | 5백만 |
| 유스티니아누스 역병 | 541~542 | *Yersinia pestis*/쥐벼룩 | 30~50백만 |
| 흑사병(Black Death) | 1347~1351 | *Yersinia pestis*/쥐벼룩 | 200백만 |
| 천연두 세계적 유행 | 1520~ | Variola major virus | 56백만 |
| 콜레라 대유행 | 1817~1923 | *Vibrio choleare* | 1백만 이상 |
| 흑사병 대유행 | 1885 | *Yersinia pestis*/쥐벼룩 | 12백만 |
| 스페인 플루 | 1918~1919 | H1N1 Influenza virus/돼지 | 40~50백만 |
| 아시안 플루 | 1957~1958 | H2N2 Influenza virus | 1.1백만 |
| 홍콩 플루 | 1968~1970 | H3N2 Influenza virus | 1백만 |
| HIV/AIDS | 1981~현재 | HIV/침팬지 | 25~35백만 |
| 신종플루 | 2009~2010 | H1N1 Influenza virus/돼지 | 200,000 |
| SARS | 2002~2003 | 변종 Coronavirus/박쥐, 사향고양이 | 770 |
| Ebola | 2014~2016 | Ebolavirus/원숭이 | 11,000 |
| MERS | 2015~현재 | 변종 Coronavirus/박쥐, 낙타 | 850 |
| COVID-19 | 2019~현재 | 변종 Coronavirus/천산갑 의심 | 7,075,468명<br>(2024년 11월 10일 기준) |

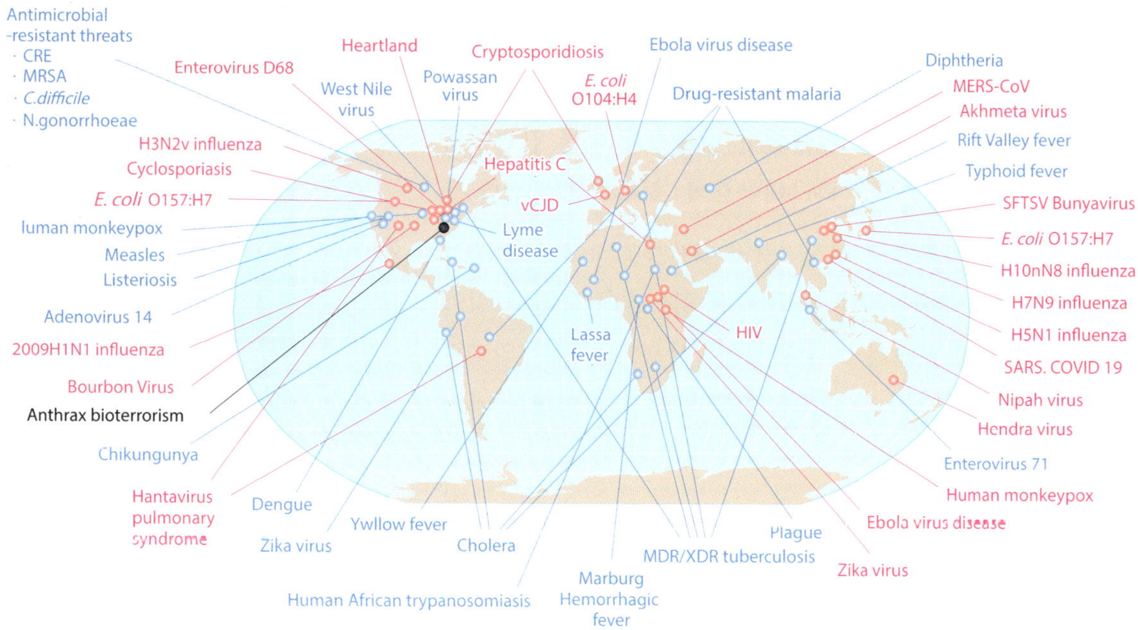


그림 1-1. 세계적으로 최근 출현한 감염병과 재출현한 감염병(2023)

## II 감염관리의 선구자들

**병원감염** 또는 **병원획득감염**(nosocomial infections 또는 hospital-acquired infection)이라는 용어는 "그리스어로 nosos는 질병, komeion는 보살핀다"는 뜻으로 병원이나 의료시설에서 발생한 병원체에 의해 유발되며, 환자가 이러한 시설과 관련하여 감염되는 것을 의미한다. **의료관련감염**(Healthcare-Associated Infection, HAI)**의 현대적 개념은 입원뿐만 아니라 외래진료를 포함하여 의료기관 내에서 의료행위와 관련된 감염을 말하며, 이는 병원근무자 등 관련 종사자들의 감염까지 포함된다.**

의료관련감염은 병원 환경에 의해서 감염되는 질병으로 병원이 대중치료를 위해 처음 설립된 이래 오늘날까지 문제가 계속 되어왔다. 감염병의 확산을 방지하기 위해 18세기부터 천연두, 결핵, 흑사병 같은 감염병 환자들을 격리시켰다. 당시의 많은 병원들의 환경은 환자들로 초만원을 이뤘으며, 일부 환자들에게는 다른 환자에게 사용했던 기구들을 소독도 제대로 하지 않은 채 사용하였고, 해충과 오물은 병원 환경 어디에서나 발견할 수 있었다. 그로 인해 감염병 환자에게서 다른 환자에게 감염병이 빠르게 확산되는 상황에서 **감염병의 확산을 예방하기 위해 19세기부터 20세기 초반에 걸쳐 병원 환경의 개선과 감염병의 확산 예방을 위해 노력한 선구자들은 F. H. Garrison, Oliver Wendell Holmes, Ignaz Philipp Semmelweis, Florence Nightingale, Louis Pasteur와 Joseph Lister** 등이었으며, 그들의 업적은 다음과 같다.

## 1. Fielding Hudson Garrison

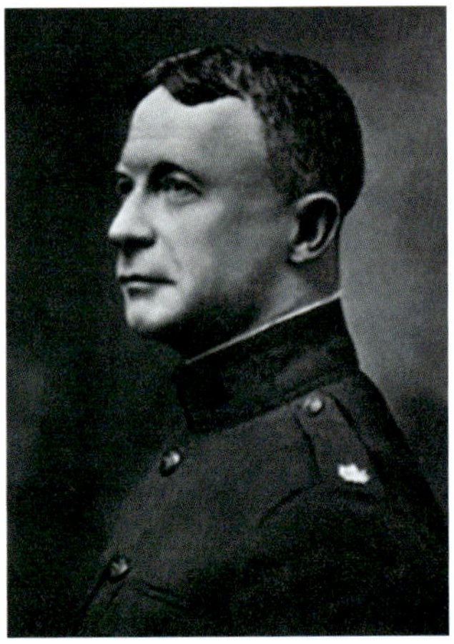

그림 1-2. Fielding Hudson Garrison

1917년 F. H. Garrison은 그의 의학 역사서에서 **"1788년 파리의 Hotel Dieu 병원에서 발생했던 패혈증과 다른 감염병으로 인해 약 20%의 사망률을 나타내었으며, 회복이 희박했던 상황이었다"고 기록**하였다(그림 1-2). 특히 산과병원에서의 출산 후 고통과 산욕열은 종종 출산의 치명적인 합병증으로 자주 일어났다. 18세기 중엽 몇몇의 보건학자들은 산욕열과 다른 의료관련감염병을 극적으로 감소시킬 수 있는 새로운 감염병의 관리 기준을 설정하고 시행하였다.

## 2. Oliver Wendell Holmes와 Ignaz Philipp Semmelweis

1843년 Oliver Wendell Holmes는 산욕열뿐만 아니라 의사와 간호사의 접촉에 의해 환자에게서 다른 환자로 전파되는 상태를 **"산욕열의 접촉 감염성 상태(the contagiousness of puerperal fever)"**라고 기록하였다.

**Holmes는 산욕열의 전파를 막는 다음과 같은 실용적인 방법을 제안하였다.**

**첫째,** 내과 의사는 산욕열로 인한 환자의 부검 시에는 산과에 대한 어떠한 부분도 관련시키지 않아야 된다. **둘째,** 만약 내과 의사가 부검에 참여할 경우에는 철저하게 손을 씻어야 하고, 모든 의복을 갈아입어야 하며, 마지막으로 24시간 이상 경과하기 전까지는 출산 혹은 환자 진료 등의 어떠한 행위도 하지 않아야 한다. **셋째,** 만약 내과 의사가 산욕열 환자를 진료했다면 그는 적어도 1개월 동안은 진료를 해서는 안된다고 주장하였다.

Holmes는 그의 논문에서 "**산욕열의 경우 한 번의 경험은 불행은 아니지만 범죄이다**"라고 의료관련감염의 중요성을 강조하였다. Holmes가 그의 동료들에게 무균적 진료를 하도록 권장하는 동안 Vienna의 Ignaz Philipp Semmelweis도 산욕열을 연구하고 있었다.

**Holmes와 Semmelweis는 의대생들의 실습 병동이 간호사와 조산사의 병동보다 더 높은 사망률을 보이고, 여름방학 동안 의대생들이 없을 때에는 사망률이 감소한다는 사실을 발견**하였다(그림 1-3).

Semmelweis는 종종 의대생 실습 병동의 부검실에서 냄새가 나는 것을 발견하였는데, 그 원인은 **의대생들이 병동 안의 부검실로부터 재료 이동 시에 부주의한 것**임을 알아내었다. Semmelweis는 사망률을 극적으로 줄이기 위해서는 의대생들이 부인과 병동을 출입하기 전에 그들의 **손과 팔을 염소용액(chlorine solution)으로 소독하여야 한다고 주장**하였다. 불행히도 그의 주장은 1865년 그가 사망할 때까지도 여전히 다른 의사들은 받아들여지지 않았지만 그가 사망한 이후에야 그의 주장이 빛을 보게 되었다.

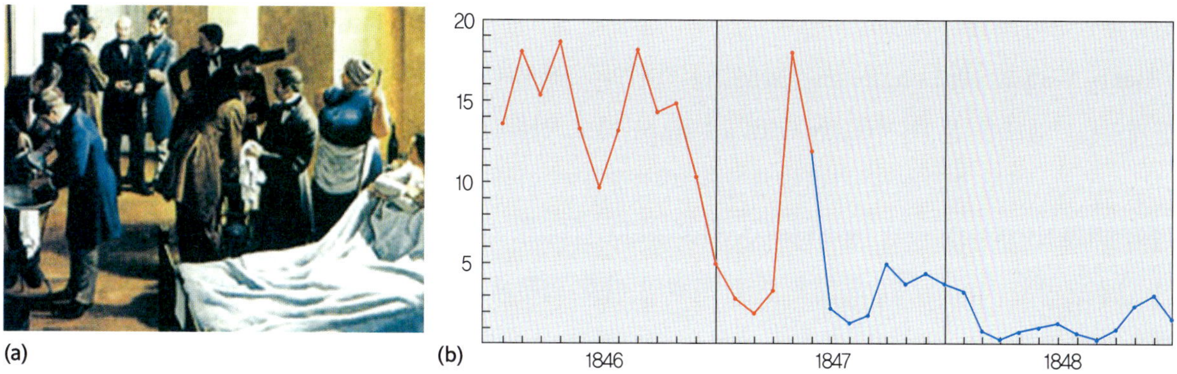


(a) (b)

그림 1-3. 손 소독의 중요성

(a) 헝가리 의사 Ignaz Phiipp Semmelweis(1818~1865)는 의사들과 의학도들에게 분만실에 들어갈 때는 손을 깨끗이 씻고 소독하도록 권장하였다.

(b) 손 소독 전(적색)과 손 소독 후(청색)의 효과로 모성사망률의 감소를 나타내 손 소독의 중요성을 나타낸다(1847. 7. Semmelweis)

나이팅게일

## 3. Florence Nightingale

나이팅게일은 단지 무균적 기술에 집중하기보다는 오히려 **"환자의 환경관리를 개선하고 병원감염을 줄이기 위해 간호 방법을 개선할 것"을 주장**하였다.

1850년대에 Crimean 전쟁이 시작되었을 때 King College Hospital은 그녀를 고위 관리자로 임명하려고 하였다. 그러나 부상당한 군인들을 치료하는 야전병원의 부적절한 환경 때문에 높은 사망률을 나타낸다는 신문기사는 그녀의 인생을 바꾸는 계기가 되었고, 영국 정부는 역사상 처음으로 야전병원에 여성간호사를 보내기로 결정하였다. 나이팅게일은 터키(현재; 튀르키예)에 있는 영국 종합병원의 여성 간호 관리자로서 병원 내 환자관리의 책임을 맡았다. 1854년 말 Crimean 야전병원에 도착하여 환자들이 있는 방을 램프로 비주었을 때 환자들이 무방비 상태로 방치되어 있는 최악의 상태를 발견하게 되었다. 그곳에는 비누, 물, 린넨은 물론 먹을 만한 음식이 없었으며, **병원 건물 바닥에는 죽은 동물과 생쥐와 해충 등이 있었다. 더욱 놀라운 사실은 사망률이 50% 이상**이었다는 것이다. 대부분은 전쟁터의 부상으로 인한 사망보다는 콜레라와 다른 감염병으로 사망한다는 것이었다. **한 보고에 의하면 6개월 동안 8개의 영국 연대의 군인 73%가 부상을 당한 후 감염병으로 사망하였다**는 것이다.

그녀는 **위생적으로 주방, 세탁실, 열람실, 휴게실 등의 환경을 개선**하였으며, 병원 관리자의 위치에 있음에도 불구하고 외과 의사들의 진료를 돕고 부상이 심한 환자들을 돕기 위하여 성실하게 밤 늦은 시간까지도 램프를 들고 환자들을 보살피며, 병원 환경관리 개선에 모범을 보였다. 많은 실망과 역경에도 불구하고 그녀가 **야전 병원에 도착한 지 6개월 만에 2.2%까지 사망률을 떨어뜨리는 데 성공**하게 되었다. Florence Nightingale은 **"병원에서 가장 첫 번째로 필요로 하는 것은 환자들의 고통에 해를 끼쳐서는 안된다"**는 것이다. James Y. Simpson경은 **"환자를 치료할 때 그들이 집단으로 있을 때 항상 위험하지만, 환자를 격리시킬 때는 언제나 안전하다"**고 말하였다. 그녀의 전문가로서의 조언은 오늘날 병원감염관리의 토대가 되었다.

Henry Wadsworth Longfellow는 1857년 자신의 시에서 **나이팅게일을 "램프를 든 천사(Lady with a Lamp)"라고 칭송**하였다(그림 1-4). 전쟁 이후에도 나이팅게일은 야전병원과 일반 시민의 내과적 개선을 위해 계속하여 노력하였다. 그녀가 제안한 간호방법은 서서히 개선되었고 결국 병원의 간호 업무에 혁명을 일으켰다. 그녀는 환자 간호에 개혁을 일으켰고 야전병원의 공중위생이 환자 관리에 필수적이라는 사실을 알리고, 그 개선 결과 사망률이 현저하게 감소하는 결과를 가져왔다. 또한 그녀는 런던에 간호학과를 설립하였고 간호 교육을 받은 경력간호사에게 환자를 관리하도록 하였다. 돌이켜보면 **나이팅게일과 Semmelweis, 그리고 Holmes는 서로 위치한 입장은 달랐지만 그들의 노력으로 병원 내에서 병원성 미생물의 전파를 성공적으로 뚜렷하게 감소시키는데 매우 큰 공헌을 하였다.**

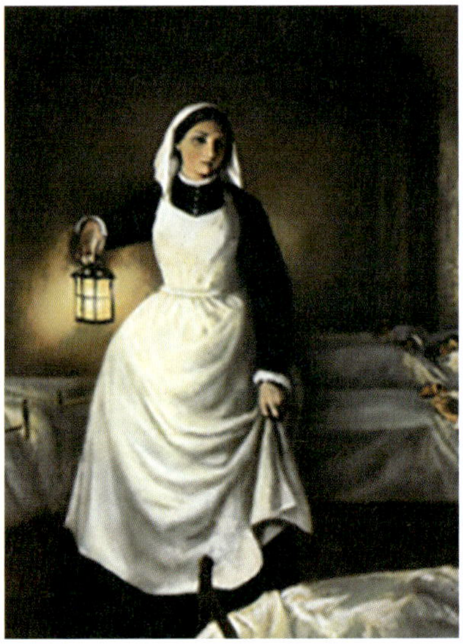

그림 1-4. Florence Nightingale

## 4. Joseph Lister와 Glasgow

생물은 생물로부터 발생한다는 **생물속생설(biogenesis)을 실험적으로 증명한 Louis Pasteur는 미생물은 공기를 통해 전달된다고 강조**하였다. Joseph Lister와 젊은 외과 의사인 Glasgow는 수술실을 소독한 후 시술한 수술 환자의 사망률이 매우 감소되는 것을 경험하게 되었다.

**Joseph Lister**는 수술할 때 노출된 조직에 미생물이 감염된 결과 패혈증이 발생되는 것으로 생각하고, **외과 수술 시 석탄산(phenol)을 사용하는 무균 수술방법을 고안하여 수술에 의한 패혈증을 놀라울 만큼 감소**시키는 결과를 얻었다(그림 1-5).

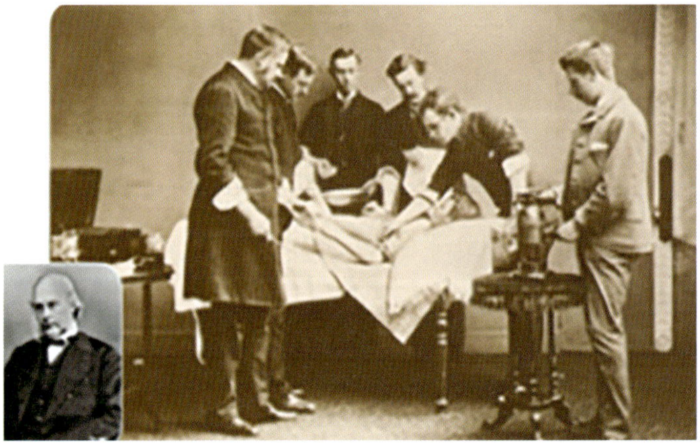

그림 1-5. Joseph Lister는 외과수술 후 환부에 석탄산으로 소독하여 패혈증을 감소시켰다.

### 5. 항생제의 개발과 내성균의 출현

1935년 Sulfonamides의 개발과 함께 사슬알균(*Streptococcus*)과 포도알균(*Staphylococcus*)의 감염은 크게 감소하게 되었다. 1928년 페니실린(penicillin)이 발견된 이후 다른 여러 종류의 **항생제의 발견으로 제2차 세계대전 동안 감염병으로 인한 사망률이 현저하게 감소하게 되었다. 그러나 불행하게도 의료관련감염을 막기 위해 항생제를 사용함으로써 비록 사망자 수가 급속히 감소하는 결과는 있었지만 병원에서 획득된 감염병 환자의 수는 감소하지 않았다.** 감염에 대항하는 항생제의 의존으로 종종 무균기술의 활용을 완화시키고 격리주의를 무력화시키는 결과를 초래하여, **항생제에 내성을 가진 세균의 증가로 인해 심각한 결과**를 가져오기도 하였다. 예를 들어, 1975년에 **Australia에 있는 Royal Brisbane 병원에서 methicillin resistant *Staphylococcus aureus* (MRSA)가 처음으로 발견**되었으며, 감염 환자의 수는 1975년 1명에서 1987년 720명까지 증가하였다. 최근에는 병원에서 널리 보급되어 사용되는 항생제의 남용으로 ***Enterococcus*, *Pseudomonas aeruginosa*, *Enterobacter cloacae*, *Acinetobacter baumanii*와 *Serratia marcescens*의 항생제 내성 균주의 수가 증가하고 있어 많은 병원에서 의료관련 감염의 주요 원인**이 되었다.

지금까지 언급한 **병원감염관리의 역사를 통해서 19세기의 위대한 병원 환경 개혁가들의 충고가 우리에게 새삼 의료관련 감염관리의 중요성에 대한 교훈을 주고 있다.** L. Pasteur가 미생물에 의해 감염병이 전파된다는 것을 입증한 지 160년이 지난 오늘날에도 병원은 의료관련감염에 대한 원인들을 제공하고 있다. **최근 의료관련감염의 원인체로 곰팡이와 바이러스 감염병 환자의 수가 증가**되고 있으며, **HIV 감염으로 인한 AIDS 환자들과 장기이식 등으로 인한 면역저하 환자들에게 의료관련 감염관리의 중요한 과제**로 남아 있다. 또한 새로운 강력한 감염병들에 대한 감염관리를 위한 유연하고 꾸준한 노력과 관심이 필요하다.

## III 감염병의 형성과정

**미생물이 숙주(host) 내로 침입하여 증식하는 상태를 감염(infection)이라고 하며, 미생물의 감염으로 인해 발생되는 질병을 감염병(infectious disease)이라고 한다. 병원체가 질병을 유발시키거나 감염병을 나타낼 수 있는 능력을 병원성(pathogenicity)이라고 한다.** 병원성이란 독력(virulence), 전염성(communicability), 침습성(invasiveness), 증식성(multiplicity) 및 독소 생산성(toxigenicity)의 종합적인 표현이다. **독력이란 발병력의 양적 개념이 포함된 것으로 독소 생산성 등의 종합적인 표현**이다. 병원체의 양이 소수일지라도 독력이 강하면 병원성이 발휘된다. 숙주의 저항성과 감염병과의 관계는 다음과 같은 공식이 성립된다.

$$\text{감염병(또는 건강하지 못함)} = \frac{\text{병원체의 독력} \times \text{병원체의 수}}{\text{숙주 저항성}}$$

**이와 같은 공식은 감염병의 성립이 독력과 숙주 저항에 의존한다**는 것을 알 수 있다. 그러므로 숙주가 건강한지 아니면 감염병이 발생하는지 숙주의 저항성에 대하여 어느 정도의 독력을 가진 병원체가 침입하느냐에 달려있다. 감염병은 그 양상에 따라 숙주에서 새로운 숙주로 전파되는 감염성이 있기 때문에 감염병의 신속한 진단과 치료는 환자들과 감염에 노출된 사람 모두에게 매우 긴급을 필요로 하며, 숙주와 병원체는 서로 미묘한 관계를 지니고 있다. **병원체에 감염된 후 숙주의 발증 여부는 숙주 저항력과 감염 병원체의 감염력 사이의 평형관계에 의해 결정된다**(그림 1-6, 표 1-2).

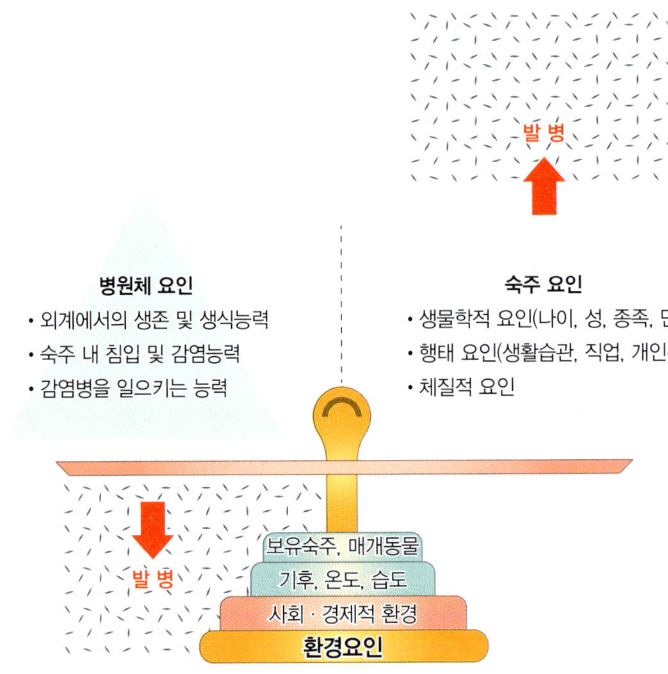


그림 1-6. **숙주요인과 병원체 요인, 환경요인의 평형관계**

표 1-2. **감염병의 진행에 영향을 미치는 요인**

| 병원체 요인 | 숙주 요인 | 환경 요인 |
|---|---|---|
| 병원체의 독력(virulence) 정도에 따라 병원성(pathogenicity)을 결정한다. | 숙주의 건강상태(예: 건강, 입원, 침습적 시술, 인공 보철장치 삽입, 카테터 삽입 등) | 물리적 요소(지리적 위치, 기후, 온도, 습도, 계절) |
| 병원체의 숙주 내 침투경로(예: 호흡기, 소화기, 피부 등) | 숙주의 영양상태 | 생물학적 요소(보유숙주 및 매개동물, 예: 중간숙 주, 절지동물) |
| 감염 병원체의 양(수) | 숙주의 감수성과 관련된 요소(예: 나이, 생활습관, 사회·경제적 지위, 여행, 위생환경, 면역상태 등) | 위생상태, 주거환경, 음용수의 질 |

## 1. 감염병의 형성의 주요 요인

### 1) 병원체

**병원체(pathogen)란 감염병을 일으키는 기생체로 정의**되며, 병원체가 숙주의 몸에 자리를 잡으면 체내의 면역 반응을 피하고 신체의 자원을 사용하면서 다양한 대사와 효소 기능이 있기 때문에 다양한 환경과 숙주 조건에서 생존할 수 있다. **감염병을 유발할 수 있는 대표적인 병원체로는 콜레라, 장티푸스, 성병 등을 일으키는 세균과 폴리오, 홍역, AIDS 등을 일으키는 바이러스와 무좀의 병원체인 진균, 발진티푸스를 일으키는 리케차, 크로이츠펠트-야콥병(Creutzfeldt-Jakob disease)을 일으키는 프리온** 등이 있다. 비록 미생물이 광범위하게 전파되어 있을지라도 다음과 같은 이유로 사람과 동물 사이에는 감염병의 발생이 낮은 편이다.

비교적 소수의 미생물들만이 숙주를 손상시키는 데 필요한 요인들(병원성)을 소유하고 있다.

건강한 숙주가 미생물의 공격에 저항하는 현저한 능력(면역성)이 있기 때문에 **병원성 미생물이 감수성이 있는 사람과 동물 숙주들에게 감염시킬 수 있는지의 여부는 숙주에게 얼마만큼 쉽게 전달될 수 있는 전염력과 감염미생물의 수와 병원성에 달려 있다.**

감염병 개요

### 2) 병원소

**병원소(reservoirs)란 병원성 미생물이 생존 · 증식하고 있는 환경이나 숙주를 의미한다.** 병원성 기생체는 계속해서 증식할 수 있는 다른 환경으로 이동할 수 없을 때 숙주와 함께 죽게 된다. 예를 들어, 흡혈곤충은 한 숙주의 혈액순환을 통해 다른 숙주의 조직으로 미생물을 전파할 수 있다. 사람과 동물의 병원체는 구강과 상부 호흡기관 분비물 또는 장관 및 비뇨생식기 분비물을 통하여 숙주로부터 탈출하는 수단을 제공한다. **감염된 사람, 동물 또는 곤충 숙주는 증상이 나타나지 않을지라도 생물병원소가 될 수 있다. 흙, 공기, 식품, 우유, 물등의 환경 매체 또한 미생물 감염의 무생물병원소이다**(그림 1-7).

#### (1) 생물병원소(living reservoirs)

① 사람병원소

사람병원소란 임상증상의 여부와 관계없이 병원체를 다른 사람에게 감염시킬 수 있는 병원성 미생물을 보균하고 있는 사람이다. 사람병원소는 대부분의 감염병을 뚜렷하게 갖고 있는 사람들이다. **이떤 증상도 보이지 않는 감염된 사람은 다른 사람에게 잠재적인 감염원으로 역할을 할 수 있는 사람을 보균자(carrier)**라고 하며, **보균과 병원체 전달이 오래 지속될 때 그 사람을 만성보균자**라고 한다.

② 동물병원소

**야생 조류, 가금류, 설치류 등은 병원성 미생물의 진정한 동물병원소가 되며**, 동물병원소는 세계의 곳곳에서 건강을 자주 위협한다. 이와 같이 **사람에게 전달될 수 있는 동물의 감염병을 소위 인수공통감**

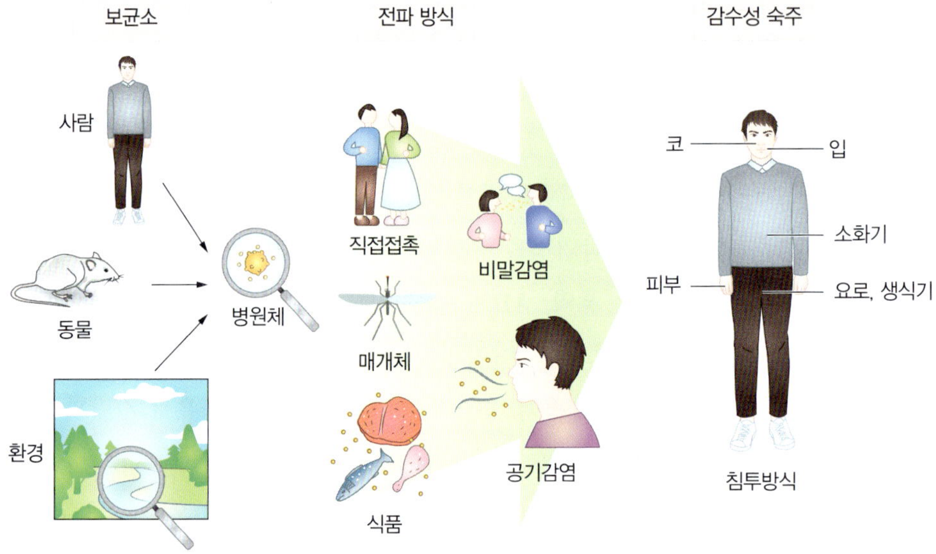


그림 1-7. 감염병의 전파 형식(CDC)

**염병(zoonosis)**이라고 한다. 주요 동물 병원성 미생물은 진균, 세균, 리케차, 바이러스, 원충, 그리고 기생충이다. 사람은 감염된 동물에 직접 접촉하거나 그 생산물을 통해 감염될 수 있다. **감염된 사람은 다른 사람에게 병원체를 직접, 다른 숙주 또는 매개체(vector)를 통해 간접적으로 전달할 수 있는 병원소**로서, 사람은 인수공통감염병의 가장 큰 희생자이다.

③ 절지동물병원소

**절지동물(arthropods)**은 한 병원소에서 다른 병원소로 감염성 물질을 전달하는 것과 관련된 곤충으로 **파리, 모기, 이, 벼룩, 참진드기와 좀진드기 등**이 있다. 대부분의 이런 절지동물 매개체들은 척추동물로부터 혈액을 통해 풍부한 단백질 영양분을 얻는다. 말라리아와 몇 가지 병원성 세균, 바이러스, 그리고 리케차의 종들은 일생 동안 절지동물 숙주 내에 기생한다. 파리는 사람 또는 동물들을 직접 먹이로 하기보다는 사람과 동물의 배설물과 음식찌꺼기와 같은 모든 형태의 유기물 쓰레기들을 먹이로 삼고 증식한다. 파리는 미생물과 기생충란을 섭취하고, 나중에 그들이 앉은 물체 위에서 배변하거나 다리로 미생물을 운반한다.

### (2) 무생물병원소

병원성 미생물의 **중요한 무생물병원소 또는 환경병원소로는 흙, 공기, 음식, 물 등**이 있다. 무생물병원소들은 병원체의 생존을 허용함으로써 감염병의 역학에서 중요한 역할을 한다.

## 2. 감염 미생물의 전파경로

감염성은 병원체의 특성과 전달성뿐만 아니라 새로운 숙주로의 감염성 물질의 전파경로와 병원성에 의존한다. 미생물이 인체에 침입할 수 있는 **주요 감염경로는 호흡기계, 위장관계, 피부와 점막 표면, 그리고 요로, 생식기계의 4가지 경로**가 있다. 특히, 호흡기와 위장관의 배설물은 신체로부터 자주 배출되며 물, 우유, 또는 음식을 통해 위장관계에 감염된다. 피부와 점막의 노출된 부위의 감염성 배출물들은 손과 다른 매개체 또는 사람과 사람의 접촉에 의해서 넓게 확산된다. 감염된 사람, 동물, 또는 곤충으로부터 감수성 있는 사람에게까지 **감염성 물질들을 전달하는 기본적인 방법은 첫째, 살아 있는 감염된 숙주와 직접 접촉에 의해, 둘째, 감염병에 감염된 숙주로부터 얻은 감염성 물질과 간접 접촉**한 뒤에 이루어진다(표 1-3, 그림 1-8).

### 1) 직접 접촉

**감염된 사람숙주는 악수, 키스, 그리고 성관계와 같은 물리적 접촉을 통해서 병원체를 다른 감수성 있는 사람에게 전달**한다. 사람들 사이에 감염의 가장 흔한 출구와 입구는 호흡기, 구강, 생식기 점막이다(그림 1-9). 개방된 상처, 여드름, 또는 종기로부터 피부 접촉감염에 의해 병원체가 쉽게 전달될 수 있다.

표 1-3. 감염병의 전파경로

| 병원체의 탈출경로 | 전파 및 침투방법 | 관련 감염병 |
|---|---|---|
| 피부 | 피부 분비물 → 공기 → 호흡기 | 수두, 감기, 인플루엔자, 홍역, 포도알균 및 사슬알균 감염 |
| | 피부접촉 | 종창, 농가진, 매독, 유두종 |
| 호흡기계 | 비말, 공기흡입<br>코, 입 → 손, 환자사용 물건 → 코 | 수두, 감기, 인플루엔자, 홍역, 폐렴, 결핵 |
| 위장관계 | 대변 오염 → 손 → 입<br>대변 오염 → 흙 → 식품, 물 → 입 | 아메바 감염병, 콜레라, 위장관염, 간염, 이질, 장티푸스 |
| 침 | 침, 직접 접촉 | 헤르페스구순염, 감염성단핵구증, 인후염 |
| 요로, 생식기계 | 요도, 질 분비물 | 클라미디아, 생식기 헤르페스, 임질 |
| | 정액 | AIDS, 거대세포바이러스(Cytomegalovirus, CMV)감염증, 매독, 유두종 |
| 혈액 | 수혈, 주삿바늘 자상 | AIDS, 거대세포바이러스감염증, B, C형 간염, 말라리아 |
| | 곤충 | 말라리아, 재귀열 |
| 절지동물, 동물 | 동물교상 | 공수병 |
| | 동물사체 접촉 | 탄저, 야토병 |
| | 절지동물 접촉 | 라임병, 말라리아, 페스트, 록키산 열, 발진티푸스, 바이러스성 뇌염, 황열 |

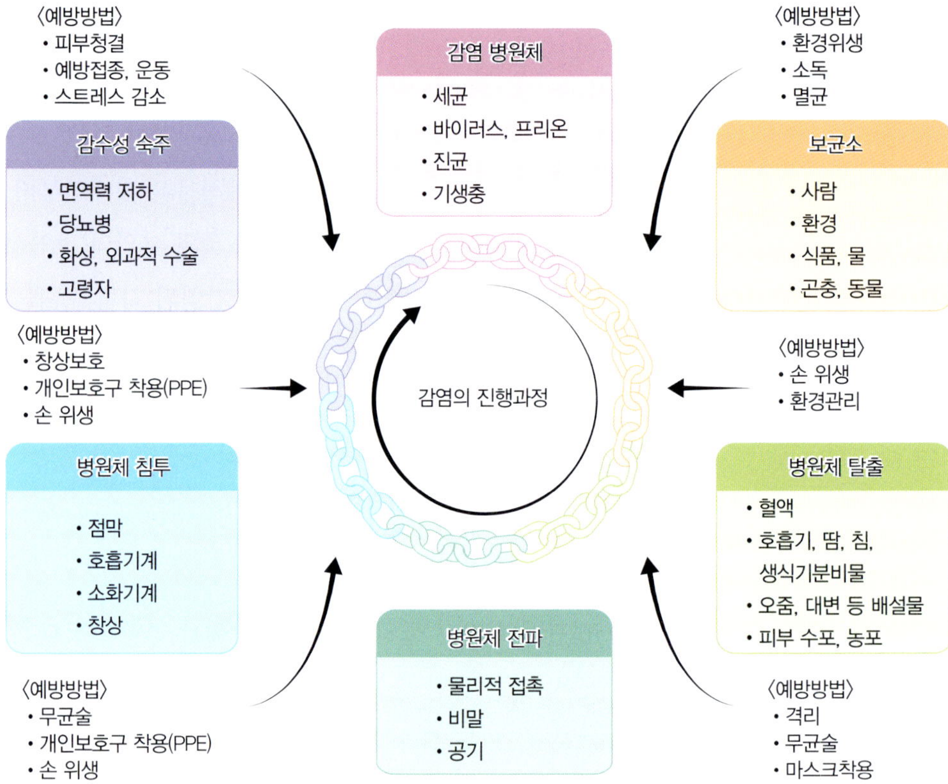


그림 1-8. 감염병의 전파 사슬과 예방방법

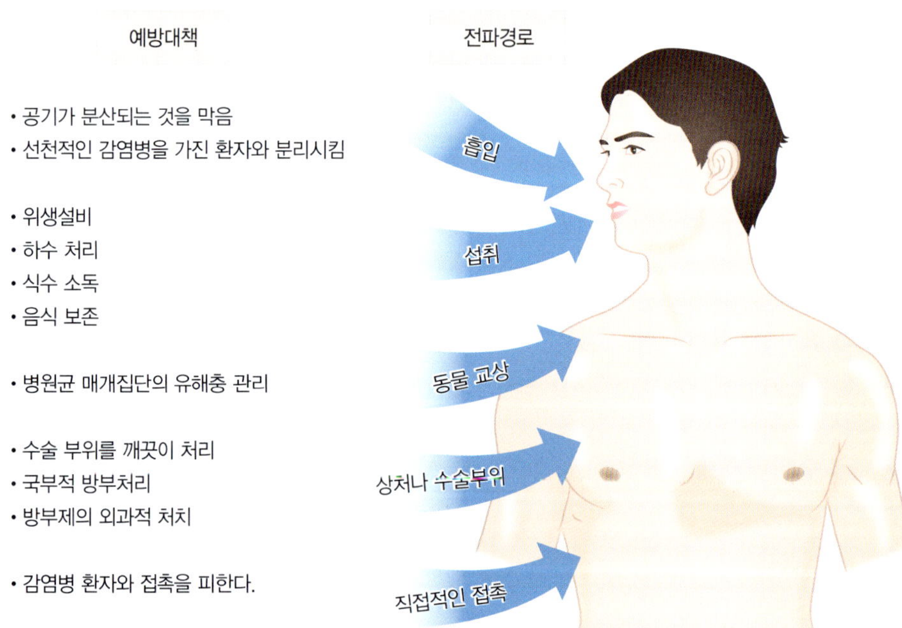


그림 1-9. 감염병의 전파경로

간호사, 의사, 그리고 감염성 환자를 돌보는 간병인은 그들 자신뿐만 아니라 다른 사람들을 보호하기 위해 모든 예방 조치를 해야 한다. **병원 직원은 한 환자에서 다른 환자에게 손과 의복 또는 그들의 얼굴에 있는 감염성 미생물을 옮길 수 있다.** 그렇기 때문에 환자의 건강을 돌보는 모든 의료인은 자주 손을 씻어야 하며, 감염 방지를 위한 무균 기술을 습득해야 한다. **감염된 동물과 직접 접촉하는 감수성 있는 사람이나 숙주에게 병원체를 전달할 수 있다.**

감염병의 전파

### 2) 간접 접촉

감염된 숙주와 직접적인 접촉이 없이도 숙주로부터 감염될 수 있다. 환자, 동물 또는 감염된 곤충에 의해 오염된 미생물은 감수성 있는 사람숙주에게 침입하는 경로를 나중에 발견할 수 있다. **의류, 침구류, 체온계, 외과 드레싱 도구, 변기, 종이 또는 손수건, 장난감, 식기, 음식, 컵 또는 환자의 모든 내용물은 감수성 있는 숙주 사이에 감염의 가교 역할을 할 수 있다.** 곤충 매개체(특히 파리, 바퀴벌레)는 음식, 피부, 의류 등의 감염성 물질에 의해서 감염병이 확산되는 데 간접적 역할을 할 수 있다. 대부분의 무생물 매개체(흙, 공기, 음식, 우유, 물)가 생물 병원소 사이에 생존하고 전파되는 미생물의 증식을 허용함으로써 병원소로서의 역할을 한다.

감염병의 전파경로 중에서 **감염되기 쉬운 물, 음식, 우유는 직접 섭취에 의하거나 또는 간접 경로에 의해 위장관에 도달**할 수 있다. 몇몇 기생충들은 **물 또는 젖은 흙에서 직접 사람의 정상 피부에 침투**한다(예: 십이지장충과 주혈흡충). 반면에 다른 병원성 미생물은 **손상된 피부 또는 점막을 통해서만 신체에 침투**한다. 감염성 에어로졸(aerosol) 또는 먼지 입자들을 포함하는 공기는 **직접 흡입에 의해 호흡기로 침입**할 수 있다. **혈청, 혈장, 용해성 영양분(예: dextrose 또는 vitamin 용액), 약물을 포함하는 생물학적 생산물도 미생물의 증식으로 오염**될 수 있다.

## IV 감염병의 진행과정

감염병은 그 양상에 따라 숙주에서 새로운 숙주로 전파되는 감염성이 있기 때문에 감염병의 신속한 진단과 치료는 환자들과 감염에 노출된 사람 모두에게 매우 긴급을 요한다. 감염병을 앓고 있는 환자의 가족과 지역사회는 환자와의 접촉과 그 위험으로부터 보호되어야 하고, **감염병의 긴급한 진단**은 근본적으로 담당 의사의 판단에 달려 있다. 만약 감염병 환자가 내원하면, 다른 환자나 병원 직원의 교차감염을 예방하는 것이 필요하다. **전파의 용이성과 감염경로는 감염병의 성질과 단계에 따라 변하기 때문에 감염병 진단의 정확성은 그만큼 중요**하다. 감염병의 이론적, 실제적 배경은 숙주와 기생체 간의 상호작용과 진단, 치료, 예방에 필요한 단계의 일치와 감염의 관리에 대한 믿음을 제공해야 한다(그림 1-10).

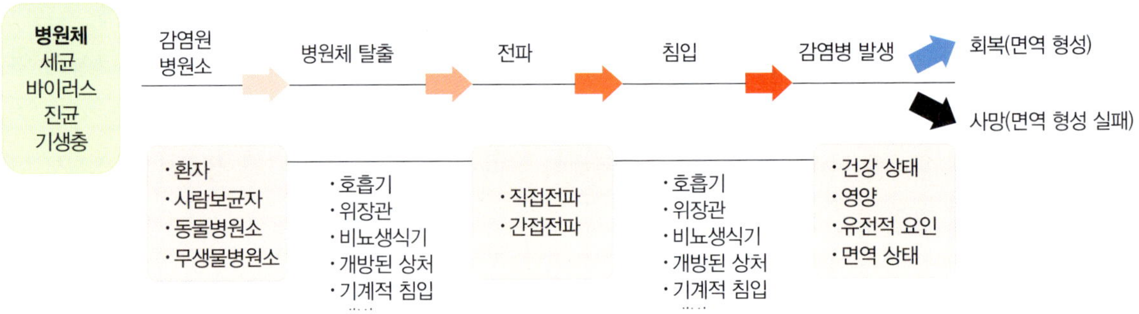


그림 1-10. 감염병의 진행과정

## 1. 감염병의 임상적 단계

감염은 감염성 미생물에 의해 생산된 대사산물(독소와 효소)의 숙주에 대한 손상 정도에 따라 급성감염 또는 만성감염으로 분류된다. 일반적으로 **급성감염은 병원성 미생물이 생산하는 독소나 대사산물이 숙주에게 적극적으로 손상을 가하여 지속적으로 증상이 악화되는 특징**이 있다.

이런 증상들은 숙주방어가 효과적이거나 적절한 항균제를 처리하였을 때 없어진다. **만성감염은 감염성 미생물의 대사산물이 숙주 안에서 적극적인 반응을 일으키지 않는 기생체에 의해 발생**된다. 이때 감염 미생물은 숙주방어작용에 대해 생존할 수 있고, 장기간 어느 정도의 손상 능력을 보유하고 있다. 급성 또는 만성감염병 중 어떤 경우는 **병원성 미생물이 대사산물을 생성하지 않으면서 숙주의 조직 내에 존재하는 것을 잠복감염(latent infection)**이라고 한다. 이때 숙주 방어기제와 면역이 저하되면 잠복감염 미생물은 다시 증상을 일으킨다(표 1-4).

감염병의 진행과정

### 1) 급성감염병(acute infectious disease)

급성감염병에 대한 인체의 반응은 **감염원의 활성과 증상 발현의 정도에 따라 잠복기, 전구기, 급성기, 회복기 등의 4가지 단계**로 일어난다(그림 1-11).

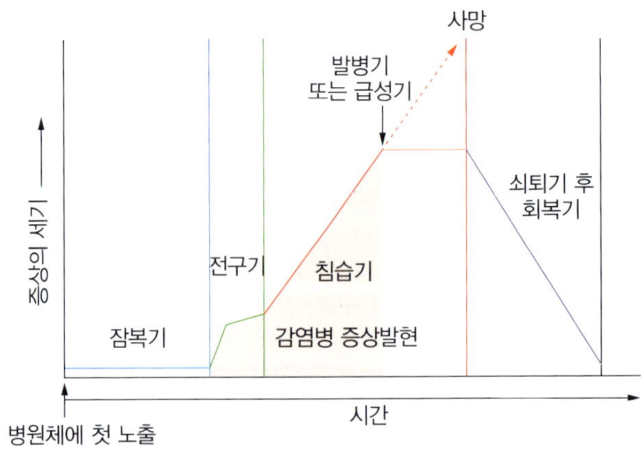


그림 1-11. 감염병의 임상적 단계

표 1-4. 병원미생물 감염에 의한 조직 손상의 징후(sign)와 증상(symptom)의 상관성

| 징후와 증상 | 조직 손상의 예상되는 특성 |
|---|---|
| **잠복 기간** | 감염미생물의 종류에 따라 다양하다.(표 1-5 참조) |
| **전구단계** | |
| 국소적 발적과 종창 | 병원체는 침습 부위의 조직을 손상시키고 혈관을 확장시키는(발적) 화학물질의 방출과 체액을 혈액에서 조직으로 들어가도록 한다(종창). |
| 두통 | 조직 상처로부터 나온 화학물질이 뇌 혈관을 확장시킨다. |
| 일반적인 통증 | 조직 상처에서 나온 화학물질이 관절과 근육에 있는 동통 수용체를 자극한다. |
| **침습단계** | |
| 발열(fever) | 백혈구는 신체의 온도 조절 장치를 바꾸어 놓는 발열물질을 방출하고 체온을 상승시킨다. |
| 림프절 종창 | 백혈구는 세포분열을 자극하고 림프절에 있는 체액 축적을 일으키는 다른 물질을 방출시킨다. 림프절은 다른 림프절에 영향을 미치는 물질을 스스로 방출한다. 어떤 병원체들은 림프절에서 증식한다. |
| 피부 발진 | 백혈구는 모세혈관을 손상시키는 물질을 방출하고 약간의 출혈을 일으킨다. 어떤 병원체는 피부 세포를 침습하고 수포성 감염병(bullosa), 소포(vesicle), 반점(macule), 구진(papule) 그리고 다른 피부 병변을 야기한다. |
| 코의 충혈 | 비점막 세포는 병원체(대개 바이러스)에 의해 손상되는데, 이것은 체액을 방출하고 점막 분비물이 증가됨을 의미한다. |
| 기침 | 호흡기계의 점막 세포는 병원체에 의해 손상되어 과다한 점액이 방출되고, 뇌의 신경 중추는 점액을 제거하기 위해 기침을 유도한다. |
| 인후염 | 인두 림프 조직의 부종과 병원체와 백혈구에 의해 방출된 물질에 의해 염증이 생긴다. |
| 특정 부위에서의 통증(이통, earache), 상처 부위의 국소적인 통증) | 병원체나 백혈구에서 방출된 물질은 통증 수용체를 자극하고 이 메시지는 통증으로 번역되어 뇌로 전달된다. |
| 메스꺼움(nausea) | 병원체의 독소는 뇌의 구토 중추를 자극하여 메스꺼움으로 나타난다. |
| 구토 | 음식물에 있는 독소는 뇌의 구토 중추를 자극하며, 구토는 신체에 있는 독소를 제거하는 데 도움을 준다. |
| 설사 | 음식물에 있는 독소는 소화기관으로 들어가기 위해 유액을 배출한다. 어떤 병원체는 장내의 상피세포에 직접 상해를 입혀 독소와 장관의 연동운동을 자극하여 자주 설사를 하게 된다. |
| **최상기(Acme) 또는 급성기** | 모든 징후와 증상의 발전단계 |
| **회복단계** | |
| 징후와 증상의 진정 | 숙주방어기작이 병원체를 극복한다. |
| 환자의 건강을 되찾는 회복기 | 징후와 증상을 일으키는 물질이 더 이상 방출되지 않고 조직이 회복되고 항체를 형성한다. |

### (1) 잠복기(incubation period)

기생체와 숙주가 처음 만났을 때 기생체의 병원성과 숙주의 방어기전이 작동한다. 기생체는 숙주에게 해로운 영향력을 끼치기 전에 적절한 생활 조건과 증식할 시간을 필요로 한다. 숙주는 비특이적 방어기전과 특이적 방어기전을 발휘함으로써 기생체의 침입에 저항한다. **감염의 외적 증상은 잠복기 동안에는 볼 수 없고, 잠복 기생체가 증식할 때 나타난다.** 이 잠복 기간은 미생물에 따라 2~3일로 아주 짧을 수도 있고, 수주~수개 월, 심지어는 수년까지 매우 길 수도 있지만 **대체로 1~2주일의 평균적 기간**을 가진다(표 1-5).

표 1-5. 주요 감염병의 잠복기

| 중요질환 | 잠복기(일) |
|---|---|
| 인플루엔자 | 1~2 |
| 감기 | 1~3 |
| 기관지염, croup | 3~5 |
| 급성호흡기질환(adenoviruses) | 5~7 |
| 뎅기열 | 5~8 |
| Herpes simplex | 5~8 |
| 엔테로바이러스 감염 | 6~12 |
| 회백수염(폴리오) | 5~20 |
| 홍역 | 9~12 |
| 천연두 | 12~14 |
| 수두 | 13~17 |
| 유행성 이하선염 | 16~20 |
| 풍진 | 17~20 |
| 단핵구증 | 30~50 |
| A형 간염 | 15~40 |
| B형 간염 | 50~150 |
| 광견병(공수병) | 30~100 |
| 유두종 | 50~150 |
| 후천성면역결핍증 | 1~5년 |

### (2) 전구기(prodromal period)

**그리스 어원에서 prodromal은 'running before', 즉 '전에 활동하고 있었다'라는 것을 의미**한다. 의학적인 의미에서 **전구기는 1~2일 정도의 짧은 시간**을 나타낸다. 감염 초기에 증상이 나타나고, 급성감염병의 발전이 전개된다.

환자들은 다소 불안하고 가벼운 증상이 나타나며 일종의 권태감을 경험한다. 환자는 **가벼운 경부의 통증, 두통, 위장관내의 불편감**을 느끼게 된다. 증상의 점진적 발전은 병원성 미생물과 그 대사산물이 숙주의 조직에서 활동하고 있다는 증거이다. 어떤 급성감염은 우연하게 과거 병원체에 감염되었던 경우 신속하게 항체가 증가하여 급성기 증상의 기간 단축과 증상 완화를 가져올 수 있다. 반대로, 과민반응이 미리 나타난 경우는 조직 손상과 급성기 증상은 최고조에 달할 것이다.

① 발열

**발열(fever)은 임상적으로 구강에서 측정했을 때 37.8℃가 넘는 체온 또는 직장에서 측정했을 때 38.4℃가 넘는 체온으로 정의**된다. 발열은 감염병의 가장 일반적인 증상이며, 악성종양이나 대사질환의 환자에게서도 나타난다. 대부분의 **세균과 바이러스를 포함한 발열 유발물질을 외인성 발열원(exogenous pyrogen)이라고 한다.** 그람음성세균에서 외인성 발열원으로 작용하는 것은 세포벽의 내독소와 관련되어 있다. 외인성 발열원은 중성구(neutrophiles)나 단핵구(monocytes)와 상호 작용하여 생성된 **내인성 발열원**(endogenous pyrogen)이라 알려진 인터루킨(interleukin, IL) 6, IL−1, 인터페론 감마(interferon-γ, INF-γ) 및 섬모신경영양인자(ciliary neurotrophic factor, CNTF) 및 종양괴사인자(tumor necrosis factor-α, TNF-α) 등을 포함한 사이토카인을 생성하며, 내인성 발열물질은 **뇌의 시상하부에서 체온을 조절한다**. 감염의 **급성기**에서 매일 나타나는 **발열의 양상은 감염병의 특성, 진행 정도, 또는 체내에 전파되는 방법 등을 반영한다.** 급성 세균성감염에서 발열은 정점까지 오르고 감염이 지속되는 동안에는 작은 변동으로 지속되다가 미생물이 소멸되면 열이 내린다. **파상열**(undulant fever) 환자의 경우에는 환자의 체온이 매시간 현저하게 오르락내리락한다.

**미생물이 혈류 내에 존재함을 뜻하는 접미사인 'emia'는 미생물과 관련된 단어로 혈액내 감염을 의미한다. 그러므로 세균혈증은 bacteremia, 진균혈증은 fungemia, 바이러스혈증은 viremia, 패혈증은 septicemia 또는 sepsis로 표현한다.** 발열반응은 환자의 나이 및 일반적 상태에 따라 영향을 받는다. 예를 들어, 어린이는 경미하거나 갑작스런 고열을 유발하는 위급성을 나타낸다. 고령자도 이러한 종류의 불안정한 체온반응을 나타낸다. 혼수상태에 빠진 환자들은 열이 없거나 체온이 떨어진다. **발열은 일반적 대사능력과 혈압, 호흡 상승을 동반하며, 종종 불면증, 감수성, 식욕감퇴, 두통, 통증을 유발**한다(그림 1-12).

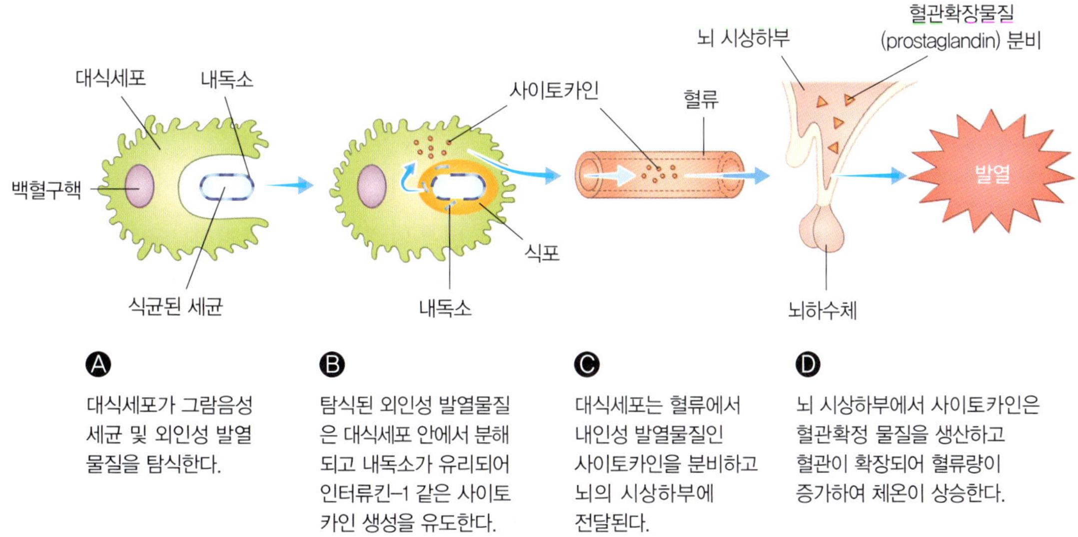


그림 1-12. 감염에 의한 발열작용의 기전

② 발진

**발진(rash)은 감염병에서 나타나는 급성감염 단계의 또 다른 특징**이다. 발진의 출현과 분포는 성홍열, 홍역, 수두(chicken pox)를 포함한 다양한 발진성 감염병의 진단에 도움이 될 수 있다. 감염에 의한 발진은 감염 지속 기간 중 빠르게 지나가거나 뚜렷하고 지속적으로 나타난다. 일정 부위의 피부 세포가 감염의 결과로 죽었을때 국소 염증반응의 흔적 없이 발진 부위가 깨끗해진다. 만약 손상이 보다 심각해진다면, 염증은 혈전과 반흔을 나타내게 될 것이다(그림 1-13). **심각한 천연두의 경우 영구적인 반흔 또는 두창이 남게 된다.**

③ 국소적 증상(localized symptoms)

많은 급성감염의 증상은 **감염원의 종류에 따라 메스꺼움, 구토, 위장관계 감염 시의 주 증상인 설사와 위경련을 동반**한다. 장내 감염병의 증상은 비슷하지만, 감염 시기, 감염 지속기간, 증상의 심각성은 병원체(세균성, 바이러스성, 장내 기생충)의 원인에 따라 중요한 증거를 제공한다. 예를 들어 **디프테리아의 경우 거짓막**(pseudomembrane)은 **인두와 후두 상부에 형성**된다.

### (4) 회복기(convalescent period)

급성기의 회복은 손상 부위의 전이와 성질에 따라 환자의 저항기전의 강도와 적절한 의학적 치료를 받았는지 여부에 달려 있다. **회복기는 열이 완전히 내리면서부터 시작되지만 쇠약감을 동반**한다. **항체 형성이 최고에 달하여 감염성 미생물의 불활성화**(inactivation)에 충분히 공헌할 수 있다. 항체 생성으로 면역성이 오랫동안 지속된다. **신속하고 지속적인 항균제 치료는 증상을 약화시키지만, 초기 단계에서 면역학적 자극을 없애기 때문에 항체 형성을 감소**시킬 수 있다.

## 2) 만성감염병(chronic infectious disease)

기생체가 숙주에 단지 경미한 손상을 가한다면 지속적이고 만성적인 손상이 진행되더라도 크게 문제되지 않는다. 그러나 만성감염병은 기생체와 그 대사산물과 기생체에 대한 숙주반응의 활성에 따라 증상이 다르게 나타난다. 매독은 치료하지 않으면 장기간 서서히 진행되는 감염병이다. 결핵 또한 점진적 또는 급진적으로 진행된다. 이 두 경우, 민감한 변화는 시간이 지남에 따라 증상이 변화함으로써 손상의 정도도 변화한다. 그러므로 **만성감염의 양상은 비록 반응의 정도는 다르지만, 급성감염에서와 마찬가지로 숙주와 기생체 사이의 평형의 유지 여부에 따라 감염병의 양상이 달라진다.**

## 3) 잠복감염(latent infection)

**가장 성공적인 기생체는 숙주에게 치명적인 손상을 주지 않고, 숙주의 항균반응을 일으키지 않는다.** 많은 미생물은 숙주의 선천적 또는 후천적 면역반응이 절충되어 잠복감염을 장기간 유지하면서 단핵구 내에서 생존하다가 숙주가 면역력이 약해지면 감염병을 발생할 수있다. 고령의 사람에게서 자주 볼 수 있는 결핵은 이런 감염의 결과이며, 환자 자신들도 모르게 보통 작은 허파 병변에서 수년간 미생물을 보균하고 있다. **수두(chicken pox)의 원인 바이러스인 varicella zoster virus (VZV)는 어린 시절 감염병에 감염된 후에 신경세포에 잠복해 있다가 스트레스를 받으면 대상포진(herpes zoster)을 형성하면서 몇 년 후에 다시 나타날 수 있다.**

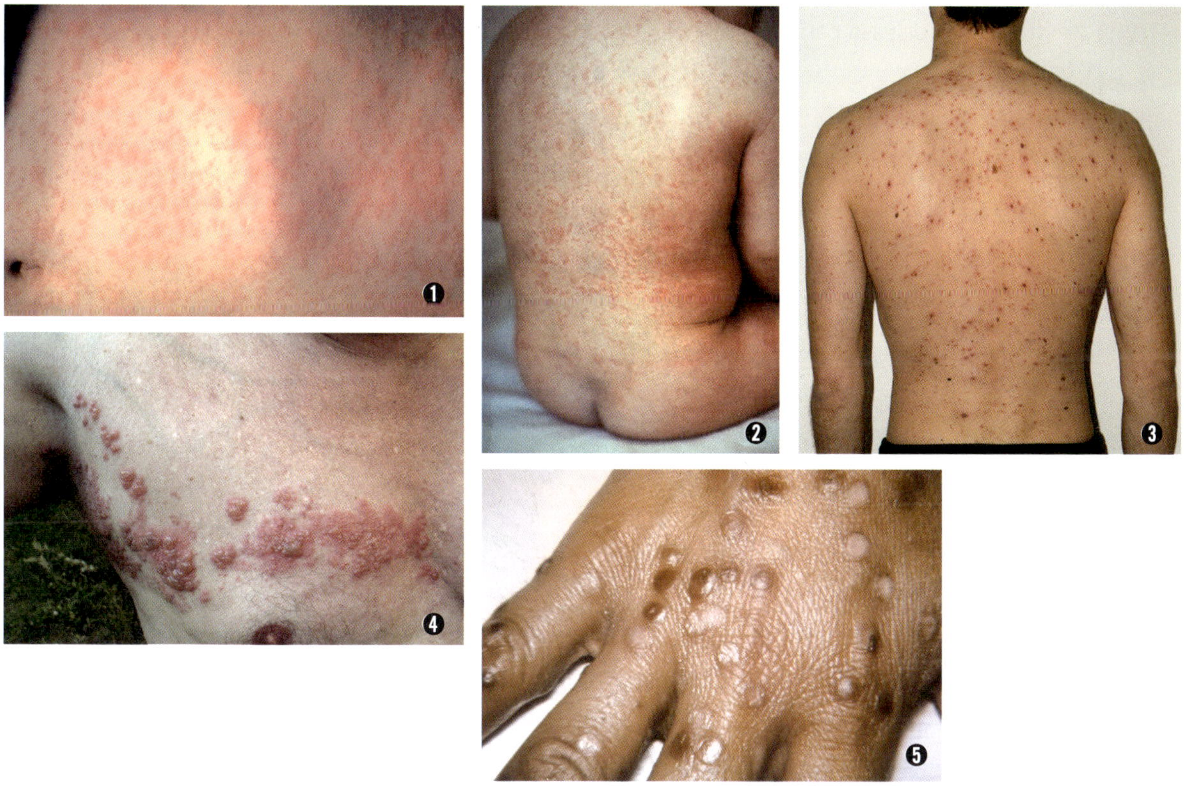

그림 1-13 **감염병의 종류에 따른 발진의 특징**
1) 홍역, 2) 풍진, 3) 수두, 4) 대상포진, 5) 천연두

## 핵심용어

**감염(infection)**: 미생물이 숙주 내로 침투하는 현상

**감염병 의사환자(a suspected infec tious disease patient)**: 임상 증상 및 역학적 연관성을 감안하여 해당 감염병임이 의심되나 진단을 위한 검사기준에 부합하는 검사 결과가 없는 사람

**감염병 환자(infectious disease patient)**: 해당 감염병에 부합되는 임상증상을 나타내면서, 미생물학적, 면역혈청학적, 분자 생물학적 검사 등의 방법으로 해당 감염병 감염이 확인된 자

**검역(quarantine)**: 해외에서 감염병 이나 해충이 들어오는 것을 막기 위하여 공항과 항구에서 검진하고 소독하며, 승객들에게 예방 주사를 접종하거나 감염병이 있는 사람을 격리하고, 동물이나 식물을 따로 보관하여 감염병의 유무를 살핀 뒤 폐기하거나 통과시키거나 하는 일들을 통틀어 이르는 말

**국소감염(local infection)**: 종기나 방광염처럼 신체의 작은 부분에 제한되는 감염

**균혈증(bacteremia)**: 혈액에 병원체가 존재하지만 증식하지 않는 것

**급성기(acute period) 또는 발현기(patent period)**: 병원체가 증식된 후 혈액, 조직 및 분비물에서 감염미생물이 발견되는 시기로 열과 오한 같은 증상을 나타내며 그 감염병의 증상이 최고조에 달해 있는 시기(감염미생물 배출 시기)

**급성질병(acute disease) 또는 현성감염(apparent infection)** : 증상과 치료과정이 빠르게 진행되는 감염병

**만성질병(chronic disease)**: 증상과 치료기간이 느리게 진행되는 감염병

**바이러스혈증(viremia)**: 혈액에 바이러스가 존재하지만 증식하지 않는 것

**병소감염(focal infection)**: 어떤 병원체가 농양이 있는 치아나 감염된 정맥동(sinus) 같은 신체의 다른 부위로 전이되는 제한된 부위에서의 감염

**병원체보유자(carrier)**: 임상증상은 없으나 해당 병원체 감염이 확인된 자

**불현(성)감염(inapparent infection)**: 증상이 없는 감염[예: 단순포진(herpes simplex)]

**세대기(generation time)**: 감염 시작 후 미생물 배출이 가장 많아 최대의 감염력을 갖게 될 때까지의 기간. 역학적으로 중요하며 격리 기간 결정에 이용된다.

**아급성질병(subacute disease)**: 급성과 만성의 중간으로 증상이 진행되는 질병

**생물속생설(biogenesis)**: 생물이 탄생하려면 반드시 어버이가 있어야 한다는 이론이다. 자연 생설의 반대되는 개념으로 지금의 생물들이 여러 종으로 분화되어 있지만 그 분화를 이루기 전에 어버이가 되는 생물이 있어야 한다는 이론이다.

**잠복기(incubation period)**: 감염에서 감염병의 증상을 나타낼 때까지의 기간으로 몇몇 감염병은 잠복기가 매우 짧거나 길다. 주어진 질병의 잠복 기간은 병원체의 감염량, 병원체의 독성, 숙주의 저항성, 병원체가 침투한 부위와 감염 중심과의 거리 등과 같은 여러 요인에 의해 결정된다.

**잠복질병(latent disease)**: 감염된후 증상이 다시 나타나거나 증상이 언제라도 나타날 수 있는 감염병

**잠재기(latent stage)**: 병원체가 침입 후 표적 장기로 이동하여 증식하기까지 인체나 인체의 분비물에서 병원체가 발견되지 않는 기간

**전신감염(systemic infection)**: 병원체가 신체 전체에 걸쳐 전파되는 감염으로 주로 혈액이나 림프를 통해 이동

**전염기(communicable period)**: 혈액, 조직 및 분비물에서 배출된 된 미생물은 감염력이 있기 때문에 감염이 가능한 기간

**전징후기(prodromal period):** 때때로 잠복 후에 나타나는 두통과 질병의 증상이 나타나기 시작 하는 짧은 시기

**중복감염(super infection):** 정상균무리의 파괴에 따른 감염(예: 항생제 투여 후 *Candida*성 질염)

**증상기(symptom period):** 증상기는 현성감염과 불현성감염이 있으며, 불현성감염은 감염병 관리에서 중요한 문제를 야기 시킴

**패혈증(septicemia):** 혈액에서 병원체가 존재하거나 증식하는 것

**혼합감염(mixed infection):** 둘 또는그 이상의 병원체에 의한 감염

**흑사병(plague):** 페스트균이 일으키는 급성감염병으로 인한 오한, 고열, 두통에 이어 권태, 현기증이 일어나며 의식이 흐려지게 되어 죽는 질병

**1차 감염(primary infection):** 건강한 사람에게 처음으로 감염되는 것, 원발성감염

**2차 감염(secondary infection):** 1차 감염 후에 곧바로 감염되는 것, 속발성감염

## 핵심문제

### 01. 의료관련감염병 중 가장 높은 비율을 차지하는 것은?

① 폐렴 ② 균혈증
③ 수술창상감염 ④ 요로감염
⑤ 진균감염

해설 장기간 유치카테터 사용, 항생제의 장기치료에 의한 요로감염은 의료관련감염병 전체의 약 50% 정도로 가장 많이 발생한다.

### 02. 다음의 공통 특징을 갖는 병원감염의 감염경로는?

기침, 재채기, 대화, 인플루엔자, 폐렴 등의 감염

① 공기감염 ② 비말감염
③ 직접 접촉감염 ④ 개달물 감염
⑤ 피부감염

해설 비말(droplet)은 재채기, 기침, 노래로 생성되며, 이 비말의 크기는 〉 5 μm이고, 5 μm보다 작은 비말은 비말 핵이라고 하며, 상당한 시간 동안 공기 중에 떠 있다가 기류와 함께 이동할 수 있다. 용혈성 사슬알균, 백일해, 아데노바이러스 감염증, parvovirus B19, 풍진 등은 비말감염을 통해 전파된다.

### 03. 인체 감염을 일으키는 질병과 병원소를 짝지지 않은 것은?

① 탄저, 브루셀라증 - 소, 돼지, 염소, 말, 양
② 보툴리눔중독증 - 토양, 오염된 음식
③ 말라리아 - 아노펠레스 모기
④ 결핵 - 사람, 젖소
⑤ 페스트 - 보균자, 감염자

해설 페스트는 야생 설치류를 통해 비말 감염된다.

## 04. 다음 중 병원감염의 감염경로로 옳은 것은?

① 홍역 – 공기감염
② 수두 – 접촉감염
③ 결핵 – 비말감염
④ A형간염 – 비말감염
⑤ 인플루엔자 – 공기감염

해설 ② 수두 – 공기감염, ③ 결핵 - 공기, 비말감염, ④ A형간염 – 식품감염, ⑤ 인플루엔자 - 비말감염

## 05. 병원체로써 미생물에 대한 설명은?

① 육안으로 확인할 수 있는 가장 작은 생물체이다.
② 대부분의 세균은 1~10 nm 크기이다.
③ 세균, 바이러스, 진균, 원생동물, 기생충 등이 있다.
④ 인체내 미생물은 항상 병원성을 일으킨다.
⑤ 항생제 투여로 모든 미생물 감염으로부터 보호할 수 있다.

해설 미생물은 육안으로 확인할 수 있는 가장 작은 생물체로 세균은 1~10㎛ 크기이다. 항생제는 세균감염으로부터 보호할 수 있다.

## 06. 아래의 내용을 주장한 사람은?

단지 무균적 기술에 집중하는 것보다 환자의 환경관리를 개선하고 병원감염을 줄이기 위해 노력한 간호사로서, 공중위생관리를 통한 병원감염관리의 기초를 세움

① Holmes
② Semmelweis
③ Louis Pasteur
④ Florence Nightingale
⑤ Joseph Lister

해설 ① Holmes: 산욕열의 전파를 막는 방법을 제안
② Semmelweis: 병동을 출입하기 전에 염소용액으로 소독하여야 한다고 주장
③ Louis Pasteur: 생물속생설 주장
⑤ Joseph Lister: 페놀을 이용한 외과수술

## 07. 병원감염관리의 선구자들에 대한 설명으로 옳은 것은?

① Semmelweis는 병동출입 전 염소용액소독 주장함
② Holmes는 내과 의사가 산욕열 환자 진료 시 6개월 동안 진료금지를 주장함
③ 나이팅게일은 무균적 수술에 집중함
④ 나이팅게일은 henry wadsworth longfellow을 램프를 든 천사라고 칭송함
⑤ James Y simpson경은 환자를 치료할 때 격리시키는 게 위험하다고 주장함

**해설** ② Holmes는 내과 의사가 산욕열 환자 진료 시 1개월 동안 진료 금지를 주장함
③ 나이팅게일은 무균적 기술보다 환자의 환경관리를 개선하고 간호방법을 개선할 것을 주장함
④ Henry wadsworth longfellow은 나이팅게일을 램프를 든 천사 라고 칭송함
⑤ James Y simpson경은 환자를 치료할 때 격리가 안전하다고 주장함

## 08. 감염병의 주요 감염경로에 관한 설명으로 옳은 것은?

① 공기감염: 기침, 재채기, 대화나 흡인, 기관지 내시경 등에 의해 감염된다.
② 비말감염: 미생물을 포함한 비말 핵 5 μm 이하의 미립자가 확산되어 감염된다.
③ 접촉감염: 감염 환자나 오물, 오염된 기구나 환경 매개하는 감염된다.
④ 태반감염: *S.agalactiae*, *Escherichia coli*, *Herpesvirus* 등이 감염된다.
⑤ 산도감염: 매독, 풍진, AIDS, CMV 등이 감염된다.

**해설** ① 비말감염에 대한 설명이다.
② 공기감염에 대한 설명이다.
④ 산도감염에 의해 감염된다.
⑤ 태반감염에 의해 감염된다.

## 09. 감염사슬의 첫 번째 연결 사슬로 옳은 것은?

① 보균소
② 전파방법
③ 감수성 숙주
④ 병원체
⑤ 출구

**해설** 감염의 사슬은 첫 번째 고리인 병원체에서 시작되어 다음과 같은 순서로 진행된다.
Ⓐ 병원체: 세균, 곰팡이, 바이러스, 원생동물, 기생충, 프리온
Ⓑ 보균소: 원인 물질이 생존할 수 있고 때때로 증식할 수 있는 장소
Ⓒ 출구: 호흡기나 혈액과 같은 저장소에서 나오는 수단
Ⓓ 전파방식: 음식, 물, 혈액, 물방울과 같은 숙주에 도달하는 수단
Ⓔ 입구: 피부, 점막, 태반 또는 혈액을 통해 숙주로 들어가는 수단
Ⓕ 감수성 숙주: 원인 병원체에 대한 내성이 없거나 부족한 숙주

## 10. 철저한 감염관리로 최대한 줄일 수 있는 의료관련 감염(HCAI)의 비율은?

① 5~20%
② 10~25%
③ 15~30%
④ 20~35%
⑤ 25~40%

해설 의료관련감염은 아무리 철저하게 관리해도 100%로 줄일 수는 없다. 연구자들에 따라 다르지만 평균적 조사에 의하면 15~30%까지 줄일 수 있는 것으로 보고되었다.

## 11. 한국에서 보고된 의료관련감염(HCAI)의 최근 발생률은?

① 약 3.4%
② 약 5.4%
③ 약 8.4%
④ 약 10%
⑤ 약 15%

해설 가장 흔한 5가지 HCAI는 수술부위감염, 폐렴, 요로감염, 혈류 감염, 위장염이다. 대한의료관련감염관리학회는 의료관련감염의 발생현황을 파악하기 위해 전국의료관련감시체계 2018년 7월부터 2019년 6월까지 200병상 이상의 총 227개 병원이 참여한 결과 전체 의료관련감염률은 3.27%, 요로감염 발생률은 1.13%, 혈류감염 발생률은 1.42%, 폐렴 발생률은 0.73%이었다. 모든 환자의 5~10%는 급성치료병원에 머무는 동안 병원에서 획득한 감염(의료관련감염 또는 병원감염이라고도 함)에 한 번이상 감염되는 것으로 알려졌다.

## 12. 감염병의 잠복기를 설명한 것은?

① 병원성 미생물에 의한 침입과 조직 상태 또는 감염 시작의 초기 징후 사이의 기간이다.
② 숙주 유기체가 매개체인 상황에 대해 정의되지 않는다.
③ 며칠에서 몇 주 사이의 좁은 시간 사이에 발생 한다.
④ 숙주 저항 및 환경 요인의 변화와 무관하다.
⑤ 바이러스 감염은 짧고 세균간염은 길다.

해설 잠복기는 병원성 미생물의 침입과 조직 상태의 변화 또는 감염의 시작의 초기 징후 사이의 시간으로 정의된다. 일부 미생물에 의해 유발되는 질병은 수년에 걸쳐 연장될 수 있는 더 긴 잠복 기를 포함하는 반면, 다른 감염병은 증상이 나타나기까지 단 몇시간이 필요할 수 있다. 잠복기 시간의 차이는 숙주의 면역상 태, 병원체의 병원성, 병원체의 유형, 감염미생물의 량, 위생, 해충방제 및 날씨 패턴과 같은 환경요인에 영향을 받을 수 있다.

**13. 집단면역에 필요한 기본요소로 옳은 것은?**

① 감염되지 않은 사람들
② 높은 비율의 면역
③ 예방접종을 통해 면역이 생긴 구성원
④ 질병에 대한 면역력이 생긴 구성원
⑤ 감염된 사람들

해설 집단면역에 필요한 주요 요소는 면역의 비율이 높은 집단으로, 자연면역과 후천면역 둘 다에서 발생할 수 있다. 많은 사람들이 면역이 되면 감염의 사슬이 흐트러져서 병원성 미생물이 증식할 수 있는 저장소가 부족하게 된다.

정답 1. ④ 2. ② 3. ⑤ 4. ① 5. ③ 6. ④ 7. ① 8. ③ 9. ④ 10. ③ 11. ① 12. ① 13. ②

Chapter

# 02 의료관련 감염관리 조직과 역할

학습목표

1. 의료관련감염의 정의에 대해 설명할 수 있어야 한다.
2. 의료관련 감염관리의 중요성에 대해 설명할 수 있어야 한다.
3. 의료관련감염의 현황에 대해 설명할 수 있어야 한다.
4. 감염관리위원회의 기능에 대해 설명할 수 있어야 한다.
5. 감염관리팀을 구성하는 각 전문직의 역할에 대해 설명할 수 있어야 한다.
6. 감염관리활동에 대해 설명할 수 있어야 한다.
7. 의료관련 감염관리활동의 홍보에 대해 설명할 수 있어야 한다.
8. 환자, 면회인과의 의사소통에 대해 설명할 수 있어야 한다.

## I 개요

**의료관련감염(healthcare-associated infection, HAI)은 환자 안전의 주요 문제이며, 그 예방은 의료를 더 안전하게 만들기 위해 노력하는 환경과 기관에서 최우선 순위가 되어야 한다.** HAI의 영향은 장기 입원, 장기 장애, 항균제에 대한 미생물의 내성 증가, 막대한 추가 재정적 부담, 초과 사망, 의료시스템에 대한 높은 비용 및 환자와 가족의 정서적 스트레스를 의미한다. **HAI의 위험은 감염원(예: 독성, 환경에서 생존할 수 있는 능력, 항균제 내성), 숙주(예: 고령, 저체중아, 기저질환, 쇠약상태, 면역억제, 영양실조) 및 환경(예: ICU 입원, 장기간 입원, 침습적 장치 및 절차, 항균요법) 등 관련된 요인에 따라 다르다.** HAI 획득의 위험은 보편적이고 전 세계의 모든 의료시설 및 시스템에 만연되어 있지만 신뢰할 수 있는 진단 데이터를 수집하는 것은 어렵다. 이는 주로 HAI 진단에 사용되는 기준의 복잡성과 일관성 부족, 그리고 대부분의 국가에서 HAI에 대한 완벽한 감시 시스템이 사실상 존재하지 않기 때문이다.

따라서 **아직까지 어떤 기관이나 국가도 HAI를 완전하게 해결했다고 주장할 수 없는 숨겨진 포괄적인 우려로 남아 있다.** 한편, 의료기관의 입장에서는 병원감염이 발생하는 경우 환자의 재원기간이 길어지고 병상 회전율이 떨어지며 병원감염의 책임에 대한 의료분쟁과 소송의 원인이 되어 의료기관 경영에도 심각한 악영향을 끼칠 수 있다. 따라서 **정부에서는 일정 규모 이상의 병원에서 감염관리위원회를 구성하고 감염관리팀을 통해 적극적인 감염관리활 동에 대한 관련법을 규정하여 권고**하고 있다. 의료관련감염병은 환자에게 해를 주는 것뿐만 아니라 의사, 간호사, 임상병리사, 간병인, 방문객, 영업사원, 판매원, 배달원, 경비원 및 다른 병원 관계자들에게도 영향을 미칠 수 있다(그림 2-1).

대부분의 병원감염은 환자가 입원해 있는 동안 임상적으로 분명해지지만, 감염병이 환자가 퇴원한 후에 발생될 수도 있다. **환자가 병원에 입원 당시에 이미 보유하고 있던 감염은 의료관련감염이 아니며, 지역사회에서 얻은 것이다.** 그러나 이러한 감염도 다른 환자나 병원 직원들에게 보균자로 작용할 수 있기 때문에 이들은 병원감염의 종합적인 역학 영역에서 취급된다.

따라서 **최근에는 병원감염에 대한 개념을 포괄적으로 의료관련감염(healthcare-associated infection, HAI)이라는 용어로 사용**되고 있다. 우리나라의 감염관리체계와 프로그램 권고는 WHO, CDC/HICPAC에서 발간한 지침과 체계적 고찰 및 전문가 고찰 논문의 내용을 수용 개발하여 의료법 시행규칙 등에 적용하여 사용하고 있다.

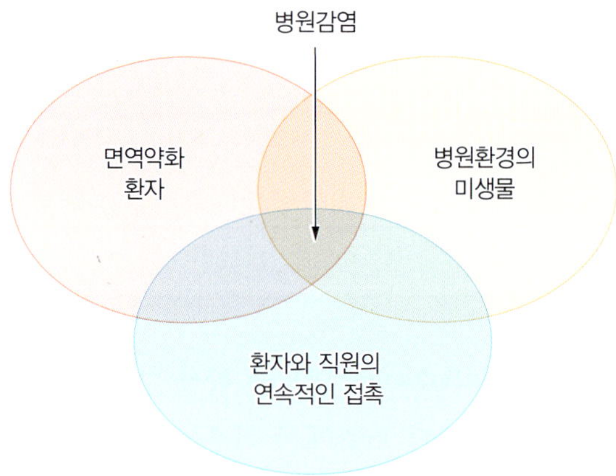


그림 2-1. **병원감염과 관련된 세 가지 주요 요인간의 상호작용**

## II 의료관련감염의 정의

의료관련감염 발생은 환자군의 특성, 병원의 특성, 감염의 종류에 따라 다르지만, **입원환자의 5~10%에서 발생하는 것으로 추정**되며, 특히 **중환자실을 중심으로 요로감염, 혈류감염, 폐렴 순으로 발생 빈도가 높은 것**으로 알려져 있다(그림 2-2, 표 2-1).

**국내 의료법에서는 의사, 간호사 등의 핵심 인원과 함께 의료기관의 장이 필요하다고 인정하는 사람으로 구성된 감염관리위원회를 설치하고 감염관리팀을 운영**함으로써 직원건강관리 부서, 약국, 환경관리부서, 교육관련부서 등 참여 폭을 넓히고 있다.

질병관리청(KDCA)과 대한의료관련감염관리학회(KOSHIC)에서는 **"의료관련감염이란 입원 당시 나타나지 않았음은 물론 잠복상태도 아니었던 감염이 입원기간 중에 발생한 경우로 입원 48시간 이후의 감염증을 말하며, 수술창상감염의 경우는 퇴원 후 30일 이내(이식물 삽입수술의 경우에는 1년 이내)까지 포함된다"로 정의**하고 있다.

02

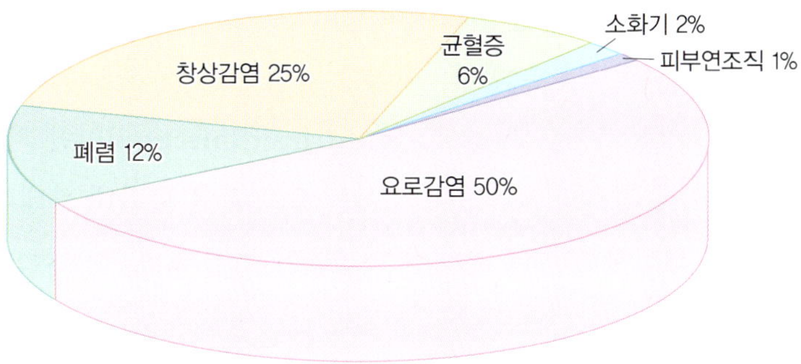


그림 2-2. 병원감염 현황

병원감염의 종류

표 2-1. 의료관련감염의 주된 요인

| 감염경로 | 특이사항 |
|---|---|
| 요로감염 | 가장 흔하며 **병원 감염의 50%를** 차지하며 도뇨와 관련이 있다. |
| 수술창상감염 | 두 번째로 많은 **병원감염률(25%)**을 나타내며, 외과적 수술을 받은 환자에서 5~10% 발생하는 것으로 추정된다. 대장절단 수술의 감염률은 30% 정도이다. |
| 하부 호흡기 감염 | 병원감염성 **폐렴의 비중은 세 번째(약 12%)**로 나타나며, 치사율이 높다. 이러한 폐렴의 대부분은 호흡기 보조 장치나 약물과 관련이 있다. |
| 균혈증 | 병원감염에서 **균혈증은 약 6%**이며, 정맥관을 주입할 때 미생물과 진균에 의한 병원감염을 일으킨다. |
| 피부감염 | 병원감염 중에서는 **가장 낮은 1%**로 나타나지만, 신생아에 있어서는 피부와 인후감염에 감수성이 높다. |

즉, 입원 이전에 감염되지 않았던 사람이 입원 후 병원 환경에서 미생물에 폭로되어 발생되었거나 환자 자신이 이미 가지고 있던 내인성미생물에 의해 발생된 감염증을 말한다. 여기에는 **환자뿐만 아니라 병원 내에서 발생하는 직원들의 감염도 포함**된다.

의료제도 및 환경의 변화에 따라 의료관련감염의 역학이 복잡한 양상을 나타내고 있으며, 의료기관의 종류도 대학병원, 중소병원, 노인요양병원 및 특수전문병원 등으로 다양해지고 병원간 환자의 이동이 빈번해짐에 따라 중소병원 등에서도 다제내성균 분리 빈도가 증가하여 대형병원과 유사한 실정이다. **미국 CDC에서 제정한 의료관련감염의 정의는 "입원 당시에 없었던 혹은 잠복하고 있지 않았던 감염이 입원 기간 중 혹은 외과수술 환자의 경우 퇴원 후 30일 이내에 발생하는 것"**을 말한다. 환자뿐 아니라 병원 내에서 발생하는 직원들의 감염도 의료관련감염에 포함된다.

의학의 발전과 더불어 감염에 취약한 노령인구의 증가, 만성퇴행성 질환자의 증가, 다수의 항생제 남용, 항암제 및 면역억제제의 사용으로 인한 면역부전 환자의 증가, 각종 침습적 의료처치의 증가 등으로 의료관련 감염률은 높아지고 있다.

의료관련감염은 내인성감염과 외인성감염으로 나눌 수 있다. **내인성감염(intrinsic infection)이란 환자 자신의 구강, 장 등에 정착하고 있는 미생물에 의해서 유발되는 감염**이며 이러한 미생물들은 건강한 사람에서는 문제가 되지 않지만 **의식불명 환자에서의 흡인성 폐렴, 백혈병 환자나 항암요법 환자 등 호중구감소증 환자 등에서의 패혈증을 말한다.** 이러한 감염은 환자 자신의 감염의 대한 저항력이 저하되었기 때문에 발생한다. 이에 비해서 **외인성감염(extrinsic infection)이란 외부에 있는 미생물이 체내에 들어와 발생하는 감염이며 진료의 목적으로 쓰이는 요로 혹은 혈관내 카테터 삽입, 내시경검사 등 여러 가지 처치와 관련하여 의료진의 손에 오염된 미생물이 직접 혹은 간접적으로 침입해서 발생하는 감염**이다.

외인성감염균의 출처는 흔히 병원의 주위 환경, 실내공기, 오물들을 생각할 수 있지만 실제로 가장 중요한 것은 의료진의 손이다. 우리가 보균하고 있는 미생물을 통해 다른 환자 진료 중에 옮겨온 미생물들이 중요한 감염원이 될 수 있다(그림 2-3).

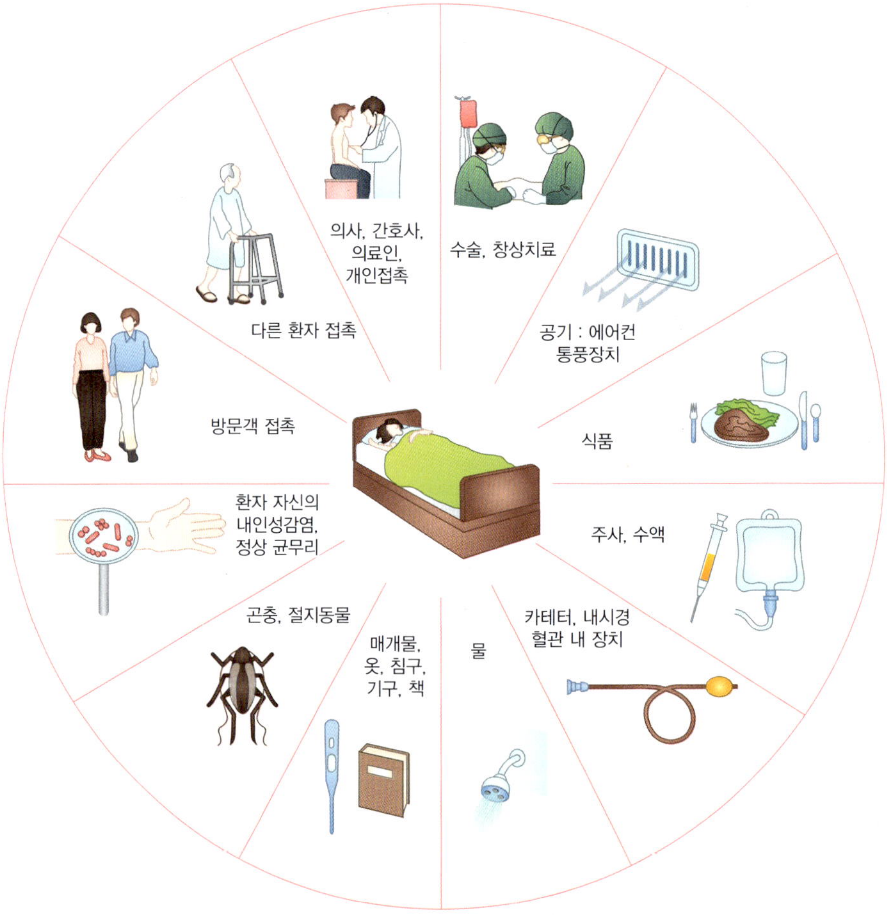


그림 2-3. 의료관련감염의 주요 외인성 감염 요인들

## III 의료관련 감염관리의 중요성

**최근 증가하고 있는 요인들은 만성퇴행성 질환, 의료기술의 발전 및 평균수명의 연장으로 인한 노령 인구의 증가**와 건강에 대한 국민들의 관심이 증가하면서 점차 병원들이 대형화되고 병원 이용률이 높아지고 있다. 이들 환자들의 장기입원과 빈번한 병원 왕래로 인하여 발생한 의료 관련감염이 크게 문제가 되고 있다. **의료관련감염 원인균들의 특징은 대부분 항생제 오용 및 남용으로 인한 항생제 내성세균의 의한 감염률의 증가로 치료가 점차 어려워지고 있으며** 열악한 병원 환경에서 의료관련감염세균의 전파가 확대되고 있다(표 2-2).

미국의 경우 1980년대 실시한 **SENIC (Study on Efficacy of Nosocomial Infection Control) 프로젝트** 결과 의료 관련감염 한 건당 평균 1,710달러이며, 미국 전체를 추계하여 보면 연간 2,798만 달러의 비용이 드는 것으로 보고하였다. 또한 이 결과에서 보고된 바와 같이 **의료관련감염을 잘 관리할 경우 약 1/3 정도의 감염률을 감소시킬 수 있다면 추가적 의료비의 상당부분이 절감**될 것으로 보고하였다. 따라서 훈련된 감염관리 인력을 포함한 감염관리조직과 과학적 근거에 입각한 감염관리지침, 제정된 규정과 지침이 교육과 훈련을 통해 의료기관 전반에 걸쳐서 일관된 수행으로 이루어질 때 **감염으로부터 안전한 의료환경을 조성하고 새로운 감염병의 유행과 같은 국가재난상태를 대비하기 위해서는 신속대응체계를 구축하고 훈련하는 것이 필요**하다.

의료기관에서 직원 건강관리체계나 항생제 관리 등 의료기관 내부의 프로그램뿐만 아니라 지역사회나 공중 보건관리체계와도 상호협력체계를 유지하는 것이 중요하다. **의료관련감염에 대한 국가적 차원의 감시 및 관리 기능은 의료관련 감염관리활동을 체계적이고 조직적인 관리체계를 구축하여 지속적으로 실태를 파악하고 의료관련 감염관리활동이 활성화되도록 대책을 마련하여 의료관련감염 발생을 감소시켜야 한다**(그림 2-4). 이는 국민건강을 책임지고 있는 정부 및 의료계가 공동으로 갖추어야 할 매우 중요한 책무이다.

의료관련감염

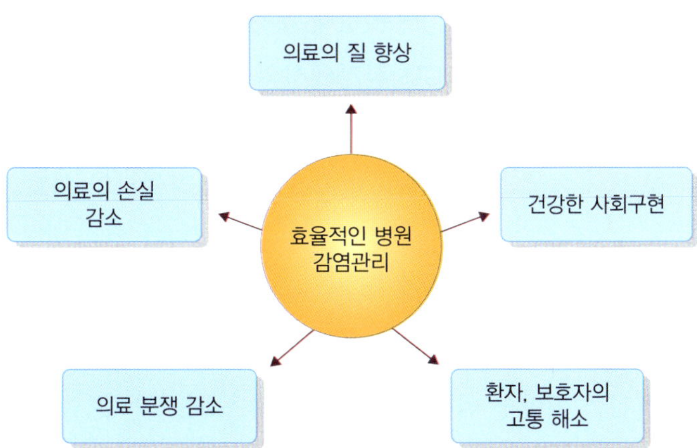


그림 2-4. 효율적인 병원감염관리를 통해 의료 현장에 미치는 영향

표 2-2. 면역약화 환자에서 의료관련감염의 주요 위험인자

| 의료처치관련 감염 위험요인 | 환자 감수성 요인 | 주된 감염증 |
|---|---|---|
| • 인공보조장치, 정맥내, 요관내장치 | • 외적 요인 | • 요로감염, 균혈증, 농양 |
| • 조직이식(콩팥, 심장, 골수) | • 세포매개면역 약화 | • 폐렴, 요로감염, 균혈증 |
| • 광범위한 화상 | • 항체합성기능 손상 | • 균혈증 |
| • 비장절제, 재생불량성 빈혈 | • 백혈구 감소 | • 폐렴, 균혈증, 수막염 |
| • 골수 생성부전 | • 면역결핍, 백혈구 감소 | • 폐렴, 요로감염, 수막염 |
| • 악성종양 | • 항체합성기능 손상 | • 폐렴, 요로감염, 수막염 |
| • HIV(AIDS) 감염 | • 면역결핍 | • 폐렴, 세균 및 진균 감염증 |

## IV 의료관련감염의 관리 현황

### 1. 우리나라

우리나라의 의료관련감염에 대한 연구 활동은 1990년까지 병원감염관리를 위한 인력 구성 및 제도적 장치가 되어 있지 않았기 때문에 대부분의 병원에서는 감염관리 활동이 매우 형식적으로 운영되고 있었다. **1990년 이후**로 의료관련 감염관리에 대한 인식이 달라지면서 **정부 차원의 정책과 전문 인력의 양성 및 의료관련 감염관리학회의 출범 등으로 의료관련감염에 대한 연구가 활성화되기 시작**하였다. **1992년 전국 200여 개 병원 중 18개 표본병원을 대상으로 실시한 역학조사**가 우리나라 전체 병원의 의료관련감염 발생규모를 파악할 수 있는 최초의 자료가 되었으며, **1996년에 정부가 처음으로 보건복지부의 보건의료기술개발연구로 국내 의료관련감염 발생률과 감염관리 실태를 조사**하였다. 그 결과 15개 병원의 모든 환자에서 3.7%의 의료관련감염이 발생하였고 감염관리 실태는 139개 병원을 대상으로 설문지와 방문으로 조사한 결과 1명 이상의 감염관리 전담직원이 있는 병원이 30개(21.6%)로 매우 낮았고 실제로 의료관련 감염 발생조사를 지속적으로 하는지 명확하지 않았다. 그 이후로 전국적 차원의 의료관련감염에 대한 실태조사가 안되어 있었으나 일부 병원에서는 꾸준히 나름대로의 의료관련감염에 관한 실태조사와 연구가 실시되어 있어 **1990년대 후반 우리나라의 의료관련감염에 대한 통계에서 모든 환자에서의 감염률은 5.8~15.5%, ICU 환자에서의 감염률은 10.5~39.7% 그리고 외과환자에서의 수술 후 창상감염률은 5.6~9.8%로 보고**되어 있다. 이러한 감염률의 차이는 환자군의 특성, 환례의 발견 방법, 감염 기준 등의 차이로 인한 변수이겠지만 **우리나라에서의 의료관련감염률은 전체적으로 3~5% 내외가 될 것**으로 생각한다. 중소병원 등에서도 다제내성균 분리 빈도가 증가하여 대형병원과 유사한 실정이다.

**2017년 대한 의료관련감염관리학회와 질병관리청**에서는 국내 다양한 규모의 의료기관에서도 활용이 가능한 근거중심의 의료관련감염 예방을 위한 기본적인 원칙을 제시할 수 있는 **의료관련감염 표준예방지침을 개발**하였으며, 의료 환경의 변화에 따라 각종 **감염관리지침서를 발행**하고 있다.

## 2. 세계보건기구 및 미국 CDC

세계보건기구(World Health Organizations, WHO)에서는 2004년 WHO Western Pacific Region 에서 Practical guidelines for infection control in health care facilities를 발간하였다. 그 후 국제적인 감염 예방관리 역량을 강화하고 환자 진료 시 안전한 의료를 제공하고자 과학적 근거를 바탕으로 국제적으로 통용될 수 있는 실제 적용이 가능한 지침을 개발하여 배포하고 있다. **개발된 지침서는 Core components for Infection prevention and control (2008, 2011, 2016), Hand hygiene (2009, 2015), Injection safety (2016), Surgical site infections (2016) 등과 미국의 Centers for Disease Control and Prevention (CDC)에서는 HICPAC (Healthcare Infection Control Practices Advisory Committee)를 구성하여 의료관련 감염관리의 적용, 감염 감시와 예방 및 다제내성균 발생을 줄이기 위한 다양한 지침을 개발하고 배포**하였으며, CDC/HICPAC에서 개발된 감염 예방지침은 다른 여러 국가에서도 각 나라의 사정에 따라 적용하고 있다.

**선진국에서 HAI는 입원 환자의 5~15% 정도**이며, 중환자실(ICU)에 입원한 환자의 9~37%에 영향을 미칠 수 있다. 유럽에서 수행된 최근 연구에 따르면 **4.6%에서 9.3% 범위의 HAI에 의해 영향**을 받는 환자의 병원 전체 유병률이 보고되었다(그림 2-5). 매년 유럽의 급성 치료 병원에서 최소 500만 건의 HAI가 발생하여 연간 135,000명이 사망하고 약 2,500만일(days)의 추가 입원 기간과 이에 상응하는 130~240억 유로의 경제적 부담을 나타낸다(http://helics.univ-lyon1.fr/helicshome.htm).

**미국에서 추정된 HAI 발병률은 2002년에 4.5%**였으며, 이는 1,000명의 환자 및 170만명의 영향을 받은 환자당 9.3명의 감염에 해당하며 2004년에는 연간 경제적 영향이 65억 달러에 달했으며, 약

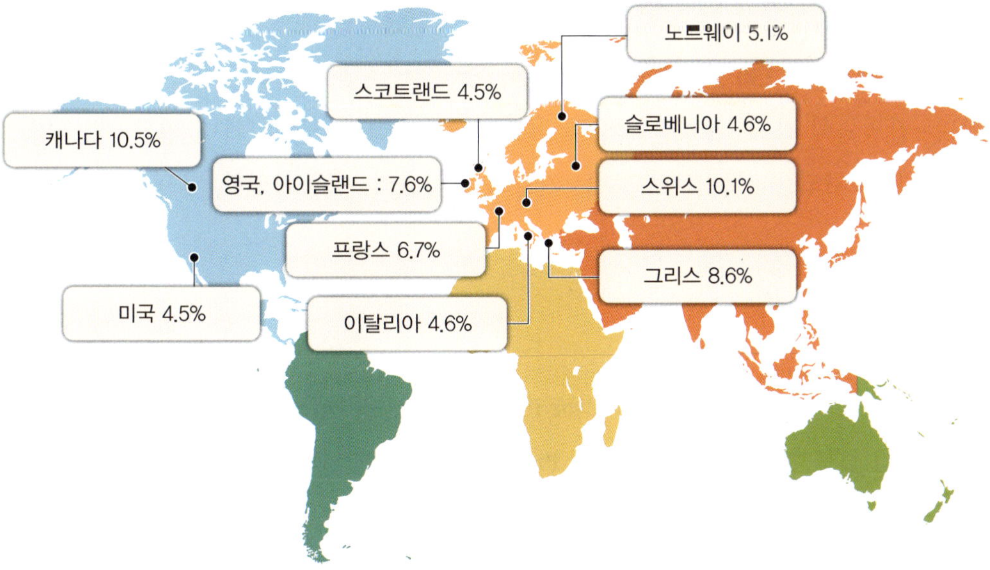


그림 2-5. 선진국들의 의료관련감염 발생률
WHO Guidelines on Hand Hygiene in Health Care

99,000명이 HAI로 사망했다. ICU에서 획득한 감염의 유병률은 유럽과 미국에서 평가할 때 9%에서 37%까지 다양하며 조사망률은 12%에서 80%이다. **기계적 호흡기 삽관 및 요도 카테터의 사용은 HAI를 획득하는 가장 중요한 위험요소 중 하나**이며, 기기 관련 감염은 경제적으로 큰 영향을 미친다. 예를 들어 메티실린 내성 황색포도알균(MRSA)으로 인한 카테터 관련 혈류감염은 한 건당 비용이 38,000달러에 달할 수 있다.

## 3. 선진국의 감염관리사 인정제도

미국에서는 CDC (Centers for Disease Control and Prevention), 영국에서는 CPHL (Central Public Health Laboratory)이 각각 중심이 되어 감염관리의 지도와 교육, 연구가 국가적으로 이루어지고 있다. 현재 우리나라에서는 2003년도부터 감염관리 전문간호사의 자격 인정제도는 시행되고 있지만, 감염관리를 위한 전문 감염관리사의 자격 인정제도는 실시하지 않고 있다. 여기에서는 영국 및 미국의 상황에 대해서 간략하게 소개한다.

### 1) 영국

영국에서는 1948년에 **국립 보건서비스(Nationa l Health Service, NHS)**의 일환으로서 의료의 무상 제공 제도가 생겼지만, 제도의 재정적인 변화로 현재는 **지역병원이 조직적으로 독립해 NHS병원 트러스트(NHS Hospital Trusts)를 구성**하고 있다. 이 트러스트에 소속되어 있는 병원의 감염 예방과 효율적인 의료서비스를 제공하기 위해서, 감염관리사의 역할이 점차 증대되어 왔다. 1995년 4월까지 433개의 NHS병원 트러스트가 있는 것으로 알려졌다. **감염관리사를 인정하는 협회로는 의료관련 감염관리협회(Infection Control Association, ICA)가 있다. 병원에서의 배치는 전일 근무하는 정규직원으로 감염관리 업무만 담당하며 250병상당 1명**으로 되어 있다.

주요 임무는 감염률의 감소, 감염관리와 위생에 대해서, 진단검사의학과나 병동과의 밀접한 관계를 유지하는 것이다. 요구되는 **전문 지식으로는 간호와 감염관리, 공중위생학, 생명과학, 간호이론, 임상미생물학 등이 있다.**

### 2) 미국

**감염관리 및 역학전문가협회(Association for Professionals in Infection Control and Epidemiology, APIC)가 감염관리 전문가(Infection Control Practitioner, ICP)의 자격을 인정**하고 있다. 감염관리 전문가 육성을 위한 프로그램이 있으며, 이외에도 임상의사, 간호사, 미생물학 담당 임상병리사, 역학담당자도 포함되어 있다. 자격인정 교육은 감염관리 업무에 종사하면서 실제적인 경험을 익히고, 그와 동시에 APIC의 본부 혹은 지역 지부가 주최하는 교육코스를 수강하는 것으로 이루어진다. 그러나 수료 후에도 인정시험을 보아야 한다. **교육내용은 역학과 통계, 임상미생물학, 감염병, 멸균, 소독, 살균, 환자 관리활동 등**이다. 주요 임무는 환자와 의료 종사자의 감염 리스크를 판정하고 예방에 관한 감염 감시의 모든 활동을 조정하는 것이다. 대개는 **200병상당 1명의 풀타임 전임 담당자가 있다.** 감염관리팀의 효율적인 편성을 생각할 때, 업무 내용으로 인해 고도의 지식과 기술이 요구되는 것은 당연하지만, 의료관련 감염관리는 우수한 한 사람에 의해 이루어지는 것이 아니라, 현장에서 일하는 모든 사람들의 공동노력에 의해서 달성되는 것이다.

## V 감염관리위원회의 기능과 역할

### 1. 감염관리위원회(Infection Control Committee)의 구성

의료관련감염의 예방은 감염관리팀만의 업무가 아니라 **병원의 최고 경영진에서부터 환경관리인까지 병원 직원 모두가 본인의 책임으로 인식하고 수행할 때 보다 효율적으로 달성할 수 있다. 감염관리 프로그램의 원활한 운영을 위하여 의료 기관은 감염관리 전문가를 확보하고 필요한 행정적 지원**을 해야 한다. 감염관리위원회는 병원 내에서 최종 결정기관은 아니지만, 임상에서 확실하게 실행되지 않으면 안 될 중요한 사항에 대해서 결정하는 위원회이다. 따라서 **감염관리위원회의 구성은 병원 운영의 책임자인 병원장, 부원장을 비롯하여 병원 내의 각과를 대표하는 간부직원들로 조직되는 것이 바람직**하다 (그림 2-6). 이 위원회에서 결정된 사항은 특별히 다른 기관에 영향을 미치지 않는 한 각 부서와 조직적으로 대응하고, 즉시 실제 행동으로 이행하여야 한다. **감염관리위원회는 다음 각 호의 업무를 심의**한다(의료법 시행규칙 제43조).

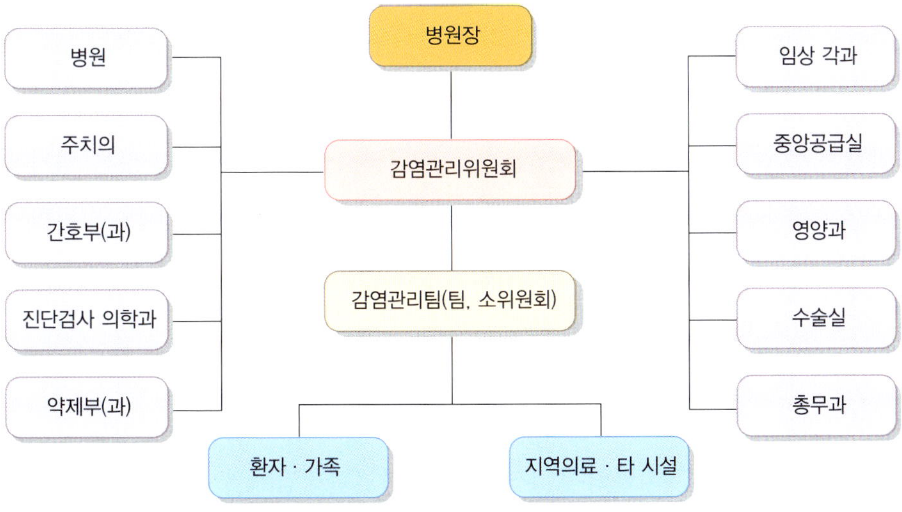


그림 2-6. 감염관리위원회의 병원내 조직

1) 의료관련감염에 대한 대책, 연간감염 예방계획의 수립 및 시행에 관한 사항
2) 감염관리요원의 선정 및 배치에 관한 사항
3) 감염병 환자 등의 처리에 관한 사항
4) 병원의 전반적인 위생관리에 관한 사항
5) 의료관련 감염관리에 관한 자체 규정의 제정 및 개정에 관한 사항
6) 그 밖에 의료관련 감염관리에 관한 중요한 사항

## 2. 감염관리팀(Infection Control Team, ICT)의 구성

### 1) 감염관리팀이 병원 내에서 차지하는 위치와 역할

의료관련 감염관리는 병원조직과 모든 직원이 협력하여 노력하여야 할 문제이며, 이를 위한 중심기관으로 감염관리위원회와 감염관리팀을 병원 내에 조직하여야 한다.

**감염관리위원회가 포괄적인 위원회**인데 반해서 **감염관리팀은 실제적인 감염관리를 실행해가는 실무조직**으로 감염관리의 입안, 실행, 평가를 하는 부서이며 감염관리위원회와 밀접한 관계에 있다. 감염관리를 위한 업무 진행과 자문 및 심의를 위해 감염관리위원회와 감염관리전문가가 필요하다. 감염관리위원회의 구성은 의료기관의 규모와 복잡성에 따라 다르지만 다학제로 구성하며, **국내 의료법에서는 의사, 간호사, 임상병리사 등 핵심 인원과 함께 의료기관의 장이 필요하다고 인정하는 사람으로 규정함**으로써 직원 건강관리부서, 약국, 환경관리부서, 교육관련부서 등 참여 폭을 넓히고 있다. 적정 감염관리 인력은 감염관리간호사, 감염관리실무자의 숫자가 1980년대에는 250병상당 1명 정도로 제시하였으나, 환자의 중등도와 복잡성이 커짐에 따라 급성기병원은 100병상당 1명, 장기요양병원은 150~250병상당 1명으로 제시되기도 하였다.

최근에는 병상 기준보다는 프로그램의 범위를 반영하여 진행되기도 한다. 감염관리 의사의 경우 미국의 SHEA에서는 150병상당 1명으로 제시하고 있으나 유럽쪽에서는 제시되고 있는 것이 없다. **국내 의료법에서는 감염관리위원회 및 감염관리팀의 설치 의무가 점차 확대되어 2018년 10월부터는 종합병원 및 150개 이상 병상을 갖춘 병원까지 포함**된다. 감염관리 프로그램은 매년 혹은 정기적으로 검토되어야 하며, 의료기관의 모든 실무과정을 포함한다. **감염관리팀에는 다음 각 호의 어느 하나에 해당하는 사람을 각각 1명 이상 두어야 한다**(의료법 시행규칙 세47조 제1항).

① 감염관리에 경험과 지식이 있는 의사
② 감염관리에 경험과 지식이 있는 간호사
③ 감염관리에 경험과 지식이 있는 사람으로 해당 의료기관의 장이 인정하는 사람

제1항에 따라 감염관리팀에 두는 인력 중 1명 이상은 감염관리팀에서 전담 근무하여야 하며, 감염관리팀에서 근무하는 사람은 의료법에서 정한 교육기준에 따라 교육을 받아야 한다. 감염관리팀에서 실

시하고 있는 구체적인 업무는 감염 감시업무를 비롯해서 상담과 진단, 직원들의 교육 등 다방면에 걸쳐 있기 때문에 의료관련 감염관리를 강력하고 효과적으로 수행하기 위해서는 일정한 권한을 가지고 있을 필요가 있으며(표 2-3), **감염관리팀은 다음 각 호의 업무를 수행한다**(의료법 시행규칙 제 43조).

① 의료관련감염 발생감시

② 감염관리 프로그램의 평가 및 분석

③ 직원에 대한 감염관리 교육

④ 감염과 관련된 직원의 건강관리에 관한 사항

⑤ 그 밖에 감염관리에 필요한 사항이다.

표 2-3. **감염관리팀의 주요업무 내용**

| 감염 감시업무 | 교육, 상담, 홍보업무 |
|---|---|
| • 병동에서 일어나는 감염병 발생의 확인과 감염경로의 파악<br>• 병원 환경의 오염 상황과 보균자의 파악<br>• 병원역학정보의 파악 | • 감염 예방관리에 관한 상담지도<br>• 감염관리 지침서·가이드라인의 작성<br>• 감염관리처치·예방처치의 평가와 지도<br>• 계몽교육<br>• 병원 내 각 부서와의 연계협력<br>• 타 시설·지역의료와의 감염관리 네트워크의 구축<br>• 환자·가족, 지역주민에 대한 홍보 및 교육 |

### (1) 감염관리 의사(Infection Control Doctor, ICD)

ICD의 자격은 우리나라에서는 규정되어 있지 않지만, **일반적으로 미생물학적 검사를 담당하는 임상미생물학전공 전문의 혹은 감염내과 전문의가 적당**하다. 어느 쪽이든 감염병이나 항균제, 멸균, 소독, 살균에 관한 폭넓은 지식을 가지고 있어야 한다. 1995년도부터 실시되고 있는 우리나라의 대한병원감염관리학회(현, 대한의료관련감염관리학회)에서 의료관련 감염관리자 연수교육을 담당하고 있으며, 각 병원에서는 감염병 치료에 대해 중심적인 역할을 담당하는 경우가 많다. 병원 현장에서 감염 예방을 위한 적절한 조언과 직원들을 교육훈련, **임상 각과의 의사와의 원활한 협력을 유지하는 것도 중요**하다. **우리나라에서도 의료관련 감염관리 전문가를 인정할 수 있도록, 보건복지부와 대한의료관련감염관리학회가 중심이 되어 진행**하고 있다.

영국에서는 미생물학자중에서 감염병관리 컨설턴트(the Consultant in Communicable Disease Control, CCDC)의 병원역학 담당자가 겸임하는 경우도 있다. **감염관리 의사의 주요한 업무내용은 감염 예방관리의 입안과 교육지도, 미생물 분리 상황과 약제감수성검사 결과의 파악, 감염병 여부의 판정, 감염원이나 감염경로의 확인, 병원 환경의 오염 상황이나 보균자의 파악, 병원 직원에 대한 교육과 계몽, 새로운 감염 정보의 입수와 정보의 제공 등의 역할을 담당**한다.

### (2) 감염관리 간호사(Infection Control Nurse, ICN)

영국에서는 1959년에 Infection Control Sister (ICS)로 시작하였으며, 미국에서는 1963년에 ICN 제도의 도입으로 감염관리를 담당하게 되었다.

**의료관련감염에 대한 감시, 예방, 교육 등의 중요한 업무를 담당하는 간호사가 중심**이 되며, 풍부한 지식과 추진력을 갖추고 현장에서 적절한 지시를 내릴 수 있는 사람들로 구성되어야 한다. ICD와 함께 감염관리팀의 중추적인 역할을 하며, 감염관리 시스템에서 맡은 역할은 매우 크다. ICN의 역할은 감염관리를 위한 교육 과정을 통해서, 경험과 자격을 갖춘 감염관리 전문가와 임상 현장과 직결된 감염 감시와 그 대응에 대해서 임상 각 과에 주지시킴은 물론 철저히 실행시키는 데 있다. 특히, **감염 상황에 대해서 객관적으로 판단하여 조사, 검토를 하고 각 임상 부서의 조정이나 지도에 맞는 역할을 담당**하는 것이다(그림 2-7).

**우리나라의 ICN은** 감염관리 전문간호사 제도를 실시하고 있으며, 교육 프로그램은 대한의료관련감염관리학회에서 주관하는 연수교육에 참여하고, 일반적으로는 각 병원에서 일상 간호 업무를 담당하지 않는 전문직으로 감염관리를 담당하는 것으로 되어 있다. 특히 **감염관리전문간호사가 중심이 되어 실시하는 구체적 업무내용은 다음과 같다.**

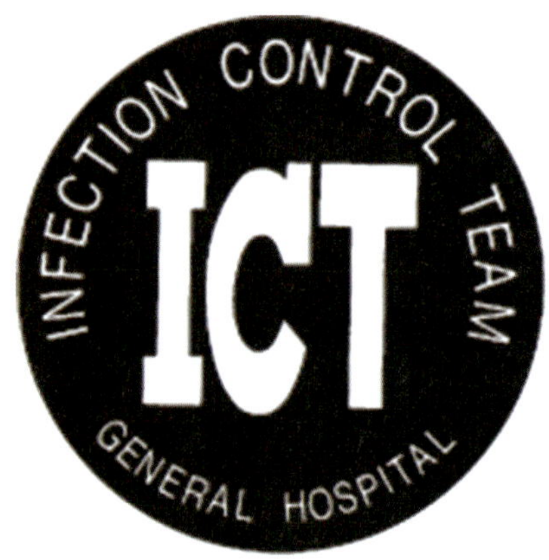


그림 2-7. 감염관리팀의 구성원임을 나타내는 마크(예시)를 부착하도록 권장한다.

① 감시 및 역학 조사

개개의 환자에 대한 의료관련감염의 발생을 파악과 동시에, 원내의 오염 상황을 조사, 파악한다.

② 감염 환자의 선별확인

병동에서의 보고나 진료기록카드, 검사 결과 등을 근거로, 병동에서의 감염 환자를 확인한다.

③ 환자와 의료진의 보균 상황 및 환경 오염의 파악

- 병동의 환자 및 의료진의 보균 상태를 파악함과 동시에, 감염 위험성을 신속하게 살핀다.
- 기구나 환경 오염을 파악하고, 감염원과 감염 확산에 대해서 조사한다.
- 멸균과 소독이 필요한 의료 기구의 미생물학적 검사를 정기적으로 실시하여, 감염 예방관리에 대한 계획을 수립한다.

④ 의료 처치의 감시

감염 예방 관리 지침에 따른 의료 조치가 실제로 행해지고 있는지를 감시한다.

⑤ 병원 임상 각과 혹은 행정부서와의 업무협조

- 병동이나 진단검사의학과 등과 밀접하게 서로 연락을 취하고, 감염에 관한 정보의 수집, 전달에 노력함과 동시에 병원 임상 각과와의 연결자로서의 역할을 수행한다.

- 임상 각과의 의료진과 협력하여, 입 · 퇴원 시의 감염병 환자의 정보를 파악한다.
- 필요에 따라 다른 병원의 간호사와 협력을 하여, 의료관련감염에 관한 정보의 수집과 제공에 노력한다.

이 외에도 다른 구성원과 공동으로 의료관련감염에 관한 직접적인 지도나 조언, 교육 등을 담당하기도 한다. 또 감염관리에 관한 연구를 하여, 학회 혹은 연구회 등에서 발표하거나 소독 · 멸균 등에 관한 전문가와의 의견 교환을 통하여 정보 수집에 노력하는 등, 감염관리팀의 중심적 존재로서 폭넓은 업무를 수행해 나갈 필요가 있다.

### (3) 임상미생물전문가(Clinical Microbiologist, CM)

**감염관리팀의 주요 구성원이며 감염관리에 있어서 미생물검사는 필수적**이다. 임상 현장과 밀접하게 관련된 정보를 제공하며 감염병의 원인 균주의 동정이나 단순한 집락화(colonization) 여부의 구별을 판정할 수 있도록 체제를 확립해 두어야 한다.

임상 검체에서 검출한 미생물의 분포나 약제 내성의 변화에 주목해, 신속하게 임상에서의 대응이 이루어질수 있도록 일상적으로 검출되는 세균에 항상 주의를 기울일 필요가 있다. **감염 미생물의 분리, 약제감수성 시험 결과의 보고 및 병동별 분리세균 분포를 항상 파악**해 두어야 한다. 진단검사의학과 미생물검사실에서는 일상 업무로서 환자의 검체로부터 원인균을 분리하여, 그 동정 결과를 약제감수성 시험 결과와 함께 임상의에게 보고하고 있다. 이 일상 업무 이외에도 의료관련 감염관리에 있어서의 임상병리사의 업무는 좀 더 자세한 병원 역학정보(감염관리 정보)의 파악과 그 정보의 제공에 있다. 즉 **일반적인 검사 결과 보고 업무 이외의 업무를 요약하면 다음과 같다.**

① 분리균에 대해 필요한 경우 **역학적 마커**(epidemiological marker)검사를 실시한다.

② **약제 내성 패턴의 해석**과 병동의 다른 환자로부터 분리된 세균의 결과를 해석하여 병동 혹은 병원 전체의 역학 정보를 감염관리팀에게 제공한다.

③ 감염원과 **감염경로의 조사, 병원 환경의 오염 정도및 보균자 등을 조사**한다.

④ 최근에는 감염미생물의 감염경로를 추적하는 **분자 역학적 검사에 중요한 역할을 담당**하고 있다.

### (4) 링크 간호사(Link Nurse)

감염관리팀의 활동을 병동에서 실천하기 위하여, **일반 간호사와의 밀접한 연계를 담당하는 역할을 담당**한다. 각 간호단위에 1명의 링크 간호사를 배치한다. 감염 예방 활동이 원활하게 실행되기 위해 그 역할이 중요하다. 중소병원에서는 링크 간호사가 직접 감염관리팀의 구성원이 되어 활동하는 방법도 있다. **병동에서의 업무는 그 상황을 제일 먼저 파악하기 쉬운 링크 간호사에게 맡겨야** 하며, ICN이나 감염관리팀의 구성원은 링크 간호사의 활동을 협조하는 입장에서 활동하는 것이 중요하다. **링크 간호사의 역할은 병동에 있어서의 감염병 환자의 파악, 소독제의 관리와 적정 사용의 지도, 감염관리위원회**

(감염관리팀)의 결정사항 시행, 직원과 환자에 대한 청결지도, 역감염 환자의 파악과 격리 후의 처치 지도 등이며, 병동의 최일선에서 감염관리의 실행에 있어서 중요한 역할을 차지한다.

### (5) 임상약사(Clinical Pharmacist)

**다양한 항생제의 사용과 소독제에 관한 지식의 보급과 적정한 관리 및 사용량의 체크 등, 약사에게 부과된 임무는 많다.** 소독제의 선택이나 관리, 사용법의 교육 등도 중요한 임무 중의 하나이다. 더욱이 감염관리를 위하여 항생제 사용 상황의 추이를 관찰하는 것은 약제 내성균의 증가를 사전에 예방하는 데 도움이 된다. 임상약사의 감염관리팀의 참가는 매우 중요한 의의가 있다. 약사는 항균제나 소독제의 사용 상황을 파악할 수 있는 입장에 있다. 이 때문에 항균제나 소독제의 적정 사용을 지도하는 역할과 적극적으로 **항생제 사용의 모니터링**(therapeutic drug monitoring, TDM)을 행하거나, **소독제의 항미생물 효능의 평가 등을 하여, 감염관리의 중요한 기초정보를 제공**한다. 또한 원내에서 사용되는 여러 가지 의약품(흡인액이나 점적용약제)과 의료기기의 미생물 오염방지에 대한 책임이 있으며, 감사나 지도업무를 수행한다(표 2-4).

표 2-4. 감염관리팀 구성원의 역할

| | |
|---|---|
| 의사 | • Infection Control Doctor로서의 역할<br>• 감염관리의 실제적 책임자<br>• 감염관리 전반에 관한 상담·지도 업무 |
| 간호사 | • Infection Control Nurse로서의 역할<br>• 의료관련감염 발생의 감시 및 역학조사<br>• 감염 환자의 선별확인<br>• 보균자, 환경의 오염 상황의 파악<br>• 의료 처치의 감시<br>• 병원내의 각분과의 연락조정<br>• 의료관련감염에 관한 정보수집·교육·연구 |
| 임상미생물전문가 | • Infection Control Practitioner, Clinical Microbiologist로서의 역할<br>• 일상 업무(원인 균주 분리, 약제감수성 결과)<br>• 병원 역학 정보의 제공(역학마커 검사·약제 내성 패턴 해석·감염경로 조사·환경미생물 검사·보균자검사, 검체별 균종분리 통계, 내성률통계) |
| 약사 | • 항균제나 소독제의 사용 상황의 파악·적정 사용의 지도<br>• 약물치료모니터링이나 소독제의 항미생물 효과의 평가<br>• 의약품이나 의료기기 오염의 감시·지도 |
| 영양사 | • 식품위생 관리<br>• 보균자 조사의 협력 |
| 사무직원 | • 사무처리 전반<br>• 원내 각과, 타 기관 또는 시설로의 연락업무(코디네이터)<br>• 필요 경비의 산정·경비 관리 |

#### (6) 영양사

**입원 환자의 급식관리, 영양관리 및 식품의 위생관리를 담당**하는 것과 동시에 주방 등의 환경 위생관리를 담당한다. 또 감염관리팀과 협력하여 식중독균의 보균자 조사업무 등을 담당한다.

#### (7) 사무직원(코디네이터)

**감염관리팀의 사무처리 전반을 담당한다. 원내 각 부서와의 정보 전달과 업무 연락 등에 관한 업무와 다른 시설이나 보건소 등과의 사무연락**도 맡고 있으며, 감염관리팀의 업무가 원활하게 이루어지도록 한다. 이 외에도 감염 예방관리와 조치에 관한 필요경비의 산정이나 기록 등의 역할을 담당한다.

### 2) 감염관리팀의 실제적 업무

#### (1) 감염 감시 업무(의료관련감염 현상의 파악)

의료관련감염의 발생을 파악하는 감염 감시 업무에는 아래에 서술하게 될 내용이 포함된다(그림 2-8).

① 병동에서 일어나는 감염병 발생의 확인

감염원과 감염경로를 파악하게 될 주치의와 병동 수간호사(감염관리 담당간호사가 있는 경우에는 담당간호사, link nurse)로부터 연락을 받고, **감염병의 발생확인과 동시에 감염원과 감염경로의 파악을 실시**한다. 예를 들어 **반코마이신 내성장알균(VRE)**의 경우 진단검사의학과에서 VRE 분리결과를 근거로 하여 VRE 분리환자의 이름, 병실, 분리된 검체의 종류, 감염병 혹은 보균상태 여부의 구분, 격리병동 사용 유무 등을 기록한 VRE 감염보고서를 병동으로부터 제출받고 감염병 발생을 확인한다. 경우에 따라서 감염관리팀의 구성원인 의사나 간호사가 병동으로 직접가서 확인하는 경우도 있다. 또 감염원의 특징이나 감염경로에 대해서도 최대한 파악하려는 노력을 하여야 한다.

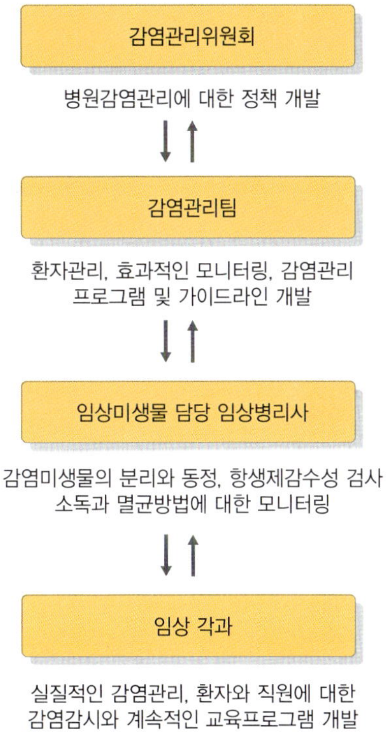


그림 2-8. **감염관리 프로그램의 효율적 운영을 위한 상호 협력시스템**

② 병원 환경의 오염 상황이나 보균자의 파악

진단검사의학과 **미생물검사실에서는** 감염관리팀과 협력하여 임상 각과, 병동에 근무하는 의사, 간호사 및 환자와 빈번한 접촉을 하는 기타 인력들에게서 보균 여부를 확인하기 위한 **배양검사와 병원 환경에 오염균을 검출하기 위한 역학조사와 배양검사를 실시**하도록 한다.

③ 병원 역학정보의 파악

감염관리팀은 개개의 환자는 물론 병동 혹은 병원 전체의 각종 **미생물의 분리 결과와 약제감수성 결과 패턴을 병원 역학 정보로 파악하여 해석**하고 감염병의 예후 판단에 도움이 되도록 한다.

### (2) 상담에 관한 업무

감염 감시 업무에 의해 얻어진 정보를 바탕으로 **감염관리나 감염 예방에 관한 구체적인 상담업무**와 지도를 하고 동시에 지침서 작성이나 **직원교육 등을 실시**한다.

① 감염 예방 관리에 관한 상담업무

감염 감시 업무에 의해서 얻어진 정보를 근거로 상담 업무나 지도를 실시한다. **구체적 업무는 다음과 같다.**

- 분리균의 감염성이나 병원성 등에 대한 자문
- 약제감수성시험 결과를 근거로 적절한 항균제의 선택과 투여법의 지도
- 격리나 역격리(예방격리) 등에 대한 지도
- 감염이 주위로의 확대 방지를 위한 소독이나 가운 착용법 등에 대한 지도 등을 실시한다.

② 감염관리지침서 · 가이드라인의 작성

감염 예방관리(안)를 입안하고, 그것을 근거로 감염관리지침서(가이드라인)를 작성한다. 이 감염관리지침서는 원내에서 실제 감염관리를 위한 기본적 지침이 되는 중요한 것으로 감염관리팀이 중심이 되어 임상 각과(병동)와 협력하여 작성한다. 이 **감염관리지침서에 반드시 포함시켜야 할 기본적 사항은 다음과 같다.**

- 감염병의 발생 기전에 대한 설명
- 병원미생물에 대한 설명
- 감염병에 대한 설명
- 손 위생 방법, 소독제 등의 사용 방법 치료법(항균제의 사용법) 등의 내용은 구체적으로 기록한다. 다만, 이 **감염관리팀이 작성하는 지침서는 원칙적이고 기본적인 지침이므로, 원내의 임상 각과(병동)에서는 좀 더 구체적이고 실제적인 지침서를 만들도록 지도**한다.

③ 원내에서의 감염관리 조치 · 예방조치의 평가 및지도

원내 임상 각과(병동)에서의 **소독이나 멸균 조작 등의 감염관리 조치가 실제로 정확하게 실시되고 있는지를 확인**하고 규정된 조치가 행해지고 있지 않은 경우에는 지도를 하여 시정조치를 한다.

④ 홍보 및 교육

의료관련 감염관리는 병원 전체가 하나가 되어야 하기 때문에 감염관리팀의 일부 직원의 노력만으로는 효과가 없다. 이러한 이유로 병원 전 직원이 **의료관련감염에 대한 관심을 높이기 위해 감염 예방**

**에 관한 홍보와 직원의 교육은 매우 중요한 업무**이다. 직원교육을 위해 의료관련감염에 대한 주의를 환기시킬 수 있는 포스터의 게시나 원내의 정기적인 연수나 모임을 계획하여 실시한다. 또한 감염병이나 소독제 등의 전문가의 초청강연회를 개최함으로써 의료관련감염에 관한 관심을 갖게 하고 올바른 지식이나 정보 전달을 할 수 있도록 노력한다.

**직원교육의 내용은 다음과 같다.**

- 감염병의 동향과 주요한 병원미생물, 소독제, 소독법, 치료법 등에 대한 기본적 지식과 최신의 검사 결과의 해석 등에 대해 교육한다.
- 올바른 위생(손과 발, 얼굴)과 멸균방법, 소독제의 사용법, 소독의 실제, 기구의 사용법, 현장에서의 실제 처치방법 등과 같은 이론과 실제, 양쪽 모두를 익히게 하는 것이 바람직하다.

⑤ 병원 내 임상 각과(병동)와의 협력

의료관련감염의 문제는 모든 임상 각과와 관계되어 있으므로 임상 각과, 간호부서, 진단검사의학과, ICU 등의 병원 각 부서가 수평적으로 연계하여 협력해 나가야 한다. 이를 위해서는 감염관리팀이 중심이 되어 병원 각 부서와의 연결과 감염 예방을 실천해 가는 것이 중요하다.

⑥ 타 시설 · 지역 의료기관과의 감염관리 네트워크의 구축

원내와 마찬가지로 타 시설 혹은 지역 의료기관이나 보건소 등과 밀접한 업무적 연계를 갖고 감염 예방 관리의 네트워크를 구축하는 것이 중요하다. 감염 정보 등에 대한 정보를 공유하고 때로는 공동으로 감염 예방 관리를 추진 · 실시하는 등의 밀접한 협력 체제를 구축해 간다.

⑦ 환자와 가족, 지역 주민 등에 대한 협조

병원 내에서 의료관련 감염관리를 철저히 한다는 의미와 환자의 인권을 존중하기 위해서도 **의료관련 감염에 대한 충분한 설명을 환자 본인과 그 가족에게 하여, 이해를 얻을 수 있도록 노력**한다. 또한 지역 주민에 대해서도 감염관리팀이 중심이 되어 적극적으로 **정보공개와 홍보를 하여 감염 예방에 관한 이해를 촉구**해야 할 필요가 있다.

## VI 직원교육·보호자와의 의사소통

의료관련 감염관리의 최종 목표는 의료관련 감염 환자의 감소와 최소한의 적정수준을 유지하는 것이다. **최근 들어 COVID-19의 팬데믹을 계기로 의료관련 감염관리의 중요성이 국민들 사이에 널리 인식**되었으며, 많은 의료 기관에서 감염관리위원회가 설치되어 각종 메뉴얼이 준비되었고, 환자나 가족들은 보다 좋은 의료에 대한 요구가 나날이 높아지고 있다.

우리나라에서 실시되고 있는 의료관련 감염관리에 대한 교육적인면에서 보다 효과적인 교육, 홍보 방법을 알아보고 감염관리에 있어서 감염관리에 대한 정보소개를 위한 환자 및 면회인과의 의사소통에 대해서 소개한다.

## 1. 의료관련 감염관리 교육의 필요성

감염관리의 필요성이 높아짐에 따라서 새로운 지식들이 계속하여 발표되고 있으며, 의료 종사자는 효과적으로 감염관리를 추진해 나가기 위해서는 **모든 직원이 공통된 지식과 그 중요성을 이해하고, 정해진 방법을 철저히 시행할 필요가 있다.** 미국에서는 지속적인 감염관리 교육이 병원 기능 평가의 하나로 되어 있으며, 의무화되어 있다.

## 2. 감염관리 담당자의 교육

미국에서 **감염관리 담당자(infection control practitioner, ICP)의 자격취득을 위해서 배우는 항목은 감염병의 발생기전, 감염 감시와 역학, 미생물의 전파경로, 관리와 의사소통, 그리고 교육 등**이 있다. 자격취득을 위해서는 시험이 의무화되어 있지만, 그것을 돕는 보수교육및 학회가 수강자의 수준에 맞춰 국내 각지에서 빈번하게 개최되고 있다.

외국의 한 연구 조사에 따르면 2개 종합 병원의 ICP 27명(일반 간호 업무와 겸무)에게 설문 조사결과 **감염관리 담당자의 활동상의 문제점으로는 거의 대부분이 스스로의 지식 부족을 인정했으며 정신적 부담, 근무 시간 내 활동의 어려움, 불명확한 권한 등**이 그 뒤를 이었다(표 2-5). 감염관리 담당자에 대한 교육이 좋았던 점으로는 지식의 증가를 들었다. 감염관리의 필요성을 충분히 이해하면서도 다른 병동간호사의 질문에 대답할수 없고, 필요한 사항을 충분히 전달할 수 없는 등의 어려움으로 인해 ICP의 정신적 부담감 및 고립감이 형성되고 있는 점도 알 수 있게 되었다. 우선 **교육을 담당하는 ICP는 자신이 담당하고 있는 의료관련 감염관리에 대한 지식이 풍부할 필요가 있다.**

ICP가 친숙한 문제를 소재로 현장에 개입하여 조사하는 것은 목적이 명확하기 때문에 학습의 계기가 되기 쉽다. ICP는 의료관련 감염관리에 대한 지식을 다른 사람에게 가르치는 교육에 직접 참여하는 것이 자신을 향상시키는 훌륭한 방법이고, 또 교육을 함으로써 업무의 일부를 다른 직원과 분담할 수 있게 된다는 점을 인식하게 되었다(그림 2-9).

## 3. 교육 계획의 작성

### 1) 대상자의 선정 및 특성파악

**무엇을 위해, 어떠한 효과적인 교육이 이루어지기 위해서는 다음과 같이 대상자의 특성을 파악**하는 것이 중요하다.

표 2-5. 감염관리 담당자 27명에 대한 설문조사

| 설문 내용 | A지역 병원 | B지역 병원 | 합계 |
|---|---|---|---|
| **ICP로서 근무하면서 어려웠던 점** | | | |
| 자기 자신의 지식부족 | 11/12(92%) | 15/15(100%) | 26/27(96%) |
| 정신적 부담이 크다. | 8(67) | 9(60) | 17(63) |
| 근무시간 내에 활동할 수 없다. | 5(41) | 11(73) | 16(59) |
| 권한이 명확하지 않다. | 7(58) | 6(40) | 13(48) |
| 공부할 시간이 없다. | 6(50) | 6(40) | 12(44) |
| 의사와의 의사소통이 어렵다. | 5(41) | 5(33) | 10(37) |
| 예산이 없다. | 5(41) | 5(33) | 10(37) |
| 육체적 부담이 크다. | 4(33) | 3(20) | 7(26) |
| 다른 간호사와의 의사소통이 힘들다. | 3(25) | 3(20) | 6(22) |
| 자기보다 나이가 많은 간호사에게 지도하기 어렵다. | 3(25) | 2(13) | 5(19) |
| 관리자의 이해가 부족하다. | 1(8) | 3(20) | 4(15) |
| **ICP로서 근무하면서 좋았던 점** | | | |
| 지식이 향상되었다. | 11(92) | 11(73) | 22(82) |
| 여러 선생님을 만났다. | 8(67) | 9(60) | 17(63) |
| 각 부문과의 연계가 강해졌다. | 4(33) | 11(73) | 15(56) |
| 병원운영의 구조를 알게 되었다. | 6(50) | 5(33) | 11(41) |
| 의료관련감염을 감소시켰다. | 6(50) | 4(27) | 10(37) |

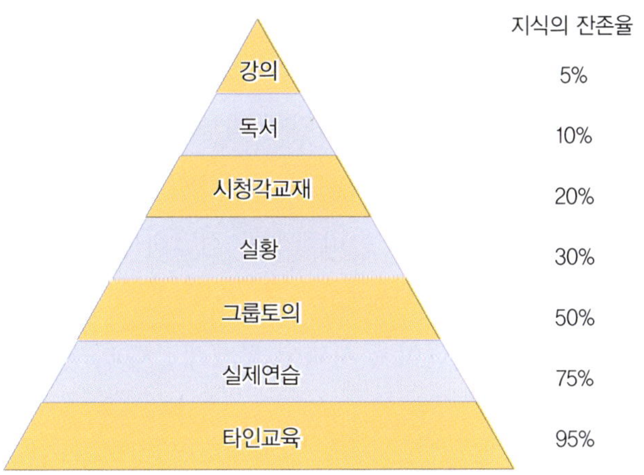


그림 2-9. 효과적인 학습을 위한 피라미드 모델

(1) 대싱자의 수: 개인, 단체, 지역사회

(2) 대상자의 경험 및 지식정도

(3) 대상자의 교육수용 능력: 교육에 대한 이해도와 실천할 수 있는 능력

(4) 대상자의 기본 속성: 성별, 연령, 교육수준, 직급 등

### 2) 대상자의 욕구 및 우선순위 파악

어떤 내용을 교육할 것인지 파악하는 단계이므로, 대상자의 요구 등을 파악하여 대상자가 어떤 교육을 받고 싶어 하는지 알아낸다. **교육주제는 교육자가 일방적으로 설정하는 것보다 교육자와 학습자가 공동으로 결정하는 것이 가장 이상적**이다. 교육에 대한 요구도는 각종 조사자료, 전문가의 의견 등을 근거로 파악한다.

### 3) 교육의 목적 결정

**교육의 목적은 교육 대상과 내용에 따라 지식, 인식 및 태도를 변화시켜 올바른 결정을 유도**하도록 해야 한다. 무엇을 위해, 어떠한 것을 가르칠 것인지를 명확하게 한다. 예를 들어 창상감염을 감소시키기 위해서는, 적절한 예방적 항생물질의 사용 방법을 가르친다.

### 4) 세부목표의 설정

교육을 통해 얻고자 하는 결과에 대해 구체적으로 대처하기 위해 **세부목표를 설정**해야 한다(예: 창상감염률을 작년보다 10% 감소시키는 일 등).

### 5) 적절한 교육 방법을 선택한다.

교육방법은 강의법, 문답법, 팀티칭, 토의법 등 다양한 방법이 있기 때문에 대상자의 특성에 따라 적절한 방법을 선택한다.

(1) **강의법의 장점**으로는 지식을 체계적이고 논리적으로 전달하며, 정해진 시간 내에 다양한 지식을 전달이 가능하다는 점이며, 이에 반해 **단점으로**는 수동적인 학습태도 형성, 개인차 를고려한 학습이 불가능하며, 학생의 개성과 능력이 무시되어 문제해결력과 창의력 등의 고등정신 능력의 함양이 미흡하다는 점이다.

(2) **문답법의 장점**으로는 강사와 학생 간의 의사소통이 잘 이루어지고, 학생의 적극적인 참여로 흥미와 동기 유발이있고 사고력 비판적 태도 표현력 등이 길러지는 반면에 **단점으로**는 질문을 잘하는 학생 중심으로 학습이 진행되기 쉽기 때문에 학습속도가 지연된다는 단점이 있다.

### 6) 교육 효과를 평가한다.

평가는 수강자의 능력을 판정하기보다는 오히려 프로그램의 불충분한 점을 발견하여 강사의 교육 방법을 개선하는 데 유용하게 사용해야 한다.

## 4. 교육방법

### 1) 교육방법

많은 사람을 대상으로 한 정식 강의는 단시간 내에 정보를 전달하는 데 적합하다. 그러나 수강자가 수동적이 되기 쉽고, 자주성이 발휘되지 않는다. 또 강사는 개개인의 이해도를 파악하기 어렵다.

**강사의 강의력, 유머의 센스, 드라마 같은 기승전결 방법의 도입 등이 효과를 결정**한다. 소수 인원으로 운영하는 교육은 우호적인 환경에서 행해지고, 수강자의 요구나 능력에 맞는 강의를 할 수 있지만 시간과 노력이 많이 필요하다. 또한 복도에서 이야기하거나 전화로 개인적인 상담을 할 때에는 가능한 한 그 질문에만 응하도록 한다. 그러나 그 자리에서 답할 수 없는 것에 대해서는 조사 후에 다시 연락 주도록 한다. **개인 지도는 다양한 직종의 직원과의 우호 관계를 확립하는 데 좋은 방법**이다.

### 2) 학습 효과의 향상

강의는 근무 시간 이외에 개최되는 경우가 많다. 자주적인 참가를 촉구하기 위해서는 다양한 방법이 필요하다.

(1) **정식 강의는 매월 정해진 일시에 정기적으로 실시한다.** 중요한 항목은 3교대제의 간호사가 참가하기 쉽도록 하고, 신입직원의 입사시기에 맞추어 같은 강의를 반복한다.

(2) **폭넓은 지식의 습득과 직원의 관심을 높이기 위해서, 각과의 의사들에게 강사를 의뢰한다.** 때로는 원외에서 강사를 초빙하여 학습 의욕 향상에 노력한다. 강의 출석율을 병동마다 조사해 본 결과 병동 담당의의 강의에는 해당 병동 간호사의 출석율이 높았고, 원외 강사의 강의에는 모든 병동에서 보통 이상의 참가를 나타냈다(표 2-6).

표 2-6. 강사와 병동별 강의 출석률의 관계(※병동담당자의 강의)

| 내용 / 강사 / 병동 | 감염관리 개선 | 수술 후 감염 | DM과 감염 | 주술기의 폐합병증 | 의료 밖에서 본 의료관련감염 | 년간 출석률 |
|---|---|---|---|---|---|---|
| | ICD | 산부인과 | 내과 | 마취과 | 원외강사 | |
| A | 9 | 18 | 21 | 29 | 50… | 26.3% |
| B | 21 | 31 | 0 | 13 | 87… | 27.6 |
| C | 50※ | 22※ | 45 | 25 | 60… | 41.4 |
| D | 5 | 0 | 50※ | 9 | 32… | 18.4 |
| 수술 | 3 | 9 | 3 | 28※ | 63… | 12.9 |

## 5. 손 위생과 교육

손 위생이 가장 유효한 감염관리라는 사실은 많은 직원들이 알고 있지만, 철저하게 손 위생을 시행하고 있다고는 말하기 어렵다. 손 위생은 실제로 필요하다고 생각되는 경우의 30~40% 정도밖에 행해지고 있지 않으며, 그중에서도 의사의 손 위생 횟수가 가장 적은 것으로 보고되고 있다.

손 위생의 필요성을 교육함으로써 그 횟수를 증가시키고, 의료관련감염의 발생률을 감소시켰다는 보고가 있다. 그러나 손 위생의 중요성을 이해하면서도 손 위생이 행해지고 있지 않은 장소도 있다. 또한 **"너무 바빠서 씻을 수 없다"**고 하는 직원도 많다. 그러나 손위생은 직원의 업무상의 우선순위이기 때문에 **손을 씻지 않음으로써 발생할 수 있는 위험을 재교육하고, 우선 진료팀의 리더가 스스로 모범을 보여야 한다.**

## 6. 감염 감시

감염 감시를 통해 현상과 문제점을 파악하고, 그 결과를 보고하는 일은 직원의 주의를 환기시키고 관리에 참가하는 동기부여에 많이 도움이 된다.

ICU에서의 손 위생 이행의 조사에서는 교육만을 했을 때는 일시적으로 손 위생 빈도가 늘어났지만, 점차 감소하기 시작했다. 그러나 조사 결과를 직원에게 피드백하면, 한층 개선되고, 효과가 지속되었다고 보고되어 있다. **의료관련 감염관리를 철저하게 실행해 나가는 데 있어서 중요한 것은 정기적이고 지속적인 반복 교육과 동기를 위한 감염 감시이다.**

## 7. 홍보활동

적극적인 홍보활동의 효과를  요약하면 다음과 같다.

1) 직원이 자신의 시점으로 감염관리에 참가하는 기회가 되었다.
2) 병원 전체에 감염관리에 적극적으로 참여하려는 분위기가 조성되었다.
3) 의료관련 감염관리 위원회의 활동을 병원 전체에 어필하고, 이해를 얻을 수 있는 좋은 기회가 되었다.
4) 병원 내의 횡적 연결이 강화되었다.
5) 위원회에서의 회보 발행, 시청각 교재의 공여 등계몽 활동은 ICP의 아이디어를 살릴 수 있는 좋은 기회이다.

## 8. 환자·보호자와의 의사소통

### 1) 의료관련감염과 감염 정보의 소개(informed consent)

**환자는 자신의 병과 그 치료법에 대해서 알 권리를 가지고 있으며, 의사는 충분한 설명과 동의를 얻은 후에 치료를 진행시킬 의무**가 있다. 만약 이것이 불충분하다면, 환자나 가족은 불안과 불만을 품게 되며 또 적절히 지시를 따르는 일도 어려워질 것이다. 의료관련감염의 설명에는 몇 가지의 특이한 어려움이 있다. 의료관련감염은 의료시설이 존재하는 한 어느 정도의 빈도라도 반드시 발생하는 것이지만, 많든 적든 간에 병원적인 요소가 관계되어 있다. 예를 들면 감염의 원인이나 감염경로를 비롯하여 격리의 필요성과 방법, 일상생활의 주의점 등 그 범위는 섬세하고 광범위하다. 더욱이 1인실의 부족과 같은 현재의 의료 환경, 제도하에서는 실현이 불가능한 것도 적지 않다. 이러한 것들을 예비지식이 없어 불안, 불만, 공포 등의 감정을 가지고 있는 사람들에게 설명한다는 것은 쉬운 일은 아닐 것이다.

### 2) 설명의 준비

의료관련감염의 원인 미생물, 질환의 종류나 발생 상황은 각기 다르기 때문에, 하나의 설명으로 해결한다는 것은 불가능하다. **중요한 점은 환자, 가족의 사회적 배경, 정신 상태, 이해도 등에 맞추어, 반복해서 정중하게 설명**하는 것이다. 물론 여기에는 평상시부터 의사소통이 중요하다는 것은 말할 필요도 없다. 한 예로 **MRSA 등 의료관련감염균에 대한 설명을 할 때 관심을 가져야 할 점에 대한 내용은 다음과 같다.**

#### (1) 의료관련 감염균이 검출되기까지의 경위

기초 질환과 중증도, 필요하다고 생각되는 의료 행위, 그리고 발생 및 감염 경로의 관계

#### (2) 감염 상황(감염 또는 보균)과 치료법

#### (3) 의료 종사자의 대응 방법과 그 이유

여러 차례 손을 씻고 장갑, 가운 등을 착용하는 경우가 있다. 이것은 의료 종사자가 매개가 되어 다른 환자에게 교차 감염을 막기 위한 것이지, 스스로에 대한 감염을 걱정하여 하는 행위가 아니라는 점을 설명한다.

#### (4) 가족, 면회인에 대한 협력 의뢰

일반적으로 면회의 제한이 필요하다. 밀접하게 접촉할 때에는 감염병의 종류에 따라 가운, 마스크나 장갑을 착용한다. 입 · 퇴실에서는 충분히 손을 씻는다. 퇴실 후에는 다른 병동의 방문을 금하고 귀가하도록 지도한다.

#### (5) 퇴원을 했을 때의 설명

건강한 사람은 보균 상태가 되어도 위독한 감염이 발병하는 경우는 없다. **환자 자신도 퇴원 후에는 침습적 의료행위나 항생물질의 사용이 적기 때문에, 감염 발증의 가능성은 적으며**(표 2-7), 또 자연스럽게 소실하는 경우도 적지 않다. 손 위생을 중심으로 한 일반적인 청결에 유의한다.

표 2-7. 병원과 시설, 자택의 차이

| 대상 | 병원 | 요양 시설 | 자택 |
|---|---|---|---|
| 역할 | 치료 | 생활장소 | 생활장소 |
| 병상 | 불안정 | 안정 | 안정 |
| 의료처치 | ++ | ± | ± |
| 항생제 | ++ | ± | ± |
| 관리의 주체 | 의사 | 간호사 | 가족 |
| | 간호사 | 간병인 | 간병인 |

### 3) 격리방법에 대한 홍보

격리란 감염경로를 차단하여 병원미생물의 전파를 방지하는 것이다. 1인실에 수용하는 것만을 의미하는 것이 아니라 손 위생, 장갑, 가운, 마스크의 사용 등을 포함한다(**제 5장 개인보호구와 격리 참조**).

격리의 시행에 있어서 환자, 가족에게 차별감을 받고 있다는 느낌을 가능한 한 경감시키고, 또 지시를 준수하기 위해 단순화하는 방법이 필요하다. **1인실의 문에는 격리나 면회사절보다는 "1인실 요양 중" 등이 부드러운 인상을 준다.** 게시판 뒤에 입실할 경우의 주의 점을 써둔다면 설명하기도 쉽고 협력도 얻기 쉽다.

감염병에 대한 설명을 사전에 문장화하여 환자나 가족에게 배포하는 것이 이해를 앞당기고, 설명의 불일치를 피하는 등에 도움이 된다. 그러나 문장의 배포만으로 설명의 의무가 끝나는 것은 아니기 때문에 주의가 필요하다.

## 핵심용어

**건강보균자(healthy carrier)**: 병원 체를 보유하고는 있으나 증상이 발생하지 않은 사람

**공중보건감시, 공중보건 역학조사(public health surveillance)**: 결과에 기초한 건강관련 자료의 체계적인 수집, 분석, 해석으로 질병이나 상해를 관리하거나 예방하는 것

**내인성 감염(endogenous infection, intrinsic infection)**: 환자 자신의 구강, 장 등에 정착하고 있는 병원체에 의해서 유발되는 감염으로 의식불명 환자에서의 흡인성 폐렴, 호중구 감소증 환자에서의 패혈증 등을 일으킨다.

**매개체(vector)**: 감염체를 숙주에서 숙주에게로 전달하는 살아 있는 생명체로 일반적으로 절지동물 또는 다른 동물을 말한다. 무생물매개체(vehicle)를 감염매개물(fomite)라고 한다.

**백신(vaccine)**: 개인에게 면역반응을 유발하여 병원균이나 독소로부터 보호하기 위해 만들어진 제제이다.

**범세계적 감염병(pandemic)**: 광범위한 지역의 인구집단에서(종종 세계적 유행병을 말함) 발생 하는 감염병

**변성독소(toxoid)**: 세균의 변형된 외독소로 독성이 없어지도록 변형되었지만 사람이나 동 물에 주사하면 항독소 항체의 생산을 촉진한다.

**병원감염(nosocomial infection)**: 병원 또는 기타 임상시설 내에서 환자가 머무는 동안 감염되는 감염병

**사망률(mortality rate)**: 특정 질병에 걸린 전체 개체 수에서 그 질병으로 인해 사망하는 개체 수의 비율

**역감염(retroinfection)**: 일반적인 과정과 반대되는 감염으로 예를 들어 태아에 의해 산모에게 전달되는 감염이 있다. *Enterobius vermicularis*(요충)의 경우 항문 주위 피부에 낳은 알은 유충을 부화시키고 항문을 통해 결장으로 이동하여 감염을 시작한다. 역감염의 결과, 병원균은 동일한 숙주 내에서 무기한으로 서식 할 수 있다.

**자가감염(autoinfection)**: 자가감염은 체내에 이미 존재하고 있는 병원균에 의한 감염의 한 유형이다. 신체의 한 부분에서 신체의 다른 부분으로 옮겨가는 것으로 *Chlamydia trachomitis*는 부고환염 및 비임균성 요도염과 같은 생식기 감염을 일으키는 병원체이지만 생식기에서 눈으로 자가 감염되어 결막염을 일으킬 수 있다. 요충의 자가감염은 환자가 항문 주위를 긁고 오염된 손에서 입으로 충란을 옮길 때 발생한다. 그런 다음 충란은 유충을 부화시키고 소장에 감염을 일으킨다.

**역학 표지자(epidemiological marker)**: 역학 표지자는 미생물 분리주 사이의 유전적 변이를 바탕으로 미생물을 특성화하거나 게놈을 구별히는 데 시용되는 생물힉적 표지지이다.

**생체표지자(biomarker)**: 생물학적으로 정상인 과정과 병리적인 과정을 객관적으로 측정 평가할 수 있는 지표이다. 바이오마커의 예에는 혈압과 심박수에서 기본 대사 연구 및 X-선 소견, 혈액 및 기타 조직의 복잡한 조직학적 및 유전적 검사에 이르는 모든 것이 포함된다.

**외인성 감염(exogenous infection, extrinsic infection)**: 인체 외부로부터 미생물이 침투하여 발생하는 감염

**매개체(vehicle)**: 병원균을 운반하는 무생물 물질 또는 배지

**의료관련감염(healthcare-associated infection, HAI)**: 입원뿐만 아니라 외래진료를 포함하여 의료기관 내에서 의료행위와 관련된 감염을 말하며, 이는 병원근무자등 관련 종사자들의 감염까지 퇴원 후에도 발생하는 경우를 포함한 병원감염의 포괄적 의미

**인수공통감염병(zoonosis)**: 사람에 게도 감염될 수 있는 동물의 감염병

**잠복기 보균자(incubatory carrier)**: 많은 병원체가 잠복하고 있지만 아직 감염병이 발생하지 않은 사람

**집락화(colonization)**: 미생물의 성장과 증식을 동반하지만 숙주와 미생물 사이의 상호작용 없이 숙주의 점막 표면에서 미생물이 형성한 군집

**치료 약물 모니터링(therapeutic drug monitoring, TDM)**: 환자에게 투여하는 약의 양이 안전하고 효과적인지 확인하기 위해 수행되는 혈액 내 특정 약물의 수치를 측정하는 검사

**활동적 보균자(active carrier)**: 명백한 임상적 감염병이 있는 사람

**회복기 보균자(convalescent carrier)**: 감염병에서 회복되었지만 여전히 많은 병원체를 보유하고 있는 사람

## 핵심문제

**01.** 병원감염의 정의에 대해 옳지 않은 것은?

① 입원 당시에 없었던 감염이 입원기간 중 일어난 것이다.
② 외과 수술 환자의 경우 퇴원 1년 이내에 발생하는 것이다.
③ 병원 내에서 발생하는 직원들의 감염도 병원감 염에 포함된다.
④ 병원체에 의해 발생되는 국소적 또는 전신적 반응을 말한다.
⑤ 중환자실 병원감염은 중환자실 입원 48시간 이내에 발생한 감염이다.

해설 퇴원 후 1년이 아닌 30일 이내에 발생하는 것이다.

**02.** 효율적인 병원감염관리에 대한 내용이 아닌 것은?

① 의료의 질 향상
② 건강한 사회구현
③ 환경 오염 감소
④ 의료 분쟁 감소
⑤ 환자, 보호자의 고통 해소

해설 효율적인 병원감염관리가 영향을 미치는 요인에는 의료의 질향상, 의료의 손실 감소, 의료 분쟁 감소, 환자, 보호자의 고통 해소, 건강한 사회구현이 있다.

**03.** 감염관리팀 구성원의 역할이 아닌 것은?

① 의사: 전문가가 아니더라도 원내 감염질환관리에 열심히 대처한다.
② 의사: 이상적으로 감염질환 전문가가 필요하다.
③ 간호사: 업무를 수행하기 위해 가능하면 전임이 바람직하다.
④ 간호사: 급한 감염상황에 대해서는 주관적으로 판단하여 조사, 검토한다.
⑤ 임상병리사: 진단검사의학과에서 미생물검사실에 종사한다.

해설 감염관리간호사는 감염상황에 대해서 객관적으로 판단하여 조사, 검토하고 각 임상부서의 조정이나 지도에 맞는 역할을 담당 한다.

## 04. 감염관리팀의 역할로 옳지 않은 것은?

① 감염 감시와 역학조사의 실시
② 감염 예방, 치료에 관한 기초적, 임상적 연구
③ 감염관리에 대한 정보 비공개
④ 환자, 가족, 의료 종사자에 대한 교육, 지도
⑤ 감염 예방 관리의 입안, 상담

해설 감염관리에 대한 정보를 구성원에게 공개하고 감염관리에 대한 입안과 상담 실시, 감염 감시와 역학조사의 실시, 감염 예방, 치료에 관한 기초적, 임상적 연구, 환자, 가족, 의료 종사자에 대한 교육, 지도를 실시한다.

## 05. 영국의 감염관리에 대한 설명으로 옳은 것은?

① 1948년 국립보건서비스(NHS)제도가 생겼다.
② 2007년부터 인정임상미생물검사기사(ICMT) 자격을 부여하고 있다.
③ 1970년부터 NNIS의 국가운영체계를 갖추고 있다.
④ 병원감시 프로그램 HISS를 실시하고 있다.
⑤ 코로나바이러스감염증 팬데믹 이후에 조직되었다.

해설 ② 일본 감염관리에 대한 설명이다.
③ 미국 감염관리에 대한 설명이다.
④ 호주 감염관리에 대한 설명이다.
⑤ 1948년도부터 시행되었다.

## 06. 일반적으로 감염관리팀의 책임자로 간주되는 사람은?

① 감염관리간호사
② 감염 예방 및 관리 링크 간호사
③ 병동 매니저
④ 감염관리의사
⑤ 최고 경영자

해설 감염관리팀의 책임자는 감염내과 의사 또는 진단검사의학과 의사 등이 맡는다.

## 07. 병원감염이 아닌 것은?

① 수술 후 상처감염은 퇴원 후 1주일 후에 외래 봉합 클리닉에서 확인되었다.
② HSV 감염 산모로부터 질적으로 출산된 신생아의 신생아 헤르페스 진단
③ 풍진에 대한 양성 IgM 역가가 있는 신생아의 선천성 기형
④ 주치의가 수행한 병원 감염 진단
⑤ 입원 후 일주일 만에 요로 감염

해설 병원감염은 입원 중이든 퇴원 후 진단이든 상관없이 환자가 시설에 입원할 때 존재하지 않았던 병원성 미생물에 의한 병원감 염이 포함된다. 본질적으로 병원감염으로 분류되는 감염은 임상실험실 진단을 포함될 수 있으므로 주치의가 적절한 임상 데이터를 기반으로 진단할 수도 있다. ① 환자의 수술부위감염은 퇴원 후 30일 이내 발생은 병원감염이다. ②의 경우 자연 분만이 신생아의 헤르페스 감염의 원인일 가능성이 있으며, 병원에 서도 마찬가지이다. 그러나 ③의 경우 풍진 양성은 병원감염으로 간주되지 않고 풍진바이러스의 태반 전이로 인해 기형이 발생한다.

## 08. 의료관련감염병의 주요 원인이 아닌 것은?

① 감염 예방 실행의 미흡
② 의료기기의 오염 또는 결함
③ 의료인의 집락화 감염
④ 감염 예방을 위한 고의적 부주의 행위
⑤ 주삿바늘 찔림 사고

해설 의료관련감염병의 가장 흔한 3가지 원인은 의료제품 또는 기기의 오염 또는 결함, 감염을 다른 사람에게 전염시키는 의료인의 집락화 또는 감염, 주삿바늘 찔림 사고, 손 위생을 잊어버리거나 부적절하게 하는 등 감염 예방 실행의 소홀이다.

## 09. 지역사회 미디어 홍보에 가장 도움이 되는 발병 사례로 옳은 것은?

① 포장된 농산물과 관련된 대장균 감염
② 수치료법과 관련된 녹농균 감염
③ 주사제 사용과 관련된 AIDS 감염
④ 오염된 수술 장비와 관련된 황색포도알균 감염
⑤ MRSA 감염 예방 홍보

해설 포장된 농산물과 관련된 대장균 감염의 발생은 미디어를 통한 홍보로 가장 많은 도움을 받는다. 미디어 홍보는 지역사회 내에서 발병하지만 의료서비스 제공자들의 주의를 끌지 못하는 가벼운 케이스에 해당하는 사례 발견에 도움이 되며, 미디어 홍보는 오염된 제품을 피하도록 소비자에게 알림으로써 발병을 억제하는 데 도움이 될 수 있다.

**10. 언론에서 병원감염 집단발생(outbreak) 사실을 알게 된 경우, 이에 대처하는 방법은?**

① 언론 담당자와 소통할 특정 사람을 지정한다.
② 집단발생이 있음을 부인한다.
③ 정기 간행물을 발송한다.
④ 미디어 접근을 제한하도록 위험 관리부서에 요청한다.
⑤ 병원은 감염의 집단 발생과 관련된 부정적인 평판을 피한다.

**해설** 지역사회의 언론이 집단 감염 발생 사실을 알게 된 경우, 이에 대처하는 가장 좋은 방법은 언론과 소통할 특정 사람을 지정 하는 것이다. 이 사람은 대형병원의 홍보 부서의 직원이거나 의료진일 수 있지만 해당 직원은 감염의 집단 발생에 대해 알고 있고 명확한 정보를 제공할 수 있어야 한다. 병원은 집단 감염의 발생과 관련된 부정적인 평판을 피하고 싶어 할 수 있지만 집단 감염 발생을 부인하면 더 나쁜 평판을 야기할 수 있다.

**정답** 1. ② 2. ③ 3. ④ 4. ③ 5. ① 6. ④ 7. ③ 8. ④ 9. ① 10. ①

Chapter 03

# 무균술과 손 위생

학습목표

1. 내과적 무균술에 대해 설명할 수 있어야 한다.
2. 외과적 무균술에 대해 설명할 수 있어야 한다.
3. 마스크, 장갑, 가운사용 지침에 대해 설명할 수 있어야 한다.
4. 손 위생의 중요성에 대해 설명할 수 있어야 한다.
5. 피부소독제의 종류와 특성에 대해 설명할 수 있어야 한다.
6. 손 위생의 홍보와 효과 판정에 대해 설명할 수 있어야 한다.

## I 개요

의료관련감염을 줄이기 위해 병원 전체에서 수행되어야 하는 중요한 절차는 무균술이다. **무균술(aseptic technique)이란 감염관리를 통해 병원성 미생물을 최소화함으로써 침습적 시술 동안 환자를 보호하는 기술로 잠재적인 병원균이 없는 상태를 유지하는 개념**이다. 무균술은 흔히 내과적 무균술과 외과적 무균술로 분류되며, 이 분류는 오랫동안 사용되어 온 분류 방법으로 현재까지도 이용되고 있다. **내과적 무균술은 미생물의 전파 예방과 오염 최소화라는 개념이 적용되는 방법이므로 격리의 표준주의의 개념을 상당 부분 포함**된다.

**외과적 무균술은 병원균 및 아포를 포함한 모든 미생물을 제거하는 것으로 무균술(sterile technique)이라고도 하며**, 수술이나 시술 시에 적용한다. 무균술을 적용하는 과정에서 멸균술, 무균술, 청결술의 개념이 상황에 따라 모호하거나 부적절하게 적용되는 등의 문제가 제기됨에 따라 **새로운 무균술의 개념인 비접촉무균술(aseptic non-touch technique, ANTT) 개념이 소개**되었다. 이 개념에 의하면, 무균술은 병원미생물이 없는 것과 관련된 정확하고 달성 가능한 질적 표준을 의미하는 용어이다. 우리나라에서는 호주와 영국에서 개발된 감염관리지침에 무균술 부분을 포함하고 있는 지침인 ANTT 개념을 적용하여 사용하고 있다(표 3-1).

### 1. 무균술과 무균부위

#### 1) 표준 비접촉무균술(standard aseptic non-touch technique, standard ANTT)

**무균부위가 거의 없거나 적어 비교적 간단하고 짧은 시간(20분 미만) 동안 이루어지는 시술에 적용하는 방법**이다. 일반적으로 **저위험 무균영역**(general aseptic field)에 적용되며, 상황에 따라 청결장갑을 착용한다.

표 3-1. 표준 무균술과 외과적 무균술의 예시(KDCA)

| 구분 | 무균술 종류 | 이론적 근거 |
|---|---|---|
| 정맥요법 | 표준무균술 | 무균부위(key parts)는 고위험 미세범위 무균영역(critical micro aseptic field), 비접촉술을 적용하여 보호될 수 있음<br>인체 무균부위(key site) 범위가 좁음<br>절차가 단순하고, 20분 미만 |
| 단순 상처 드레싱 | 표준무균술 | 무균부위(key parts & Key sites)는 고위험 미세범위 무균영역(critical micro aseptic field), 비접촉술을 적용하여 보호될 수 있음<br>절차가 단순하고, 20분 미만 |
| 복잡하거나 큰 상처 드레싱 | 외과적 무균술 | 고위험 무균영역이 필요함 |
| 도뇨관 삽입술<br>(Urinary Catheterization | 외과적 무균술 | 고위험 무균영역이 필요함 |
| 삽관술(Cannulation) | 표준무균술/<br>외과적 무균술 | 의료인의 손이 삽입부위 및 무균부위(key parts) 근처에 닿을 수 있으므로 의료인의 역량에 따라 멸균장갑이 요구될 수 있음 |
| 중심정맥관/PICC 삽입 | 외과적 무균술 | 중심정맥관 혹은 PICC 사이즈, 침습정도, 무균부위와 물품이 다수이고, 소요시간을 감안하면 고위험 무균영역과 최대멸균차단(maximum barrier precaution)이 요구됨 |
| 수술 | 외과적 무균술 | 범위가 넓거나 깊은 창상이 노출되고, 다수의 무균부위와 물품, 장시간이 소요됨<br>표준 수술실 주의(Standard operation theatre)가 요구됨 |

### 2) 외과적 비접촉무균술(surgical aseptic non-touch technique, surgical ANTT)

**무균부위가 광범위하거나 복잡하고 20분 이상의 시간이 소요되는 시술 시에 적용**한다. 일반적으로 **고위험 무균영역**(critical aseptic field)에 적용되며, 멸균장갑을 착용하고, 상황에 따라 모자, 마스크, 멸균 가운을 착용하고 멸균포를 사용한다.

표준 비접촉무균술

## 2. 무균부위(Key part and key site)

무균부위는 **인체 무균부위**(key site)와 기구나 **물품**(equipment) **무균부위**(key part)로 분류한다.

### 1) 인체 무균부위

미생물로부터 반드시 보호되어야 하는 창상부위, 정맥주사부위 등과 같은 환자 인체의 한 부위를 의미한다.

### 2) 기구나 물품의 무균부위

주사기의 허브(hub)와 같이 다른 기구나 물품의 무균 부위 혹은 인체의 무균 부위에만 접촉해야 하며, 멸균 상태를 유지해야 하는 기구나 물품의 한 부분을 의미한다.

03

### 3) 무균영역

무균술의 목적이 무균영역(aseptic field)의 엄격한 무균상태를 확신할 수 있어야 하는 **무균 보장(ensuring asepsis)**과 미생물에 의한 오염이 없는 상태로 유지하는 **무균 촉진(promoting asepsis)**에 따라 고위험 무균영역(critical aseptic fields)과 저위험 무균영역(general aseptic fields)으로 구분한다.

#### (1) 고위험 무균영역

**고위험 무균영역(critical aseptic fields)이란 무균상태를 확신할 수 있는 상태를 말한다.** 고위험 무균영역의 적용은 무균부위가 덮개나 뚜껑을 이용하여 쉽게 보호할 수 없을 때, 중심정맥관 삽입, 도뇨관 삽입, 복잡한 창상 간호 등 비접촉술로 모든것을 수행할 수 없을 때, 수술과 같이 장시간 넓은 범위의 무균영역이 요구되는 개방적이고 침습적인 시술을 할 때 적용한다. 이 경우 **고위험 무균영역은 멸균부위와 동일하게 관리되어야 하며, 멸균된 물품만 고위험 영역에 접촉할 수 있다.** 고위험 무균영역에서 시술 시 멸균장갑을 착용해야 하며, 상황에 따라 모자, 마스크, 멸균 가운을 착용하고 멸균포를 사용하는 **완전한 무균차단주의(full sterile barrier precaution)**를 **적용**한다. **주요 고위험 무균영역(main critical aseptic fields)은 외과적 무균술에서 사용**된다. 고위험 무균영역의 한 형태로 **고위험 미세범위 무균영역(critical micro aseptic field)**이 있는 데, 이는 **물품 무균부위**(key parts)가 주사기뚜껑, 덮개, 포장재 (packaging) 등으로 보호되는 경우이다(그림 3-1 B).

#### (2) 저위험 무균영역

**저위험 무균영역(general aseptic fields)은 무균상태를 유지 · 증진하는 것이 목적**이다. 비접촉술로 무균부위가 쉽게 보호될 수 있는 **표준 비접촉무균술(standard ANTT)에서 적용**된다. 주요 저위험 무균영역은 관리해야 할 무균부위는 없고, 무균상태의 유지가 목적이므로 무균술은 매우 간단하며, 일회용 청결장갑을 착용할 수도 있다(그림 3-1 A).

(A) (B)

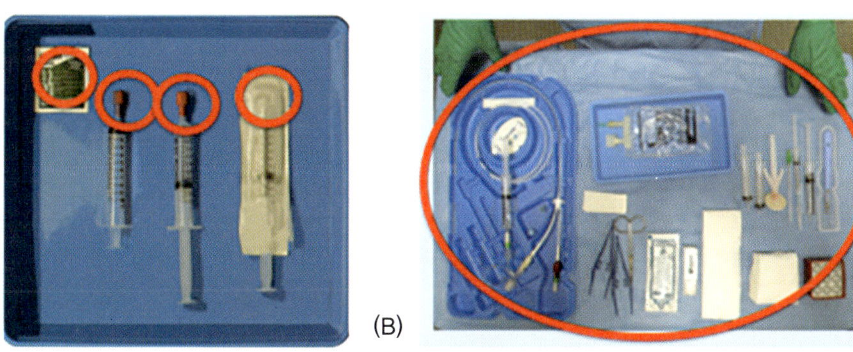

그림 3-1. (A) 표준 비접촉무균술, (B) 외과적 ANTT 및 주요 무균영역의 사용

# II 내과적 무균술

## 1. 의료인의 건강과 위생

의료인은 자신의 개인위생을 유지함으로써 **감염으로부터 자신을 보호하고, 환자에게 감염원을 옮겨줄 위험을 감소시키기 위해 다음과 같은 사항을 지키도록 한다.**

1) 매일 샤워나 목욕을 하며, 필요하면 더 자주 실시하여 피부에 있는 미생물의 수를 감소시키고 증식을 억제시킨다.
2) 자주 머리를 감아 청결히 함으로써 모발과 두피에 상재하는 미생물의 수를 줄인다.
3) 자주 양치질과 입 안을 가글함으로써 치아의 건강을 유지할 수 있다.
4) 피부가 트거나 갈라지면 세균이 정착하거나 감염되기 쉽기 때문에 손을 자주 씻고 적절히 관리한다.
5) 손톱 밑에도 미생물이 상재할 수 있으므로 가능한 한 손톱을 짧게 깎고 청결하게 한다.
6) 가운이나 신발을 깨끗하게 유지한다.

## 2. 환자의 위생관리

1) 목욕을 하게 함으로써 환자 피부에 있는 미생물을 제거하고, 미생물이 다른 사람에게 옮겨가는 것을 막을 수 있다. **건강한 피부는 중요한 감염 방어선이다.**
2) 외음부관리는 매일 환자가 지켜야 할 중요한 부분이다. 외음부와 같이 따뜻하고 습기 찬 부위에서 미생물은 쉽게 증식한다.
3) 목욕 후 혹은 환자 의복이 젖거나 더렵혀졌을 때마다 환자의 의복은 갈아입어야 한다. 최소한 하루에 한번은 갈아입도록 한다. 상처 분비물, 소변, 대변, 가래 혹은 물로 오염된 환자의 의복은 세균이 증식할 수 있는 장소가 될 수 있음을 명심하도록 한다.
4) 규칙적으로 환자의 구강세척을 실시하도록 한다.
5) 사용한 물품들은 사용 후 철저히 세척하도록 한다.
6) 미생물의 전파방지를 위해 **오염된 침구는 반드시 더러운 쪽이 안쪽으로 향하게 말아서 세탁물통에 넣는다.**

# III 외과적 무균술

**외과적 무균술이란 병원균이나 그밖에 다른 미생물이 전혀 없는 멸균상태를 유지하는 것을 의미**한다. 수술 영역과 같이 특수영역에서 미생물이 전혀 접근하지 못하도록 하기 위하여 필요한 부분이다.

## 1. 외과적 무균술의 3대 원칙

1) 멸균된 물품끼리 접촉할 때만이 멸균상태가 유지된다. 그러므로 멸균된 물품은 멸균된 장갑을 착용 후에 만지도록 한다.
2) 멸균된 물품이 오염되었거나 깨끗하지 못한 물품에 접촉한 경우는 오염된 것이다.
3) 멸균된 것인지 오염된 것인지 의심스러울 때는 오염된 것으로 간주한다.

## 2. 멸균지역의 준비

멸균법의 기본원리를 적용하도록 한다.

1) 멸균지역을 준비하기 전에 주위의 모든 것이 깨끗하고 건조된 상태인지 확인한다.
2) 필요한 물품은 빈틈없이 준비해두어 멸균지역을 준비하는 동안 빠진 물품을 가져오기 위해 자리를 떠나는 일이 없도록 한다.
3) 멸균물품을 꺼내기 전에 포장상태를 확인하도록 한다. **소독 테이프에 멸균상태 표시가 안 되어 있거나 소독제의 유효기간이 지난 것, 구멍이 났거나 젖은 것 등은 오염된 것으로 간주**한다.
4) 직원의 몸과 의복은 오염된 것으로 간주하며, 멸균된 물품이 몸이나 의복에 접촉되지 않도록 충분한 거리를 두어야 한다.
5) 소독물 꾸러미를 적절하게 열면 멸균상태를 오래 유지할 수 있다.
6) 멸균 부위의 가장자리는 오염된 것으로 간주하고 준비하는 동안 만지지 않도록 한다.
7) 멸균지역을 위해서는 멸균물 꾸러미를 천천히 여는 것이 공기에 의한 오염과 오염된 물품에 접촉될 가능성을 감소시킬 수 있다. **멸균된 물품을 불필요하게 열어보거나 이동하지 않도록 한다.**
8) 아래로 떨어진 부위나 테이블 밑으로 떨어진 부분은 오염된 것으로 간주해야 한다.
9) 멸균장갑을 착용하기 전에 모든 필요한 물품들을 열어놓도록 한다. 오염되지 않도록 주의한다.
10) 멸균장갑을 착용하지 않은 손으로는 장갑의 내면을 만져서는 안 된다.
11) 무균기법을 시행하는 동안 장갑을 착용한 손은 허리 위쪽에 있도록 한다. **손을 허리 아래쪽으로 내린다면 손이 시야 밖에 있으므로 오염된 것으로 간주한다.**
12) 멸균장갑을 착용한 손으로는 멸균된 부분만 만지도록 한다.
13) 용액을 담을 용기는 멸균지역의 가장자리에 놓아서 용액이 다른 부분으로 튀지 않고 용액을 부을

수 있도록 한다.

14) **용액은 사용하기 직전에 붓도록 한다.** 미리 부어 놓으면 엎지르거나 멸균 물품이 젖을 우려가 있으며, 젖은 부분은 오염된 것으로 간주한다.

## IV 손 위생

의료종사자들의 손은 환자의 분비물에 직접 노출되거나 오염된 의료 환경의 간접 접촉으로 인해 병원균에 오염될 수 있다. 이렇게 오염된 손은 다른 환자나 동료 의료진들에게 병원균을 전파하여 의료관련감염 및 감염유행이 발생할 수도 있다. 의료종사자의 경우 **병원 환경의 미생물이 부착되어 있는 경우가 많기 때문이며, 균종이나 균수도 많고 황색포도알균(*Staphylococcus aureus*), 사슬알균(*Streptococcus*)속, 장알균(*Enterococcus*)속, 녹농균(*Pseudomonas aeruginosa*), 대장균(*Escherichia coli*), 진균 등이 의료관련감염의 가장 큰 원인이 되고 있다.** 피부의 모낭에 존재하는 정상균무리는 **표피포도알균**(*Staphylococcus epidermidis*)을 비롯한 **코아굴라제 음성 포도알균**(coagulase negative *Staphylococcus*, CNS)이 대부분이며, 일반적으로 병원성을 가지고 있지 않는 세균이지만 때로는 환경의 영향으로 이상증식하여 피부 표면에서 관찰되는 경우도 있다. **정상균무리**(normal flora)까지 완벽하게 제거하기 어렵기 때문에, 손 위생은 일반적으로 일과성 세균의 제거를 목적으로 실시된다. **손 위생(hand hygiene)은 병원균의 전파를 차단하기 위한 효과적인 방법**으로 알려져 있다. 의료종사자들의 오염된 손으로 인한 의료관련감염 발생을 예방하기 위한 손 위생 지침이 1985년 미국 질병통제예방센터(Centers for Disease Control and Prevention, CDC)에서 개발되었고, 이후 세계보건기구(World Health Organization, WHO)를 포함한 여러 국가와 단체에서 지속적으로 이루어지고 있다.

국내에서는 국가 차원의 손 위생 지침을 2014년 질병관리청에서 개발하였으며, 세계보건기구(WHO, 2009; WHO, 2015)와 SHEA(2014)의 손 위생 지침을 참고하여 의료기관에서 이해하기 쉽고 적용하기 용이하도록 각 권고 항목마다 권고 등급을 제시하였다(그림 3-2).

### 1. 손 위생의 실제

**손 위생(hand hygiene)이란 손 씻기, 물 없이 적용하는 손 소독, 수술 전 손 소독을 포함하는 일반적인 용어이다.** 손 위생은 환자 접촉 전과 후, 치료적 행위(시술) 시행 전, 한 환자의 오염된 신체 부위에서 다른 부위 접촉 전, 치료적 행위 또는 체액에 노출되었을 가능성이 있는 행위 후, 환자의 주변 환경에 접촉 후, 장갑을 벗은 후, 투약과 음식 준비 전에 실시하며 손 씻기 방법은 다음과 같다.

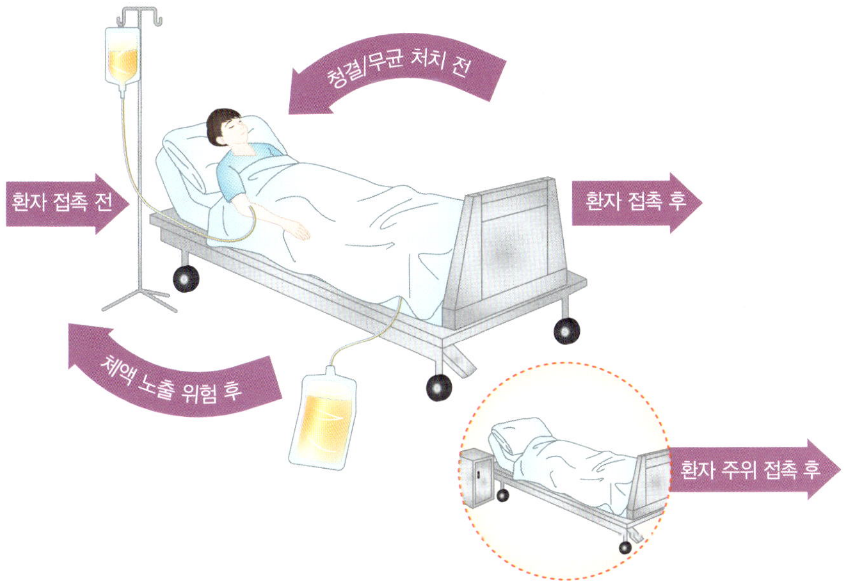


5가지 싯점 손 위생

그림 3-2. 손위생이 필요한 다섯가지 시점

### 1) 일상적 손 씻기(social hand-washing)

**일상적 손 씻기란 식사 전의 손 씻기, 배변 배뇨 후의 손 씻기 등의 일반적으로 행해지는 손 씻기를 의미**한다. 수돗물 또는 비누에 의한 손 씻기가 대부분이며 손을 씻는 시간이 몇 초인 경우도 있다. 미생물학적으로는 거의 의미가 없는 손 씻기 방법으로 다분히 감각적인 요소가 크다. 회진이나 붕대 교환시에는 흐르는 물에 씻는 것이 불가능하므로, 로션식의 손가락 소독제를 이용한다. 로션식 손가락 소독제는 여러 종류가 있다.

### 2) 위생적 손 씻기(hygienic hand-washing)

**병동, 외래 등에서의 손 씻기를 위생적 손 씻기라고 한다.** 외과적 손 씻기와는 차원이 다르며, 손 씻는 방법은 다음과 같다.

① 깨끗한 흐르는 물에 손을 적신 후 비누를 충분히 적용한다. 뜨거운 물을 사용하면 피부염 발생 위험이 증가하므로 미지근한 물을 사용한다.
② 손의 모든 표면에 비누액이 접촉하도록 15초 이상 문지른다.
③ 물로 헹군 후 손이 재오염되지 않도록 일회용 타월로 건조시킨다.
④ 수도꼭지를 잠글 때는 사용한 타월을 이용하여 잠근다.
⑤ 타월은 반복 사용하지 않으며 여러 사람이 공용하지 않는다.

손을 씻은 후 필요에 따라 손 소독제로 클로르헥시딘이나 포비돈 요오드를 이용한다. 손을 씻는 시간은 10~20초 정도로 되어 있다(그림 3-3).

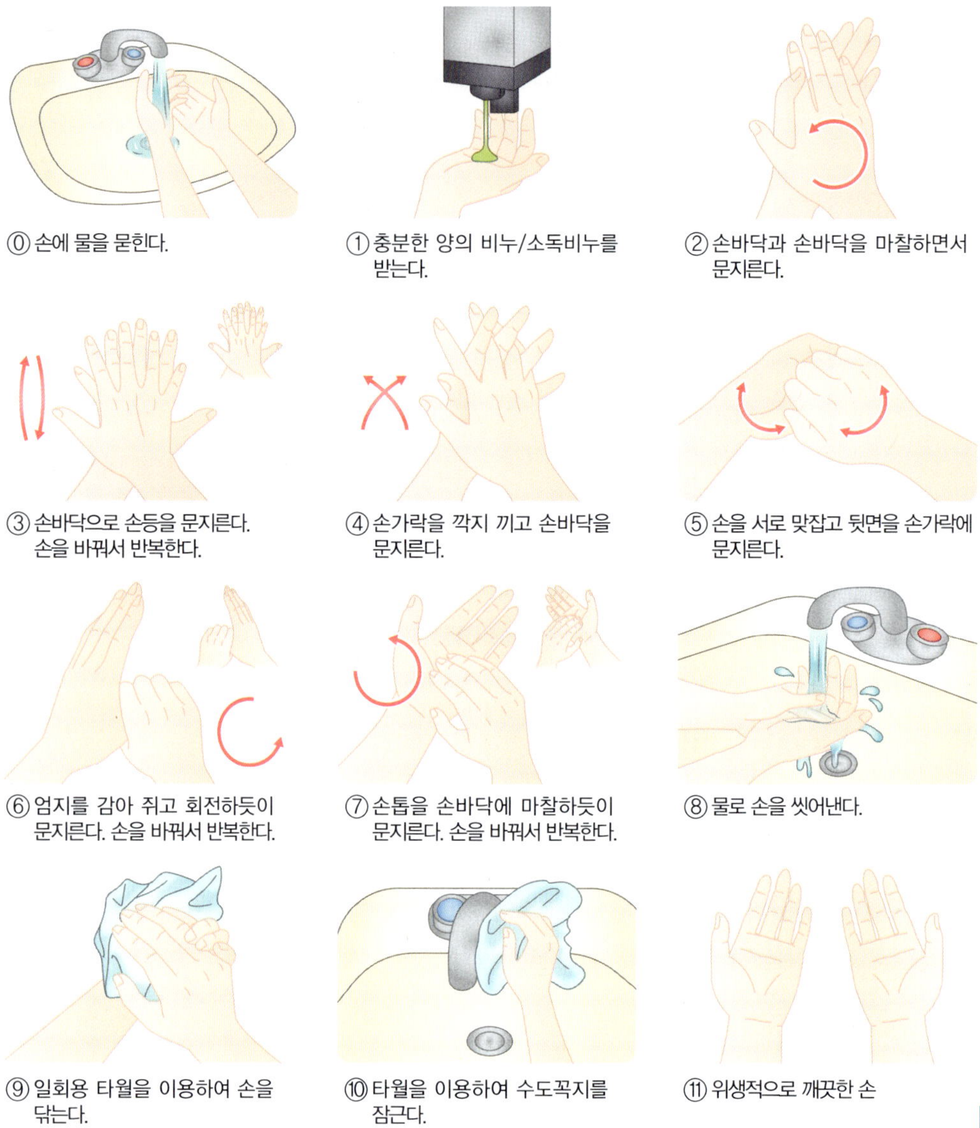


그림 3-3. 물과 비누를 이용한 위생적 손 씻기 방법(KDCA)

위생적 손 씻기 WHO

### 3) 외과적 손 위생(surgical hand preparation)

**가장 높은 수준의 손 위생**이며, 손을 씻을 때는 피부 손상을 유발할 수 있는 뜨거운 물은 피하고, 손을 씻은 후 건조시키기 위해서 사용하는 타월은 교차감염 위험이 있으므로 재사용하거나 다른 사람과 함께 사용하지 않도록 한다. 또한 손 소독제는 제조회사의 권고사항에 따르며, 적절하게 손을 소독할 수 있는 충분한 양을 사용하도록 한다. **수술 전 손 소독용 소독제와 무균수로 소독한다.** 사용하는 소독제는 세정과 소독을 동시에 할 수 있도록 스크럽제를 함유한 4 W/V% chlorhexidine이나 7.5 W/V% povidone-iodine이 이용되는 경우가 많다. 기본적인 손 씻기, 단시간 **외과적 스크럽**(surgical scrub)**법(6분간 1회, 3분간 1회)**이 있으며 **자세한 사항은 그림과 다음과 같은 권고를 참고**한다(그림 3-4).

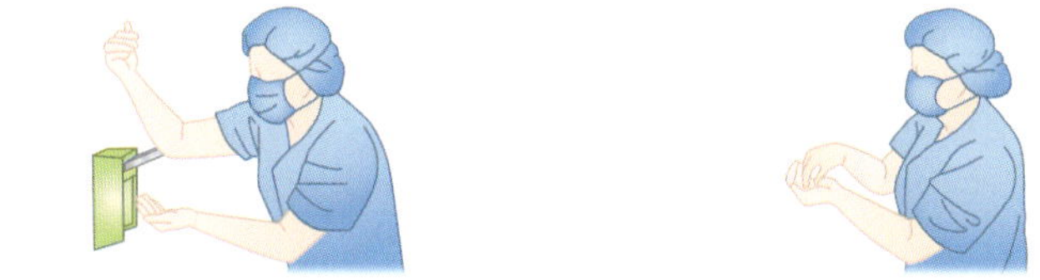

① 왼손의 손바닥에 약 5 mL(3회분)의 알코올 성분 손 세정제를 놓고 다른 쪽 팔의 팔꿈치를 사용하여 디스펜서를 작동한다.

② 오른손의 손가락 끝을 다른 손에 담그고 문질러 손톱아래의 오염을 제거한다. (5초)

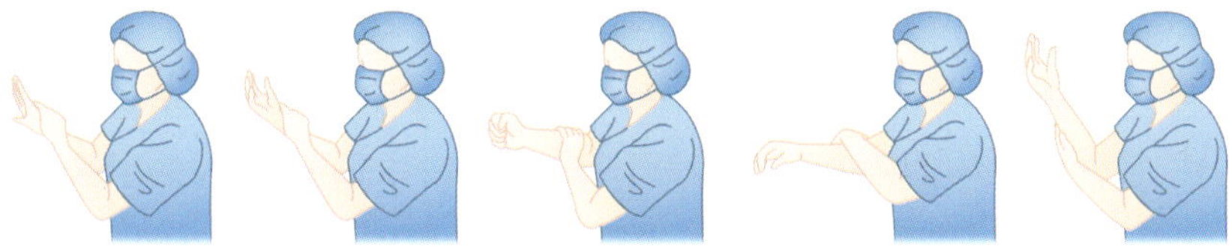

③~⑦ 오른쪽에 팔뚝부터 팔꿈치까지 손으로 문지른다. 손 문지름 소독제가 완전히 증발할 때까지 팔뚝 주위를 원을 그리며 전체 피부 영역을 덮는지 확인한다. (10~15초)

⑧ 왼손의 엄지손가락을 오른손에 깍지끼고 손바닥으로 돌려서 회전하고 그 반대편도 마찬가지이다.

⑨ 손을 바꿔서 2번과 같이 한다.

외과적 손 씻기

⑩ 소독제를 왼쪽 팔뚝에 팔꿈치까지 손으로 문질러 바르고 완전히 증발할 때까지 팔뚝 주위를 원을 그리며 전체 피부 영역을 덮는지 확인한다.(10~15초)

⑪ 다른 쪽 팔의 팔꿈치를 사용하여 소독제 약 5 mL(3회분)의 알코올 성분 손 세정제를 왼손 손바닥에 놓고 양손을 동시에 손목까지 문지르고 이미지12~17에 표시된 모든 단계를 따르도록 한다. (20~30초)

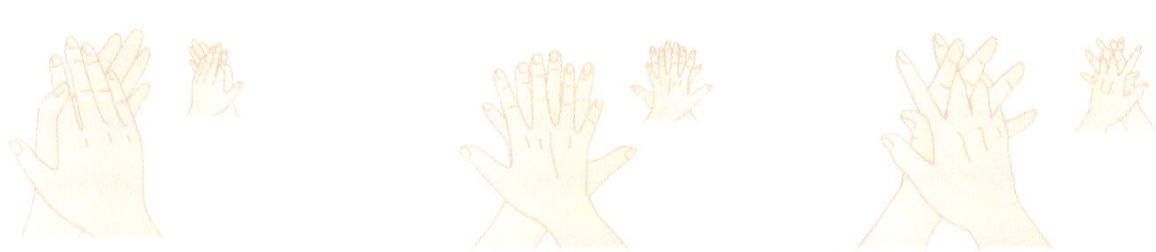

⑫ 알코올 성분을 손에 전체 표면을 손목까지 덮고 회전 동작으로 손바닥을 손바닥에 문지른다.

⑬ 손목을 포함한 왼손등을 문지르며 오른손 손바닥을 앞뒤로 움직이며 그 반대도 마찬가지로 한다.

⑭ 손가락을 깍지 끼고 손바닥과 손바닥을 앞뒤로 문지른다.

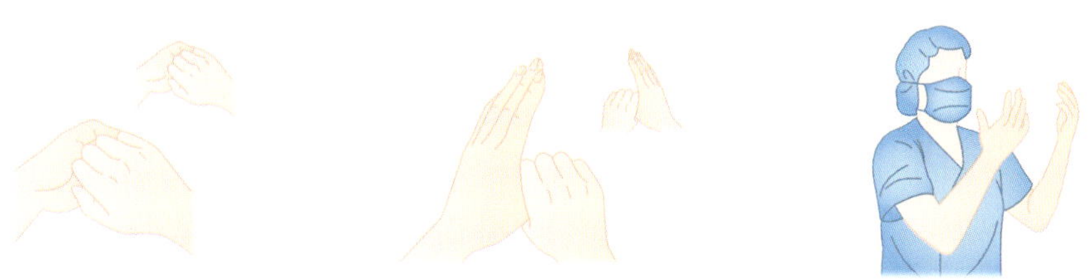

⑮ 다른 손의 손바닥에 손가락을 잡고 옆으로 앞뒤로 움직여 손가락 뒤쪽을 문지른다.

⑯ 왼손의 엄지손가락을 오른손의 손바닥에서 회적하며 문지르고 그 반대도 마찬가지다.

⑰ 손이 건조하면 멸균된 수술복과 장갑을 착용할 수 있다.

그림 3-4. 세계보건기구(WHO)에 따른 외과적 손 위생

① 손 위생 전에 인공손톱, 반지, 시계, 장신구를 제거한다.
② 솔을 이용한 손 위생은 권고되지 않는다.
③ 소독력이 있는 적절한 항균비누나 알코올 함유손 소독제를 이용한다.
④ 아래 팔(forearm)과 손을 손 소독제를 이용하여 **외과적 손 소독**(surgical hand antisepsis)을 할 때 손 소독 시간은 소독제 제조회사의 권고사항에 따르며, 일반적으로 2~5분 정도가 추천된다. 10분 이상의 손 소독은 불필요하다.
⑤ 알코올이 포함된 외과적 손 소독제품을 이용할 때는 제조사의 소독력 지속시간을 고려하여 사용하며, 손이 건조한 상태에서 손 소독제를 적용한다.
⑥ 알코올이 포함된 외과적 손 소독제품을 이용할 때에는 외과적 손 위생 방법에 따라 아래팔과 손이 젖을 정도의 충분한 양의 소독제를 사용한다.
⑦ 알코올을 함유한 외과적 손 소독제품으로 권고사항에 따라 적용한 후에는 장갑을 착용하기 전에 완전히 손과 아래팔이 마르도록 한다.

## 2. 손 소독방법

손 소독방법에는 아래와 같은 4종류가 있다.

### 1) 베이슨(침지)법

**소독할 물품이 잠길 정도의 큰 용기에 소독제를 넣고 그 안에 손을 넣어 씻는 소독방법이다.** 다수의 사람이 소독할 경우 소독제의 농도가 저하되어, 살균능력이 급격하게 저하한다. 따라서 이 방법은 의료관련감염관리 측면에서 추천할 만한 방법은 아니다.

### 2) 닦아내기(swab)법

**소독제를 듬뿍 묻힌 거즈로 피부를 닦아내어 오염을 제거하는 방법이다.** 소독용 에탄올을 이용하는 경우가 많으며, 주사 부위의 소독 목적으로 이용되는 알코올 스펀지도 같은 의의를 지닌다. 소독제를 충분히 바르는 것이 중요하고, 피부와 소독제의 접촉시간을 충분하게 반응하게 하여야 한다.

### 3) 문질러 씻기(scrub)법

**세정제가 함유된 소독제와 흐르는 물을 사용해서 소독하는 방법이다. 위생적 손 씻기로 가장 확실한 방법이다.** 방법은 손가락 · 손바닥을 흐르는 물에 적시고, 소독제를 3 mL 정도 손바닥에 묻혀 거품이 일어날 때까지 관절부와 팔목까지 충분히 씻는다. 일반적으로 20초 정도 씻는다. 손 씻기 설비로 급수 마개와 수조가 필요하며 급수 마개는 페달식, 자동식, 나사식 같이 직접 손이 닿지 않는 구조가 바람직하다. 회진이나 붕대교환 시 설비가 없는 방에서는 손 씻기를 할 수 없다는 결점이 있다.

### 4) 문지르기(rubbing)법

**신속히 건조되는 속건성 소독제를 3 mL 정도 손바닥에 바르고, 이것이 건조될 때까지 손가락을 문지르면서 소독하는 방법**으로, **물을 필요로 하지 않는다는 점이 가장 큰 장점**이다. 손가락의 오염이 심한 경우에는 적용할 수 없지만, 회진 중이나 붕대교환 같이 계속적인 환자와의 접촉이 필요할 때 효과가 있다. 소독제의 양이 적으면 손가락 전체에 소독제가 묻지 않기 때문에 주의 해야 한다. 소독 시간은 30~60초간이 적당하다. 일반적으로 70% 정도의 에탄올을 포함하고 있으며, 피부보호제가 배합되어 있어 손의 거칠어짐이 예방된다(그림 3-5).

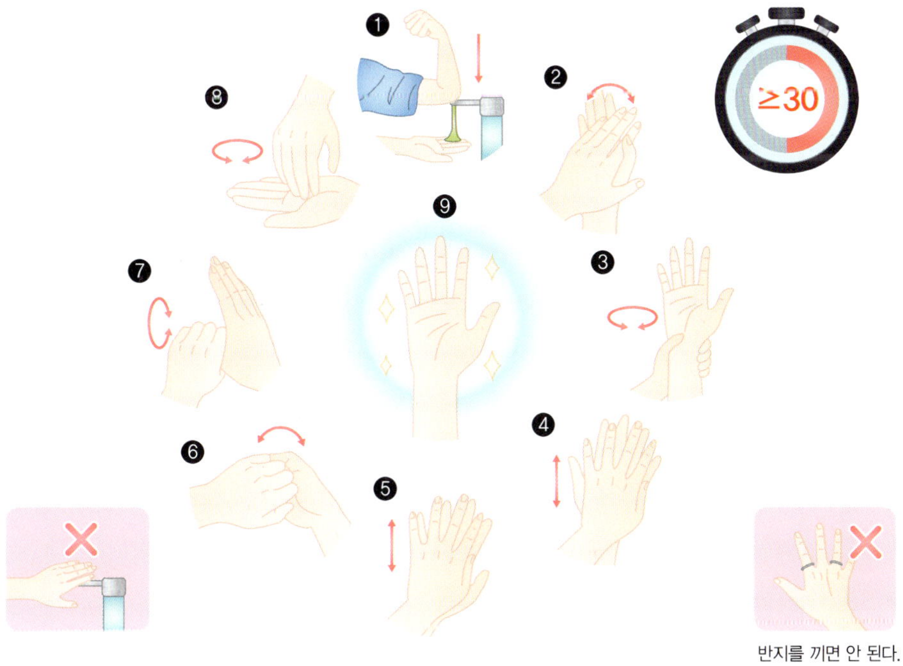


그림 3-5. **물을 필요로 하지 않는 손 위생 방법**

올바른 손 소독제 사용을 통해 감염을 줄일 수 있다. 충분한 손 소독제나 알코올을 사용하여 양손을 완전히 적시고, 액체, 폼 또는 젤이 마를 때까지 양손의 앞뒤와 모든 손가락의 사이와 끝을 손바닥으로 약 30초 동안 문질러야 한다.

## 3. 손 위생 후 건조방법

손 건조를 위한 방법으로 다음과 같은 세 가지 방법이 있다.

### 1) 비치된 섬유타월로 닦아내기

처음에는 깨끗하지만, 곧 수분을 흡수하게 되어 더러워지고, 축축해지며 곧이어 미생물이 증식하게 된다.

### 2) 핸드 드라이기로 건조시키기

이상적인 방법이지만 약간의 시간이 걸리며, 장치가 필요하다.

### 3) 종이타월로 닦기

간단하고 확실하며 값이 싸다(그림 3-6).

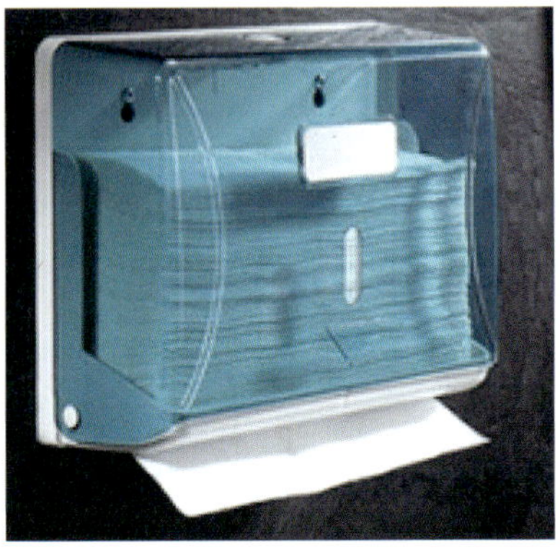

그림 3-6. 1회용 종이타월 용기

## V 손, 피부 소독제 종류와 특성

손 소독제를 선택할 때는 피부 자극이 있는 제품은 손 위생 이행률을 낮추므로 피부 자극이 적고 의료종사자들의 선호도가 높으면서 다양한 미생물에 살균력이 있는 제품을 선택해야 한다. 또한 **손 소독제로 인해 발생할 수 있는 피부 자극을 줄이기 위한 피부 보습제나 오일이 함유된 크림이나 로션 제품들을 선택**해야 한다.

손 소독제는 사용중인 손 소독제의 내용물이 남아 있는 상태에서 새로운 내용물을 추가하면 미생물 오염 가능성이 있기 때문에 한번 개봉한 손 소독제에 내용물을 추가하지 않고 사용 후에는 버리도록 한다. 오염된 고형 비누로 인해 의료인의 손이 그람음성막대균에 오염될 수있기 때문에 고형 비누를 사용하는 경우에는 건조한 상태로 보관하여 그람음성막대균의 오염을 줄여야 한다.

소독제와 방부(피부소독)제의 차이

## 1. 알코올

**주사부위, 채혈, 각종 침습적인 시술을 시행하기 전에 환자의 피부 소독에 사용한다. 75% 에틸알코올**을 적신 솜을 사용하며, 이때 사용하는 솜은 중앙공급실에서 멸균된 것이나 일회용으로 구매한 것을 사용한다. 침습적인 절차를 위한 피부 소독을 위하여 알코올 스펀지를 만들 경우는 각 처치에 알맞은 세트 안에서 만들도록 한다. 수술환자의 피부 준비에 관한 내용은 수술실 지침에 따르도록 한다. 알코올은 점막에 자극이 있으므로 사용하지 않는다(표 3-2, 표 3-3).

표 3-2. 피부 소독제별 살균 효과

| 소독제 | 살균기전 | 그람(+)세균 | 그람(-)세균 | 결핵균 | 곰팡이 | 바이러스 |
|---|---|---|---|---|---|---|
| 알코올 | 세균 단백질의 변성 | 매우 우수 | 매우 우수 | 우수 | 우수 | 우수 |
| 클로르헥시딘 | 세포벽 파괴 | 매우 우수 | 우수 | 부적절 | 양호 | 우수 |
| 요오드/요오드합성물 | 산화/유리요오드 대체 | 매우 우수 | 우수 | 우수 | 우수 | 우수 |

표 3-3. 피부 소독제의 특성

| 소독제 | 작용시간 | 지속 효과 | 일반적 사용농도 | 유기물질에 의해 받는 영향 | 안정성/독성 |
|---|---|---|---|---|---|
| 알코올 | 가장 빠름 | 없음 | 70~75% | 적음 | 피부건조, 휘발성 |
| 클로르헥시딘 | 보통 | 매우 우수 | 2, 4, 0.5% | 적음 | 독성, 각막염 |
| 요오드/요오드 합성물 | 보통 | 적음 | 10, 7.5, 2, 0.5% | 받음 | 피부에서 흡수: 독성, 피부 자극 |

### 1) 적용범위

① 대부분의 영양형 그람음성세균 및 그람양성세균에 대해 뛰어난 살균력을 가지고 있으며, 결핵균에 대해서도 좋은 살균력을 나타낸다.

② 아포형성 세균의 대해서는 살균력이 없지만, 대부분의 곰팡이나 호흡기세포융합바이러스(RSV)나 B형 간염바이러스(HBV), 사람면역결핍바이러스(HIV)를 포함한 외피보유바이러스에 대해 작용한다.

### 2) 장점

① 피부 소독제로써 알코올의 독작용은 거의 없으며, 지금까지 알려진 피부소독제 중 가장 안전하다.

② 작용이 빠르다.

### 3) 단점

피부의 건조가 가장 큰 단점이나 최근에는 피부 보호 제를 첨가한 제품이 시판되고 있으며 이러한 단점을 보완되어 있다.

### 4) 종류 및 사용방법

① 피부 소독제로 사용하는 알코올의 종류는 ethyl alcohol (ethanol), normal-propyl alcohol (n-propyl), isopropyl alcohol이 있으며 효과에는 약간의 차이가 있다.

② 중요한 것은 종류보다는 알코올의 농도가 중요하며, 70~75%의 농도가 가장 효과적이다.

③ 70% 이상의 경우는 피부건조로 인한 화학적 피부염을 일으킬 우려가 있고, 소독력에 대한 비용 효과적인 면에서 부적합하다.

④ 손이 충분히 젖을 정도의 양으로 1분간 문지르면 소독비누로 4~7분간 문지른 것과 같은 효과를 볼 수 있다.

## 2. 요오드 화합물

**요오드는 손 씻기보다는 수술 전 피부 소독에 주로 사용**되어 왔으며, 손 씻기에는 주로 요오드 화합물이 사용되어 왔다. 요오드 화합물은 요오드에 액화시키는 물질을 첨가시켜 수용 상태에서 유리요오드가 방출되도록 한 것이다. 이 중 가장 많이 알려져 있는 것은 포비돈요오드이다.

### 1) 적용범위

① 그람양성세균, 그람음성세균, 결핵균, 곰팡이, 바이러스에 대해 효과적이다.

② 아포형성 세균도 어느 정도 효과가 있다.

③ 피부 소독제로 제품화되어 있는 것은 기구 소독용보다 유리요오드의 농도가 낮으므로 기구 소독용으로는 효과가 적다.

### 2) 장점

① 적용범위가 넓다.

### 3) 단점

① 피부에 자극이 있으므로 사용 후 피부에서 요오드를 제거하는 절차가 필요하다.

② 혈액이나 가래와 같은 유기물에 의해 빠르게 중화된다.

③ 피부자극이 있으므로 감수성 있는 사람에게는 사용을 제한한다.

④ 피부나 점막으로 흡수된다.

### 4) 종류 및 사용방법

① 유효 요오드란 유리요오드의 농도를 의미한다.

**10% 포비돈요오드는 1%의 유효 요오드를 가지고 있으며, 이는 1 ppm의 농도를 의미**한다.

② 최소 1~2 mg/L 농도가 되어야 하며, 유리요오드 1 ppm 이하 농도에서는 사용 중 오염되기 쉽다.

③ 임산부 또는 수유부에게 장기간 광범위하게 사용하지 않는다.

④ 신생아에 대한 사용 역시 제한하도록 한다.

### 5) 일반적 사용농도

① 외과적 손 씻기: 7.5% 베타딘세정액(그림 3-7)

② 사용농도: 2~10%

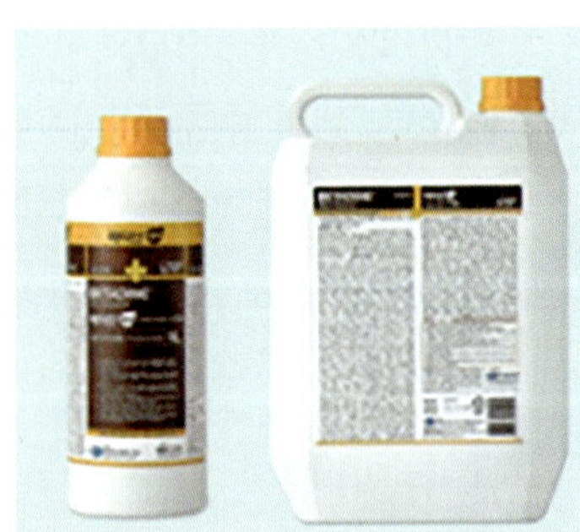

그림 3-7. 상품화된 베타민

### 6) 요오드와 아이오도퍼

#### (1) 아이오도퍼(iodophor)

소독, 방부제로 사용하며, 요오드에 액체화시키는 물질을 첨가시켜 수용액 상태에서 유리요오드가 방출되어 작용한다.

피부 소독제로 만들어진 아이오도퍼는 물품 소독용보다 유리요오드의 농도가 낮아 기구 소독제로는 효과가 적다. **결핵균, 곰팡이까지 살균범위가 넓으며, 작용시간이 빠르지만 부식방지 처리가 되어 있지 않은 금속을 부식시킨다.** 또한 **고무나 플라스틱 제품을 손상시키고 착색**이 된다. 유기물에 의하여 효과가 저해되며 피부에 자극을 주어 화상을 입힐 수도 있다(그림 3-8).

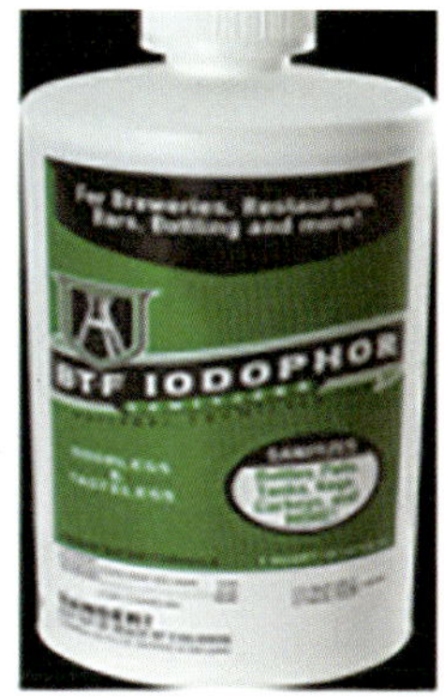


그림 3-8. 상품화된 아이오도퍼

#### (2) Povidone-Iodine

요오드와 계면활성제의 부분결합물로서 수용성 요오드 합성제제이다. **착색이 안 되고 독성과 자극성이 적다.** 요오드는 미생물의 세포벽을 빠르게 투과하여 단백질과 핵산의 구조와 합성력을 저해시킴으로써 살균력을 나타낸다.

#### (3) 사용 범위

① 10% 용액: 창상 치료나 침습적인 시술을 하기 전의 피부 준비에 사용한다.

② 2% 용액: 구강 함수에 사용한다. 10% 용액을 원액으로 하여 2%로 희석하여 공급된다.

③ **베타딘세정액: 수술실, 중환자실 등에서 의료진의 손 씻기에 사용한다.**

## 3. 클로르헥시딘 글루코네이트(CHG)

피부에 존재하는 그람양성세균에 높은 소독력을 나타내지만 결핵균, 바이러스와 아포형성 세균에는 살균력이 없다. 피부에 자극이 적고 요오드보다 피부에 잔재 효과가 있다. **주로 알코올에 희석하여 피부와 점막의 소독제로 사용한다**(그림 3-9).

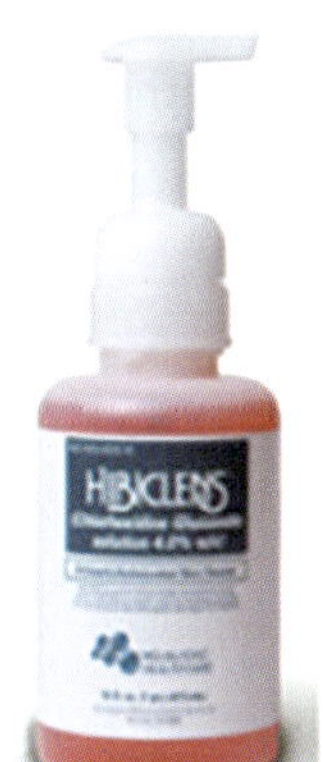


그림 3-9. 클로르헥시딘 Hibiclens

### 1) 적용범위

① 양전하를 띤 chlorhexidine gluconate (CHG)가 음전하를 띤 세균의 세포막과 결합하여 살균효과를 나타낸다.

② **그람양성세균, 그람음성세균, 진균에 비교적 살균 효과가 좋다.**

③ 세포막을 파괴하기 어려운 **결핵균에 대해서는 살균효과가 없다.**

④ 외피보유바이러스(HIV, HSV, CMV, Influenza virus)에도 비교적 좋은 살균효과를 보인다.

### 2) 장점

① 6시간 정도의 지속 효과가 있다.

② 착색 작용이 거의 없다.

③ 피부를 통해 흡수되지 않아 전신작용을 나타내지 않는다.

### 3) 단점

① **각막에 접촉할 경우 비가역적인 각막 손상을 유발할 수 있다.**

② 중이에 접촉하는 경우 청력을 상실할 수 있으며, 장기간 CHG 알코올 용액에 노출되는 경우 천식 및 호흡기증상이 나타날 수 있다.

③ **장기간 반복 사용할 경우 피부염이나 접촉성 발진을 일으킬 수 있다.**

### 4) 종류 및 사용방법

① 유기물질, 피부의 산도, 습기 등에 의해 살균작용이 약화될 수 있으므로 사용 농도, 시간에 유의한다.

② 면봉, 거즈 등에 흡착되므로 유효 농도 이하가 되지 않도록 주의한다.

③ 원액은 4%, 5%, 20%로 공급된다.

④ 사용하고자 하는 목적에 따라 0.05~0.5% 수용액 또는 알코올 용액으로 만들어 사용한다. 손 소독용으로는 4% 보다 0.5% CHG 알코올 용액이 소독 효과가 뛰어나다.

⑤ 음이온에 의해 난용성 염을 생성할 수 있으므로 멸균 증류수를 사용하여 희석한다.

⑥ 4% chlorhexidine gluconate (Hibiscrub): 씻기에 사용한다. **중환자실과 신생아실, 인공신장실, 면역력 저하환자의 입원실 등 특수 부서에서 사용한다.** 일반병실에서 침습적인 절차를 시행하기 전이나 접촉격리를 요하는 환자의 간호 후 사용한다.

⑦ 5% chlorhexidine gluconate (Hibitan): 시판되는 농도를 확인하여 0.5% 수용액을 만들어서 사용한다.

⑧ 0.5% chlorhexidine in 70% ethyl alcohol (Hibisol): 중환자나 면역력이 저하된 환자들을 간호할 때 환자와 환자를 치료하는 도중에 손에 뿌린다.

⑨ 0.5% chlorhexidine 희석액(멸균 증류수): 점막 소독에 사용한다.

## 4. 붕산수

소독력은 약하지만 **점막이나 화상 부위의 상처치료 등에 사용한다.** 이비인후과 환자의 수술창상 치료나 안면 화상의 드레싱, 외음부, 안부, 구강, 기관절개부위의 소독에 사용한다.

## 5. 수은 화합물

0.1% bichloride의 형태로 제공되고 있다. 단백질의 활성을 저해하는 효과가 있으나 방부효과는 적다. 인체에 대한 수은의 독작용으로 인해 사용을 피하고 있다. 외음부, 눈, 구강, 기관 절개부위의 소독 등 점막치료에 일부 사용하였으나, 붕산수로 대체하여 사용하도록 한다.

## 6. 트라이클로산(Triclosan)

미생물의 세포벽 안으로 침투하여 세포질막(cytoplasmic membrane), RNA, 단백질과 지방의 합성을 방해함으로써 살균효과를 나타낸다.

### 1) 적용범위

일반적으로 **중간 또는 낮은 수준의 살균효과를 지닌 소독제**로 광범위한 살균효과를 보인다. 그람양성세균 및 대부분의 그람음성세균에 대해 탁월한 살균효과를 나타낸다.

### 2) 사용용도

전 세계에서 사용되는 피부 소독제로 **일반적으로 손씻기용 비누, 외과 세척용(scrub), 샤워용 젤, 방취용 비누, 의료인의 손 씻기, 핸드로션, 핸드크림, 치약, 구강청정제, 방취제 등의 제품에 사용**되어 왔다. 병원에서 사용하는 경우에는 보통 0.3%에서 2%의 농도를 사용하고 있으며, 연구마다 차이를 보이지만 일반적으로 0.5%의 triclosan 고체비누나 1%의 triclosan solution이 손 씻기용으로 가장 많이 권장되고 있으며, MRSA 집단감염 등이 발생할 경우에는 2% triclosan 비누를 이용하여 전신목욕을 시키기도 한다.

### 3) 참고사항

살균효과는 비교적 신속히 나타나며, 작용시간이 오래 지속되고, 유기물질에 대한 영향이 적다. Triclosan은 피부를 통해 인체 내로 흡수될 수 있지만 단기간 사용하는 경우에는 독성, 알레르기나 돌연변이, 발암성이 없는 것으로 알려져 있다(그림 3-10).

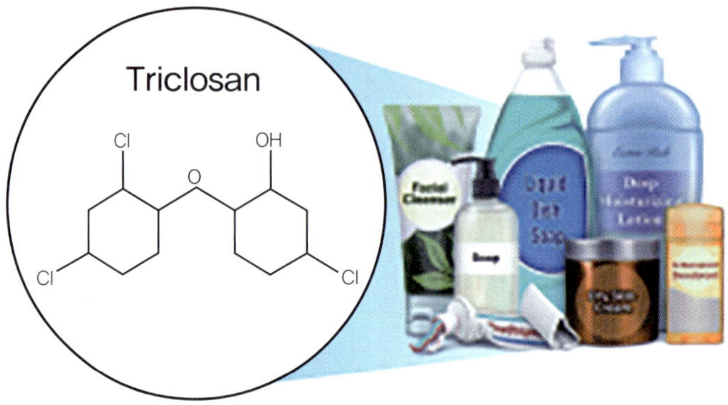


그림 3-10. 다양한 종류의 Triclosan제재

바이러스의 소독효과에 대한 자료가 일부 있기는 하지만 아직 부족하여 살균력에 대한 정확한 확인은 어려우며, 곰팡이류(molds)에 대한 살균효과는 약하다.

## VI 손 소독 효과의 평가

사람의 피부에는 고유 정상균무리(resident normal flora)와 환경에서 유래된 미생물이 부착된 일과성균무리(transient flora)가 있다. 일과성 세균무리의 검출에는 접촉 배양지법 등이 이용되지만, 고유 정상균무리에 대해서는 형광발색로션법(Glitter bug), 글로브주스법(glove juice method)이나 손 씻기(brushing)법이 적합하다(그림 3-11).

### 1. 발색 글리터 버그 로션법(Glitter bug method)

발색 글리터 버그 로션법은 **손 씻기의 중요성과 올바른 손 씻기 기술을 이해하도록 특별히 고안된 글리터 버그 로션을 손에 바른 후에 형광빛을 비추면 손을 완전히 씻지 않은 부분과 잘 씻은 부분이 구별되는 방법으로 그 특징은 다음과 같다.**

① 발색을 이용해 스크럽법에 의한 손 세척방법이 올바른지를 확인할 수 있다.

② 손 세척 직후에 시각적으로 잔재하고 있는 손의 오염 장소를 확인할 수 있기 때문에 배양법과 함께 교육적 효과가 높다.

③ 형광 발색되는 부분은 손 씻기 후 잔재하고 있는 로션으로 실제의 세균은 아니기 때문에 세균 수 또는 세균의 종류는 판별할 수 없다.

④ 소독제에 의한 소독(멸균)효과는 판정할 수 없다.

⑤ 손가락과 손가락 사이, 손톱 주위에 로션이 잔존하게 되는 경우가 많다(그림 3-12).

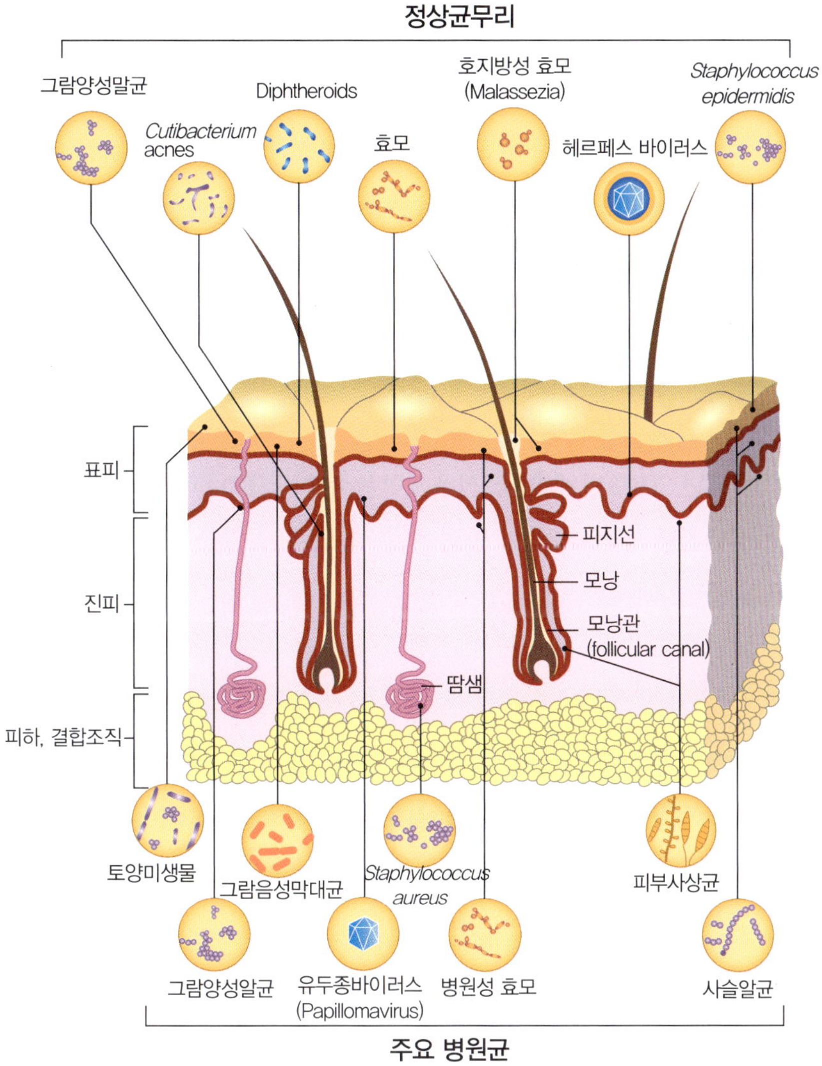


그림 3-11. 피부의 주요 균무리

Glitter Bug 로션실험

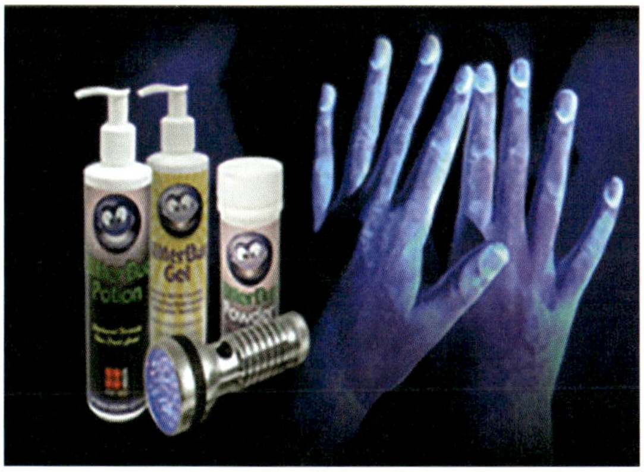

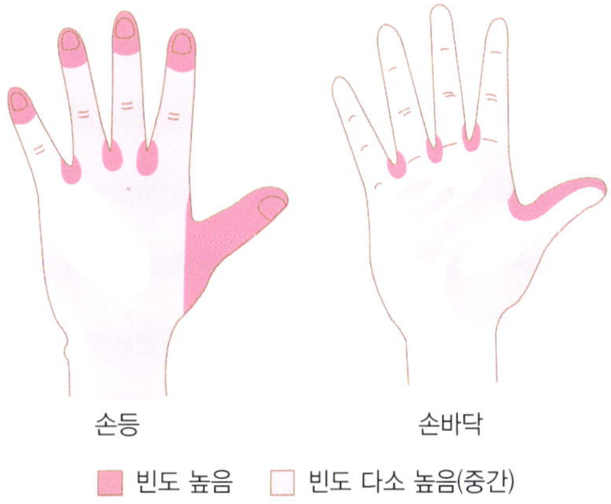


그림 3-12. 손 씻기가 잘못된 발생 부위 형광 발색부위(사진)와 그림으로 묘사된 부위

형광색 부분(손등)은 잘 씻긴 부분이고 옅은 부분은 중간, 흰색 부분은 씻기지 않은 부분이다(특히 손톱 부분).

### 1) 검사단계

① 1단계: 손을 씻지 않은 상태에서 Glitter Bug 로션을 손에 한 번 문지르면 피부에 세균이 번식하는 것과 같은 효과를 얻을 수 있다.
② 2단계: 비누와 물을 사용하여 평소처럼 손을 씻고 말린다.
③ 3단계: 암실에서 형광램프를 비춰 발광을 확인한다.
④ 4단계: 형광빛을 내는 모든 손의 영역은 손 씻기가 제대로 안된 것을 나타낸다.

## 2. 글로브 주스법(glove juice test)

**글로브 주스법은 1974년, 1978년에 미국 식품의약품 관리국(FDA)이 외과용 손 소독제의 유효성 판정에 관한 시험법에서 추천한 방법이다.** 이 방법은 손 소독 후에 멸균 장갑을 끼고 일정 시간 후에 장갑 안에 액체배지를 넣고 씻은 후 세균 수를 검사하는 방법이다(그림 3-13).

소독 직후의 소독(멸균)효과, 소독 1~6시간 후의 소독 지속효과, 제2일~제5일까지의 연속 소독에 의한 소독효과를 주로 손에 있는 정상균무리 수의 변동을 배양해서 판정한다(그림 3-14).

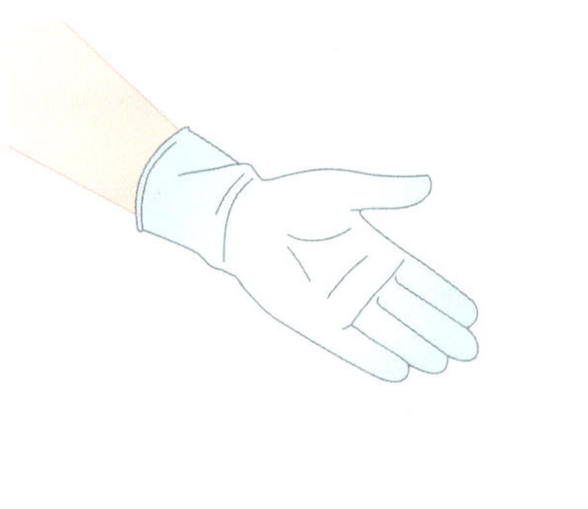

① 손보다 큰 멸균 라텍스 글로브를 착용한다.

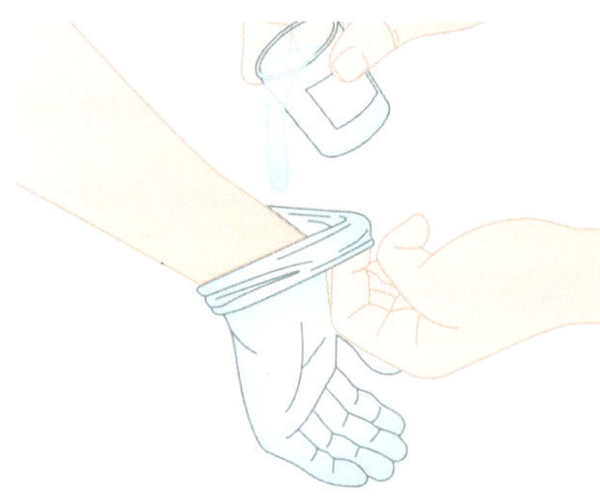

② 글로브 안에 멸균된 액체배지를 붓는다.

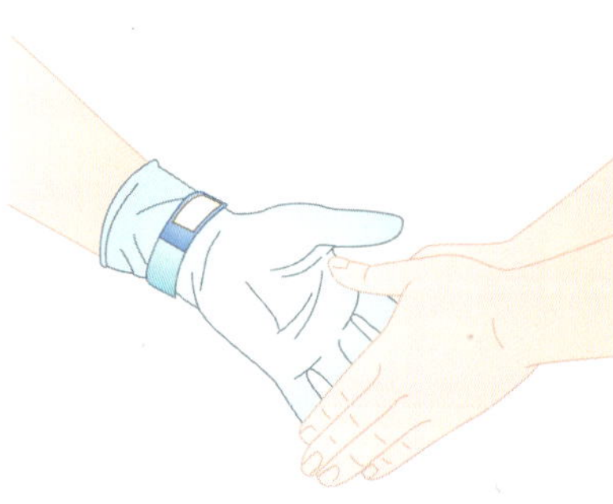

③ 글로브를 낀 손을 60초 동안 마사지하듯 비빈다.

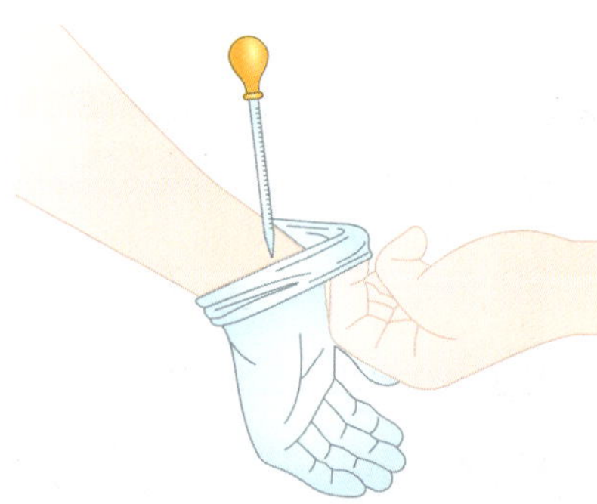

④ 글로브 안에 든 액체배지를 조심스럽게 재취한 다음 평판배지에 접종하여 배양한 후 세균의 종류와 수를 측정한다.

그림 3-13. 글로브 주스법을 이용한 손 소독효과 실험

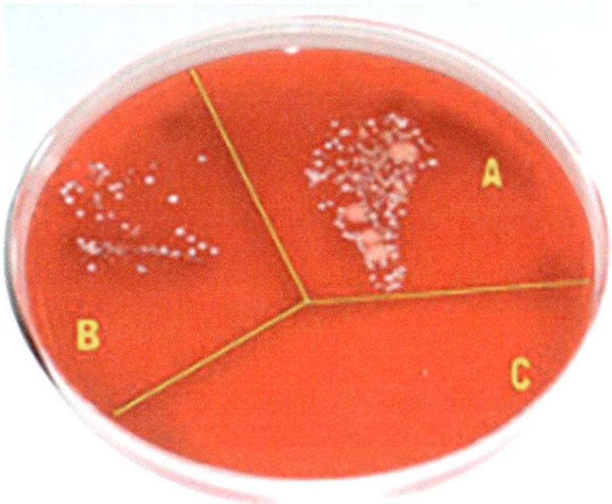


그림 3-14. 손을 씻지 않은 상태(A). 비누로 손을 씻은 후(B), 알코올로 소독한 후(C) 혈액우무배지에서 미생물의 증식 여부를 관찰한다.

## 3. 팜 스탬프법(palm stamp method)

손 형태의 우무배지에 한 손을 가볍게 눌러 손 전체에 부착된 세균을 검출하는 배양검사법이다. 단, 배지에 눌러 밀착시킨 부위만을 검사할 수 있다(그림 3-15).

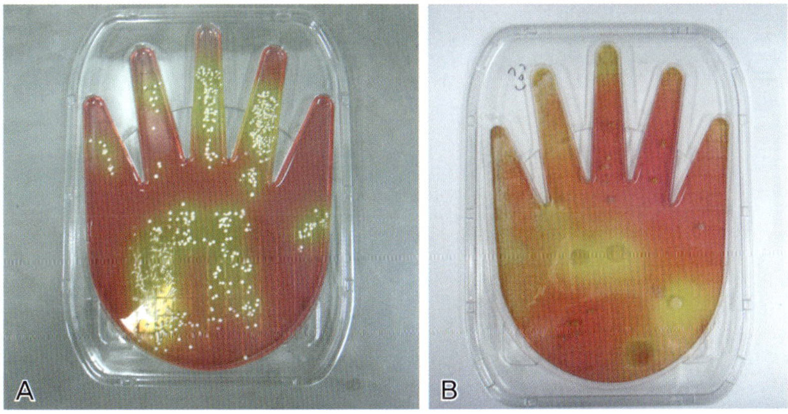


그림 3-15. Mannitol-salt 배지에 손바닥 배양결과

노랗게 변한 것은 황색포도알균이 Mannitol을 분해한 결과이다. A: 손 씻기 전의 상태, B: 손 씻은 후의 상태

### 1) 검사방법

① 배지의 뚜껑에 피검자의 이름, 왼손 혹은 오른손의 구별, 검사조건과 검사시각을 기록한다.

② 손 씻기 전에 손바닥 전체로 배지를 가볍게 누른다.

③ 팜 스탬프배지는 실제 손보다 상당히 크므로 손가락 끝을 누른 앞부분에 가볍게 손톱을 세워 밀착시킨다. 배지가 얇기 때문에 균열이 생기는 경우도 있다.

④ 배지를 35℃에서 2일간 산소성 배양을 한다.

⑤ 배양 후, 세균 부착 부위, 세균 수, 균종을 판정한다. 사진을 찍어 전시하면 교육 효과가 높고 안전하게 장기간 보존할 수 있다.

검사 목적에 따라 손 씻기를 하고 즉시 멸균 장갑을 낀 후, 일정 시간이 지나면 피부의 고유 정상균무리가 증식하는 것을 실험적으로 증명하기 위해 손 씻기 전과 같은 방법으로 팜 스탬프배지를 이용하여 배양한다.

## VII 손 위생의 모니터링과 홍보

### 1. 모니터링의 필요성

손 위생은 의료관련감염 예방 효과가 있으며, 예방을 위한 필수 행위로 의료종사자들은 일평균 0.7회에서 30회 정도 손 위생을 하는 것으로 보고되고 있다. **의료종 사자들의 손 위생 지침 수행률은 5%에서 89%까지 매우 다양**한 것으로 보고되고 있어 의료기관에서는 직원들의 손 위생 수행률을 높이기 위한 노력이 필요하다. 또한 의료기관에서는 손 위생에 대한 내부 지침을 마련하고, 지침의 올바른 이행을 위한 교육이 필요하다. 여러 연구에서 손 위생 수행 모니터링과 모니터링 결과를 제공하는 것이 손 위생 수행률의 증진에 효과가 있는 것으로 알려져 있기 때문에 **주기적인 손 위생 이행 모니터링이 필요하다.**

### 2. 홍보

의료관련감염관리 교육에서 손 씻기를 많이 강조하는 것은 가장 중요한 일이지만, 한편으로는 그 홍보와 효과 판정이 대단히 어렵다. 손 씻기의 중요성을 인식하고 있지 않은 의료종사자는 없겠지만, 완벽하게 실행하고 있는 사람이 적은 것도 현실이다. 감염관리실에서 의료관련감염이 빈번한 병동 등에 나가 실제 지도를 하지만, 단지 손 씻기를 철저히 해야 한다고 말하는 것만으로는 높은 효과를 기대할 수 없다. **의료관련감염이 많이 발생하는 병동**에는 그럴 만한 특별한 이유가 반드시 존재한다. 예를 들어 **잠들어 있는 노인이 많다든가, 기관절개, 호흡관리를 필요로 하는 환자가 많은 경우 등**이다. 이러한 병동에서는 손 씻기뿐만 아니라, 종합적인 의료관련감염관리가 필요하여 노력하고 있지만, 좀처럼 효과가 나타나기 힘들다는 것이 문제를 더욱 크게 하고 있다. 감염관리실은 우선, 각과(병동)의 특수한 사정을 이해하고, 해당과 의료진과 함께 협력하는 자세가 필요하다(표 3-4). 일반적으로는 **손 씻기 메뉴얼을 작성하고, 감염관리위원회 뉴스레터 등의 형태로 감염의 실태를 알려서 의식을 향상**시킨다. 또 손을 씻기 쉽도록 로션식손 소독제를 곳곳에 비치하고, 일회용(disposable)장갑을 비치하는 등의 준비가 필요하다. 의료종사자들의 손 씻기 실행을 확인하는 방법으로 설문조사나 불시검사, VTR을 설치하는 등의 방법이 있지만, 설문조사로는 불확실한 숫자밖에 기대할 수 없고, **불시검사나 VTR의 설치도 의료종사자 간의 신뢰관계를 해칠 우려가 있다.** 회진 시에 다른 의료종사자나 환자들 앞에서 손을 씻고, 모범을 보여 홍보에 노력하는 것이다(그림 3-16).

표 3-4. 임상 각과(병동) 손 씻기의 점검사항

| 손 씻기의 유의사항 |
|---|
| **간호 단위** |
| 1. 소독제, 종이 타월의 설치, 수도꼭지 및 주변의 청소<br>2. 일회용 장갑의 설치<br>3. 의료폐기물의 폐기용기 설치 |
| **일반병실** |
| 1. 각 병동에 로션식 손 소독제 설치<br>2. 환자에게 손 씻기에 대한 홍보(포스터)<br>3. 진료때마다 손을 씻는가? 또는 장갑을 교체하고 있는가?<br>4. 감염 환자의 처리 순서를 마지막으로 하고 있는가? |
| **ICU 중환자실** |
| 1. 소독제, 종이 타월의 설치, 수도꼭지 및 주변의 청소<br>2. 일회용 장갑의 설치<br>3. 의료폐기물의 폐기용기 설치<br>4. 가급적으로 담당의사와 담당간호사가 정하여 있는지? |

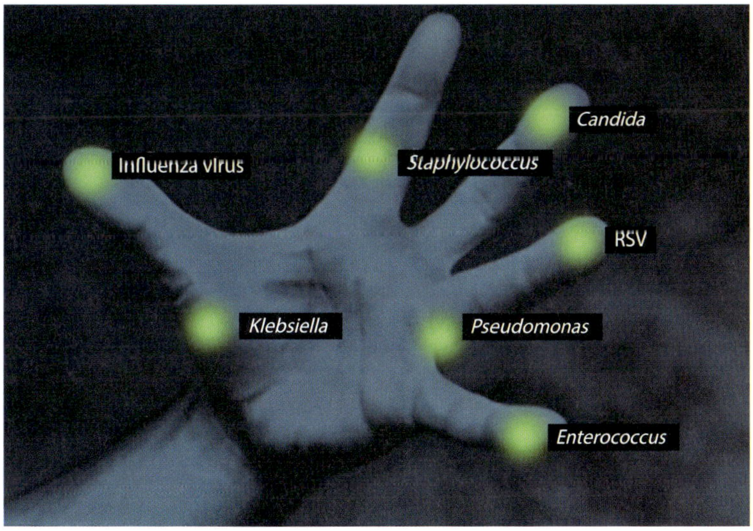


그림 3-16. 올바른 손 씻기를 위한 홍보 포스터(CDC)

## 핵심용어

**고위험 무균영역(critical aseptic fields):** 시술이나 수술 시 무균 상태를 확인할 수 있는 영역

**만니톨 염 우무배지(mannitol salt agar, MSA):** 미생물학에서 일반적으로 사용되는 선택배지로 다른 세균의 성장을 억제하면서 황색포도알균의 성장을 촉진하는 배지

**무균부위(key part and key site):** 무균부위는 인체 무균부위(key site)와 기구나 물품(equipment) 무균부위(key part)를 포함

**무균술(aseptic technique):** 감염관리를 통해 병원성미생물을 최소화함으로써 침습적 시술 동안 환자를 보호하는 기술

**무균영역(aseptic field):** 무균술의 목적이 무균영역의 무균상태를 확신할 수 있어야 하 는지(ensuring asepsis), 무균상태로 유지하는 것(promoting asepsis)인지에 따라 고위험 무균영역(critical aseptic fields) 과 저위험 무균영역(general aseptic fields)으로 구분

**무균적 손 문지르기(antiseptic hand rubbing):** 물 없이 손을 문지르는 피부 소독제를 적용 하여 미생물을 감소시키거나 성장을 억제하는 방법

**손 씻기(hand washing):** 일반 비누나 항균비누와 물을 이용하여 손을 씻는 것

**손 위생(hand hygiene):** 손 씻기, 물 없이 적용하는 손 소독, 수술 전 손 소독을 포함하는 일반적인 용어

**수술용 마스크(surgical mask):** 일반적으로 수술실 안에서 사용 되는 마스크이긴 하지만 비말 주의에서 필요한 기준에 적합한 마스크를 의미하는 마스크로도 사용됨

**외과적 비접촉 무균술(surgical aseptic non-touch technique, surgical ANTT):** 무균부위가 광범위하거나 복잡하고 20분 이상의 시간이 소요되는 시술 시에 적용

**외과적 손 위생(surgical hand antisepsis/surgical hand preparation):** 피부 정상균무리를 감소시키고 일시적 오염균을 제거하기 위하여 수술이나 시술 전 피부 소독제를 이용한손 씻기나 물 없이 적용하는 손 소독

**일시적 균무리(transient flora):** 몇 시간에서 몇 주 동안 일시적으로 사람의 표면 또는 점막에 집락화하지만 영구적으로 정착하지 않는 미생물

**저위험 무균영역(general aseptic fields):** 비접촉술로 무균부위가 쉽게 보호될 수 있는 표준 무균술(standard ANTT) 시 적용 되는 영역

**정상(정주) 균무리(normal (resident) flora):** 사람의 위 또는 피부, 점막에 항상 존재하며, 일반적으로 질병을 일으키지 않는 미생물

**피부소독제(antiseptic):** 인체를 소독하는 화학물질

## 핵심문제

### 01. 손 위생 방법에 대한 설명으로 옳은 것은?

① 일상적 손 위생이란 병동, 외래 등에서 실시하는손 위생이다.
② 위생적 손 위생이란 수술 전 손 위생용 소독제와 무균수로 소독한다.
③ 외과적 손 위생이란 식사 전의 손 위생, 배변 배뇨 후의 손 위생이다.
④ 일상적 손 위생은 미생물학적으로 크게 의미가 있다.
⑤ 수술 시 손 위생에 사용하는 소독제는 chlorhexidinedine, povidone-iodine이 이용된다.

해설 일상적 손 위생이란 식사 전의 손 위생, 배변 배뇨 후의 손 위생이다. 위생적 손 위생이란 병동, 외래 등에서의 손 위생이다. 외과적 손 위생이란 일반적으로 브러시를 이용하며, 수술 전 손 위생용 소독약과 무균수로 소독한다. 일상적 손 위생은 미생물학적으로 거의 의미가 없는 손 위생으로 다분히 감각적인 요소가 크다.

### 02. 손 위생 종류에 따른 설명으로 옳은 것은?

① 일상적 손 위생은 감염 위험을 가진 경우이다.
② 위생적 손 위생은 가장 높은 수준의 손 위생이다.
③ 위생적 손 위생은 비누, 흐르는 물로 스크럽법을 이용한다.
④ 외과적 손 위생은 병동, 외래 등에서의 손 위생이다.
⑤ 수술 시 손 위생은 수술 전 손 위생용 소독약과 무균수로 소독한다.

해설 일상적 손 위생은 비누, 흐르는 물로 30~60초간 씻는 것이다.
위생적 손 위생은 병동, 외래 등에서의 방법으로 스크럽법과 러빙법이 있다. 외과적 손 위생은 가장 높은 수준의 손 위생으로 통상 브러시를 이용하며 수술 전에 손 위생용 소독약과 무균수로 소독한다.

### 03. 손 위생의 홍보와 효과 판정에 대한 설명으로 옳지 않은 것은?

① 손 위생 매뉴얼을 작성하고 감염의 실체를 발표하여 의식을 향상시킨다.
② 손 위생의 홍보를 위해 지도자가 스스로 손 위생에 모범을 보이는 것이 좋다.
③ 설문조사는 손 위생 효과 판정의 확실한 결과를 기대할 수 있다.
④ 불시검사나 CCTV의 설치는 의료종사지 간의 신뢰관계를 해칠 우려가 있다.
⑤ 홍보를 위해서 손가락용 로션소독약을 곳곳에 배치하는 등의 준비가 필요하다.

해설 설문조사는 확실한 결과를 기대하기 어렵다.

## 04. 손 위생 효과 실험이 아닌 것은?

① 형광발색로션법
② 팜 스탬프법
③ 손가락 획선 배양
④ 공기포집법
⑤ 글로브주스법

**해설** 공기포집법은 공중부유미생물의 측정법이다.

## 05. 알코올이 주성분인 속건성 소독제를 이용한 손 소독법은?

① 침지법
② 스와브법
③ 스프레이법
④ 관류법
⑤ 러빙법

**해설** ① 침지법-용기에 소독제를 넣고 기구 등을 담가 소독하는 방법
② swab법-거즈, 대걸레 등에 소독제를 묻혀 환경 등의 표면을 닦아내는 방법
③ 스프레이법-스프레이식의 도구를 이용해 소독제를 환경표 면에 뿌리는 방법
④ 관류법-튜브, 카테터 등 미세한 내강구조의 의료 기구에 소독제를 관류시키는 방법

## 06. 의료종사자를 위한 적절한 손톱 관리에 관한 권장사항에 포함되는 것은?

① 손톱 길이를 1/4인치 이하로 유지한다.
② 인조 손톱이나 손톱 끝의 아래 부위의 일상적인 배양
③ 인조 손톱이나 길이에 관계없이 팁을 사용할 수있다.
④ 인조 손톱 착용자를 위한 이중 두께 장갑의 일상적인 사용
⑤ 의료종사자는 특히 개인위생 및 습관과 관련하여 특정 책임이 없다.

**해설** 의료종사자는 특히 개인위생 및 습관과 관련하여 전반적인 감염관리 실행에 대한 특정 책임이 있다. 특히 손톱이 길거나 인공적으로 강화된 경우 포도알균이나 기타 피부 상재 효모 및 슈도모나스와 같은 병원성 그람음성세균과 같은 잠재적으로 감염이 가능한 미생물의 저장소이다. 손 위생 기술을 사용하 거나 수술용 스크럽을 사용하는 사람이 인조 손톱을 착용하는 경우 손톱 아래 부위에서 많은 수의 잠재적 병원균이 저장될 수 있다. 1/4인치 길이(0.63cm)가 권장되는 최대 손톱 길이이 지만 대부분의 세균은 손톱 아래에 가장 가까운 1mm 내에 존재한다. 인조 손톱은 매일 새로운 매니큐어를 바르더라도 감염 위험이 있다. 자연적인 것이든 인공적인 것이든 더 긴 손톱은 신체적 또는 정서적인 환자의 불편함을 유발하고, 의도하지 않은 긁힘 또는 촉진을 통해 의료종사자와 환자에게 손상을 줄수 있다. 긴 손톱은 수술용 장갑을 찢어서 잠재적으로 의료종 사자를 감염물질에 노출시킬 수 있다. 손톱이 길면 촉진 시 정확성을 방해하기 때문에 적절한 임상 환자 평가, 절차 수행 또는 의료장비 취급을 방해할 수 있다.

## 07. 특별한 형광 재료가 포함된 손 위생에 대한 병원 뉴스레터에서 가장 높은 효과는?

① 직원에게 감염관리 실습을 홍보하는 실습 방법
② 의료종사자의 귀중한 시간을 낭비한다.
③ 학생들에게만 도움이 되는 교육기회
④ 적절한 손 위생 기술을 보여주는 포스터보다 덜효과적이다.
⑤ 서면자료 교육보다는 비효과적이다.

해설 손 위생 활동과 같은 참여형 행사는 손에서 미생물을 제거하는 기술의 효능을 습득하기 위해 고안된 재료를 사용하여 직원 교육에 매우 효과적인 도구이다.
포스터, 팜플렛 및 기타 서면 자료를 통한 수동적 또는 교훈적 학습과 달리, 실습 학습은 교육 자료의 더 나은 침투 및 유지와 관련된 교육도구이며, 종종 모범 사례 권장 사항에 대한 더 나은 회상 및 준수와 관련이 있다. 일부 의료진은 이러한 활동이 시간 낭비라고 말할 수 있지만 이러한 방법의 효과는 가치가 있는 것으로 나타났다. 직원들은 새로운 정보를 더 잘 받아들이지 않는 경향이 있으나 각 개인의 습관이 규정 및 모범 사례와 일치하는지 여부를 판단해, 그들은 다음과 같은 활동으로 유익을 얻을 수 있는 유일한 그룹이다. 모든 전문가는 쉽게 배우고 새로운 행동에 통합할 수 있는 특정 방법을 통해 손 위생 습관을 개선하도록 권장해야 한다.

## 08. WHO에서 정한 손 위생 가이드라인 네가지 순간이 아닌 것은?

① 환자를 만지기 전에
② 세척/무균 절차 전
③ 체액 노출 후 위험
④ 환자를 만진 후
⑤ 환자의 주변 환경을 만지기 전

해설 환자의 주변을 만진 후에 손 위생을 한다.

## 09. 긴 인조 손톱을 사용하는 의료종사자의 손톱이 증가시킬 수 있는 위험요인은?

① 그람음성세균 및 곰팡이의 감염
② 바이러스의 전파
③ 기생충의 전파
④ 중요한 위험 전파는 없다.
⑤ 미용효과

해설 긴 인조 손톱을 가지고 있는 의료종사자는 손톱이 그람음성세균과 곰팡이를 옮길 수 있다는 사실을 알려야 한다. 긴 자연 손톱도 감염위험을 높일 수 있으므로 손톱을 다듬어 유지해야 한다. 매니큐어가 허용되는 경우, 갈라진 부위에 병원체가 있을수 있으므로 갈라지면 제거해야 한다. 또한 긴 손톱은 환자를 돌보는 것을 더 어렵게 만들고 긁힘으로 인한 상처 위험을 증가 시킬 수 있다.

## 10. CDC가 권장하는 일상적인 손 위생 방법은 무엇인가?

① 장갑을 낀다.
② 비누와 물로 씻는다.
③ 알코올 기반의 손 문지르기 사용
④ 클로르헥시딘 스크럽을 사용
⑤ 강력한 소독제를 사용한다.

**해설** CDC가 권장하는 일상적인 손 위생 방법은 현재 알코올을 기반으로 한 손 문지르기를 사용하고 있다. 이는 비교적 빠르게 수행될 수 있으며, 알코올 소독을 준수할 경우 비누와 물로 손을 씻는 것보다 더 나은 경향이 있다. 그러나 손이 눈에 띄게 더러워졌거나 체액과 접촉했다면, 모든 잔여물을 제거하기 위해 비누와 물로 손을 완전히 씻어야 한다. 또한 의료종사자가 아포를 생성하는 미생물(예: *Bacillus anthracis*, *Clostridioides difficile* 또는 노로바이러스)에 노출되면 비누와 물로 씻어야 한다.

## 11. 피부소독제가 아닌 것은?

① 글루타알데하이드　② 수은화합물
③ Povidon-Iodine　④ 클로르헥시딘 글루코네이트
⑤ 아이오도퍼

**해설** 글루타알데하이드는 환경용 소독제이다.

**정답** 1. ⑤ 2. ⑤ 3. ③ 4. ④ 5. ⑤ 6. ① 7. ① 8. ⑤ 9. ① 10. ③ 11. ①

Chapter

# 04 멸균과 소독

학습목표

1. 멸균과 소독제의 기초 지식과 감염관리 지침에 대해 설명할 수 있어야 한다.
2. 멸균과 소독의 종류와 원리에 대해 설명할 수 있어야 한다.
3. 멸균과 소독제의 관리와 사용법에 대해 설명할 수 있어야 한다.

## I 개요

의료관련감염을 예방하기 위한 가장 중요한 요소는 적절한 소독과 멸균이라고 할 수 있으며, 그 방법들은 역사적으로 많은 발전을 거듭해 왔다.

소독과 멸균을 완전하게 실시하지 않으면 병원감염을 일으킬 수 있지만 환자 진료에 사용하는 모든 시술이 무균조작이거나, 모든 사용 기구를 멸균해야 할 필요는 없으며, 세척만으로도 가능한 경우도 있다. 적절하지 못한 소독방법이 문제가 되지만 과잉의 멸균이나 소독도 비용과 시간의 낭비, 환경의 오염 등과 같은 문제가 따르게 된다. 그러므로 **적절한 소독방법의 선택, 올바른 소독방법과 멸균방법을 준수하는 것은 병원 환경에서 감염을 감소시키고 자원의 낭비를 줄일 수 있는 방법**이다. 따라서 각 의료관련시설에서는 기구의 사용 목적이나 진료상황에 따라서 세척, 소독 및 멸균의 지침을 마련하여야 한다.

## II 멸균

**멸균(sterilization)이란 아포를 포함한 살아있는 모든 종류의 미생물을 완전히 사멸하는 것**을 말한다. 병원에서 사용하는 방법으로는 고압증기멸균법(autoclave), 건열된 약 10분 정도 후에 기구가 상온으로 냉각되었을 때 30~60분 정도에 꺼낸다.

멸균물품의 포장재에 물방울이나 웅덩이가 형성된 것은 팩이 발생하지 않도록 제조사의 지침에 따라 건조시간을 준수한다.

표 4-1. 물리적 멸균방법

| 방법 | 용도 | 효과 | 비고 |
|---|---|---|---|
| **소각 또는 화염** | 쓰레기 등 무가치한 것 소각, 백금이, 유리봉 | 모든 미생물에 효과적 | 1회용 오염물질, 감염 환자의 붕대 |
| **건열멸균**<br>(통상 180°C, 1~2시간) | 고온에서 안정된 내열성 물질 소독 | 모든 미생물에 효과적 | 유리, 금속류, 파우더, 왁스, 기름, 글리세린, 젤리 등 |
| 냉장보관(2~8°C) | 검시물 보관 등 | 미생물 생장과 증식 억제 | |
| 건조 | 미생물 보관 등 | 미생물 생장과 증식 억제 | 진공동결건조 |
| **습열멸균** | | | |
| 자비(끓이는 방법)<br>(100°C 15~20분) | 식기, 의류, 주사기, 금속, 칼 유리 및 고무제품 | 아포를 제외한 대부분의 미생물에 효과적 | HB virus, 원충의 포낭형은 강한 저항성 |
| 저온살균(62°C 30분 또는 71°C 15초) | 식품과 낙농산업, 고무제품과 폴리에틸렌 시험관 | 아포를 제외한 일부 세균 살균에 효과적 | 카테터 등은 75°C(180°F) 30분간 저온소독 |
| 상압증기멸균<br>(100°C 30분) | 고압증기멸균으로 변질이 우려되는 것 | 모든 미생물에 효과적<br>(24시간마다 3회 필요) | 간헐멸균(R. Koch 증기솥 이용) |
| 고압증기멸균<br>(121°C 15분) | 기구(고온으로 변질되지 않는 것) | 아포 포함 모든 미생물에 효과적 | 미생물 멸균에 가장 확실한 방법, 배지, 수술복 |
| **자외선멸균**<br>(10~400 nm 파장) | 병원 시설물(수술실, 감염성 감염병 병동) 및 공공시설물(연구실) | 대부분의 미생물에 효과적 | 실내 공기, 부유물질, 의류 및 침구 등의 표면, 공중균에 효과적 |
| **여과**<br>(공기여과, 액체여과) | 병원 및 실험실 | virus에는 비효과적 | 공조장치(공중의 부유미생물), 열에 불안정한 액체 |

## 1) 즉시 사용 증기멸균(immediate-use steam sterilization)

고압증기멸균기

### (1) 멸균방법

멸균 후 보관하지 않고 즉시 사용할 기구를 증기멸균하는 방식이며, 시간과 경비 절감 목적으로는 사용하지 않는다(그림 4-1).

### (2) 적용범위

인체 삽입물의 멸균에 적용하지 않으며, 수술기구를 예기치 않게 떨어뜨렸을 경우 등 **멸균 후 즉각적으로 사용하거나, 사용 전 포장하고 멸균하여 보관할 수 없는 물품에 대해 필요시 적용**한다.

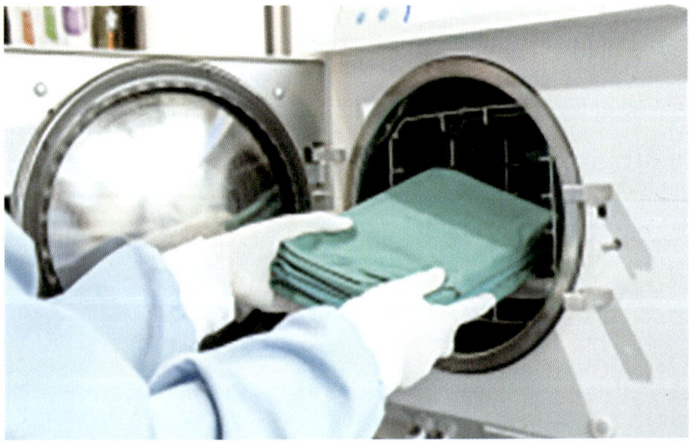

그림 4-1. 증기멸균을 위한 멸균 물품을 멸균기에 넣고 있다.
출처: getty images bank

표 4-2. 증기멸균기의 종류와 방법(KDCA)

| 멸균의 종류 | 멸균할 물품 | 노출시간 | | 건조시간 |
|---|---|---|---|---|
| | | 121℃ | 132℃ | |
| 중력치환멸균 (gravity) | 포장된 기구 | 30분 | 15분 | 15~30분 |
| | 직물팩 | 30분 | 25분 | 15분 |
| | 포장된 용기(예: bowl, 대야) | 30분 | 15분 | 15~30분 |
| 선진공멸균 (prevacuum) | 포장된 기구 | – | 4분 | 20~30분 |
| | 직물팩 | – | 4분 | 5~20분 |
| | 포장된 용기(예: bowl, 대야) | – | 4분 | 20분 |

### (3) 주의사항

오염된 물품을 철저히 세척하며, 멸균물품을 옮길 때 오염되지 않아야 하고, 기계적, 화학적, 생물학적 지표에 의해 감시 가능한 멸균기를 사용한다.

즉시 사용 증기멸균을 위해 고안된 포장재나 용기를 사용해야 한다.

## 2) 건열멸균(dry heat sterilization)

### (1) 멸균방법

뜨거운 공기를 이용하여 160~180°C에서 1시간 동안 멸균한다(그림 4-2).

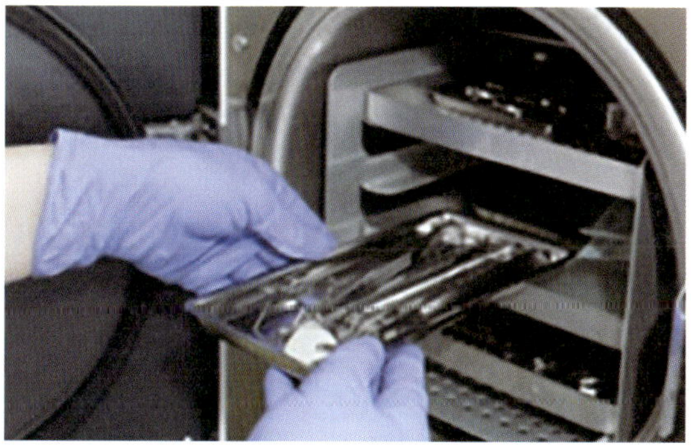

그림 4-2. 건열멸균기를 이용한 멸균

### (2) 적용범위

① 고열에 의해 녹지 않고, 물기가 닿으면 용해되는 물품(예: 젤라틴으로 만들어진 캡슐, 분말 등)

② 수증기가 통과하지 못하는 물품(예: 기름, 글리세린, 바셀린 거즈 등)

③ 유리 주사기, 유리용기, 열에 강한 기구

### (3) 주의사항

① 높은 온도 때문에 손상될 수 있는 직물이나 고무에는 적합하지 않다.

② 멸균할 물품의 양은 1회 사용량으로 포장한다.

③ 다음의 포장재를 사용한다.

- 페트리 접시나 실험용 시험관과 같은 열에 강한 유리

- 스테인레스 스틸/뚜껑
- 240°C를 넘지 않는 경우에는 평직으로 짠 무명(모슬린)
- 알루미늄 호일 – 나일론 필름

④ 건열멸균에 대한 제조사 지침이 있는 멸균 용기

#### (4) 장점

환자, 직원, 환경에 독성 없으며, 전체 과정의 관리및 감시가 쉽다. 증기 침투가 불가능하고 분해되지 않는 바세린, 오일, 유리 기구의 고온멸균에 효과적이다.

#### (5) 단점

열에 불안정한 수술복, 플라스틱 기구에 손상을 끼치며, 침투시간이 길고 속도가 느리다.

## 2. 화학적 멸균

### 1) Eto (ethylen oxide) 가스멸균

Eto(ethylen oxide) 가스멸균

#### (1) 멸균방법

① **열이나 습기에 민감한 고위험 기구 멸균에 적용**하며, **100% 산화에틸렌(Eto) 가스멸균기는 진공을 이용하여 음압 방식을 사용**하며, 혼합 Eto 가스멸균기는 압력을 이용하여 작동한다(그림 4-3).

② 제조사의 지침에 따라 적절한 멸균 조건을 선택하여 사용한다. 멸균기가 가동되면 전습과 가열 과정을 거치게 되고 멸균제에 물품을 일정시간 동안 노출시킨다.

③ 멸균 종료 후 공기 정화에 일반적으로 50°C에서 12시간, 60°C에서 8시간 소요된다.

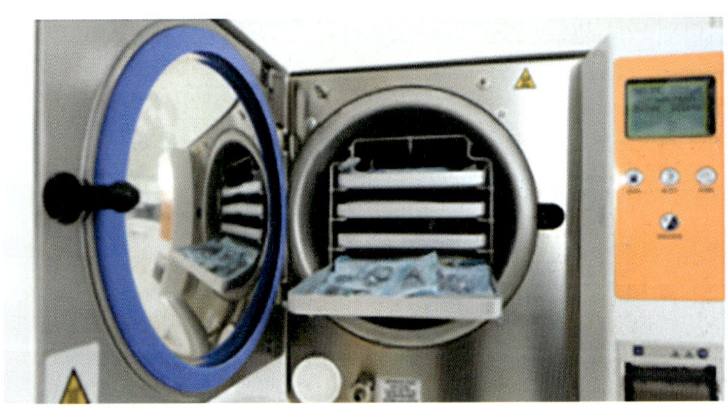

그림 4-3. ethylene oxide 가스멸균기

열에 약한 플라스틱 제품의 멸균에 사용한다.

출처: https://compliancenavigator.bsigroup.com/en/medicaldeviceblog/pd-iso-ts-213872/

#### (2) 적용범위

기구 내관의 크기나 길이에 제한받지 않으며, **열과 습기에 약해서 고온 멸균할 수 없는 물품**

#### (3) 주의사항

① 물기가 있는 물품과 가죽물품에는 적용하지 못한다.

② 금속 재질의 카트나 바구니를 사용한다.

③ 멸균기 내 공기가 완전히 정화된 후 멸균물품을 꺼낸다. 진공 사이클이 없는 멸균기는 멸균한 물품을 꺼내기 전에 6인치 이상 열고 15분 동안 두어야 한다.

④ 멸균물품을 실은 카트를 운반할 때는 밀지 말고 끌어 작업자의 노출을 예방한다.

#### (4) 장점

포장 재질이나 기구의 관 속으로 투과가 용이하여 일회용 cartridge의 경우 음압인 챔버에서 가스 누출이나 Eto 노출 없이 위험을 최소화하면서 사용이 가능하며, 조작과 감시가 쉽고 대부분의 **플라스틱, 비닐제품 등 의료재질에 사용한다.**

#### (5) 단점

잔재하는 Eto 가스는 독성, 발암성, 가연성의 성질이 있기 때문에 제거를 위해 실내 정화가 필요하며, Eto 가스 방출에 대한 규정을 따라야 하고, Eto 가스 cartridge는 가연성 액체 보관장에 보관해야 하며, 적용 주기와 정화시간이 긴 단점이 있다.

### 2) 과산화수소 플라즈마 가스(hydrogen peroxide gas plasma)멸균

과산화수소를 가스멸균기

#### (1) 멸균방법

58%의 과산화수소를 가스화하여 사용하며, 46°C ± 2°C에서 멸균한다(그림 4-4).

#### (2) 적용범위

**열에 약한 기구에 적용하며, 내경의 구경과 길이에 따라 사용이 제한**되며 제조회사의 권장사항에 따른다.

#### (3) 주의사항

① 파우더나 종이, 리넨, 셀룰로오즈와 같은 흡수성 물질과 액체, 오일은 멸균할 수 없다.

② 멸균기 사용 후 냄새가 나면 멸균기를 반드시 점검해야 한다.

③ 포장재는 폴리프로필렌(부직포) 혹은 타이백 파우치를 사용한다.

### (4) 장점

**잔류 독성이 없고 28~73분의 짧은 작용시간과 정화 시간이 필요없기 때문에 환경과 의료인에게 안정하다.** 50°C 이하에서 작용하기 때문에 열과 습도에 민감한 대부분의 의료기구 및 물품에 사용 가능하고 조작과 설비, 감시가 쉽다(그림 4-4).

### (5) 단점

섬유질(종이), 리넨, 액체는 사용할 수 없다. polypropylene 포장지나 polyolefin 봉투 같은 합성팩이나 특수용기가 필요하다. 관이 길거나 좁은 경우는 부적합하기 때문에 제조회사의 권장사항을 확인하여 사용한다. 노출기간 중 pH의 농도가 1 ppm 이상 되면 독성 가능성 있다.

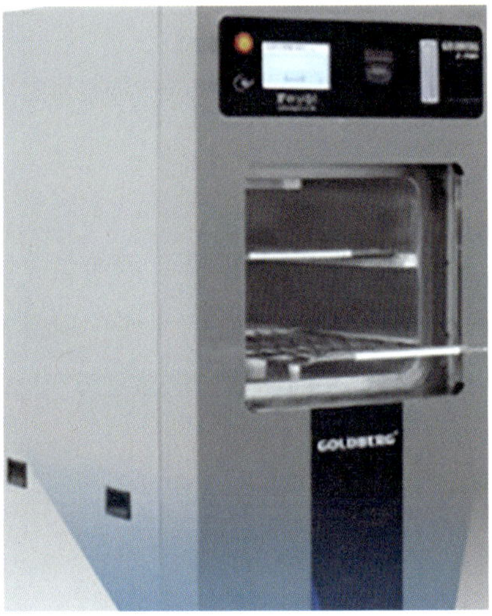

그림 4-4. 과산화수소 플라즈마 가스멸균기

## 3) 과초산(peracetic acid)멸균

### (1) 멸균방법

35% 과초산을 이용하여 55~56°C에서 12분간 침적 후 멸균수로 헹군다.

### (2) 적용대상

**고형 및 유연내시경 중 침적할 수 있는 기구에 적용한다.**

### (3) 주의사항

침적하는 방식이기 때문에 멸균 후 보관이 어렵다.

### (4) 장점

광범위한 기구나 물건의 멸균에 적합성이 좋고, 빠른 시간, 낮은 온도(50~55°C)에서 침적하기 때문에 환경과 의료인에게 안전하다. 기구 표면에 혈액이나 조직이 유착되게 하지 않고 표준화된 멸균주기(standardized cycle)를 가지고 있다.

### (5) 단점

알루미늄으로 코팅된 것을 무디게 하고 침적할 수 있는 기구에만 사용하기 때문에 1회 1개의 내시경 혹은 적은 양만 멸균 가능하다. 다른 소독제에 비해 고가의 비용이 들고 농축된 경우 사용자의 눈과 피부 손상을 일으킬 수 있으며, **멸균 후 보관기간이 짧기 때문에 사용 직전에 멸균해야 하는 단점**이 있다.

04

## 3. 멸균방법의 실제

멸균 방법의 선택과 멸균 대상 물품의 재질과 형태에 따라 제조사에서 권고하는 멸균 방법 혹은 제품 설명서를 확인하여 적절한 멸균 방법을 적용한다(표 4-3).

### 1) 멸균물품의 포장

(1) 포장을 개봉할 때까지 멸균이 유지되도록 한다.

(2) 멸균제(증기, 건열, 가스)가 모든 표면에 도달하도록 포장하며, 경첩이 있는 기구는 열려있거나 풀려있어야 한다.

(3) 포장할 때는 테이프와 안전핀 등 날카로운 물건을 사용하지 않으며, 고무밴드는 포장물을 조이지 않게 하고, 천은 주름지지 않게 한다.

(4) 멸균기 내 물품의 모든 표면이 멸균되도록 여분의 공간을 만들고 적정량을 적재한다.

표 4-3. 화학적 멸균방법의 종류와 소독의 적용[1)]

| 화학적 멸균방법 | 높은 수준의 소독 | 중간 수준의 소독 | 낮은 수준의 소독 |
|---|---|---|---|
| **에틸렌옥사이드 가스 멸균**(제조업자의 권고사항 준수, 1~6시간의 멸균시간과 8~12시간의 공기정화 시간 필요) | 0.55% 이상의 올소-프탈알데하이드 | 차아염소산 나트륨(1:500)으로 희석하여 사용, 검사실이나 농축된 표본은 1:50으로 희석) | 차아염소산 나트륨(1:500으로 희석하여 사용) |
| **과산화수소 가스플라즈마**(제조업자의 권고사항 준수, 내관 구경에 따라 45~72분) | 7.5% 과산화수소 | 페놀살균세정제9(제조회사 지침에 따라 희석) | 페놀살균세정제(제조회사 지침에 따라 희석) |
| **글루털알데하이드 혼합**제품(1.12% 글루타르알데히드+1.93% 페놀, 3.4% 글루타르알데히드+26% 이소프로판올 등)(온도와 농도 유의, 20~25°C에서 10시간 | 과산화수소/과초산 혼합제품(7.35% 과산화수소+0.23% 과초산, 1% 과산화수소+0.08% 과초산) | 아이오도퍼 살균 세정제(제조회사 지침에 따라 희석) | 아이오도퍼 살균 세정제(제조회사 지침에 따라 희석) |
| **7.5% 과산화수소**(6시간) | 세척 후 70°C에서 30분간 습식 저온 살균 | – | 4급 암모늄세정제(제조회사 지침에 따라 희석) |
| **0.2% 과초산**(50~56°C에서 12분) | 차아염소산염(사용 장소에서 전기분해로 제조된 것으로 활성 유리염소가 650~675 ppm 이상 함유) | – | – |
| **과산화수소/과초산 혼합제품**(7.35% 과산화수소+0.23% 과초산, 1% 과산화수소+0.08% 과초산)(3~8시간) | – | – | – |

1) Rutala WA., Weber DJ.. Guideline for Disinfection and Sterilization in Healthcare Facilities. 2008. 2) Patient Safety Branch History of Health. Best Practice Guidelines for the Cleaning, Disinfecttion and Sterilization of Medical Device in Health Authorities. 2007.

출처: 의료기관 사용 기구 및 물품 소독 지침(보건복지부고시 제2017-101호

## 2) 멸균의 확인

### (1) 기계적/물리적 확인(mechanical/physical indicator)

**멸균과정 동안의 진공, 압력, 시간, 온도를 측정하는 멸균기 소독 차트(chart)를 확인하는 방법이다.** 멸균기 취급자는 멸균 과정 동안 멸균 사이클을 표시하고 기록계를 확인해야 한다. 이 방법은 멸균기 내부의 모든 부분에 대한 자료가 아니라 멸균기 내부의 한 시점에서의 상태를 나타내는 것이다. 정기적으로 멸균 여부를 확인하기 위한 지침을 마련하고 이행하며, 그 결과를 기록하고 보관한다(그림 4-5).

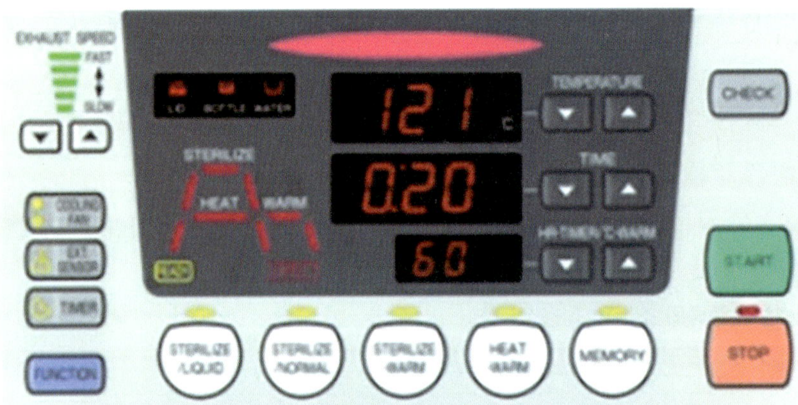


그림 4-5. 멸균과정 동안의 진공, 압력, 시간, 온도를 측정하는 멸균기

### (2) 화학적 확인

**멸균 과정과 관련된 하나 혹은 두 가지 이상의 변수의 변화에 의해 시각적으로 반응하는 민감한 화학제(chemical indicator)를 이용하는 방법**이다. 이 방법은 멸균 과정의 오류 발견이 비교적 쉽고 가격이 저렴하다. 그러나 멸균상태를 확인하는 것 보다는 포장 물품이 멸균 과정을 거쳤는지를 확인하는 수준이다(표 4-4).

생물학적 지시제 1, 2

### (3) 생물학적 확인

멸균과정 동안 멸균이 잘 안 되는 곳에 ***Bacillus subtilis*** **혹은** ***Geobacillus stearothermophilus*** **아포를 포함한 생물학적 표지자(biological indicator, BI)를 멸균기에 넣고 멸균**을 한다. 멸균 후 BI 내의 세균을 배양하여 멸균 여부를 확인한다(그림 4-6, 그림 4-7). 멸균기를 처음 설치하였을 때나 멸균기의 주요한 수리 후, 멸균기의 위치 변경 및 환경적인 변화가 있을 때, 설명할 수 없는 멸균실패가 발생했을 때, 스팀 공급 및 공급라인의 변화, 물품의 적재방법 등의 변화가 있을 때에는 멸균기가 비어있는 상태에서 BI를 사용하여 연속 2회 검사를 시행한다. 2회 모두 멸균판정이 이루어졌을 때 멸균기를 가동시키도록 한다.

**표 4-4. 멸균 확인 방법(KDCA)**

| 멸균 확인 종류 | | 확인 방법 | 멸균감시주기 | | | | |
|---|---|---|---|---|---|---|---|
| | | | 증기(스팀) | 과산화수소 가스 플라즈마 | 과초산 | Eto 가스 | 건열 |
| 기계적 확인 | 진공, 온도, 압력, 시간 | • 멸균기의 chart, timer, lamp, gauge 등을 통해 확인 | 모든 회차 | 모든 회차 | 업체 과장 사항에 따름 | 모든 회차 | 모든 회차 |
| | 보위딕 검사 (Bowie-Dick test) | • 선진공 증기 멸균기의 챔버 내부에 공기 제거와 증기 침투가 적절한지 확인 | 매일 1회(매일 첫 번째 사이클에서 확인) | | | | |
| | 진공 누설 검사 (Leak test) | • 멸균기의 최저, 최고 압력의 차이 파악 | 매주 1회 | – | – | – | – |
| 화학적 확인 | 외부 화학적 지표 | • 멸균물품의 포장 외부에 위치<br>• 내부 지표가 눈에 보이면 외부 지표를 사용하지 않아도 됨 | 모든 멸균 팩 | 모든 멸균 팩 | 모든 멸균 팩 | 모든 멸균 팩 | 모든 멸균 팩 |
| | 내부 화학적 지표 | • 멸균 물품의 포장 내부에 위치 | 모든 멸균 팩과 세트 | 모든 멸균 팩과 세트 | 모든 회차 | 모든 멸균 팩과 세트 | – |
| 생물학적 확인 | | • 멸균기의 종류에 따라 승인받은 상품화된 아포 사용<br>• 생물학적 지표는 멸균이 가장 어려운 장소에 위치<br>• 인체삽입물의 경우, 생물학적 지표가 음성으로 나올 때까지 사용하지 않음<br>• 다음의 경우에는 연속 3회 비정기적 검사 실시<br>• 멸균기를 처음 설치할 때<br>• 멸균기를 이동할 때<br>• 멸균기에서 오작동이 발생하였을 때<br>• 중대한 수리 후(예: 압력 용기의 용접, 챔버 문/진공 펌프/주요 배관 조립부의 교체 등) | 최소 매주 1회 (단, 인체 삽입물이 포함된 경우 모든 회차에서 확인) | 매일 1회 | 주 1회 | 모든 회차 | 모든 회차 |
| | | | 생물학적 지표: *Geobacillus stearothermophilus* | | | 생물학적 지표: *Bacillus atrophaeus* | |
| | | | 화학적 지시제 | | | | |

출처: 병원중앙공급간호사회, 중앙공급실 업무표준 안내서(II), 2010년

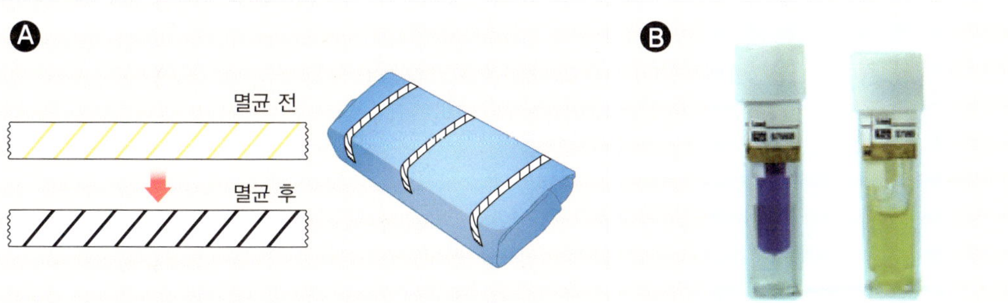


**그림 4-6. 멸균의 확인**

(A) 멸균 테이프는 멸균되었을 때 검정색으로 변한다. (B) *Bacillus stearothermophilus*가 들어있는 앰플을 함께 멸균한 후 앰플 색이 보라색 그대로 있으면 멸균된 것을 의미하고 노란색으로 변하면 멸균되지 않고 세균이 활성화된 것을 의미한다.

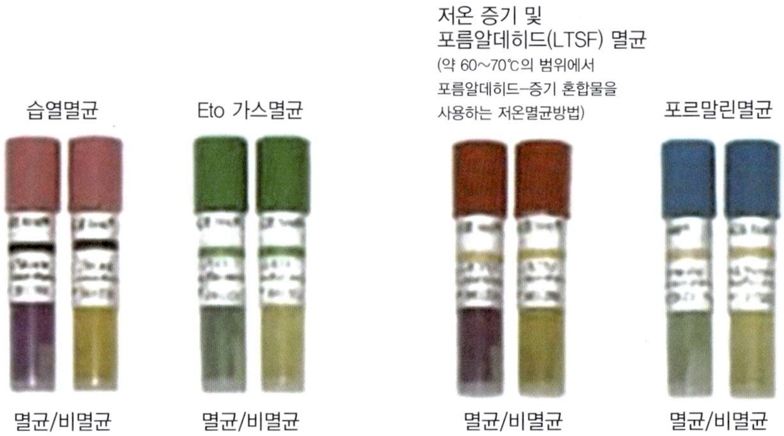


**그림 4-7. 멸균을 확인하기 위한 다양한 생물학적 표지자**

모든 멸균방법에서 노란색이면 미생물이 살아 있어서 대사활성의 결과이며, 색의 변화가 없으면 멸균이 잘 된 것이다.
https://www.cosmobiousa.com/products/ace-test-autoclave-1x10-6-spores

### 3) 멸균기 관리

(1) 멸균기 기능을 정기적으로 점검한다(예: 멸균시간 동안 증기 압력, 온도, 기록 장치, air filter 등).

(2) 멸균기는 제조사의 권고에 따라 정기적으로 청소한다.

(3) 습열증기멸균기 외 다른 멸균기의 경우 1회 양성이면 멸균되지 않은 것으로 간주하고 관련 물품을 모두 회수하여 재멸균한다.

(4) 회수한 물품은 대장에 기록한다.

### 4) 멸균물품의 보관

(1) 멸균물품 보관 장소는 출입이 제한되며 환기가 잘되고 온도와 습도가 적절하게 유지되어야 한다.

(2) 멸균물품 보관장은 하수, 창문, 통풍구 등으로부터 떨어진 곳에 위치하며, 환기가 잘 되고 청소가 용이해야 한다.

(3) 사용 장소에서 보관할 경우에는 불필요한 접촉을 최소화하고 과적은 피한다.

(4) 유효기간이 경과한 물품이 사용되지 않도록 유효 기간과 제품명이 잘 보이도록 진열하여 선입선출(先入 先出, 먼저 입고된 것부터 순차적으로 출고)한다.

## III 소독

**소독(disinfection)이란 무생물 물체의 표면에 있는 세균의 아포를 제외한 모든 병원성 미생물을 사멸시키는 방법이다. 소독 효과에 영향을 미치는 요소로는 세척 후 청결도, 오염 미생물의 숫자, 미생물 종류, 소독제의 농도 및 노출 시간, 소독하려는 물체의 형태, 온도, pH 등을 들 수 있다.** 글루타르알데히드와 차아염소산나트륨은 거의 모든 미생물을 사멸시킬 수 있는 강력한 소독력을 가지고 있는 반면, 인체에는 강력한 독성을 나타내기 때문에 사용에 주의를 기울여야 한다. 글루타르알데히드와 차아염소산나트륨에 이어 폭넓은 항균 스펙트럼을 나타내는 소독제는 포비돈요오드와 소독용 에틸알코올 등이다. 포비돈요오드와 에틸알코올은 아포형성 세균을 제외한 모든 미생물에 살균력을 나타낸다. 포비돈요오드는 인체의 정상 피부 · 점막 · 창상에 이용되고 에틸알코올은 정상 피부나 기구 등에 널리 이용된다. 한편, 클로르헥시딘과 염화벤잘코늄은 MRSA 등의 일반미생물과 칸디다 등의 효모형 진균의 소독에 사용된다. 이들 소독제는 거의 냄새가 없어 사용하기에는 편하지만 항균범위가 좁은 소독제이다. 소독제에 대한 미생물의 저항성은 미생물의 종류에 따라 다양하다. **세균 아포가 가장 강력한 내성을 보이며, 외피보유 바이러스가 가장 쉽게 파괴된다. 영양형 세균, 진균, 외피보유 바이러스 등은 낮은 수준의 소독제에도 쉽게 사멸되며, 결핵균이나 세균의 아포는 높은 수준의 소독제에 장기간 노출되어야 사멸이 가능하다**(표 4-5).

표 4-5. 소독과 멸균에 대한 미생물의 내성 수준(KDCA)

| 구분 | 내성 | 미생물 예 | 필요한 소독수준 |
|---|---|---|---|
| 프리온 | 높음 | Prion | 프리온 소독방법 |
| 세균 아포 | | *Bacillus subtillis* | 멸균 |
| 콕시디아(coccidia) 원충 포낭 | | *Cryptosporidium* | |
| 항상균(*Mycobacterium* spp.) | ↓ | *M. tuberculosis*, *M. terrae* | 높은 수준의 소독 |
| 외피비보유바이러스 | | Poliovirus, Coxsackie virus | 중간 수준의 소독 |
| 진균 | | *Aspergillus* spp., *Candida* spp. | |
| 아포 비형성 세균 | 낮음 | *S. aureus*, *P. aeruginous* | 낮은 수준의 소독 |
| 외피보유바이러스 | | HIV, HSV, HBV | |

출처: 병원감염 예방관리지침(보건복지부, 질병관리청, 2006)

소독과 멸균의 개념

## 1. 물리적 소독

### 1) 자외선 소독(ultraviolet irradiation)

자외선 파장은 328 nm에서 210 nm(3,280A~2,100A)이며, **240~280 nm일 때 세균사멸 효과가 가장 크다.** 자외선 살균 조사(ultraviolet germicidal irradiation, UVGI)는 단파장 자외선을 사용하여 **핵산을**

**파괴하여 중요한 세포 기능을 수행할 수 없도록 하여 미생물을 죽이거나 불활성화하는 소독 방법**이다. 음용수나 공기, 티타늄 임플란트, 콘택트렌즈 소독에 사용되어 왔다. **자외선의 살균력은 유기물, 파장, 부유물 유형, 온도, 미생물의 종류, 자외선의 강도에 따라 영향을 받는다**(그림 4-8).

지속 효과가 없고, 투과력이 낮으며 유리나 플라스틱, 금속에 흡수되므로 표면이나 액체 적용에 제한적이다. 또한 자외선은 피부 화상 및 눈 조직을 파괴하므로 적용에 신중을 기해야 한다. **의료기관(예: 수술방, 격리실, biosafety cabinet)에서 자외선을 조사**함으로써 공기매개 미생물을 파괴하거나 **표면의 미생물을 불활성화시키는데 한정**된다.

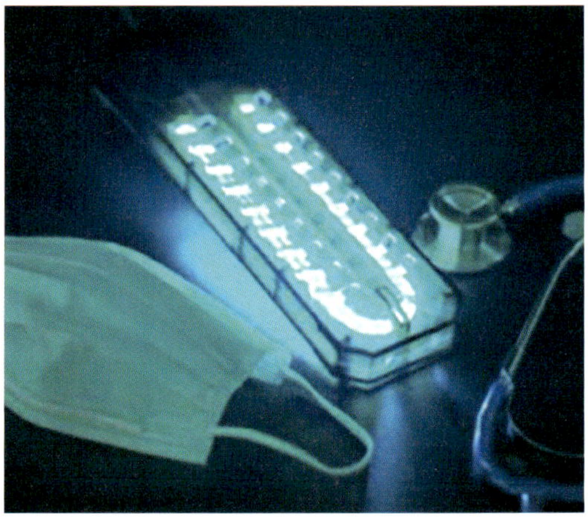

그림 4-8. **자외선 등을 이용한 살균**
자외선은 높은 침투력이 없기 때문에 깨끗한 용액이나 물질의 표면에 있는 미생물을 살균할 때 사용한다.

## 2) 마이크로파(microwave)

**초음파**(ultrasonic waves)라고도 하는 마이크로파는 **극초단파**라고도 한다. **의료 환경에서 소프트 콘택트렌즈, 치과기구, 틀니, 우유, 간헐적 도뇨관 소독에 사용**된다. **마이크로파는 무선주파수로서 2,450 MHz의 주파수가 사용**된다. 세균, 결핵균, 바이러스, 아포 사멸에 대한 연구 결과가 보고되었으며, 간헐적 도뇨관 소독 방법으로 제안하고 있다. 그러나 마이크로파 적용 가능 물질에 제한이 있고, 수분의 정도나 물품의 마이크로파 흡수 성질에 따라 사멸력이 달라진다. 가정용 전자레인지의 경우 온점(hot spot)과 냉점(cold spot)이 있을 수 있는데, **온점의 경우 물품을 손상시킬 수 있고, 냉점의 경우 미생물 사멸이 일어나지 않을 수 있어 소독이나 멸균을 확신할 수 없다.**

## 3) 저온살균(pasteurization)

저온살균은 병원성 미생물을 파괴하는 것이 목적이며 아포를 사멸하지 못하므로 멸균과정은 아니다. **62°C (145°F)에서 30분 동안 살균하거나 71°C (161°F)에서 최소 15초 동안 시간이 요구**되기 때문에 시간과 온도를 반드시 모니터링하여야 한다. 호흡기 치료기구나 마취기구에 대한 저온살균은 화학소독의 대체 방법으로 알려져 있으나, 연구결과 화학적 소독보다 소독 실패율이 높게 보고되었고(6%와 83%), 뜨거운 물에 의한 소독이 더 효과적인 것으로 나타났다. **현재 의료기구 소독 방법으로는 추천되지 않고, 우유나 식품의 살균방법으로 사용되고 있다.**

### 4) 끓이기(boiling)

대부분의 세균은 55~60°C에 사멸하지만 일부 아포의 경우 100°C에서도 사멸하지 않으므로 끓이는 것으로는 높은 수준의 소독은 가능하나 아포까지 사멸시키는 멸균은 기대할 수 없다. 높은 수준의 소독 효과를 위해서는 지역의 해발높이에 따라 10분에서 60분까지 100°C 온도 유지가 필요하며, **기구의 손상과 화상의 위험, 소독 후 보관 등의 문제로 인해 의료기관에서 기구의 소독방법보다는 가정에서 사용을 고려**할 수 있다.

## 2. 화학적 소독

보건의료시설에서 효과적인 소독을 위해서는 적절한 소독제의 선택 시 고려해야 할 소독효과에 영향을 미칠수 있는 요인을 잘 지킬 때 위해성을 낮출 수 있고 소독의 효율성을 높일 수 있다(그림 4-9).

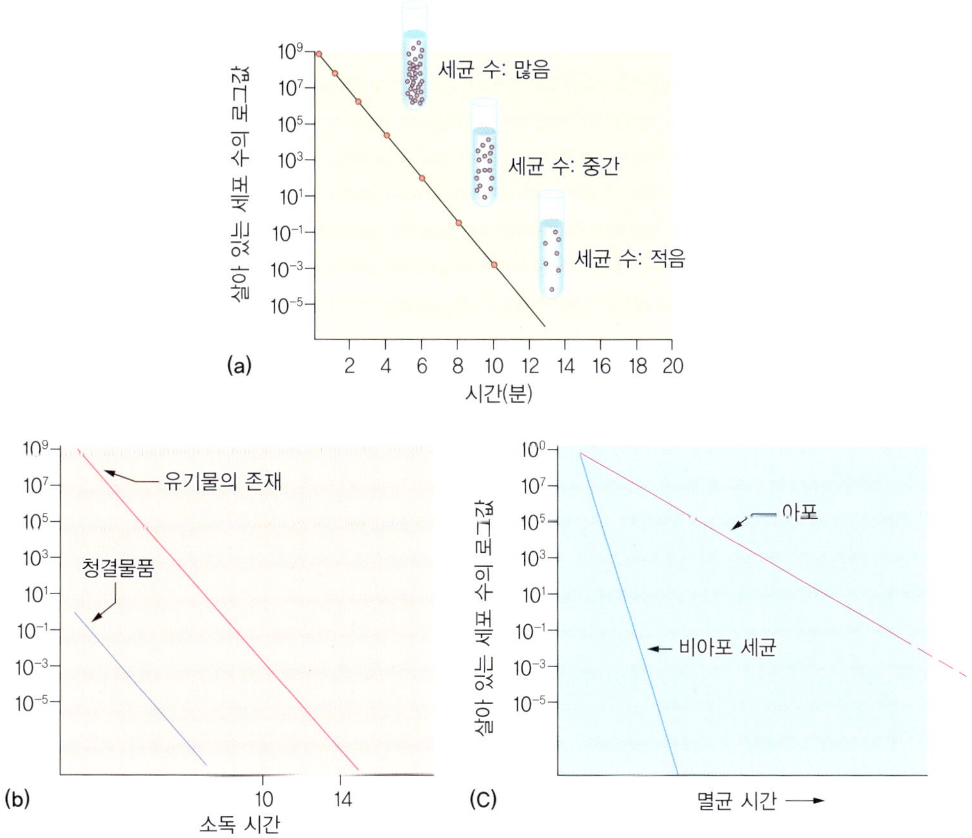


그림 4-9. 소독시간에 영향을 주는 요인

(a) 화학적 또는 물리적 제재에 노출되는 동안, 미생물의 모든 세포들은 동시에 죽지는 않는다. 시간이 지남에 따라 생균수는 감소하여 그래프에서 직선을 나타낸다. 생균수가 무한대로 적어진 지점이 소독 또는 멸균으로 간주한다. (b) 물품에 유기물 및 이물질이 존재하면 청결 물품에 비해 소독 또는 멸균시간이 길어진다. (c) 아포가 없는 세균에 비해 아포는 상대적으로 멸균시간이 오래 걸린다.

### 1) 소독에 영향을 주는 요인

#### (1) 소독제의 농도

일반적으로 소독제의 농도가 높을수록 소독제의 효과도 높아지지만 기구의 손상을 초래할 가능성도 높아진다. 소독하고자 하는 물체에 부식, 착색, 기능의 이상을 주지 않으면서 살균에 적절한 농도를 유지할 수 있어야 한다.

#### (2) 미생물 오염의 종류와 농도

일반적으로 미생물의 수가 많을수록 소독의 효과는 감소된다. 또한 미생물의 종류에 따라서도 차이가 있다.

#### (3) 유기물의 존재

혈액, 단백질, 토양 등의 오염물질은 소독제 및 멸균제가 미생물과 접촉하는 것을 방해하거나 불활성화시킨다. 유기물이 많을수록 소독에 필요한 접촉 시간은 지연되므로, 소독을 실시하기 전에 세척 등의 유기물 제거과정이 필요하다.

#### (4) 접촉시간

소독제의 효과가 나타나기 위해서는 일정 시간 동안 소독제와 접촉하여야 한다. 필요한 접촉시간은 소독제의 종류와 기타 영향요인들에 의해 결정된다. 일반적으로 노출시간이 길어질수록 미생물의 숫자는 감소한다.

## 3. 소독능의 수준

물체의 표면에 있는 미생물 및 세균의 아포를 사멸하기 위해 사용하는 기구의 종류와 요구되는 소독수준에 따라 알맞은 소독방법을 선택하여 사용해야 한다(표 4-6).

표 4-6. 요구되는 소독수준에 따른 알맞은 소독방법(KDCA)

| 조건 | 멸균 | 높은 수준의 소독 | 중간 수준의 소독 | 낮은 수준의 소독 |
|---|---|---|---|---|
| 대상 | 고위험기구 | 준위험기구 | 일부 준위험기구 및 비위험기구 | 비위험기구 |
| 노출시간 | 각 방법마다 ( ) 안에 표시 | 20℃ 이상에서 12~30분 | 1분 이상 | 1분 이상 |
| 종류 및 방법 | 고열멸균: 증기 혹은 고열의 공기(제조업자의 권고사항 준수, 증기멸균의 경우 3~30분) | 글루타르알데히드 혼합제품(1.12% 글루타르알데히드+1.93% 페놀, 3.4% 글루타르알데히드+26% 이소프로판올 등 | 에탄올 또는 이소프로판올(70~90%) | 에탄올 또는 이소프로판올(70~90%) |

### 1) 높은 수준의 소독(high-level disinfection)

노출시간이 충분하면 세균의 아포까지 파괴되며 모든 미생물을 사멸할 수 있는(germicidal) 소독능을 말한다.

### 2) 중간 수준의 소독(intermediate disinfection)

결핵균, 진균을 불활성화시키지만, 세균의 아포를 사멸시킬 수 있는 능력은 없다.

### 3) 낮은 수준의 소독(low-level disinfection)

세균, 바이러스, 일부 진균을 사멸이지만, 결핵균이나 아포형성 세균 등과 같이 내성이 있는 미생물은 사멸시키지 못한다(그림 4-10).

## 4. 소독의 일반적 지침

병원의 모든 환경은 환자와의 접촉방법이나 상황에 따라 멸균의 개념이 필요한지, 단순한 청결의 개념만 필요한지에 따라 적절한 소독 방법에 의해 구분하여 관리되어야 한다. 병원 환경은 크게 환자의 진료가 행해지는 환경과 비진료 환경으로 나누어 생각할 수 있다(표 4-7).

### 1) 고위험 기구(critical items): 반드시 멸균하여야 하는 기구

**수술기구나 주삿바늘, 혈관조영술에 사용되는 카테터, 정맥주사용액, 주사기 등 신체의 조직이나 혈관에 직접 접촉하는 품목**들로 멸균된 채로 구매하거나 고압증기 멸균소독을 하고, 열에 약한 품목은 ethylene oxide (Eto) 가스멸균이나 화학멸균제로 멸균한다. 화학멸균제로는 2% 글루타르알데히드, 6% 과산화수소, 과초산(peracetic acid) 등이 있다.

화학멸균제를 사용하는 경우에는 반드시 멸균할 물건을 완전히 세척하고, 정해진 사용법을 준수해야 한다. 사용 전에 포장 상태가 완전한지, 소독 상태를 나타내는 지시약의 색이 변했는지를 확인하고, 유효기간이 지나기 전에 사용하도록 한다. 내성이 강한 아포를 사멸할 수 있는지를 확인하기 위해 소독기의 정기적인 검사가 필요하며, **아포 검사에서 양성이 나왔다면 그 소독기의 사용을 중지해야 한다.** 기계 종류들은 제조회사에서 언급하거나 추천한 멸균 방법을 따르도록 한다. 외부에서 구입하는 경우는 사용 전에 포장 상태를 점검하여야 하고, 발생한 감염이 그 항목과 관련있다는 의심이 되는 경우만 배양검사를 실시하도록 한다.

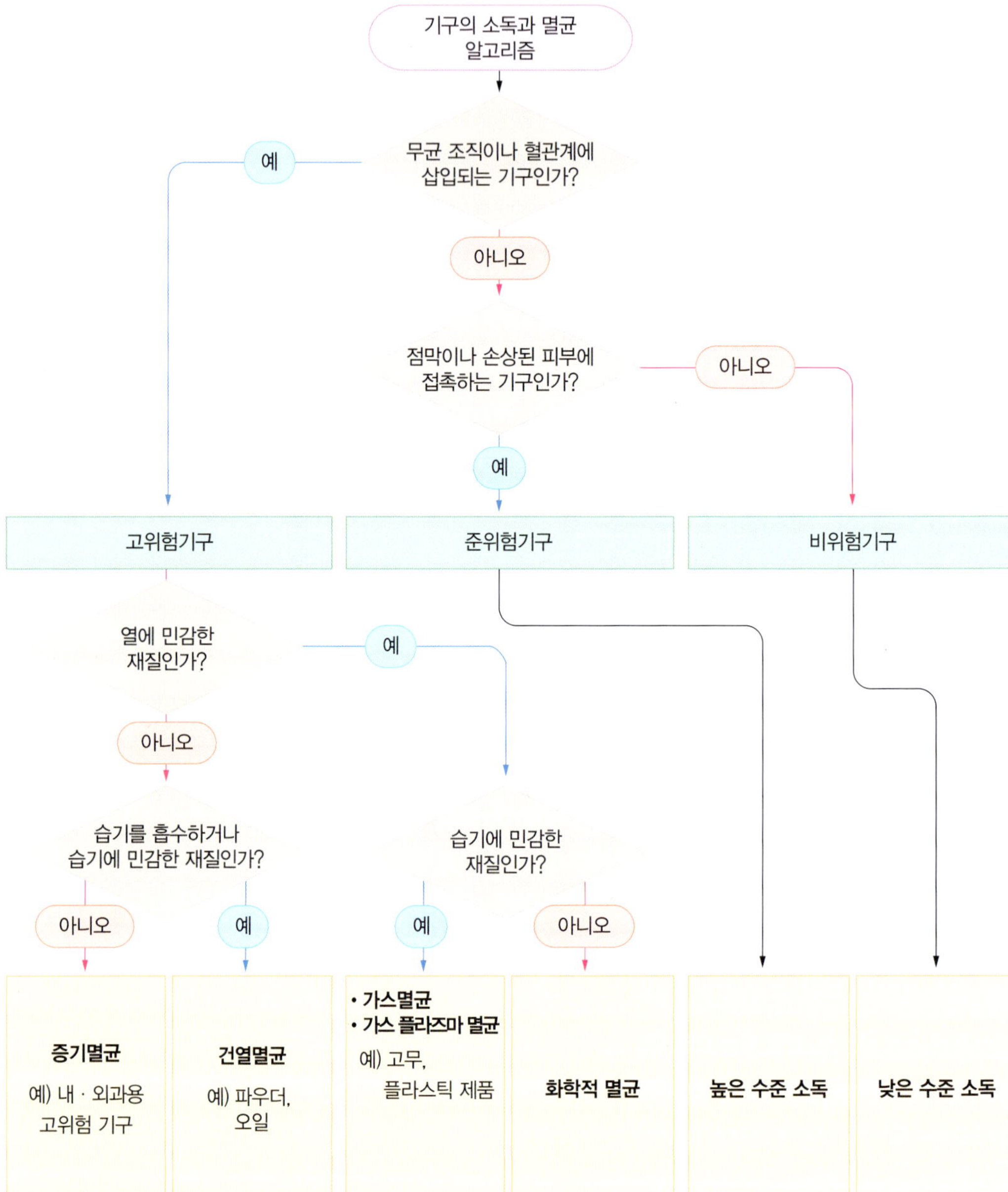


· CJD 등 특수 병원체에 접촉한 기구의 경우 해당 지침을 따른다.
· 준위험 기구의 경우 최소한 높은 수준의 소독을 시행하고, 상황에 따라 멸균처리하는 것이 더 안전할 수도 있다.

그림 4-10. 기구의 소독과 멸균의 알고리즘(KDCA)

출처: CDC. CDC web site on HICPAC. Guideline for Disinfection and Sterilization in Healthcare Facilities, 2008. http://www.cdc.gov/hicpac/pdf/guidelines/Disinfection_ Nov_2008.pdf(Updated on 5 December, 2011)

표 4-7. 의료기구의 분류에 따른 소독과 멸균 방법(KDCA)

| 분류 | 해당기구(예시) | | 소독 및 멸균 방법 |
|---|---|---|---|
| 고위험 기구<br>(Crtical items) | 수술기구, 심도관, 요로카테터, 이식물, 내시경 부속품 중 생검 겸자나 절단기, 무균적 체강 내로 삽입되는 초음파 탐침(probe)과 내시경류(관절경, 복강경 등), 전기소작팁(Electrocautery tips), 자궁경부 큐렛(Endocervical curettes), 이동겸자(Transter forceps), 초고속 치과용 핸드피스를 포함한 치과기구(Dental equipment including high speed dental handpieces) | 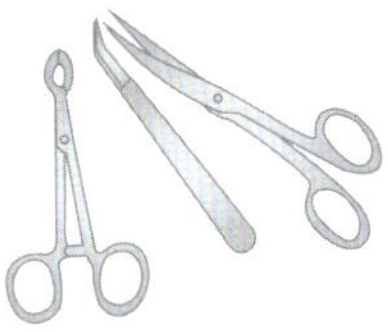 | 물리적 멸균<br>화학 멸균 |
| 준위험 기구<br>(Semicritical items) | 내시경류(위내시경, 기관지내시경, 대장내시경 등) 호흡치료 기구 및 마취기구, 후두경날(laryngoscope balde), 식도기능검사 카테터(esophageal manometry catheter), 냉동수술 탐침(cryosurgical probes), 개검기(nasa/anal/vaginal specula), 심폐소생백 마스크(젝 face masks), 유축기구부속품(Breast pump accessories), 직장/질 초음파 탐침 | 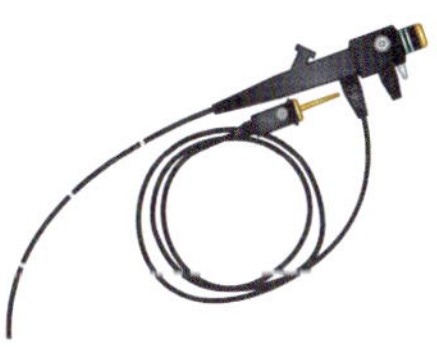 | 화학 멸균<br>높은 수준 소독 |
| 비위험 기구<br>(Non-critical items) | 대소변기, 혈압측정기, 청진기, 심전도 기계 등 손상없는 피부와 접촉하는 초음파 탐침(복부, 방광 초음파 등) | 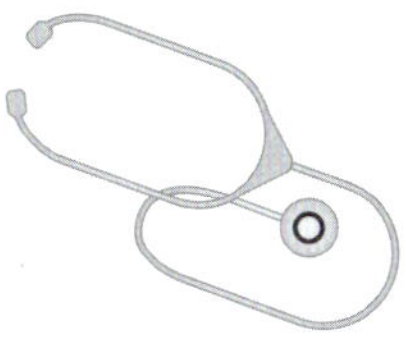 | 낮은 수준 소독 |

출처: Rutata WA., Weber DJ., Guideline for Disinfection and Sterlization in Healthcare Facilities, 2008.

## 2) 준위험 기구(semicritical instrument): 멸균은 필요 없지만 일반세균은 없어야 하는 기구

높은 수준의 소독 개념을 이용하면 되는 경우로 **점막과 접촉하는 호흡치료 기구들이나 소화기 내시경 종류들이다.** 저항성이 강한 아포는 액상 화학소독제를 사용한 이후에도 남아있을 수 있지만, 대부분 병원성으로 작용하지는 않는다. 그러나 점막을 뚫고 들어가는 침습적인 처치를 시행할 경우에 사용되는 물품들은 멸균되어야 한다. 멸균이 불가능하면 높은 수준의 화학소독제를 이용하거나 저온으로 소독한다. 소독 과정의 중요한 변화를 가져온 후에는 기구를 배양 검사한다. **글루타르 알데히드, 과산화수소, 과초산 등이 주로 사용**되지만 글루타르 알데히드는 독성이 강해 권장하지 않는다. 염소 소독제는 높은 수준의 소독능을 갖지만 기구를 부식시키기 때문에 일반적으로 사용하지 않는다. 고도 소독능을 갖는 소독제로 처리한 다음 멸균 증류수로 깨끗하게 헹군다. 이때 수돗물을 사용하면 항산균이나 레지오넬라 등에 의해 오염될 수 있으므로 주의해야 한다. 멸균 증류수를 사용할 수 없으면, 수돗물로 헹군 후 알코올로 씻고 강한 바람으로 기구를 말린다. 병원에 제공되는 물은 적절하게 처리되어야 하며, 저장하는 물은 미생물의 증식을 막기 위하여 염소처리를 한다. 특히 **혈액을 투석하는 물은 정기적으로 배양검사를 시행하여야 하며, 탈이온화(deionization)와 같은 여과처리를 필요로 한다.**

### 3) 비위험 기구(non critical instrument)

멸균은 필요없으나 어느 정도 미생물이 존재하여도 되는 기구, **점막에 닿지 않고 상처가 없는 피부와 접촉하는 기구들**이 여기에 포함된다.

#### (1) 진료 환경

**혈압 측정기, 변기, 목발, 침대 난간, 물잔, 린넨, 음식쟁반, 심전도 도구, 침상 테이블, 방사선 촬영용 가운, 병실 가구 등**은 소독제나 소독과정을 사용한 청소 지침에 따른다. 2% 석탄산, 3% 크레졸용액, 4가 암모늄염, 양성 계면활성수용액(500배 희석), 차아염소산나트륨 수용액(500배 희석) 등을 소독제로 사용할 수 있다.

#### (2) 비진료 환경

환자의 혈액이나 미생물 검체를 취급하는 진단검사의 학과와 같이 독성이 있는 미생물에 의하여 오염된 곳은 소독제나 소독과정을 이용한 청소지침에 따르도록 한다. 사무실이나 창고와 같이 환자의 치료에 관여하지 않는 곳들은 일반적인 방법으로 청소를 하고 근무여건에 좋은 환경을 위해 적절하게 환기시켜야 한다.

## 5. 대상별 소독방법

의료 환경에서 사용하는 기구의 종류와 요구되는 소독수준에 따라 필요한 소독방법을 요약하면 표 4-8과 같다. 제품의 설명서를 잘 참조하여 효과적이고 적절한 소독을 하도록 한다.

### 1) 내시경 기구의 소독

내시경 기구들은 소독하기에 충분한 시간을 확보하기가 어렵고, 열에 대한 내구성이 약하며, 내간이 좁아 효과적인 세척과 소독이 어렵다. 소독이 완전하게 이루어지지 않으면 *Salmonella*, *Mycobacterium tuberculosis*, Hepatitis B virus, HIV 등 교차감염을 일으킬 수 있고, *Pseudomonas* 등의 환경세균에 오염될 가능성이 있으며, 다음과 같은 일반적인 지침을 지키도록 한다(표 4-8).

#### (1) 연성내시경(flexible endoscope)

위내시경, 기관지내시경, 대장내시경, 십이지장경, 초음파 내시경 등을 포함하는 연성내시경의 재처리과정은 **전세척(precleaning/bed-side cleaning), 세척(cleaning), 소독(disinfection), 헹굼(rinsing), 건조(drying)의 단계로 시행하여 보관**한다.

표 4-8. 내시경에 사용할 수 있는 높은 수준 소독제(예시)(KDCA)

| 분류 | Peracetic acid (0.2%) | Glutaraldehyde (≥2.0%) | Orthophthaldehyde (0.55%) | Hydrogen peroxide/ peracetic acid (7.35%/0.23%) |
|---|---|---|---|---|
| 높은 수준의 소독 | – | 20~90분(20~25°C) | 제조사의 권고에 따름 | 15분(20°C) |
| 멸균 수준 | 12분(50~56°C) | 10시간(20~25°C) | None | 3시간(20°C) |
| 살균 효과에 대한 최소농도 기준 | 없음 | 있음(≥1.5%) | 있음(0.3%) | 없음 |
| 안전성 | 눈과 피부의 손상 (농도가 높은 경우) | 호흡기계 | 눈의 자극 피부에 착색 | 눈의 손상 |
| 필수착용 보호구 | 보안경, 장갑 | 마스크 | 보안경 | 보안경 |
| 소독과정 | 자동 | 수동/자동 | 수동/자동 | 수동 |
| 유기물 존재에 대한 저항성 | 있음 | 있음 | 있음 | 있음 |

출처: Rutala WA., Weber DJ., Guideline for Disinfection and Sterilization in Healthcare Facilities, 2008.

① 전세척(prewashing)

검사 종료 직후 침상 옆에서 세척제를 묻힌 거즈로 내시경 외부 표면과 선단 부분을 닦아낸 후 내관은 세척액을 충분히 흡인한다. 이송용기에 담아 즉시 세척실로 이송한다.

② 누수 점검(leak testing)

내시경의 각종 밸브를 제거한 후 누수 점검을 실시한다.

③ 세척(washing)

내시경을 세척액에 담근 후 부드러운 거즈나 스펀지로 표면을 닦는다. 세척이 어려운 부분과 내시경의 내강은 각각의 전용솔을 이용하여 오염물질을 제거하고 물로 충분히 헹군 후 물기를 제거한다. 재사용 세척솔은 사용 후 높은 수준의 소독이나 멸균을 시행한다.

- 십이지장경의 올림 와이어(elevator wire) 채널은 겸자 올림 장치를 위아래로 조절하여 내시경 선단부 끝부분을 세심하게 솔질한다.
- 렌즈 부분은 부드러운 솔을 이용하여 세척한다.

④ 소독

높은 수준의 소독제에 침적하여 내시경의 내강을 포함한 모든 면에 소독제가 완전히 접촉할 수 있도록 한다. 재사용 소독제는 유효 농도가 적정하게 유지되는지 여부를 확인한다. 만일 소독 단계에서 자동세척 소독기를 사용하는 경우에는 제조사의 지침에 따라 기기의 특성과 사용 방법을 확인하여 소독을 시행한다.

⑤ 헹굼

내시경은 모든 채널 내부를 주사기를 사용하여 물로 충분히 헹군다.

⑥ 건조

70~90% 알코올로 모든 채널을 통과시킨 후(제조사의 금기사항이 아니라면), 압축공기를 사용하여 건조한다.

⑦ 자동세척

소독기를 사용하는 경우 기기의 특성과 사용 방법을 확인하고 제조사의 지침에 따라 시행한다.

⑧ 보관

내시경 전용 보관장에 적절한 간격을 유지하면서 수직으로 걸어둔다. 보관장은 문을 닫아두고 환기가 잘되는 공간에 설치하여 습기가 생기는 것을 방지한다.

### (2) 경성내시경(rigid endoscope)

**부비동경(sinus scope-surgical), 복강경(laparoscope), 관절경(arthroscope) 등 수술이나 무균조직 또는 혈관계에 삽입되는 내시경은 고위험 기구에 속하며**, 후두경(laryngoscope), 이경(otoscope), 경성기관지경(rigid bronchoscopes) 및 직장경(proctoscope) 등 점막과 접촉하는 내시경은 준위험 기구로 분류된다.

① 전세척

분리 가능한 부분은 모두 분리하여, 사용한 장소에서 젖은 거즈로 혈액/조직 등 잔유물을 닦고 세척 장소로 운반한다.

② 세척

내시경의 모든 어댑터를 제거하고 렌즈 표면을 닦은 후 세척제를 이용하여 세척한다. 기구의 표면과 내강은 부드럽게 솔질하여 세척하며, 튀는 것을 방지하기 위해 기구를 세척액에 담그고, 세척솔을 기구 전체를 통과하여 앞뒤로 움직이며 오염을 제거한 후 흐르는 물로 헹구고 물기를 제거한다.

③ 소독

부비동경, 복강경, 관절경 등 고위험 기구에 속하는 내시경은 반드시 멸균을 시행하며, 준위험 기구에 속하는 내시경은 높은 수준의 소독 이상을 시행한다.

④ 헹굼 및 보관

높은 수준의 소독을 시행한 경우는 물로 충분히 헹군 후 내강을 알코올로 통과시켜 오염되지 않도록 보관한다. 수술이나 무균조직에 사용하는 내시경을 화학멸균제에 침적하여 멸균하는 경우 사용 직전에 멸균한다.

### 2) 환경 소독

의료기관은 각종 병원성 미생물로 인한 오염이 가능하므로 안전하고 청결한 환경을 제공하기 위한 환경 소독 규정을 마련하여 시행한다. **환경 소독의 일반적 지침은 다음과 같다.**

(1) 의료장비 및 환경 표면은 접촉의 정도에 따라 구분하여 소독주기를 결정하며, 눈에 보이는 오염이 있는 경우 즉시 제거한다.

(2) 병실은 매일 청소하고, 환자가 퇴원 및 병실을 이동한 경우 소독제로 청소한다.

(3) 환경이나 장비 표면 소독을 위해서는 일반적으로 낮은 수준의 소독제를 이용하며, 특수한 경우에는 소독 수준을 달리하여 적용한다. 소독제에 대한 희석방법, 소독시간, 적합성, 보관 방법, 유효기간은 제조사의 권고사항에 따른다.

(4) 소독제 용기는 일회용을 권장하며, 재사용 시 사용 전에 비우고 세척, 소독, 건조시킨다.

(5) 희석한 소독제는 오염이 발생하지 않도록 희석 방법 및 사용기간 등에 대한 지침을 마련한다.

(6) 욕실과 화장실은 소독제로 매일 청소한다.

(7) 물걸레는 병실마다 깨끗한 것으로 사용하며, 청소도구는 세척 후 소독제를 사용하여 소독 · 건조시킨다.

(8) 진공청소기를 사용할 경우에는 HEPA 필터가 장착된 것을 사용한다.

(9) 수술실, 고위험 시술실, 중환자실, 격리실 및 검체를 다루는 검사실 등은 매일 소독제를 이용하여 청소한다. 투석 환자의 경우, 침대, 투석기계 표면 및 투석에 사용된 물품은 각 환자의 투석이 끝난 후에 소독한다.

### 3) 치과진료실

(1) 치과의자 주변의 진료대(counter top), 스위치, 조명등 손잡이와 같은 표면은 각 환자의 진료가 끝난 후에 소독하거나 보호덮개를 사용한다.

(2) 보호덮개는 환자 진료마다 교체하며, 눈에 보이는 오염이 있거나 손상되면 즉시 보호덮개를 제거하고 환경 표면을 소독한다. 보호덮개를 사용하더라도 매일 일과 종료 후 환경 표면을 소독한다.

### 4) 격리실

(1) 소독제를 사용하여 매일 청소한다.

(2) 접촉주의 격리실 청소 시 가운과 장갑을 착용하며, 커튼은 환자 퇴실 후 교환한다. 비말주의 격리실 청소 시는 마스크, 공기주의 격리실은 N95 마스크를 착용한다.

(3) 공기주의 입원 환자 병실은 청소를 하고 적절한 환기 후에 사용한다. 시간당 공기교환 횟수는 4회 기준 2시간 정도 또는 기관의 공조시스템에 따라 조정한다.

(4) 식기 소독에 대해서는 관련 법률에 근거하여 내부 규정을 마련하여 시행한다.

표 4-9. 물품의 재질과 형태별 소독과 멸균의 적용(KDCA)

| 분류 | 멸균 | | 소독 | | |
|---|---|---|---|---|---|
| | 고위험기구 | | 높은 수준 | 중간 수준 | 낮은 수준 |
| | | | 준위험 기구 | 준위험 기구의 일부,<br>비위험 기구의 일부 | 비위험 기구 |
| | 방법 | 노출시간 | 방법(노출시간 20℃<br>이상에서 12~30분간) | 방법<br>(노출시간 1분 이상) | 방법<br>(노출시간 1분 이상) |
| 표면이 견고하고 매끄러운 제품 | A | 제조사 권고대로 | D | K | K |
| | B | 제조사 권고대로 | E | L | L |
| | C | 제조사 권고대로 | F | M | M |
| | D | 20~25℃에서 10시간 | H | N | N |
| | F | 6시간 | F | | O |
| | G | 50~56에서 12분 | J | | |
| | H | 3~8시간 | | | |
| 고무 튜브, 카테터 | A | 제조사 권고대로 | D | | |
| | B | 제조사 권고대로 | E | | |
| | C | 제조사 권고대로 | F | | |
| | D | 20~25℃에서 10시간 | H | | |
| | F | 6시간 | I | | |
| | G | 50~56에서 12분 | J | | |
| | H | 3~8시간 | | | |
| 폴리에틸렌 튜브, 카테터 | A | 제조사 권고대로 | D | | |
| | B | 제조사 권고대로 | E | | |
| | C | 제조사 권고대로 | F | | |
| | D | 20~25℃에서 10시간 | H | | |
| | F | 6시간 | J | | |
| | G | 50~56에서 12분 | | | |
| | H | 3~8시간 | | | |
| 렌즈가 있는 기구 | A | 제조사 권고대로 | D | | |
| | B | 제조사 권고대로 | E | | |
| | C | 제조사 권고대로 | F | | |
| | D | 20~25℃에서 10시간 | H | | |
| | F | 6시간 | J | | |
| | G | 50~56에서 12분 | | | |
| | H | 3~8시간 | | | |
| 체온계(구강, 항문용) | | | | | K |

표 4-9. 물품의 재질과 형태별 소독과 멸균의 적용(KDCA)(계속)

| | | | | | |
|---|---|---|---|---|---|
| 경칩이 있는 기구 | A | | 제조사 권고대로 | D | |
| | B | | 제조사 권고대로 | E | |
| | C | | 제조사 권고대로 | F | |
| | D | | 20~25℃에서 10시간 | H | |
| | F | | 6시간 | I | |
| | G | | 50~56에서 12분 | J | |
| | H | | 3~8시간 | | |

A, 증기 혹은 열기를 포함한 고열 멸균(제조사 권고에 따르며, 3~30분 소요됨)
B, Ethylene oxide gas (제조사 권고에 따르며, 일반적으로 50~60℃에서 멸균 1~6시간, 공기 정화 8~12시간 소요됨)
C, Hydrogen peroxide gas plasma (제조사 권고에 따르며, 내강 구경과 길이에 따라 45~72분 소요됨)
D, Glutaraldehyde-based formulations (>2% glutaraldehyde); glutaraldehyde (1.12%)+1.93% phenol/phenate. 높은 수준의 소독을 위해 35℃에서 5분간 소독 필요함
E, Ortho-phthalaldehyde (OPA) 0.55%
F, Hydrogen peroxide 7.5% (구리, 아연, 동을 부식시킴)
G, Peracetic acid, 농도는 다양하며 0.2% 이상의 농도에서 아포 사멸됨, 50~56℃에서 침적함
H, Hydrogen peroxide (7.35%) + 0.23% peracetic acid; hydrogen peroxide 1% + peracetic acid 0.08% (금속 기구는 부식됨)
I, Wet pasteurization, 세제를 사용하여 세척한 후 70℃에서 30분간 소독함
J, Hypochlorite, 식염수를 전기분해하여 바로 사용하며 활동 염소 농도는 >650~675 임(금속 기구를 부식시킴) K, Ethyl 혹은 isopropyl alcohol (70~90%)
L, Sodium hypochlorite (5.25~6.15% 가정용 표백제를 1:500 희석하면 유효 염소량 100pm 이상임) M,Phenolic germicidal detergent solution (제조사 권고에 따라 희석)
N, Iodophor germicidal detergent solution (제조사 권고에 따라 희석) O, Quaternary ammonium germicidal detergent solution (제조사 권고에 따라 희석)

1. 수치료 기구는 관련 자료를 참조한다.
2. 모든 미생물을 제거하려면 좀 더 긴 시간이 필요. Follow the FDA-cleared high-level disinfection claim. 10분으로 불충분한 경우가 많음, 특히 좁은 관이나 미생물 또는 세균의 은신처가 될 만한 곳은 더 많은 시간이 필요. 20℃에서 2% glutaraldehyde로 결핵균과 비결핵성 미코박테리아의 사멸을 위해 최소 필요한 시간은 20분. 일부 높은 수준 소독제는 노출 시간이 짧아지기도 함((예, ortho-phthalaldehyde 는 20℃에서 12분). 온도를 높이면 노출시간을 줄일 수 있음(예, 내시경 자동세척소독기의 경우, 2.5% glutaraldehyde는 35℃에서 5분간, 0.55% OPA는 25℃에서 5분간)
3. 튜브제품들은 소독제에 충분히 잠겨야 함. 공기로 인해 잠기지 않은 부분이 없도록 주의할 것
4. 재료와의 적합성을 사용하기 전에 충분히 검토해야 함
5. 배양액(또는 미생물 농축액)을 엎질렀을 때 1,000 ppm 농도를 사용. 경우에 따라 표면을 부식시키기도 함 (5.25%~6.15% 가정용 표백제를 1:50 희석하며 유효 염소량이 1,000 ppm 이상임)
6. 호흡치료 기구 혹은 마취기구를(washer-disinfector)하는 방법은 높은 수준 소독의 대안으로 알려져 있으나 일부 보고에 따르면 저온살균 효과가 불분명함
7. 적용 시 온도에 안전한지를 평가해야 함
8. 구강체온계와 직장체온계는 세척, 소독, 멸균과정에서 섞이지 않도록 함
9. 국내 관련 법규와 제조사의 권고에 따라 사용해야 함

출처) CDC. CDC web site on HICPAC. Guideline for Disinfection and Sterilization in Healthcare Facilities, 2008. http://www.cdc.gov/hicpac/pdf/guidelines/Disinfection_ Nov_2008.pdf(Updated on 5 December, 2011)

### 5) 혈액 및 체액에 오염된 환경소독

(1) 혈액이나 체액을 엎지른 경우는 장갑을 착용하고 주의하여 제거한다.

(2) 10 mL 미만의 **혈액이나 체액이 쏟아진 환경에는 B형 간염바이러스**(Hepatitis B Virus, HBV)**나 사람면역결핍바이러스**(Human Immunodeficiency Virus, HIV)**의 사멸력이 있는 낮은 수준 소독제를 이용하여 혈액이나 체액이 완전히 닦이도록 한다.** 락스를 이용하여 소독하는 경우는 락스 원액 농도에 따라 500 ppm으로 희석하여 사용한다(원액 4%액은 1:80, 원액 5% 기준은 1:100 희석).

(3) 10 mL 이상이 쏟아진 경우는 먼저 흡수성이 있는 티슈나 일회용 타월 등으로 혈액이나 체액을 흡수시켜 방수 비닐에 넣어 폐기하고, 그 부위는 중간 수준 소독제(결핵 사멸력이 있는 소독제를 말하며, 소독제 제품 시험성적서를 확인)를 이용하여 혈액이나 체액이 완전히 닦이도록 한다. 락스를 이용한다면 락스 원액 농도에 따라 1:8(원액 4% 기준) 또는 1:10(원액 5% 기준)으로 희석하여 사용한다. 만약 혈액이나 체액이 흡수되는 환경 표면이라면 먼저 소독제를 적용한 후 닦아내도록 한다.

청결과 소독

### 6) 침수 환경소독

홍수 또는 수계시스템 고장 등으로 침수가 발생되었을 때 환경 소독을 위한 응급대책을 마련하여 시행한다.

(1) 환경 표면은 물이 빠진 후 세제와 소독제로 청소한다.

(2) 타일, 카펫 등은 제거하고 표면을 건조시킨 후 물품을 교체한다. 젖은 카펫은 제거하기 전에 먼지 분산을 최소화하기 위해 낮은 수준의 소독제나 살균제를 카펫에 뿌린다.

(3) 벽면 및 기타 구멍이 많은 재질은 72시간 안에 청소하고 건조할 수 없는 경우 제거하거나 교체한다.

(4) 가구 표면은 청소하고 건조시킨다. 목제 가구는 건조시키거나 표면을 사포로 문지르거나 또는 새로 칠을 한다. 섬유소재의 가구는 교체한다.

## 6. 소독제의 종류와 특성

병원에서는 알코올, 염소 소독제, 글루타르알데히드, 과산화수소, 요오드, 페놀제제, 4급 암모늄제 등 여러 종류의 소독제를 사용하고 있다. 소독제들의 특성을 참조하여 병원에서는 가장 안전하고 효율성이 높은 소독제를 선택하여 사용해야 한다. **불필요하게 높은 농도를 사용하거나 저렴한 소독제를 사용할 수 있는데도 고가의 소독제를 선택하여 소독에 소요되는 비용을 낭비하는 일은 없어야 한다.** 또한, 구입한 소독제의 사용설명서를 사용자들이 숙지하여 올바르게 사용할 수 있어야 하며, 글루타르알데히드 등과 같이 부작용을 일으키는 소독제를 사용할 때는 장갑을 착용하고, 환기가 잘 되도록 하여 사용자 교육을 철저히 하여야 한다. 피부 및 손소독제(알코올, 클로르헥시딘 글루코네이트(CHG), 붕산 수, 수은화합물, 트라이클로산, 요오드 화합물인 요오드와 아이오도퍼, povidone-iodine)에 대해서는 손 위생에서 자세하게 설명했기 때문에 피부 및 손 소독제를 참고한다(표 4-10).

표 4-10. 화학적 소독제의 종류와 특징

| 소독제 그룹 | 소독제 종류 | 소독 용도 | 대상 미생물 | 참고사항 |
|---|---|---|---|---|
| 석탄산 유도체 | • Phenols(2~3%)<br>• Cresol(1~3%)<br>• Hexachlorophene | • 배양물, 가래, 대변 등에 심하게 오염된 물체<br>• 대부분의 물건(음식물, 식기)에 부적절 | • 세균, 결핵에 효과적<br>• 아포, 바이러스에 비효과적 | • 부식성이 큼<br>• Cresol 손 소독용: 1~2% 용액 |
| 알코올 (alcohol) | • Ethylalcohol(70%)<br>• Isopropylalcohol (30~50%) | 손, 피복, 가구류 | 아포, 진균, 바이러스 제외한 모든 미생물에 효과적 | 지질용매로 피지선 지방제거하나 피부손상 |
| 할로겐 화합물 (halogens) | 요오드(iodine): 옥도정기/povidon–iodine | 수술기구, 창상살균소독에 효과적 | 아포를 제외한 모든 세균에 효과적 | 요오드 피부소독 시 공기중에 말려 피막 형성 |
| | 염소(chlorine): hypochlorite 용액 | 염소(chlorine): hypochlorite 용액 | • 세균, 진균, 바이러스, 원충, 아포에 효과적<br>• 결핵균에 비효과적 | 값싸고 강력한 살균력, 독특한 냄새와 표백 효과 |
| | 표백분(calcium hypochlorite) | 수돗물, 수영장 소독 | • 세균, 진균, 바이러스, 원충, 아포에 효과적<br>• 결핵균에 비효과적 | 유기물 많으면 효력 감퇴 |
| | 0.01%~1% 차아염소산나트륨(NaOCl, Vipon) | • 수술실, 병실, 가구, 배설물 등 | • 세균, 진균, 바이러스, 원충, 아포에 효과적<br>• 결핵균에 비효과적 | 자극성, 부식성 강함 |
| 알데히드류 (aldehydes) | 글루타르알데히드(2%) | 각종 기구류(렌즈, 기구, 고무 또는 플라스틱 재류 등의 소독) | • 모든 미생물에 효과적<br>• HBV의 소독제로 지정(WHO) | • 모든 미생물에 효과적<br>• HBV의 소독제로 지정(WHO) |
| | 1% 포름알데히드 (formaldchydc) | 의류, 침구, 유리, 가죽, 나무, 식물제품(단백질 많은 것은 부적합) | 모든 미생물에 효과적 | • 피부 · 점막 자극<br>• 포르말린(40%) 1, 물 39비율로 묽게 함 |
| 중금속 이온 | • 염화제이수은($HgCl_2$)<br>• Mercurochrome<br>• 1% 질산은($AgNO_3$) | 창상, 신생아 안염 예방 등 | 아포를 제외한 모든 미생물에 효과적 | 이온 상태에서 강한 살균력 있는 Hg++, Ag++, Cu++ 이용 |
| 산화제 (oxidizing agents) | • 과산화수소($H_2O_2$)<br>• 과망간산칼륨 ($KMnO_4$) | • 화농성 창상감염, 궤양부위, 구강소독<br>• 요도, 질, 진균소독 | • 알코올에 비해 살균력 떨어짐<br>• 요도, 질, 질균소독 | • 부식성 없고 잔류물 없음<br>• 3~6%<br>• 0.1% 구강, 위세척에 사용 |
| 계면활성제 | 음성비누 | 피부나 의류 | 결핵균, 바이러스에 비효과적 | 살균작용이 강하지 않은 세정제 |
| | 양성비누: benzalkoniumchloride | 손, 유리기구, 금속기구 | 녹농균, 결핵균, 아포, 바이러스에 비효과적 | 자극성 · 독성 약하나 강한 살균력 나타내는 비누 |

## 1) 높은 수준 소독제

### (1) 글루타르알데히드(glutaraldehyde)

① 작용기전

글루타르알데히드는 산성용액으로 소독 효과가 매우 적지만 염기를 첨가하여 pH를 7.5~8.5로 높이면 활성화되어, 미생물의 설파드릴, 하이드록실, 카복실과 아미노 그룹을 알킬화하여 RNA, DNA와 단백질 합성을 변형시켜 미생물을 무력화한다. **결핵균을 포함한 모든 그람 양성세균과 그람음성세균, 진균, 바이러스(HBV, HIV 포함)에 대한 살균능이 있다.** 실험실 환경에서 영양형 세균은 2분 이내에, 결핵균과 진균, 바이러스는 10분 이내에 멸균되고, 아포를 형성하는 막대균속인 *Bacillus* spp., *Clostridium* spp.는 3시간에 멸균된다. *Clostridioides difficile*는 20분 이내에 사멸된다(표 4-11).

표 4-11. 주요 화학적 소독제의 작용기전

| 소독제 | 작용기전 |
|---|---|
| 알코올 | 단백질 변성 용균, 대사기전의 저해 |
| 석탄산 화합물 | 세포막의 파괴, 단백질과의 반응 |
| 할로겐 | 효소 단백질, 핵산 단백질의 -SH기의 산화, 파괴 |
| 포름알데히드 | 효소 단백질, 기타 물질과의 활성기와 반응, 세포막에 작용 핵산 합성 저해 |
| 글루탈알데히드 | 단백질 합성의 저해, 세포막 손상 |
| 염소계 화합물 | 세포막의 손상, 효소 단백질의 변성 |
| 폴리헥사메틸렌 | 효소 저해, 세포막 손상, 단백질, 핵산의 침전 |
| 구아디닌 | 세포질 침전, 세포막 손상 |

② 적용범위

금속 표면을 부식시키지 않고, 렌즈 장착 기구, 고무, 플라스틱을 손상시키지 않아 **높은 수준의 소독제로 내시경류, 폐기능 측정기구, 투석기, 트랜스듀서, 마취 및 호흡 치료기구 등에 주로 사용**하며, 일반적으로 환경 소독에는 사용하지 않는다.

③ 장점

기구와의 좋은 적합성과 비교적 저렴한 가격이다.

④ 단점

증기로 인한 호흡기에 자극성, 자극적인 냄새, 결핵균 살균에 장시간 소요, 기구 표면에 혈액이나 조직을 고착시키고 알레르기 피부염을 일으킨다(표 4-12).

표 4-12. 소독제의 종류별 부작용 방지법

| 소독제 | 부작용 방지법 |
|---|---|
| 글루타르알데히드 | ① 분무법과 청소법에 사용하지 않는다(침지방법에만 이용).<br>② 뚜껑이 있는 침지용기를 사용한다.<br>③ 환기가 잘 되는 장소에서 취급하고 환기가 잘 되지 않을 경우 방독 마스크를 착용한다.<br>④ 보호안경, 플라스틱 에이프런, 고무장갑을 착용하고 취급한다.<br>⑤ 환자 근처에서 취급하지 않는다.<br>⑥ 소독 후의 내시경에 대해서는 충분히 물로 세척을 한다. |
| 차아염소산나트륨 | ① 뚜껑이 있는 침지용기를 사용한다.<br>② 광범위한 청소에 사용할 때에는 충분한 환기를 한다.<br>③ 환기가 좋지 않을 경우에는 염소가스용 종이 마스크나 보호안경을 착용한다.<br>④ 0.5% 이상의 고농도 액은 피부 부착에 대해서 주의한다. |
| 알코올<br>75% 소독용 에탄올<br>70% 이소프로판올 | 착용중인 의류가 축축하게 젖을 정도로 분무를 하지 않는다(인화성).<br>항상 화기주의를 하고 소화설비를 갖추고 안전을 위한 방재교육을 실시한다.<br>① 점막 · 손상 피부에는 금기<br>② 알코올 제제(히비텐® 알코올 등)로 수술 부위를 소독할 경우, 환자와 수술대 사이에 고일 만큼 대량으로 사용하지 않는다. |
| 포비돈요오드 | ① 복강이나 흉강에는 사용하지 않는다(쇼크 가능성).<br>② 체표 면적 20% 이상의 화상 환자, 또는 신부전이 있는 화상 환자에게는 사용하지 않는다.<br>③ 저체중 출산아 · 신생아에게는 광범위한 사용을 피할 것.<br>④ 임산부의 질에 대한 사용은 주 1회로 한다(산부인과용 인소딘® 크림의 경우).<br>⑤ 수술 부위의 소독에서 환자와 수술대 사이에 고일만큼 다량으로 사용하지 않는다.<br>⑥ 수술용 이소딘®과 수술용 네오딘®은 목 윗부분 소독에 사용하지 않는다. |
| 클로르헥시딘 | ① 방광 · 질 · 귀에는 금기<br>② 창상부위 소독에서는 0.5% 농도를 엄수한다.<br>③ 목 위 부분의 수술소독에는 사용하지 않는다.<br>④ 사용 중의 미생물 오염에 대해서 주의한다 |
| 염화벤잘코늄 | ① 복강이나 흉강에는 사용하지 않는다(흡수되어 근육이완).<br>② 오음에 대해서 주의한다(경구 독성이 높음).<br>③ 사용 중이 미생물 오염에 대해서 주의한다. |

⑤ 참고사항

Ⓐ 글루타르알데히드의 희석 농도를 감소시킬 수 있는 유기물질 또는 젖은 기구로 인한 물 유입 등을 피한다.

Ⓑ 알데히드는 기구 표면에 단백질을 고정시키기 때문에 침적 전 철저한 세척이 필요하다.

Ⓒ 침적시간은 소독 효과에 영향을 미치는 중요한 요소이며, 온도와 농도에 의해 영향을 받는다. 일반적으로 기관지 내시경을 제외한 내시경의 경우 철저한 세척 후 10분 이상 침적시키며, 결핵균을 사멸하려면 최소한 20분 이상 침적시켜야 한다.

Ⓓ 침적 시 내강에 공기 방울이 형성되지 않도록 하여 기구의 모든 면이 소독제가 닿도록 침적한다.

Ⓔ 활성화된 글루타르알데히드는 실온에서 시간이 지날수록 농도가 떨어지기 때문에 제조사에서 권장하는 방법대로 사용 후 폐기해야 한다. 일반적으로 2% 이상의 농도를 유지할 경우 높은 수준의 소독제로 사용할 수 있다.

Ⓕ 사용기한은 얼마나 많은 기구를 침적시켰는지와 글루타르알데히드를 희석한 기간에 따라서 다양하기 때문에 소독 효과의 지속성을 확인하기 위해 농도 모니터링을 시행하고, 이 결과에 따라 교환한다.

Ⓖ 모니터링 스트립은 제조사의 지침대로 사용하며, 활성화시킨 소독제의 유효기간이 지났으면 결과와 관계없이 폐기한다.

Ⓗ 소독제의 유해한 성분에 환자 및 직원이 노출되는 것을 방지하기 위해 남아 있는 글루타르알데히드를 물로 충분히 헹구어 제거한다.

Ⓘ 사용자에게 비출혈, 알레르기성 피부염, 천식, 비염 등의 부작용을 발할 수 있다.

Ⓙ 작업장 내 안전문제에 주의하며 방수 앞치마와 고무 장갑 착용 등 안전관리를 권장한다(그림 4-11).

Ⓚ 작업장 환경에서 글루타르알데히드의 노출을 모니터링한다. 모니터링 방법에 따라 다르지만 천정에서 체크한 글루타르알데히드가 0.05 ppm보다 높으면 환경에 대한 재평가가 필요하다.

Ⓛ 작업장 내에 배기 후드가 필요하며 시간당 7~15회의 공기 교환이 이루어져서 소독제 증기를 배출시켜야 한다.

Ⓜ 용기는 완전히 밀폐되는 용기에 넣어 보관한다.

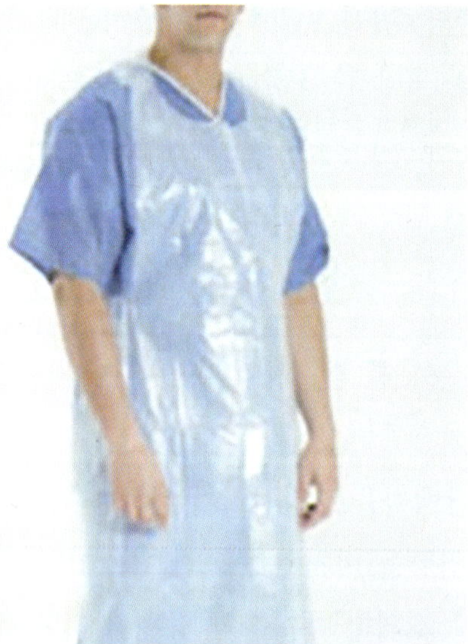

그림 4-11. 소독력이 강한 소독제를 사용할 때는 방수 앞치마와 장갑을 착용해야 한다.

### (2) 올소프탈알데히드(ortho-phthaldehyde, OPA)

① 작용기전

0.55% 1, 2-bezenedicarboxaldehyde(OPA)로 구성되었으며 중성(pH 7.5)을 띤다. OPA, glutaraldehyde 모두 아미노산, 단백질, 미생물과 상호작용함으로써 살균력이 나타난다(그림 4-12). 아포의 경우 실온에서 270분 노출해도 살균력이 없다. **용액을 pH 6.5~8로 올리면 아포 살균력이 올라가며, 온도가 증가할수록 살균력이 증가한다.**

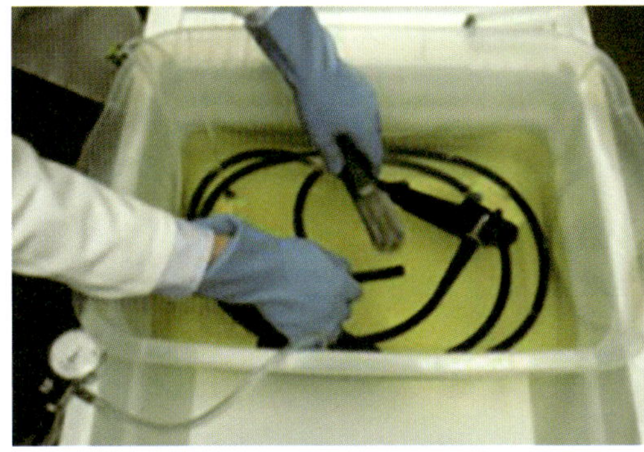

그림 4-12. 내시경기구의 소독
Glutaraldehyde나 과초산에 살균될 정도로 충분한 시간 동안 담가 놓는다.

② 적용범위

Ⓐ **높은 수준의 소독제로 내시경류 소독에 주로 사용한다.**

Ⓑ Glutaraldehyde에 비해 안정적(pH 3~9까지)이다.

Ⓒ 눈이나 코에 자극이 없으며 활성화제가 필요하지 않다.

Ⓓ 기구와의 적합성에 문제가 없어 여러 가지 소재의 기구에 적용 가능하다.

Ⓔ 중성이고 거품이 적어 쉽게 헹구어진다.

Ⓕ 일반적으로 환경 소독에는 사용하지 않는다.

③ 장점

작용시간이 빠르고 활성화제가 필요없다. 자극적인 냄새가 없고 기구와의 적합성이 좋다.

④ 단점

피부, 직물, 환경에 착색, 임상에서 사용이 제한되고 글루타르알데하이드보다 고가이며, 눈에 접촉 시 심각한 손상을 일으키고 아포의 살균력이 느리다.

### (3) 과산화수소(hydrogen peroxide)

① 작용기전

**과산화수소는 세포막의 지질, DNA, 기타 세포 필수 구성 요소 등을 파괴하는 작용**을 한다. 세균, 진균, 바이러스, 아포, 결핵균에 모두 효과적이다. 6~25% 농도에서는 화학멸균제로 사용 가능하다. 7.5% 과산화수소에 0.85% 과초산을 혼합하여 멸균제로 사용하기도 한다. 과산화수소 용액은 불안정하므로 안식향산(benzoic acid)이나 다른 안정제를 첨가하여 사용한다(예: 6% stabilized hydrogen peroxide).

② 적용범위

3~6%의 농도로 **콘텍트렌즈(예: 3%, 2~3시간), 안압계 바이프리즘, 인공호흡기, 린넨, 내시경 등**을 소독한다.

③ 장점

활성화 용액이 필요 없으며, 유기물질이나 미생물의 제거에 효과적이며 폐기 시 환경 오염이 없고, 냄새나 자극이 없고 금속이나 플라스틱, 고무에 문제가 없다. 기구 표면에 혈액이나 조직을 고착시키지 않는다.

④ 단점

기구와의 적합성 문제 특히 동, 아연, 니켈이나 은의 외관상, 기능상 문제를 초래하고 눈에 접촉 시 심각한 손상을 줄 수 있다.

#### (4) 과초산(peracetic acid)

① 작용기전

일반적인 산화제의 기전으로 단백질을 변형시키고, 세포벽 투과율을 방해하고, 단백질, 효소, 다른 대사물 질과 결합한 sulfhydryl과 sulfur를 산화시킨다. 유기물 제거 능력이 강하고 잔류물질이 없으며, 모든 미생물에 단시간 내에 효과가 있다. 그람양성세균 및 그람음성세균, 곰팡이, 효모 등은 100 ppm 미만의 농도에서 5분 이내에 불활성화 시킬 수 있다.

② 적용범위

**수술기구, 치과기구, 내시경 기구의 화학멸균제로 사용한다. 구리, 황동, 철 및 아연을 부식시킨다.** 희석 시 불안정해진다. 예를 들어, 1% 용액은 가수분해로 6일 만에 절반으로 감소하며, 40%의 과초산은 한 달이 지나면 유효 성분의 1~2%가 감소한다.

③ 장점

**빠른 시간(30~45분), 낮은 온도(50~55℃), 자동세척 과정, 1회 사용 시스템(농도 모니터링 필요없음), 표준화된 사이클 적용, 조작하는 사람들에게 무독성, 광범위한 기구나 물건에 적합성**, 유기물이나 내독소 제거능력 향상, 기구 표면에 혈액이나 조직을 고착화시키지 않음, 소독제가 내시경을 통과하면서 염, 단백질, 미생물들을 제거, 빠른 아포 살균력, 표준화된 지침을 제공한다.

④ 단점

**일부 기구와 비적합성(알루미늄으로 코팅된 것을 무디게 함), 침적할 수 있는 것만 사용**, 생화학적 지시기를 사용할 수 없음, 1회 1개 내시경 혹은 적은 양만 소독 가능, 다른 소독제에 비해 고가의 비용(소독기구의 구입비용, 관리비용, 내시경 수리비용), 농축된 경우 사용자의 눈과 피부 손상, 사용 직전 소독, 소독 후 보관기간이 짧다.

#### (5) 과초산-과산화수소 화합물(peracetic acid & hydrogen peroxide)

① 작용기전

두 개의 물질이 서로 상승작용으로 살균력이 상승된다. **혈액투석기계나 내시경 소독제로 사용**되고 있다. 0.08% peracetic acid + 1.0% hydrogen peroxide의 구성으로 대부분의 내시경 기구에 사용되었으나 내시경 자체에 미치는 영향으로 사용이 제한되었다.

최근에는 0.23% peracetic acid + 7.23% hydrogen peroxide의 비율로 미국 FDA의 인증을 받아 사용되고 있다.

② 장점

활성화제가 필요 없으며, 냄새나 자극성 심하지 않다.

③ 단점

**납, 아연, 동, 구리로 외관상 변화로 기능상의 문제를 초래하며, 피부 및 눈의 손상 위험**이 있다.

#### (6) 포름알데히드(formaldehyde)

실온에서 자극성이 강한 냄새를 띠는 무색의 기체로 메탄알(methanal)이라고도 한다. 녹는점 −92℃, 끓는점 −21℃이며 물에 잘 녹는다. **포름알데히드는 멸균제로도 사용할 수 있는 소독제이지만 의료용으로는 사용하지 않는다.**

포름알데히드는 기체이며, 이를 물에 녹인 것이 포르말린이며, 이는 37% 포름알데히드 수용액이다. 발암성이 강하기 때문에 0.75 ppm에서 8시간 이상 작업하지 않도록 한다. 반드시 배기후드가 설치된 곳에서 다루어야 한다.

### 2) 중간수준 소독제

#### (1) 요오드, 아이오도퍼(iodine and iodophor)

① 작용기전

요오드 분자는 미생물 세포벽을 뚫고 아미노산과 불포화지방산 결합을 통해 세포를 불활성화시켜 **단백질 합성 저해와 세포막 변성에 의한 소독작용**을 한다. 아이오도퍼는 요오드와 아이오다이드 또는 트리아이오다이드와 폴리머케리어 원소 혼합물로 분자량이 크다. 요오드에 액화시키는 물질을 첨가하여 수용액 상태에서 유리요오드가 방출되어 미생물과의 직접 결합 또는 산화에 의하여 살균작용을 나타낸다.

② 적용범위

**가장 대표적인 아이오도퍼는 포비돈 아이오다인(povidone iodine)으로 착색이 안되고 독성과 자극성이 적다.** 요오드 분자량(유리요오드, free iodine)이 아이오도 퍼의 소독력을 결정한다. 10% 포비돈 아이오다인은 1% 유효 요오드를 함유하는데 이는 1 ppm의 유리요오드를 발생하게 한다. 세정제가 함유된 포비돈요오드는 손가락 소독 등에 널리 이용되고 있다(제3장 피부 및 손 소독제 참조).

#### (2) 알코올

피부 주사부위 소독에 알코올 스펀지와 청진기, 심폐소생기 등의 소독에 사용한다. 원칙적으로 소독제의 분무는 바람직하지 않지만 이외에 달리 간편한 소독법이 없는 가운 · 신발 · 커튼 · 매트리스 등에는 알코올 스프레이가 적합하다. 화기주의 및 화재 예방에 유의하여 사용하도록 한다(제3장 피부 및 손 소독제 참조).

#### (3) 트라이클로산(triclosan)

비이온의 무색 제제로 물에 잘 용해되지 않고 알코올에는 잘 용해된다. 0.2%~2% 농도에서 살균력을 나타내는데 0.4%~1% 세척제나 0.2%~0.5% 알코올 혼합 제제로 피부나 손 세척에 사용되어 왔다. 살균범위가 넓지 않고 제균제로 간주되며 그람음성세균보다는 그람양성세균에 더 효과가 있다(제3장 손 소독제 참조).

### 3) 낮은 수준 소독제

#### (1) 염소/염소 화합물(chloride & chlorine compounds)

① 작용기전

유리염소(Free $Cl^-$)가 미생물을 파괴하는 정확한 기전은 아직 명료하게 설명되지 못하지만, **세포나 단백질 변성, 핵산의 불활성화** 등 어떤 핵심적인 효소반응의 저해와 관련된 것으로 보인다.

액체(sodium hypochlorite)와 고체(calcium hypochlorite) 형태가 있으며 **액체상태의 차아염소산나트륨(sodium hypochlorite)이 가장 일반적으로 사용**된다. 광범위한 항균작용을 가지고 있으며, 독성이 잔존하지 않고, 표면에 남아 있는 세균이나 바이오필름을 제거할 수 있지만, 경수, 잔존한 유기물질 등에 의해 비활성화된다. 염소계 소독제는 용액 내의 유리되지 않은 hypochlorous acid (HOCl)의 양에 따라 소독 효과가 달라진다. 용액의 pH가 높아지면 hypochlorous acid가 hypochlorite 이온(OCT)으로 유리되면서 소독 효과가 감소한다.

② 적용대상 및 소독방법

유기물질이 없는 상태에서 **일반 세균은 5 ppm 미만에서, 미코플라스마(*Mycoplasma*)는 25 ppm에서 수초 안에 사멸된다. 결핵균을 죽이려면 유리염소 1,000 ppm이 필요**하다. 100 ppm은 *Bacillus*의 아포를 5분 안에 99.9% 사멸시킬 수 있고, 1시간 내에 진균을 사멸시킨다. 산성화된 염소계 소독제나 일반적인 염소계 소독제(5,000 ppm)는 10분이면 *Clostridioides difficile* 아포를 불활성화 시킨다. **차아염소산나트륨의 소독 대상은 바닥에 떨어진 바이러스 오염혈액** 등이다.

B형, C형 간염 바이러스 및 HIV 등의 오염 혈액에 대해서는 10배 이상의 1%(10,000 ppm)액을 따라서 5분 이상 방치한 후에 닦아 낸다. 이때 오염혈액이 대량으로 있을 경우, 그 위에 쓰지 않는 타월 등을 깔고 그곳에 1% 소독액을 따르면 좋다. **차아염소산나트륨은 저잔류성으로 인해, 우유병, 도마, 투약용기와 같은 식기류와 시트류의 소독에 적합하다. 가격이 저렴하고, 또한 건조 시에 염소가스로 증발되어 옷감 등에 남지 않는 점 등의 특징이 있어 매우 유용하다**(표 4-13).

표 4-13. 차아염소산나트륨의 사용 방법(CDC)

| 대상 | 사용 농도 | 사용법 |
|---|---|---|
| 바닥에 바이러스 오염혈액 | 1%* | 바닥에 붓고 5분 이상 방치한 후에 닦아낸다. |
| 바이러스 오염 환경<br>(눈에 보이는 혈액 부착이 없는 경우) | 0.1% | 청소. 다만, 상처 나기 쉬운 재질에 사용할 때는 사용 후의 물 세척이 필요하다. |
| 식기류 | 0.02% | 세정 후 5분 이상 침지 |
| 시트류 | 0.02% | 세정 후 최종 헹굼 액으로 5분 이상 침지. 그 후에 물 세척 |
| 초음파 네뷸라이저 캡이나 호스<br>우유병 투약 용기 | 0.01~0.0125% | 세정 후 1시간 침지 |

* 1%=10,000ppm

### (2) 클로르헥시딘 글루코네이트(chlorhexidine gluconate)

양전하를 띠는 클로르헥시딘 글루코네이트는 음전하를 띠는 **세포막에 결합하여 살균 효과**를 나타낸다. 그람양성세균에 효과가 좋고 그람음성세균과 진균에는 다소 효과가 떨어지며, 결핵균에 대해서는 최소 효과만 가진다. **아포에는 효과를 발휘하지 못하며, 외피보유바이러스(herpes-simplex virus, HIV, CMV, influenza virus, RSV 등)에 효과적이지만, 외피비보유바이러스(rotavirus, adenovirus, enterovirus 등)에는 대체로 효과가 적다.** 구강에서 세균이 만드는 플라그와 결합하여 세균이 치아로 흡수되는 것을 방해한다(제3장 손 소독제 참조).

### (3) 클로록시레놀(chlorxylenol)

클로록시레놀은 파라클로로메타시레놀(para-chloro-meta-xylenol, PCMX)로 알려져 있으며, 할로겐 대체 페놀화합물로 **화장품이나 항균비누의 보존제로 사용**되어 왔다. **클로록시레놀은 0.3%~3.75% 농도가 효과적**이며, 소독력은 세균의 효소를 불활성화하고 세포벽 변성을 통해 나타난다. 클로르헥시딘이나 아이오도퍼보다 소독 발현시간은 늦고, 지속 효과는 클로르헥시딘에 비하여 짧다. **그람양성세균에는 효과적이나 그람음성세균과 미코박테리아, 일부 바이러스에는 효과가 약하다.** EDTA (ethylenediaminetetraacetic acid)를 첨가할 경우 녹농균을 포함하여 다른 세균에 효과가 증가한다.

### (4) 페놀 화합물

**의료 분야에서 최초로 사용한 소독제**이지만, 현재는 독성이 문제되어 사용이 감소되고 있으나, **치환 페놀, 비스페놀 등이 살균, 방부의 분야에서 널리 이용**되고 있다.

### (5) 계면활성제

**계면활성제란 표면장력을 저하시키는 능력을 가지고 있는 화합물을 총칭한다.** 물에 녹은 상태의 화합물의 전하에 의하여 양이온, 음이온, 이온성이 아닌 것과 양성 계면활성제로 나눌 수 있다(표 4-14).

① 4급 암모늄염

**표면장력을 약화시키는 계면활성 소독제 중 양이온 소독제이다.** 미생물의 **세포질막에 흡착되어 내용물이 유출되어 세포가 파괴**된다. 세균이나 진균 증식을 억제하며, 그람음성세균보다 그람양성세균에 더 효과적이며, 지질 바이러스에 대하여 효과가 좋고 진균이나 결핵균에 대해서는 효과가 미약하다. 유기물이 있을 때 소독 효과가 저하되며, 음이온 세척제와 물질적합성이 맞지 않다. 냄새나 색이 없으며, 피부에 무해하며, 독성이 낮으므로 멸균이 필요없는 의료 환경에서 낮은 수준의 소독에 광범위하게 사용되고 있다. 따라서 **주로 병실이나 복도바닥, 가구표면, 벽 청소에 사용한다.** 그러나 유기물의 존재하에서는 살균력이 저하되므로 환자의 배설물 등의 소독에 부적합하다. 여기에 속하는 소독제로는 CDQ (Zephirin, 제4급 암모늄염), 염화벤잘코늄, 제파논 원액, 솔트액 등이 있다. **클로르헥시딘, 염화벤잘코 늄, 양이온 계면활성제의 경우는 사용 중의 미생물오염에 대해서 주의**를 기울여야 한다(표 4-14). 오염원인은 장기간에 걸쳐서 동일한 용기에 이들 소독제이나 탐폰, 거즈를 계속 사용했을 때 발생한다.

② 4급 암모늄 화합물(quaternary ammonium compounds)

4급 암모늄 화합물은 이전에는 피부 소독제로도 많이 사용되었으나, **소독제 자체가 사용 중에 오염되어 감염의 유행을 발생시킨 사례가 많아 미국의 CDC에서는 환경소독제로만 사용할 것을 권장**하고 있다. 에너지 생성효소의 무효화, 필수적인 세포 단백질의 변형, 세포막의 파괴 등으로 소독작용을 나타낸다. 표면장력을 약화시키는 표면활성 소독제는 양이온 소독제이다. **낮은 수준(low level)의 소독제로 사용되며 살균범위는 세균, 외피보유바이러스, 곰팡이에 효과적**이라고 알려져 있고, **아포형성 세균, 결핵균, 외피비보유바이러스에 대한 소독효과는 별로 없으며, 진균(molds)에 대한 소독효과는 명확하지 않다.**

③ 양성 계면활성제

테고®, 하이졸®, 헥사졸® 등의 소독제가 여기에 속한다. dodecyl diamino ethyl glycine을 주성분으로 하며, 음이온을 띠고 있는 세포벽에 양이온이 작용하여 세포벽의 물질 투과를 방해하고 호흡을 방해함으로써 살균 작용을 가진다. **무색, 무취, 무자극성이다. 그람양성세균, 그람음성세균, 바이러스,**

**효모 등에 효과적**이다. 병원성 세균에 오염된 기구를 0.5% 용액에 30분간 침적 후 소독한다. 10배로 희석시킨 용액은 가래 등의 소독제로 사용할 수 있으나, 유기물이 많으면 살균력이 떨어진다. 양성이온 계면활성제는 손이 트고 거칠어지기 쉽기 때문에 손가락 소독에는 적합하지 않으며, 세정을 겸한 욕조나 기구 소독에 적합하다.

표 4-14. 소독제의 살균 범위에 대한 비교(CDC)

| 소독제 | 사용 농도 | 미생물 작용 대상 | | | | 작용력의 순위 |
|---|---|---|---|---|---|---|
| | | 영양형 세균 | 결핵균 | 아포 | 바이러스 | |
| 수은제 | 1:500~1,000 | + | - | - | + + | 3 |
| 제4급 암모늄염 | 1:752 | + + + | - | - | | 3 |
| 석탄산 화합물 | 0.5~3% | + + + | + + | + | + + | 2-3 |
| 염소계 화합물 | 4~5% | + + + | + + | + + | + + | 2 |
| 요오드 | 75~100 ppm | + + + | + + | + | | 2 |
| 알코올 | 70~75% | + + + | + + ++ | - | + + | 1~2 |
| 포름알데히드 | 3~8% | + + + | + + ++ | + + + | + + | 1~2 |
| 포름알데히드 | 8~70% | + + ++ | + + ++ | + + ++ | + + | 1 |
| 글루탈알데히드 | 2% | + + ++ | + + + | + + ++ | + + | 1 |
| 요오드 알코올 | 0.5~70% | + + + | + + ++ | - | + + | 2 |
| 산화에틸렌가스 | 450~800 mg/L | + + ++ | + + ++ | + + ++ | + + | 1 |

# 핵심용어

**개인보호구(personal protective equipment, PPE):** 환자의 혈액이나 체액, 분비물, 배설물 등에 오염되는 것을 예방하기 위해 착용하는 것으로써 가운, 장갑, 마스크, 고글, 모자 등을 말한다.

**멸균(sterilization):** 어떠한 물질이나 사물에 있는 모든 미생물들과 아포까지 사멸하는 것

**바이러스박멸제(viricide):** 바이러스를 불활성화하는 약품

**방부제(antiseptic):** 피부에 오염된 미생물을 파괴하거나 증식을 억제하기 위해 외견상으로 안정하게 사용될 수 있는 화학소독제

**살균작용제(germicidal agent):** 미생물을 즉시 사멸시키는 약품. 어떤 것은 특정 미생물에 살균 작용이 있으나 아포를 사멸시키지 못함

**세척(cleaning):** 토양, 각종 유기물 등과 같은 모든 종류의 이물질을 제거하는 것으로 일반적으로 물과 기계적인 마찰, 세제, 효소 등을 사용한다. 세척을 철저하게 하지 않으면 소독이나 멸균이 완전하게 이루어지지 않을 가능성이 있기 때문에 소독과 멸균을 실시하기 전에 반드시 세척하여 이물질을 완벽 하게 제거해야 한다.

**소독(disinfection):** 아포를 제외한 병원미생물의 수를 감소시키거나 약화시켜 감염의 위험을 제거하는 것

**소독제(disinfectant):** 미생물의 사멸을 위해 무생물에 사용되는 화학제로서 대부분의 소독제는 아포 형성 세균을 사멸하지 못한다.

**아포(spore):** 특정한 세균의 체내에 형성되는 원형 또는 타원형의 구조로서 주로 *Bacillus*속 균과 *Clostridium*속에 속하는 탄저균, 파상풍균, 보툴리누스균 등이 이에 속한다. 아포는 고온, 건조, 동결, 방사선, 약품 등 물리·화학적 조건에서 저항력이 강하고, 악조건에서도 오래 생존이 가능하여 특별한 주의가 필요하다.

**아포박멸제(sporicide):** 세균의 내생 아포나 진균류의 포자를 사멸하는 약품

**오염(contamination):** 기구나 환경, 인체 표면에 혈액이나 체액, 분비물, 배설물 등이 부착되어 있는 상태

**위생제(sanitizer):** 공중보건 기준에 맞추어 세균의 수를 감소시키기 위해 음식물 조리기구와 식기에 사용하는 화학제

**위생화(sanitization):** 단순히 비누나 세제로만 씻는 것

**정균작용제(bacteriostatic agent):** 세균의 증식을 억제하는 약품

**진균살균제(fungicide):** 진균류를 사멸하는 약품

**헤파필터(high efficiency particulate air, HEPA filter):** 고효율 공기 필터의 일종으로 청정실, 의료 시설, 음압실, 자동차, 항공기 등에서 0.3 μm 이상의 크기의 입자를 99.97% 제거한다.

**화학멸균제:** 곰팡이와 세균의 아포를 포함한 모든 미생물을 파괴하기 위해 사용하는 화학제제
예) Formablehyde, Glutaraldehyde, Peracetic acid 등

## 핵심문제

**01. 알코올의 살균기전으로 옳은 것은?**

① 세포벽 파괴
② 세균 단백질의 변성
③ 산화/유리요오드 대치
④ 탈수 작용
⑤ 삼투압의 변화

해설 세균 단백질의 변성

| 소독제 | 작용 기전 |
|---|---|
| Alcohol | 단백질 변성 용균, 대사 기전의 저해 |
| Phenol | 세포막의 파괴, 단백질과의 반응 |
| Halogen | 효소 단백질, 핵산 단백질의 –SH기의 산화, 파괴 |
| Formablehyde | 효소 단백질, 기타 물질과의 활성기와 반응, 세포막에 작용 핵산 합성 저해 |
| Glutaraldehyde | 단백질 합성의 저해, 세포막 손상 |
| 제4급 암모늄염 | 세포막의 손상, 효소단백질의 변성 |
| Chlo | 효소 저해, 세포막 손상, 단백질, 핵산의 침전 |
| Polyh | 세포질 침전, 세포막 손상 |

**02. 요오드 화합물의 단점이 아닌 것은?**

① 피부에 자극이 있으므로 사용 후 피부에서 소독제를 제거하는 절차가 필요하다.
② 피부 자극이 있으므로 감수성 있는 사람에게는 사용을 제한한다.
③ 작용 범위가 좁다.
④ 혈액이나 기래와 같은 유기물에 의해 빠르게 중화된다.
⑤ 피부나 점막으로 흡수된다.

해설 요오드 화합물은 작용 범위가 넓다. 세균 단백질과 효소를 파괴한다.

**03. 살균기전으로 세포막을 파괴시키는 소독제는?**

① 알코올
② 메탄올
③ 포비돈 요오드
④ 클로르헥시딘
⑤ 포르말린

해설 세포막 손상을 일으키는 것은 페놀, 4급 암모늄, 클로르헥시딘, 폴리헥사메칠렌이다.

## 04. 피부 소독제의 특성으로 옳은 것은?

① 알코올의 지속효과는 매우 우수하다.
② 클로로헥시딘의 사용 농도는 70%이다.
③ 요오드/요오드 합성물은 유기물질에 의해 영향을 받는다.
④ 클로로헥시딘의 작용 시간은 가장 빠르다.
⑤ 알코올은 피부 소독제 중 가장 오래되었다.

**해설** 가장 오래된 소독제는 페놀이다.

| | 작용시간 | 지속효과 | 사용농도 | 유기물질에 의해 받는 영향 |
|---|---|---|---|---|
| 알코올 | 가장 빠름 | 없음 | 70% | 자료없음 |
| 클로로르헥시딘 | 보통 | 매우 우수 | 2, 4, 0.5% in alcoho | 적음 |
| 요오드/요오드 합성물 | 보통 | 적음 | 10, 7.5, 2,0.5% | 받음 |

## 05. 소독제 중 자극성, 금식부속성이 있는 소독제는?

① 알코올
② 클로로헥시딘
③ 글루탈알데하이드
④ 포름알데하이드
⑤ 치아염소산나트륨

**해설** ① 알코올: 휘발성이므로 농도 저하에 주의
② 클로로헥시딘: 수술 시, 손 씻는 데 가장 효과적
③ 글루탈알데하이드: 멸균에 가까운 효과가 있음. 단, 독성 많음
④ 포름알데하이드: 발암성과 자극성이 있음

## 06. 화학살균제에 대해 내성이 가장 강한 것은?

① 아포형성세균
② 항산성 세균
③ 소형바이러스
④ 진균
⑤ 일반 세균

**해설** 내성이 제일 강한 것부터 약한 순서는 아포형성세균, 항산성세균, 외피비보유 소형바이러스, 진균, 일반 세균, 외피보유바이러스 순이다.

## 07. 방사선을 이용한 멸균법이 아닌 것은?

① γ선 ② 전자선
③ X선 ④ α선
⑤ 에틸렌옥사이드(EtO)

**해설** ①~④번은 방사선 조사 멸균법이지만, EtO는 가스멸균법이다.

## 08. 소독제의 관리와 사용법에 대한 설명이 아닌 것은?

① 가장 안전하고 효율성이 높은 소독제를 선택한다.
② 불필요하게 높은 농도를 사용하지 않아야 한다.
③ 저렴한 소독제를 사용해 비용 낭비를 없앤다.
④ 글루탈알데히드 소독제의 사용 시 장갑을 착용한다.
⑤ 항상 창문을 닫아 소독이 잘되도록 해야 한다.

**해설** 부작용을 일으키는 소독제를 사용 시 환기가 잘되도록 하는등 사용자 교육을 철저히 시켜야한다.

## 09. 물리적 방법에 의한 멸균 방법이 아닌 것은?

① 고압증기멸균은 121.6℃의 1.1 kg/cm² 조건에서 15~20분간 멸균하는 방법이다.
② 자불소독은 100℃에서 10분간 아포형성세균까지 사멸시키는 방법이다.
③ 건열멸균은 170~180℃에서 1~2시간 동안 멸균 하는 방법이다.
④ 화염멸균은 분젠버너나 알코올램프를 이용해 멸균하는 방법이다.
⑤ 저온살균은 62.8℃에서 30분 또는 71.7℃에서 15 초 동안 멸균하는 방법이다.

**해설** 자불소독은 아포형성세균을 사멸시키지 못한다.

## 10. 소독제의 이상적인 선택기준이 아닌 것은?

① 저렴해야 한다.
② 생체에 대한 독성이 적어야 한다.
③ 항미생물 작용범위가 좁다.
④ 다른 용액과 혼합되어 혼탁해지지 않는다.
⑤ 소독하는 물질이 손상되지 않는다.

해설 소독제를 선택하는 데 고려해야 할 사항
① 높은 살균력과 석탄산계수가 높아야 한다.
② 유기화합물이나 금속에 효과적으로 침투력이 강해야 한다.
③ 용해성과 안전성이 높아야 한다.
④ 부식성과 표백성이 없어야 한다.
⑤ 사용법이 쉽고 값이 저렴해야 한다.

## 11. 소독제의 살균력에 관한 설명이 아닌 것은?

① 차아소염소산 나트륨 그람양성알균에 효과적이다.
② 알코올은 휘발성이므로 농도 저하에 주의해야 한다.
③ 클로르헥시딘 그람음성알균에 효과가 전혀 없다.
④ 글루탈알데히드 멸균에 가까운 효과가 있다.
⑤ 포름알데히드는 그람양성알균, 그람음성알균에 모두 효과적이다.

해설 클로르헥시딘은 그람음성알균에 약간 효과가 있다.

## 12. 소독 또는 소독제와 관련하여 옳지 않은 것은?

① 요오도퍼와 같은 물질은 대부분의 세균과 곰팡이를 죽이지만 바이러스는 아니다.
② 알코올은 포자를 죽이거나 비활성화하지 않는 중간 소독제이다.
③ 과산화수소는 고농도 살균제의 한 예이다.
④ 고농도 살균제로는 고농도로 오염된 세균 아포를 제거할 수 없다.
⑤ 수술실 소독에 글루탈알데히드는 멸균에 가까운 효과가 있다.

해설 혈액매개병원성 미생물에 의한 소독을 위해 중간수준의 소독 제를 사용하며, 특히 응급실, 수술실(사전 및 사후 치료와 같은 관련 사용영역, 회복실) 및 검사실. 요오도퍼는 대부분의 세균을 죽이지만 특정 곰팡이나 바이러스를 죽이지는 못 할 수 있는 낮은 수준 소독제 중의 하나이다. 내성 미생물 균주 및 아포에 대한 활성 부족으로 인해 특히 고위험 지역에서 보다 효과적인 소독제를 필수적으로 사용해야 한다. 알코올 및 차아염소산나 트륨(표백제)과 같은 중간작용제에서 더 넓은 범위의 미생물 사멸 또는 비활성화가 나타난다. 이 더 넓은 사멸 또는 불활성화 범위는 결핵균과 같은 세균, HBV 및 HIV와 같은 바이러스 및진균으로 확장된다. 고수준 소독제는 대부분의 세균, 바이러스 및 곰팡이 균주를 죽일 수 있지만 고농도의 세균 아포에 의해 오염된 영역, 장비 또는 표면을 완전히 박멸하지 못할 수 있다.

04

**13.** **직원과 방문객이 사용하기 위해 복도에 알코올 기반 손 소독제 분주기를 설치할 때 분주기 사이에 필요한 최소 거리는 얼마인가?**

① 120 cm ② 180 cm
③ 250cm ④ 300 cm
⑤ 420cm

해설 직원과 방문객의 사용을 위해 알코올 기반 손 소독제 분주기를 복도에 설치할 때 분주기 사이의 최소 거리는 120cm이다. 또한 객실, 복도 및 복도로 통하는 구역에서는 1.2L로, 스위트룸 에서는 2L로 볼륨이 제한된다. 카펫이 있는 경우, 화재 가능성 때문에 카펫 위에 직접 분주기를 설치하는 것은 화재 스프링클러가 있는 곳에서만 허용된다.

**14.** **환자의 주변 환경 표면 및 장비의 낮은 수준의 소독을 위한 일반적인 접촉 시간은 얼마인가?**

① 1분 ② 5분
③ 10분 ④ 15분
⑤ 20분

해설 심각한 수준이 아닌 환자의 환경 표면 및 장비의 낮은 수준의 소독을 위한 일반적인 접촉시간은 1분이다. CDC는 이 시간을 권장 하지만 EPA는 EPA 승인 라벨의 지침을 따르기 때문에 일부에서는 10분 이상의 더 긴 시간을 권장한다. 그러나 액체 소독제는 일반적으로 72~120초 내에 건조되기 때문에 반복적인 사용이 필요하므로 일반적으로 1분의 시간을 따른다. 소독시간 보다는 철저한 청결이 더 중요하다.

**15.** **화학살균제와 같이 일상적으로 높은 수준의 소독이 필요한 의료장비 장치로 옳은 것은?**

① 수술 도구 ② 내시경
③ 혈압기 커프 ④ 침대 옆 탁자
⑤ 청진기

해설 모든 종류의 내시경, 호흡기 치료 장비, 관강내 프로브와 같은 열에 민감한 준 임계 품목에는 세균 아포를 제외한 모든 미생물을 파괴하는 높은 수준의 소독이 필요하다. 높은 수준의 소독방법에는 고열증기멸균 및 화학살균제에 액체를 담그는 방법이 있다. 높은 수준의 소독에 필요한 시간은 사용하는 살균제의 종류나 조합에 따라 10분에서 90분 사이이다. 예를 들어, 3.4% 글루타르알데히드와 26% 이소프로판올은 10분이 필요하고, 2% 글루타르알데히드는 90분이 필요하다.

정답 1. ② 2. ③ 3. ④ 4. ③ 5. ⑤ 6. ① 7. ⑤ 8. ⑤ 9. ② 10. ③ 11. ③ 12. ① 13.① 14.① 15.②

# Chapter 05 개인보호구와 격리주의

학습목표

1. 개인보호구의 사용목적과 방법을 설명할 수 있어야 한다.
2. 격리의 일반적인 지침에 대해 설명할 수 있어야 한다.
3. 격리의 종류와 방법에 대해 설명할 수 있어야 한다.

## I 개인보호구

감염의 위험이 있다고 생각되는 물질을 취급하거나 환자가 병원성 미생물에 감염되었다고 생각할 경우에는 적절한 개인보호구를 반드시 착용해야 한다. 또한 사무실, 화장실 등의 일반구역 출입 및 병실에서 퇴실할 경우 개인보호구 등을 벗고 손 위생을 수행한다.

**개인보호구(personal protective equipment, PPE)란 의료 현장이나 실험실에서 미생물을 취급하거나 유해물질 등을 다루는 등의 과정에서 발생 가능한 위해로부터 실험 및 의료종사자의 안전을 지켜주는 가장 기본적인 장비이다**(그림 5-1, 표 5-1).

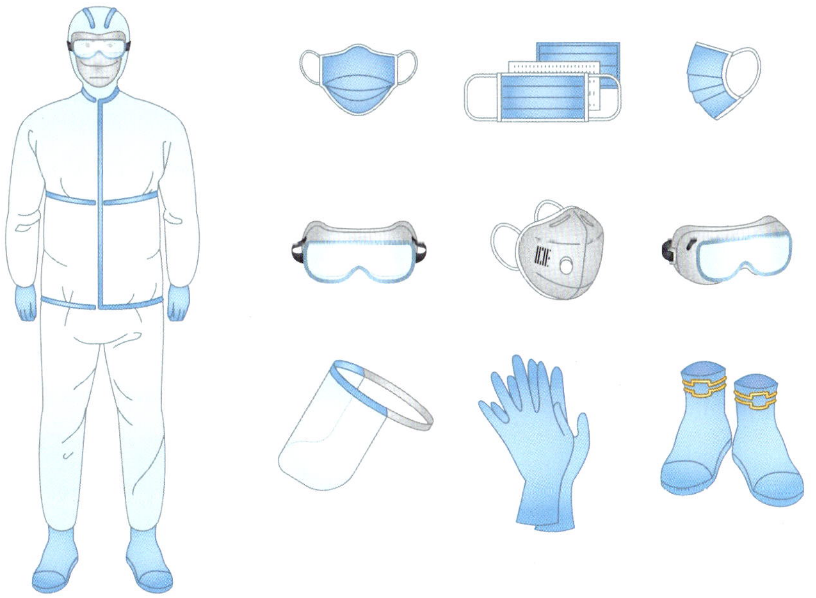

그림 5-1. 개인보호구의 종류

개인보호구는 장갑, 앞치마, 가운, 고글, 안면보호대, 마스크, 신발 등 필요에 따라 추가 또는 조정할 수 있다.

출처: https://www.freepik.com/premium-vector/set-medical-personal-protective-equipment-medical-suit-cloting-medical-safety-equipment_17786756.htm

표 5-1. 개인보호구의 종류 및 특성(KDCA)

| 장비 | 관련 위해 요소 | 특성 | 비고 |
|---|---|---|---|
| 실험복<br>(laboratory gown) | 의복의 오염 | 평상복 전체를 덮는 전신 실험복 | 실험 수행 시 항상 착용할 것 |
| 보호복<br>(protective clothing) | 신체의 오염 | 위해물질로부터 신체를 보호 | 위해등급별로 적절한 보호복을 착용할 것 |
| 플라스틱 앞치마<br>(plastic apron) | 의복의 오염 | 방수기능 | |
| 신발류<br>(footwear) | 충돌, 튀는 것 등 | 앞이 막힌 것/덧신: 방수기능이 있는 부츠형 | |
| 고글<br>(goggle) | | • 일반 안경 위로 덮어 쓰거나 바로 쓰고 볼 수 있는 것<br>• 측면 보호 | |
| 보안경<br>(safety spectacle) | | • 바로 쓰고 볼 수 있는 것<br>• 측면 보호 | |
| 안면보호대(보안면)<br>(face shield) | | • 얼굴 전체를 덮을 수 있는 것<br>• 탈 · 착용이 용이한 것 | |
| 장갑<br>(glove) | 접촉찰과상,<br>절단, 화상 등 | • 라텍스, 비닐 또는 나이트릴장갑<br>• 손 보호기능<br>• 내열성 특수 장갑 등 | 실험 수행 시 항상 착용할 것 |
| 호흡보호구<br>(respiration) | 에어로졸 흡입 | • 부위별: 안면부 전체 또는 입, 코를 덮는 것(fullface or half-face)<br>• 일회용 또는 재사용: 외과용 마스크(surgical mask)<br>- 일회용 필터 호흡보호구(disposable particulate respirator)<br>- 재사용 필터 호흡보호구(replaceable particulate respirator)<br>- 전동식 공기정화 호흡보호구(powered air-purifying respirator, PAPR) | • 입자특성별<br>N(non-oil aerosol), P 또는 R(includes oil aerosol)<br>• 필터 효율별*<br>95%: N95, P95, R95<br>99%: N99, P99, R99<br>99.7%: N100, P100, R100 |

*0.3 μm 에어로졸 입자를 걸러내는 필터의 효율을 나타낸다. (42CFR84, USA)
- N/R/P는 오일에 대한 저항성을 나타낸다.
- N (not resistant to oil): 오일 에어로졸에 대해 방어력이 없다.
- R (somewhat resistant to oil): 오일 에어로졸에 대한 약간의 방어력이 있다.
- P (strongly resistant to oil): 오일 에어로졸에 대해 방어력이 강하다.

## 1. 일반적 고려 사항

① 개인보호구를 선택할 때에는 취급하는 미생물 및 흡입, 섭취, 주사 또는 주입, 흡수 등 위해물질의 감염경로 및 신체 노출부위를 고려하여 선택한다.

② 개인보호구는 의료종사자가 항상 착용하기 쉬운 곳, 접근이 용이한 곳에 보관 · 관리하며 깨지거나 오염된 개인보호구는 반드시 폐기한다.

③ 환자의 혈액이나 체액과 접촉할 가능성이 있을 경우에는 개인보호구를 착용한다. 개인보호구를 벗는 과정에서 옷이나 피부가 오염되지 않도록 주의한다. 개인보호구를 선택하고 올바른 사용 및 관리를 위해 의료종사자들에게 교육한다.

④ 개인보호구를 착용한 상태로 일반구역(복도, 출입문 등)의 출입을 삼가고, 비오염 물품을 만지는 등의 행위로 오염을 확산시키지 않는다.

⑤ 필요하다고 판단되는 경우 언제라도 착용이 가능하도록 개인보호구를 지급한다. 개인보호구는 장갑, 앞치마 또는 가운, 고글, 마스크 순서로 벗는다. 개인보호구를 제거한 후에는 손 위생을 수행한다(그림 5-2).

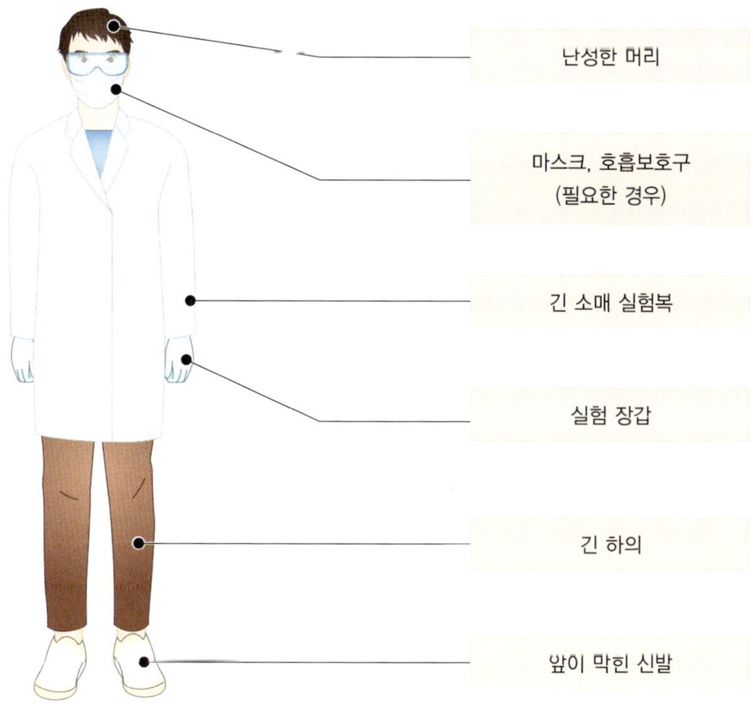


개인보호구의 착용

그림 5-2. 실험실 실험자가 개인보호구를 착용한 상태

## 1) 장갑

① 혈액이나 체액에 오염된 물건, 점막, 손상된 피부, 오염된 피부를 접촉할 가능성이 있는 경우에는 장갑을 착용하고 1회용으로 사용한다.

② 장갑은 손 위생을 대체할 수 없으며, 소독과 무균술이 필요한 경우 장갑을 착용하기 전에 손 위생을 수행한다. 오염이 심한 물질과 접촉하는 경우 동일한 환자일지라도 다른 부위의 처치를 하는 경우 장갑을 교환한다(그림 5-3, 5-4, 표 5-2).

③ 장갑은 오염되지 않은 기구와 환경 표면에 닿지 않도록 주의하고, 반드시 매 환자마다 교체해야

하며, 재사용하지 않는다.

④ 장갑은 사용 후 즉시 벗고 다른 환자와 접촉하기 전에 손 위생을 수행한다.

⑤ 천연 고무 라텍스에 알레르기가 있는 경우 대체 용품을 사용할 수 있도록 준비한다.

⑥ 에어로졸 발생 및 확산의 위험이 있을 수 있으므로, 장갑의 손가락 부분을 잡아당겨서 벗지 않는다.

표 5-2. 실험목적과 대상 물질에 따른 실험용 장갑의 선택(KDCA)

| 구분 | 용도 | 고려사항 |
|---|---|---|
| 일회용 장갑 | 병원성 물질 및 감염성 물질 등을 막아주는 데 적합하며 보통 의료용으로 많이 쓰임 | 라텍스 장갑은 두께가 얇아 쉽게 찢어지고 대부분의 유기용매에 취약하며 알레르기 반응을 일으킬 수 있음 |
| 화학물질 보호장갑 | 높은 급성 독성 및 고농도의 부식성 화학물질 등을 다루거나 장기간 손을 담그고 화학물질을 다룰 때 사용 | '보호구 안전인증고시'에 따른 재료 시험 성능기준 및 침투시험을 통과하여 안전 인증 마크를 획득한 제품 사용 |
| 찔림 방지 장갑 | 침, 주삿바늘 등 뾰족한 것에 의해 발생할 수 있는 찔림사고를 방지하기 위해 사용 | 기계적 위험 중 마모, 찢김 등에 대해 보호가 가능하더라도 주삿바늘 찔림에 대한 보호는 어려울 수 있으므로 반드시 관련 규격 확인 |
| 초저온 보호장갑 | 액화질소나 드라이아이스 등의 극저온물질을 다룰 때 냉동화상이나 동상을 방지하기 위해 사용 | 장갑은 물이 스며들지 않게 방수 처리가 되어 있어야 하고 헐렁하고 절연성이 있어야 하며 손 뿐만 아니라 팔도 보호할 수 있을 정도의 긴 장갑 착용 |
| 내열장갑 | 뜨거운 물체를 취급하는 등 고열로부터 화상을 방지하기 위해 사용 | 접촉열 차단뿐 아니라 증기 차단의 기능이 있으며 절단 방지 기능도 추가적으로 있는 장갑이 있으므로 취급 작업에 따라 적합한 장갑 선택 |

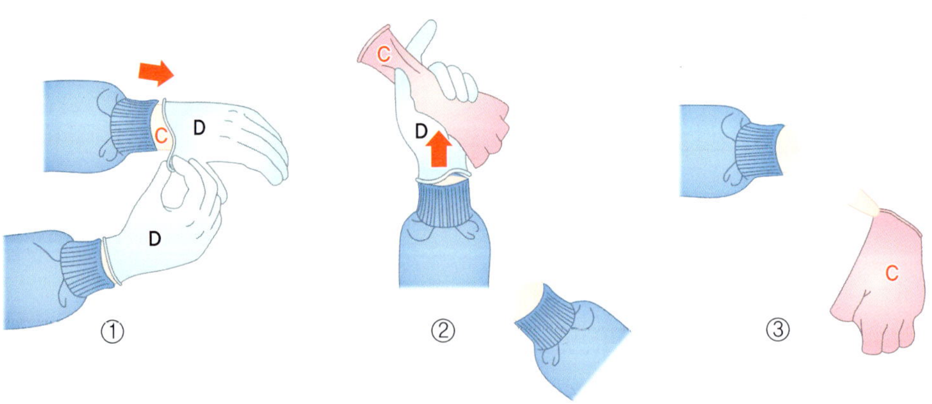


· C(clean): 장갑 안쪽으로 감염성 물질에 접촉되지 않은 깨끗한 부분.
· D(dirty): 장갑 바깥쪽으로 감염성 물질을 직접 취급하거나 접촉 가능성이 있는 오염 부분.

그림 5-3. 장갑의 올바른 착용과 탈의 방법(WHO)

장갑을 착용하기 전에 손 위생을 해야 할 경우 알코올 성분의 손 소독제로 소독을 하거나 비누와 물로 손을 씻은 후에 장갑을 착용한다.

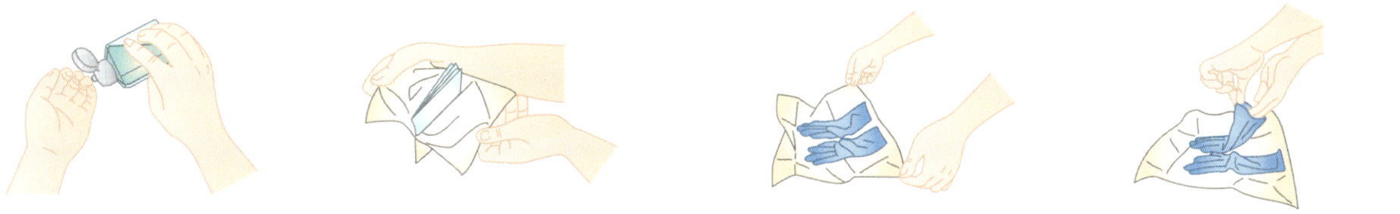

① 장갑을 끼기 전에 손 위생을 실시한다.

② 장갑의 멸균상태를 확인한다. 첫번째 포장을 완전히 벗기고 두번째 포장지는 만지지 않는다.

③ 깨끗하고 건조한 표면에 두번째 포장을 놓은 다음 포장을 개봉하고 종이가 펼쳐지도록 아래쪽으로 접고 열어 둔다.

④ 한손의 엄지와 검지를 사용하여 장갑의 접힌 커프 가장자리를 조심스럽게 잡는다.

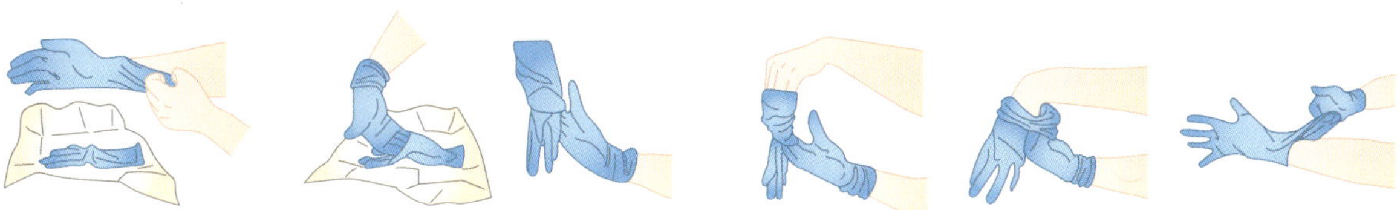

⑤ 접힌 커프를 손목 높이에 유지하면서 다른 손을 장갑 안으로 한번에 밀어 넣는다.

⑥~⑦ 장갑 낀 손의 손가락을 장갑 커프 아래로 밀어 넣어 두번째 장갑을 집는다.

⑧~⑩ 한번에 두번째 낀 손에 끼우고 장갑을 낀 손이 착용할 장갑이 아닌 다른 표면에 닿지 않도록 한다.
사용 중 접촉하거나 무균상태가 아니면 장갑을 교체해야 한다.

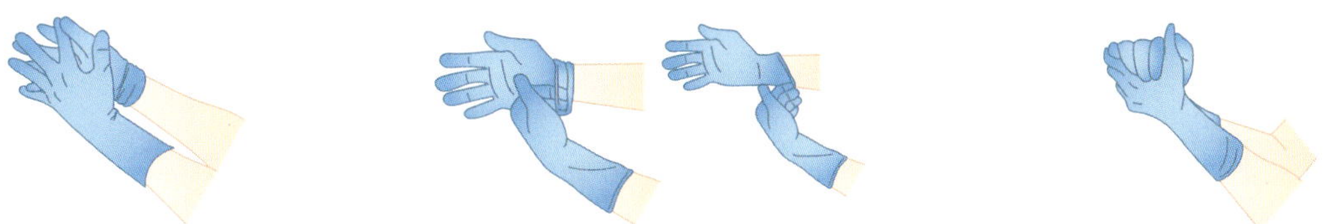

⑪ 필요한 경우 두 장갑을 모두 착용 한 후 장갑이 편안하게 맞을 때까지 손가락과 손가락 사이의 공간을 조정한다.

⑫~⑬ 다른 손의 손가락을 접은 부분안으로 부드럽게 밀어 첫 번째 장갑의 커프를 펼친다.
이때 장갑의 외부 표면이 다른 표면과 닿지 않도록 한다.

⑭ 장갑을 낀 상태로 소독된 기구나 소독한 환자의 신체 부위를 만져야 한다.

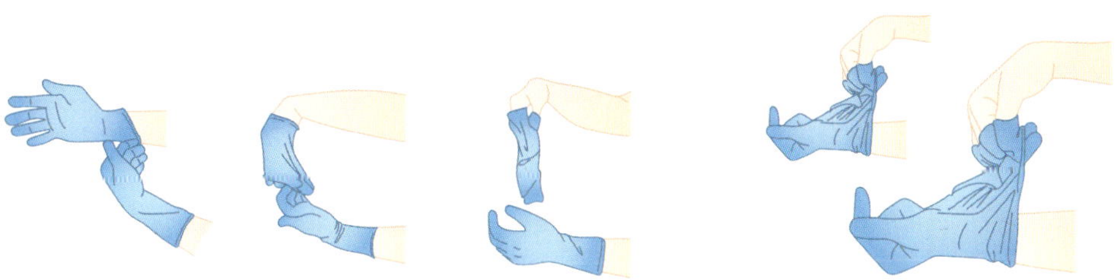

⑮~⑰ 한번에 두번째 낀 손에 끼우고 장갑을 낀 손이 착용할 장갑이 아닌 다른 표면에 닿지 않도록 한다.
사용 중 접촉하거나 무균 상태가 아니면 장갑을 교체해야 한다.

⑱ 부분적으로 장갑을 벗은 손의 손가락에서 바깥쪽 가장자리를 돌려 다른 장갑을 제거한다.

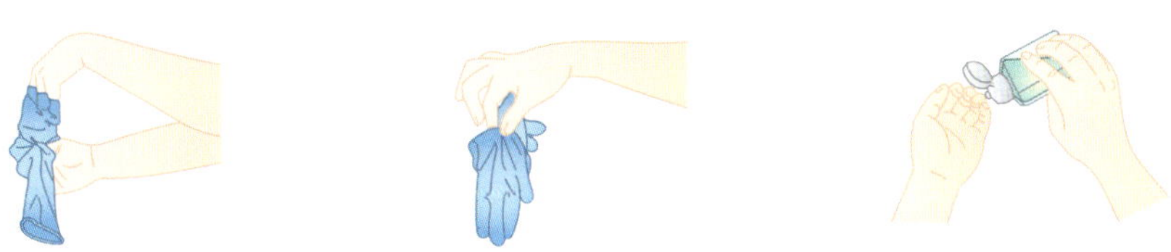

⑲ 의료종사자의 피부가 항상 장갑의 내부 표면에만 접촉하도록 장갑을 뒤집어서 제거한다.

⑳ 벗은 장갑을 정해진 폐기물 통에 버린다.

㉑ 장갑을 벗은 후 권장 지침에 따라 손 위생을 수행한다.

**그림 5-4. 멸균장갑의 착용 순서 및 벗는 순서(CDC)**

환자에게 최대한의 무균 상태를 보장하고 의료종사자를 환자의 체액으로부터 보호하는 것이다. 이 목표를 달성하기 위해서는 의료종사자의 피부는 장갑의 내부에만 접촉하고 외부 표면에는 접촉하지 않도록 한다.

## 2) 마스크, 보안경, 안면보호대

환자의 치료나 간호 행위 도중에 혈액, 체액 분비물, 배설물 등의 튀거나 오염 우려가 있으면, 눈, 코, 입의 점막을 보호하기 위해 보안경과 마스크, 또는 안면보호대를 착용한다.

① 일회용 고글이나 일회용 안면보호대는 사용 후 바로 벗고 의료폐기물 전용용기에 폐기한다.

② **자가오염**(self-contamination)을 피하기 위해 고글과 안면보호대를 사용 후 바로 벗고 손 위생을 수행한다. 다음 사용을 위해 목에 걸거나 머리 위에 걸어 놓지 않는다.

③ 안경으로 충분히 보호가 되지 않을 것으로 예상된다면 안경 위로 고글을 착용한다.

④ 안면부 여과식 마스크를 쓸 때에는 코, 입, 뺨 위로 잘 배치하여 호흡기를 덮도록 하고, 연결 끈은 아래의 그림과 같이 귀위와 뒷목으로 위치되게 묶고, 코부분의 철심을 눌러 코에 밀착시킨다. 착용 후 밀착도 자가 점검을 실시하여 올바르게 착용하였는지 확인하여야 한다(그림 5-5).

⑤ 고글 및 안면보호대를 쓸 때는 보호하고자 하는 안면범위를 모두 덮을 수 있어야 한다. 벗을 때는 오염 되지 않은 부분은 장갑을 끼지 않은 손으로 잡고 그대로 앞으로 빼서 벗는다(표 5-3).

(a)

(b)

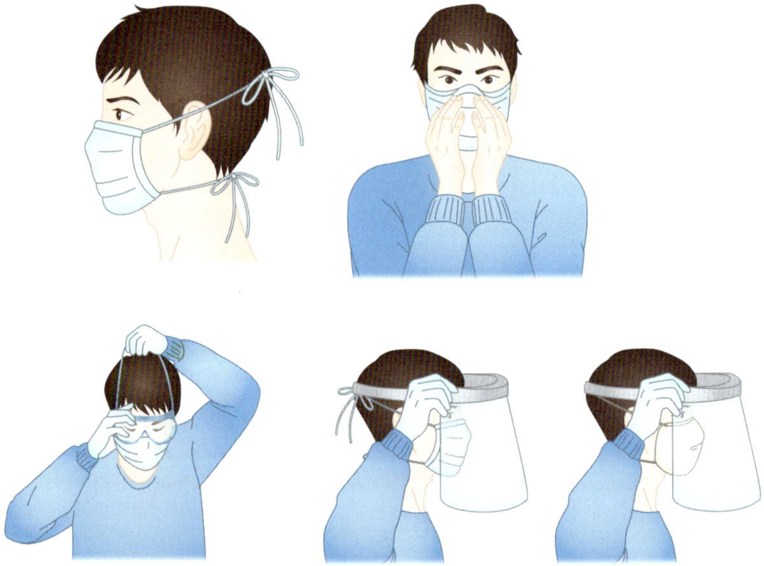

그림 5-5. 마스크, 보안경, 안면보호대의 착용 순서(CDC)

(a) 안면부 여과식 마스크를 쓸 때에는 코, 입, 뺨 위로 잘 배치하여 호흡기를 덮도록 하고, 연결 끈은 그림과 같이 귀위와 뒷목으로 위치되게 묶고, 코부분의 철심을 눌러 코에 밀착시킨다.
(b) 고글 및 안면보호대를 쓸 때는 보호하고자 하는 안면 범위를 모두 덮을 수 있어야 한다.

표 5-3. 미국 연방규정(42 CFR 84)에 따른 필터-호흡보호구의 입자특성별 효율 분류(KDCA)

| 최소 효율성 | NaCl<br>(오일 에어로졸이 포함 안 됨) | DOP(diostylphthalate)<br>오일 에어로졸 포함 | DOP(diostylphthalate)<br>오일 에어로졸 포함 |
|---|---|---|---|
| 95% | N95 | R95 | P95 |
| 99% | N99 | R99 | P99 |
| 99.7% | N100 | R100 | P100 |

- CFR: Codes of Federal Regulations
- N/R/P는 오일에 대한 저항성을 나타낸다.
- N(not resistant to oil): 오일 에어로졸에 대해 방어력이 없다.
  R(somewhat resistant to oil): 오일 에어로졸에 대한 약간의 방어력이 있다.
  P(strongly resistant to oil): 오일 에어로졸에 대해 방어력이 강하다.
- 숫자는 여과능력을 나타낸다.
- 95: 필터는 최소한 95%의 부유 입자들을 걸러낼 수 있다.
  99: 필터는 최소한 99%의 부유 입자들을 걸러낼 수 있다.
  100: 필터는 최소한 99.97%의 부유 입자들을 걸러낼 수 있다.

### 3) 가운

환자의 치료나 간호 행위 도중에 혈액, 체액, 분비물, 배설물 등이 의복과 피부를 오염시킬 우려가 있는 경우에 오염 방지를 위해 깨끗한 가운을 착용한다. 가운은 혈액, 체액, 분비물, 체액의 양이나 삼출물에 옷이 노출될 위험이 있을 때에는 일회용 비닐 앞치마를 입고, 광범위하게 될 수 있는 경우에는 긴팔의 방수 가운을 입는다. 오염된 가운은 다른 환자나 환경에 미생물의 전파를 막기 위해 가능한 한 빨리 벗고 손을 씻는다(그림 5-6, 5-7, 5-8).

중환자실, 신생아 중환자실, 화상병동, 골수이식 병동과 같은 위험 부서에 들어갈 때 일반적으로 가운을 입는 것은 권고하지 않는다.

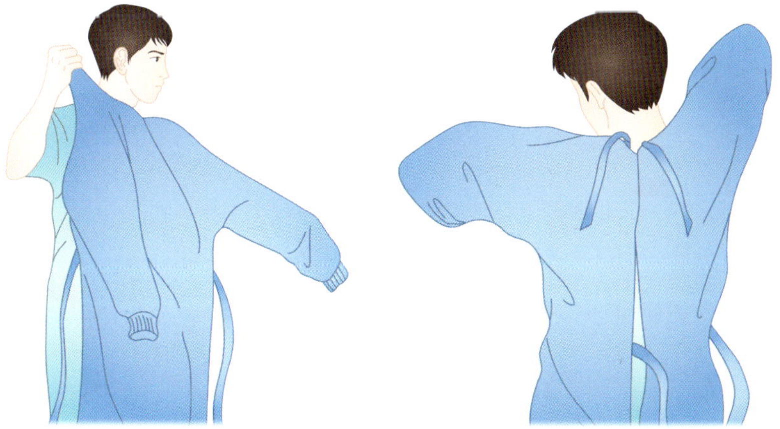

그림 5-6. 가운 착의 방법(CDC)
목, 무릎, 팔, 손목 끝까지 몸통을 완전히 덮고 등을 감싸고 목뒤와 허리에 고정에 고정한다.

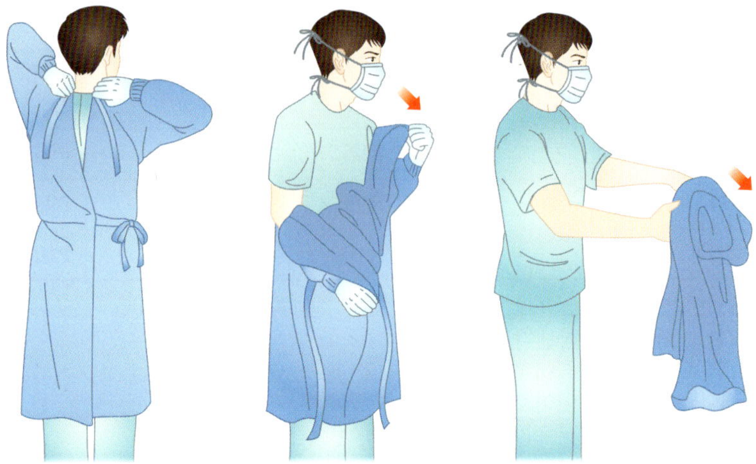

그림 5-7. 가운 탈의 방법(CDC)

가운 앞부분과 소매가 오염되었기 때문에 가운을 벗는 동안 손이 오염된 경우 알코올 성분의 손 소독제로 소독한다. 가운 뒤끈을 풀고 소매가 몸에 닿지 않도록 주의하여 가운을 목과 어깨에서 멀리 당기고, 가운 안쪽만 만져서 가운을 뒤집어서 접거나 말아서 폐기물 통에 넣는다.

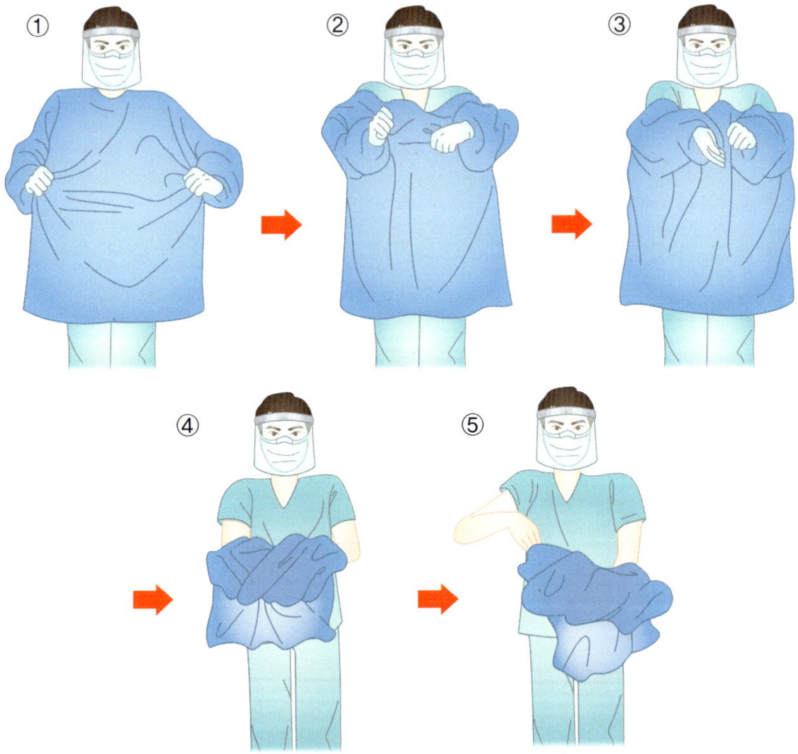


그림 5-8. 가운과 장갑 탈의 순서

① 가운 앞, 소매, 장갑 외부가 오염되었기 때문에 ② 가운이나 장갑을 벗는 동안 손이 오염된 경우 즉시 손을 씻거나 알코올 성분의 손 소독제로 소독한다. ③ 가운의 앞부분을 잡고 몸에서 당기고 장갑을 낀 손으로만 가운 바깥쪽을 만진다. ④ 가운을 벗을 때 가운을 뒤집어서 묶거나 말아서 묶는다. ⑤ 가운을 벗을 때 장갑을 동시에 벗고 맨손으로 장갑과 가운 안쪽만 만진다. 가운과 장갑을 폐기물 통에 넣는다.

05

## 2. 개인보호구의 올바른 착의 및 탈의 순서

생물안전 1등급 또는 2등급 시설의 실험실에서의 올바른 복장 및 시설에서의 개인보호구 탈 · 착의 순서는 아래와 같다(그림 5-9).

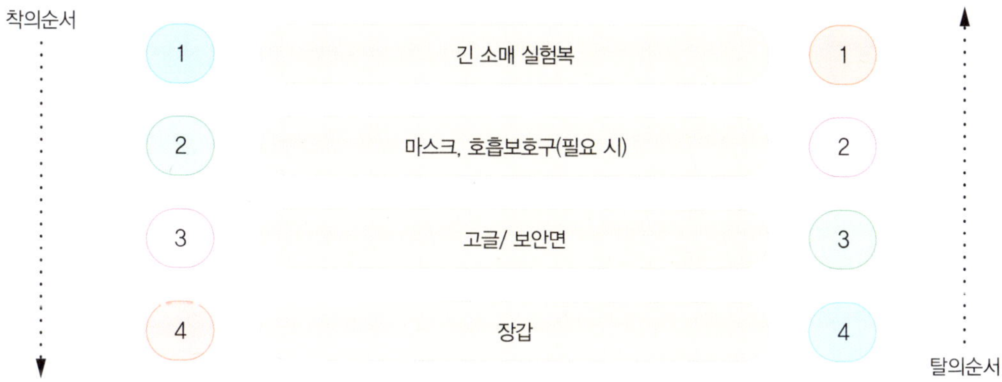


그림 5-9. 개인보호구의 착의 및 탈의 순서. KDCA

# II 격리의 종류와 방법

격리란 감염자나 보균자 또는 감염이 의심되는 환자로부터 다른 환자나 직원이 감염되거나, 미생물의 전파를 예방하고 보호하기 위해 실시하는 가장 기본적인 방법이다. 격리방법은 **표준주의**(standard precaution)와 **질병 전파양식별주의**(transmission-based precaution)로 나뉜다. **표준주의**는 모든 환자에게 적용되며, **전파경로별주의**는 역학적으로 중요하며, 높은 감염력을 가진 병원균에 감염되었거나 집락화된 환자에게 사용되며, 이것은 다시 **공기매개주의**(airborne precaution), **비말주의**(droplet precaution), **접촉주의**(contact precaution), **보호환경**(protective environment) 등으로 나뉜다(그림 5-10).

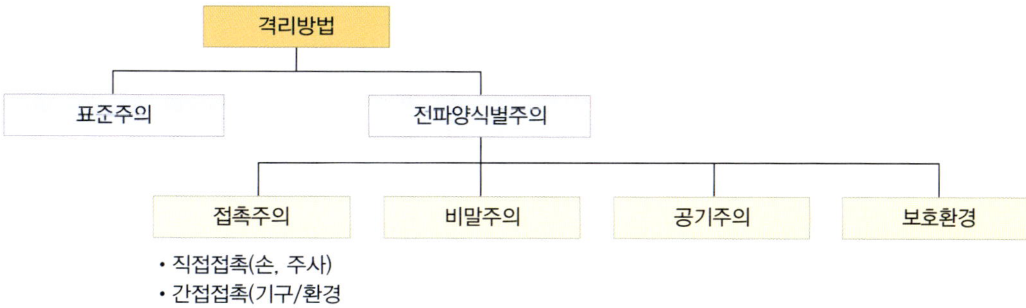


그림 5-10. 격리방법의 분류

## 1. 표준주의(standard precautions)

의료관련감염관리를 성공적으로 수행하기 위한 1차적인 방법이며, 병원 내에서 감염원으로 확인되거나 확인되지 않은 모든 미생물의 전파를 감소시키기 위해 고안된 것이다. **표준주의(standard precautions)란 혈액으로 감염되는 병원균의 전파방지를 위한 혈액 및 체액에 대한 일반적주의(universal precaution)와 수분이 포함된 분비물과 배설물로부터 병원균의 전파를 방지하기 위한 체액 및 배설물주의(body substance precaution)의 특성을 종합한 것**이다. 표준주의는 혈액, 체액, 혈액이 섞이지 않은 분비물과 배설물(혈액이 섞이지 않은 땀은 제외), 손상된 피부, 점막 등에 적용한다(표 5-4).

표준주의, 공기주의, 비말주의

표 5-4. 감염경로별 감염관리 기본적인 주의사항

| 구분 | 표준주의 | 공기주의 | 비말주의 | 접촉주의 |
|---|---|---|---|---|
| 격리실 | 개인위생을 적절히 유지 | • 감염기간 동안 반드시 격리 필요<br>• 특수 시설이 설치된 병실이 이상적임(음압, 6회/시간으로 공기 교환) | 표준주의에 준함 | 표준주의에 준함 |
| 마스크 착용 | 혈액, 체액 등이 오염될 환자 1 m 이내에 있을 가능성이 있는 경우 | • 출입하는 모든 사람은 반드시 착용<br>• 결핵은 특수마스크 착용 | • 혈액, 체액 등이 오염될 가능성이 있는 경우<br>• 환자와 1m 이내에 있을 경우 | 표준주의에 준함 |
| 보안경 착용 | 혈액이나 체액 등이 눈에 오염될 가능성이 있는 경우 | 표준주의에 준함 | 표준주의에 준함 | 표준주의에 준함 |
| 장갑 착용 | 혈액이나 체액 등이 의복에 오염될 가능성이 있는 경우 | 표준주의에 준함 | 표준주의에 준함 | 표준주의에 준함 |
| 장갑 착용 | • 혈액이나 체액, 기타 오염된 물품을 만질 경우<br>• 손상된 피부나 점막을 만질 경우 | 표준주의에 준함 | 표준주의에 준함 | 표준주의에 준함 |
| 관련 감염병 | Cytomegalovirus (CMV), HIV(AIDS), B 및 C형 간염, 아스페르길루스 감염증 | 홍역, 결핵, 수두, 대상포진, 천연두, SARS, COVID-19 | 마이코플라스마 폐렴, 백일해, 유행성 이하선염, 인플루엔자, 디프테리아, 사슬알균(폐렴, 독성쇼크증후군, 인두염, 성홍열), 수막염(b형 헤모필루스 인플루엔자 및 네이세리아), 풍진, 리노바이러스(감기) | 농양(배농), 기관지염(RSV 및 파라인플루엔자), 피부(대상포진, 수두, 단순포진, 농가진, 욕창 궤양, 옴, 황색포도알균/패혈성 피부 상처/화상), 설사(*C. difficille*, 노로바이러스, 로타바이러스, A형 간염), 결막염(아데노바이러스), 다제내성 세균(MRSA, VRE, CRE) |

## 1) 일반원칙

감염병 증상이 있는 환자는 전파 가능성이 있는지에 대해 적절한 시기에 평가하며, 모든 환자를 대상으로 표준주의를 준수한다. 의료기관은 의료종사자들을 대상으로 전파의 위험도 평가, 개인보호구 선택과 사용, 효과적인 손 위생 방법, 표준주의 지침에 대해 정기적으로 교육한다.

### (1) 기침 예절

의료종사자들은 환자와 가족, 방문객을 대상으로 손 위생과 기침 예절에 대해 안내하고, 병원 입구와 눈에 잘 띄는 장소에 기침 예절과 관련한 포스터를 게시한다. 병동과 외래 대기 장소에는 손 위생과 관련한 물품을 제공하고, 손 위생 방법을 안내한다. 급성 호흡기 감염 증상이 있는 환자와 동반인이 의료기관에서 초기에 접하는 출입구, 선별구역, 접수창구, 대기 장소 등에서부터 기침 예절을 준수하도록 안내한다. **기침 예절을 위해서는**

① 기침이나 재채기를 할 때 입과 코를 휴지로 가리고, 사용한 휴지는 바로 휴지통에 버리고, 휴지가 없다면 옷소매를 이용하도록 한다.
② 마스크를 착용하고, 다른 사람으로부터 고개를 돌려 기침이나 재채기를 하도록 한다.
③ 다른 환자와 1 m 이상 거리를 유지하도록 한다.

### (2) 손 위생

① **혈액, 체액, 분비물, 배설물, 기타 오염물질과 접촉한 후 손을 씻는다. 장갑을 착용하였다가 벗은 후**, 환자와의 접촉 전 후에 미생물이 다른 환자나 환경에 전파되는 것을 막기 위해 즉시 손을 씻는다.
② 동일한 환자에서 서로 다른 신체 부위의 교차 감염을 예방하기 위해 동일한 환자에서 다른 부위의 처치 시마다 손을 씻는다.
③ 갑작스런 유행적인 감염이 발생하는 특별한 경우를 제외하고는 비누로 손을 씻는다.

## 2) 환자치료 기구

(1) 혈액, 체액, 분비물, 배설물에 오염된 환자의 치료기구는 피부나 점막의 노출과 의복의 오염 또는 다른 환자와 환경에 미생물이 전파되지 않도록 취급한다.
(2) 재사용 기구는 적절한 세척, 소독 후에 다른 환자에게 사용하고 1회용은 사용 후 버린다.

## 3) 리넨

혈액, 체액, 분비물, 배설물에 오염된 리넨은 피부와 점막에 노출되는 것과 의복의 오염 또는 다른 환자와 환경에 미생물이 전파되는 것을 막는 방법으로 취급한다.

### 4) 직원감염관리와 혈액매개 병원균

(1) **주삿바늘, 외과용 메스, 기타 날카로운 기구에 찔리는 것을 예방하기 위해 날카로운 기구를 다룰 때, 사용한 기구를 세척할 때 그리고 사용한 주삿바늘을 버릴 때 주의하여야 한다.** 사용하고난 주삿바늘에 뚜껑을 씌우거나, 두 손을 한꺼번에 사용하여 조작하거나, 신체의 한 부분으로 바늘 끝이 향하지 않도록 하며, **뚜껑을 다시 끼울 때에는 "scoop technique for recapping needles 주삿바늘을 다시 끼우는 스쿠프 기술" 또는 바늘 뚜껑을 잡는 기구를 사용하여 씌운다.** 1회용 주사기의 주삿바늘을 손으로 제거하지 말고, 바늘을 구부리거나 부러뜨리지 않도록 한다.

(2) 1회용 주사기와 바늘, 날카로운 수술 칼, 기타 날카로운 기구는 사용한 후 반드시 뚜껑을 닫을 수 있고 뚫리지 않는 안전한 통에 담아서 버린다.

(3) 심폐소생술 시 구강 대 구강법 대신에 마우스피스(mouthpiece), 인공호흡기, 심폐소생술백을 사용한다.

### 5) 환자병실 배치

(1) 환자가 적절한 개인위생을 유지 못하거나 환경을 오염시킬 때에는 1인실을 사용한다.

(2) 1인실이 여유가 없는 경우에는 다음 사항을 고려하여 우선순위를 결정한다.

① 가능한 감염 전파경로

② 추가 주의 조치가 필요한 감염 유무

③ 환경오염 정도와 주의 조치를 지키기 어려운 상태의 정도

④ 분비물 또는 배설물의 조절 가능 유무

⑤ 다른 환자에게 전파될 경우 파급 효과의 크기

⑥ 병실을 같이 사용할 수 있는 방법

### 6) 관련 감염병

모든 환자의 치료에 적용된다.

## 2. 전파경로별주의(transmission-based precaution)

전파경로별주의는 기본 감염관리의 두 번째 단계이며, 감염 전파를 방지하기 위해 추가 예방 조치가 필요한 특정 감염원에 감염되거나 집락화될 수 있는 환자에 대한 표준주의에 추가하여 사용된다(표 5-5).

표 5-5. 미생물의 침투경로에 따른 감염관리

| 침투경로 | 배출경로 | 격리주의방법 | 관련 감염병 및 병원체 |
|---|---|---|---|
| **호흡기계 감염:** 입, 코, 오염된 손가락, 통풍기를 통한 감염 | 침, 가래, 인후 분비물 | 공기주의(Airborne)<br>접촉주의(Contact)<br>비말주의(Droplet) | 홍역<br>결핵(Pulmonary 또는 Laryngeal)<br>대상포진<br>디프테리아(피부)<br>바이러스성 폐렴(유아)<br>선천성 풍진<br>수두<br>유아 급성 바이러스 감염<br>티프테리아<br>후두개염(*Haemophilus influenza*)<br>감염성 홍반증 |
| **소화기계 감염:** 오염된 식품 · 손 · 토양에 의한 감염 | 감염된 사람의 분변 | 접촉주의(Contact)<br>표준주의(Standard) | 설사<br>장염, *Clostridioides difficile*<br>바이러스성 장염(어린이)<br>가슴막통증<br>아메바성 이질<br>콜레라<br>바이러스 장염(성인)<br>*Campylobacter* spp.<br>*Cryptosporidium* spp.<br>*Escherichia coli*<br>*Salmonella* spp.<br>*Shigella* spp.<br>*Vibrio parahaemolyticus*<br>노로바이러스, 로타바이러스<br>*Yersinia enterocolitica*<br>A형 간염<br>괴사성 장염<br>폴리오<br>장티푸스(*Salmonella* Typhi) |
| **피부, 점막 감염:** 감염된 사람 또는 동물 절지동물, 수술 또는 사고에 의한 상처로 인한 감염 | 피부점막 감염 부위 | 접촉주의(Contact)<br>표준주의(Standard) | 피부종창, 난순포신(헤르페스), 농가진, 화상감염, 창상감염<br>Acquired immune deficiency syndrome(AIDS)<br>임균성 신생아 결막염<br>렙토스피라증, 매독, 신생아 피부화상증후군 |
| **사고감염:** 조직 점막 상처, 수술 또는 사고에 의한 상처, 절지동물에 의한 상처로 인한 감염 | 정상 상태에서 사람과 사람 사이는 전파 안 됨 | 표준주의(Standard) | 절지동물매개 바이러스감염증, 바베시아증, 자궁내막염, 말라리아, 간염(B, C형), 서교증, 재귀열 |

### 1) 공기매개주의(airborne precaution)

**공기매개감염이란 감염원을 포함한 오랜 기간 동안 공기 중에 떠있던 5 μm 이하의 작은 크기의 비말핵(airborne droplet nuclei), 또는 먼지입자에 의해 감염되는 것**을 말한다. 공기 중에 부유해 있던 미생물은 공기의 흐름에 의하여 멀리 전파되기 때문에, 환경적인 요소에 따라서 감염원을 보유하고 있는 환자로부터 먼 거리에 있거나 같은 병실에 있는 감수성 환자에게 전파될 수 있다(그림 5-11).

### (1) 일반지침

① 환자의 병실 배치

Ⓐ 환자의 병실은 1인실을 사용한다.

Ⓑ 환자의 병실은 음압(negative pressure)을 유지하여야 하며, 시간당 6~12회 공기를 교환하도록 한다. 방안의 공기는 병원의 다른 곳으로 순환되기 전에 고효율 여과(HEPA filter)가 되어야 한다.

Ⓒ 환자의 방문은 항상 닫아 둔다.

Ⓓ 1인실을 사용할 수 없을 때는 **동일한 미생물을 가졌고, 다른 감염은 없는 환자끼리 같은 병실에 둘수 있다.**

Ⓔ 만약 1인실을 사용하거나 동일한 병원체를 가진 환자끼리 같은 병실을 사용할 수 없다면 감염관리실과 협의한다.

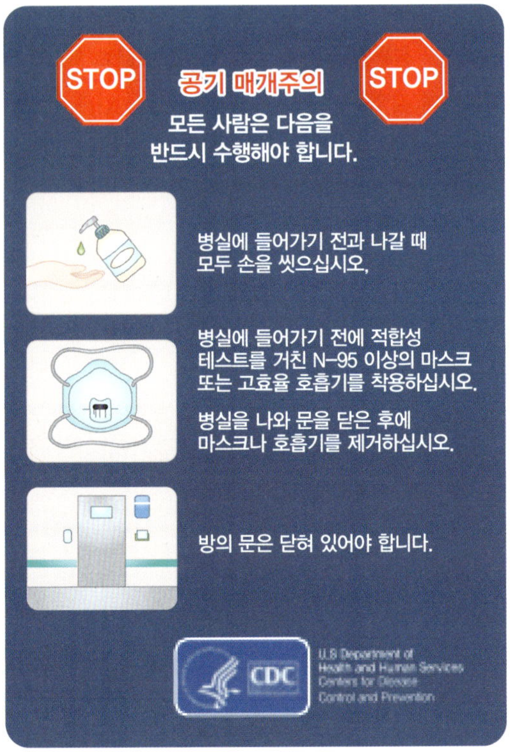


그림 5-11. 공기매개주의를 나타내는 포스터

출처: https://www.cdc.gov/infectioncontrol/pdf/airborne-precautions-sign-P.pdf

PPE & 공기매개주의

② 호흡기계 보호구

Ⓐ 결핵에 감염되었거나 의심되는 환자의 병실에 들어갈 때 호흡기계 보호구를 착용한다.

Ⓑ 수두, 홍역에 감수성이 있는 사람은 병실 출입을 금한다.

③ 환자의 이동

Ⓐ 환자를 가능한 한 이동시키지 않는다.

Ⓑ 환자를 꼭 옮겨야 하는 경우에는 환자에게 N95 마스크를 착용해 비말전파를 최소화한다.

④ 결핵을 예방하기 위한 지침

결핵을 예방하기 위한 CDC 지침을 참조한다(제8장 공기매개감염병 참조).

### (2) 관련 감염병

① 홍역(measles)

② 수두(varicella including disseminated zoster)

③ 결핵(tuberculosis)

## 2) 비말주의(droplet precaution)

**비말주의란 보균자 또는 임상적인 질환을 가진 환자로부터 발생한 5 μm 이상의 큰 입자로서, 환자의 기침, 재채기, 대화 또는 다른 치료과정(기관지경 검사와 흡인 등)을 수행하는 중 코와 입의 점막을 통해 감염**되는 것을 말한다. 비말은 공기에 부유할 수 없고, 일반적으로 가까운 거리 0.9 m 이내) 내에서 비말접촉에 의해 감염된다.

비말에 의해 감염될 수 있는 중요한 병원균에 의해 감염되었거나, 감염이 의심될 경우에 병원균이 다른 환자에게 감염되는 것을 예방하기 위해 비말주의를 적용하고, 공기주의가 필요한 환자를 선별하기 위하여 입구나 잘 보이는 장소에 안내문을 비치한다(그림 5-12).

표준주의 지침에 비말주의 지침을 함께 적용한다.

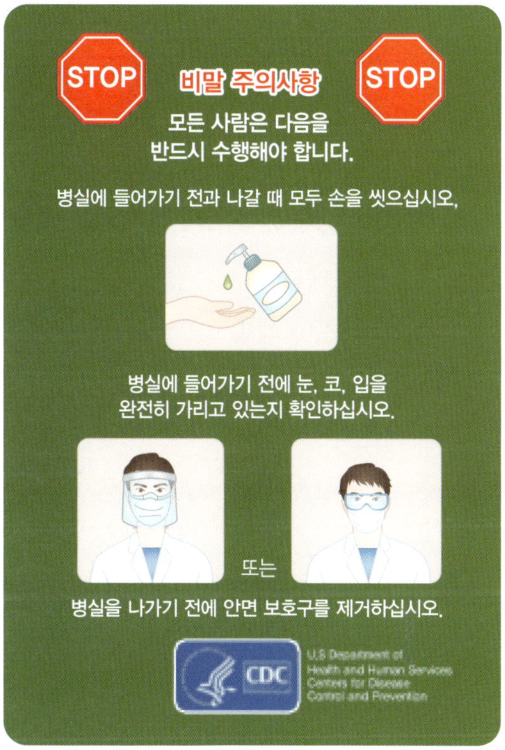


그림 5-12. 비말주의를 나타내는 포스터

출처: https://www.cdc.gov/infectioncontrol/pdf/airborne-precautions-sign-P.pdf

비말주의

### (1) 일반지침

① 환자의 병실 배치

Ⓐ 1인실을 사용한다.

Ⓑ 1인실을 사용할 수 없을 때에는 같은 병원체가 나오고, 다른 감염이 없는 환자와 같은 병실을 사용할 수 있다.

Ⓒ 1인실을 사용할 수 없거나 동일한 감염 환자를 모아서 치료할 수 없을 때는 감염된 환자와 다른 환자나 방문객과의 거리는 최소한 0.9 m의 간격을 두어야 한다.

② 마스크

환자와의 거리가 0.9 m 안에서 처치할 때에는 마스크를 착용한다(병원에 따라 다르나 몇몇 병원은 병실에 들어갈 때 마스크를 착용하도록 하는 경우도 있다).

③ 환자의 이동

Ⓐ 환자의 이동을 가능한 한 제한한다.

Ⓑ 환자의 이동이 꼭 필요한 경우에는 가능하면 환자에게 마스크를 착용시켜 비말이 퍼지는 것을 최소화하여야 한다.

#### (2) 관련 감염병

① 수막염, 폐렴, 후두개염, 패혈증을 포함한 침습적 헤모필루스 b형 감염증

② 수막염, 폐렴, 부비강염, 중이염을 포함한 침습적인 다제내성 폐렴사슬알균성 폐렴

#### (3) 비말(droplet)에 의해 전파되는 세균성 호흡기계 감염병

① 인후 디프테리아

② 미코플라스마 폐렴

③ 백일해

④ 폐 페스트

⑤ 사슬알균성 인두염, 폐렴 또는 영유아에서의 성홍열

#### (4) 비말에 의해 전파되는 바이러스 감염병

① 아데노바이러스감염병

② 인플루엔자

③ 유행성이하선염

④ 파보바이러스 B19

⑤ 풍진

접촉주의, 공기매개주의

### 3) 접촉주의(contact precaution)

접촉주의란 **역학적으로 중요한 미생물이 직접 또는 간접 접촉에 의해 전파되는 위험을 감소시키기 위한 접촉 예방 주의를 말한다.** 직접 접촉은 환자의 환경 내에서 오염된 물체와 감수성 있는 환자와의 접촉에 의해 일어난다. 의료관련감염에서 가장 중요하고 빈번하게 나타나는 것으로 직접 또는 간접 접촉에 의하여 **역학적으로 중요한 미생물이 전파되는 것을 예방하기 위해 표준주의와 접촉주의 지침을 함께 사용한다**(그림 5-13).

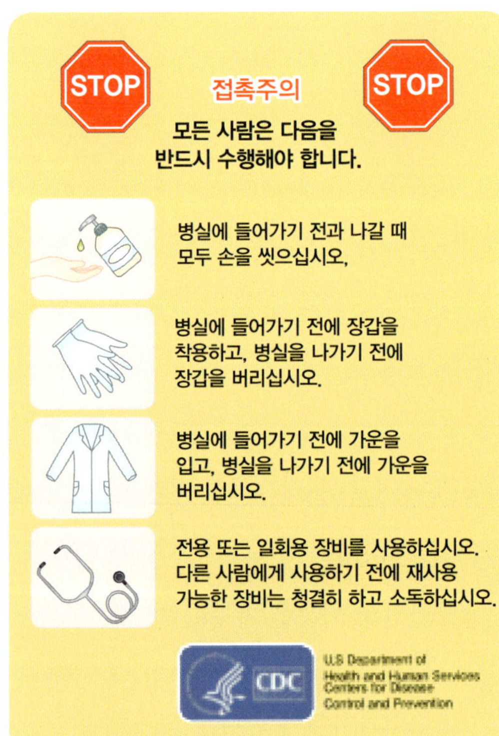


그림 5-13. 접촉주의를 나타내는 포스터

#### (1) 일반지침

① 환자의 병실 배치

Ⓐ 환자는 1인실을 사용한다.

Ⓑ 만약 1인실을 사용할 수 없을 경우에 **동일한 미생물에 감염된 환자는 같은 병실을 사용할 수 있다.**

Ⓒ 1인실을 사용할 수 없거나 코호트할 수 없을 때에는 환자의 병실을 결정할 때 미생물의 역학과 환자의 수를 고려하여야 하며, 감염관리실과 협력한다.

② 장갑과 손 위생

Ⓐ 기본경계와 동일한 범주에서 장갑을 착용한다. 병실에 들어갈 때 장갑을 적절하게 착용한다.

Ⓑ 환자를 치료하는 동안 대변이나 수술 창상과 같이 미생물이 많은 부위나 검체와 접촉한 후에는 장갑을 벗도록 한다.

Ⓒ 병실을 떠날 때에는 장갑을 벗고 즉시 소독제를 사용하여 손을 씻는다.

Ⓓ 장갑을 벗고 손을 씻은 후에는 병실에서 오염 가능성이 있는 곳이나 기구들은 만지지 않는다.

③ 가운

Ⓐ 환자나 병실의 기구와 접촉할 가능성이 있거나 환자가 요실금, 설사, 장루 드레싱으로 창상 배액을 가진 환자의 병실에 들어갈 때는 가운을 착용한다.

Ⓑ 병실을 떠나기 전에 가운을 벗는다.

Ⓒ 가운을 벗은 후에는 의복의 오염 가능성이 있는 곳에 닿지 않도록 주의한다.

④ 환자의 이동

Ⓐ 환자의 이동은 가능한 안하도록 한다.

Ⓑ 만약 환자의 이동이 불가피하면 다른 환자에게 미생물이 전파되지 않도록 주의하고, 환경이나 기구의 표면이 오염되지 않도록 주의한다.

⑤ 환자의 병실소독

환자의 치료기구, 침상 옆에 있는 물품과 환자와 자주 접촉되는 곳을 매일 소독한다.

⑥ 환자치료 장비

Ⓐ 가능하면 청진기, 혈압계, 환자 변기, 전자 항문체 온계와 같은 기구를 다른 환자와 함께 사용하지 않는다.

Ⓑ 사용한 기구를 다른 환자에게 사용할 때에는 적질하게 세척, 소독하여 사용한다.

⑦ 반코마이신 내성균

반코마이신 내성균의 예방을 위한 부가적인 지침으로 반코마이신에 내성이 생기는 것을 예방하도록 하여야 한다(제7장 다제내성 그람양성세균, VRE 참조).

### (2) 관련 감염병

① 소화기계, 호흡기계, 피부 또는 창상에서 다제내성세균(MDRO)에 감염된 경우(표 5-6)

② 오랫동안 환경에서 생존하는 장내 감염 병원체

Ⓐ *Clostridioides difficile*

Ⓑ 기저귀를 착용하는 실금 환자의 경우 : 장출혈성대장균 O157:H7(enterohemorrhagic *Escherichia coli* O157:H7), 시겔라(*Shigella*), A형 간염(hepatitis A), 로타바이러스(Rotavirus)

Ⓒ RSV (Respiratory syncytial virus), 파라인플루엔자 바이러스(Parainfluenza virus), 영유아에서의 엔테로바이러스, Norovirus 감염

표 5-6. 감염병별 잠복기, 전염기간 및 환자관리방법(KDCA)

| 군명 | 감염병명 | 잠복기 | 전염기간 | 환자 관리 및 격리기간 |
|---|---|---|---|---|
| 제1급 | 에볼라바이러스병 | 2~21일 | 증상 발현 후 증상기간 동인(회복 후 전염기간은 불명확 | • 환자관리: 격리입원시로(음압), 표준주의접촉주의 비말주의<br>• 격리기간 임상증상이 호전되고 72시간 이상 경과 후 24시간 이상 간격으로 혈액 Realtime RT-PCR 검사에서 2회 연속 음성 시까지<br>• 사례 분류에 피른 상세 격리 방법 및 기간은 대용 지침 참고 |
| | 마버그열 | 2~21일 | | |
| | 라싸열 | 2~21일 | | |
| | 크리미안콩고출혈열 | 1~13일 | | |
| | 남아메리카출혈열 | 3~21일 | | |
| | 리프트밸리열 | 2~6일 | 사람 간 전파 보고 없음 | |
| | 두창 | 7일~19일<br>(평균 10~14일) | 발열 발생 시부터 가피가 완전히 떨어 질 때까지 | • 격리 입원치료(음압), 표준주의 접촉주의 비말주의 공기주의<br>• 피부의 모든 가피가 모두 탈락된 후 48시간이 지나고, 검체(혈액, 상 · 하기도) PCR 검사 결과 24시간 간지 2회 음성일 경우 |
| | 페스트 | 1~7일<br>(평균 1~4일) | 객담이나 림프절 종창에서 균이 배출되는 기간 동안 | • 격리입원치료(음압), 표준주의 접촉주의 비말주의(폐 페스트)<br>• 항생제 치료 개 후 48시간이 경과하고 의료기관 의료진의 판단에 따라 |
| | 탄저 | • 피부탄저: 1~12일<br>(평균 5~7일)<br>• 위장관탄저: 1~6일<br>• 흡입탄저: 1~60일 | 사람 간 전파 보고 없음 | • 격리입원 치료, 표준주의 및 접촉주의(피부병변)<br>- 세부사항은 해당 지침에 따름 |
| | 보툴리눔 독소증 | • 식품매개형: 1~8일<br>• 상처형: 4~14일<br>• 영아형 · 장내 정착형: 3~30일 | 사람 간 전파 보고 없음 | • 격리입원 치료, 표준주의<br>- 세부사항은 해당 지침에 따름 |
| | 야토병 | 1~14일<br>(일반적으로 3~7일) | 사람 간 전파 보고 없음 | • 격리입원 치료, 표준주의 및 접촉주의(피부병변)<br>- 세부사항은 해당 지침에 따름 |
| | 신종감염병증후군 | [1] 급성출혈열증상, 급성호흡기증상, 급성설사증상, 급성황달증상 또는 급성신경증상을 나타내는 신종감염병증후군 | | 음압격리, 표준주의, 접촉주의, 비말주의, 공기주의 – 증상이 소실되고 검사 결과 감염 성이 없는 경우까지 격리 |

표 5-6. 감염병별 잠복기, 전염기간 및 환자관리방법(KDCA) (계속)

| 군명 | 감염병명 | 잠복기 | 전염기간 | 환자 관리 및 격리기간 |
|---|---|---|---|---|
| 제1급 | 중증급성 호흡기증후군 (SARS) | 2~10일 | 증상 발생 시부터 | • 음압격리 표준주의 접촉주의 비말주의 공기주의<br>- 호흡기 증상이 소실되고 검사결과 감염성이 없는 경우까지 격리 |
| | 중동호흡기 증후군(MERS) | 2~14일 | 증상 발생 시부터 | • 음압격리, 표준주의 접촉주의 비말주의 공기주의<br>- 증상*이 모두 사라진 다음 48시간이 지나고, 호흡기검체(검체 종류는 임상상태에 따라 결정) PCR 검사결과 24시간 간격으로 2회 음성 확인 시까지 격리 |
| | 동물 인플루엔자 인체감염증 | 2~7일<br>(최대 10일) | 증상발생 1일전부터 회복까지(사람간의 전파가 의심되는 사례가 드물게 보고) | • 음압격리, 표준주의 접촉주의 비말주의 공기주의<br>- 항바이러스 투약이 완료된 후 호흡기 검체 PCR 검사결과 24시간 간격으로 2회 연속 음성 확인 시까지 격리 |
| | 디프테리아 | 1~10일<br>(평균 2~5일) | • 분비물에 독성원인균이 존재하는 동안<br>- 항생제 치료하지 않는 경우 2~6주 균 배출, 일부 만성 보균의 경우 6개월 이상 | • 항생제 치료 종료 후 24시간 이상이 경과 한 이후로 총 2회(24시간 이상의 간격) 채취한 비강과 인두부위의 검체에서 모두 균 이 배양음성일 때까지 격리<br>• 배양이 어려울 경우, 적절한 항생제 치료에 필요한 14일 기간 동안 격리 |
| 제2급 | 결핵 | 명확하지 않음 | 결핵 증상유무, 객담 도말 검사결과 흉부X선상 공동 유무 등에 따라 다르며, 증상시작일(증상이 없는 경우 검사일 기준) 4주~3개월 이전부터 효과적인 치료 시작 2주 이후까지 | 일반적으로 2주이상 효과적인 항결핵제들을 복용하고, 호흡 증상이 소실되었고 객담 항산균 도말검사에서 음성이될 때까지 격리 |
| | 수두 | 10~21일<br>(평균 14~16일) | 발진 1~2일 전부터 모든 피부 병변에 가피가 생길 때까지 | • 모든 피부 병변에 가피가 생길 때까지 격리(발진 발생 후 최소 5일간)<br>• 수두 예방접종력이 있어 반점, 구진만 생기고 가피가 생기지 않을 경우, 24시간 동안 새로운 피부병변이 생기지 않을 때까지 격리<br>• 출산 전 3주 이내 수두에 걸린 산모가 출산한 신생아가 입원 중인 경우, 생후 21일까지(면역글로블린을 투여받으면 28일까지) 격리 |
| | 홍역 | 7~21일<br>(평균 10~12일) | 발진 시작 4일 선부터 4일 후까지 | 발진 시작 후 4일까지 격리 |
| | 콜레라 | 수시간~5일<br>(보통 2~3일) | • 환자의 균 배출기간: 회복 후 약 2~3일<br>• 무증상 환자의 대변 오염에 의한 감염가능 기간<br>- 7~14일 정도이며 드문 경우에 수개월간 간헐적으로 균을 배출 | 설사 증상 소실되고, 항생제 치료 완료 48시간 후 24시간 간격 대변 배양검사를 실시하여 2회 연속 음성 확인 시까지 격리 |

표 5-6. 감염병별 잠복기, 전염기간 및 환자관리방법(KDCA) (계속)

| 군명 | 감염병명 | 잠복기 | 전염기간 | 환자 관리 및 격리기간 |
|---|---|---|---|---|
| 제2급 | 장티푸스 | 3일~60일<br>(평균 8~14일) | • 환자의 균 배출기간: 수일에서 수주까지 대 · 소변으로 균이 배출될 수 있으나, 보통 증상 회복 후 1주일까지도 배출<br>• 치료하지 않는 경우 약 10%의 환자는 발병 후 3개월까지 균을 배출하며, 2~5%는 만성 보균자가 됨 | 설사 증상 소실되고, 항생제 치료 완료 48시간 후 24시간 간격 대변 및 직장도말 배양검사를 실시하여 3회 연속 음성 확인 시까지 격리 |
| | 파라티푸스 | 1일~10일 | • 환자의 균 배출기간: 수일에서 수주까지 대소변으로 균이 배출될 수 있으나 보통 증상 회복 후 1주일 까지도 배출<br>• 치료하지 않는 경우 약 10%의 환자는 발병 후 3개월까지 균을 배출하며, 2~5%는 만성 보균자가 됨 | 설사 증상 소실되고, 항생제 치료 완료 48시간 후 24시간 이상의 간격 대변 및 직장도말 배양검사를 실시하여 3회 연속 음성 확인 시 까지 격리 |
| | 세균성이질 | 12시간~7일<br>(평균 1~4일) | • 이환기간 및 증상 소실 후 대변에서 균이 검출되지 않을 때까지 전파 가능하며, 보통 발병 후 며칠 ~4주 이내 진명력이 소실<br>• 드물지만 보균상태가 수개월 이상 지속 가능 | 설사 증상 소실되고, 항생제 치료 완료 48시간 후 24시간 이상의 간격 대변 및 직장도말 배양검사를 실시하여 2회 연속 음성 확인 시 까지 격리 |
| | 장출혈성 대장균 감염증 | 2~10일<br>(평균 3~4일) | • 이환기간 및 증상 소실 후 대변에서 균이 검출되지 않을 때까지 전파 가능하며, 보통 성인에서 1주일 이하 어린이의 1/3은 3주가량 균배출<br>• 드물지만 보균상태가 수개월 이상 지속 가능 | 설사 증상 소실되고, 항생제 치료 완료 48시간 후 24시간 이상의 간격 대변 및 직장도말 배양검사를 실시하여 2회 연속 음성 확인 시 까지 격리 |
| | A형간염 | 15~50일<br>(평균 28~30일) | • 증상 발현 2주 전부터 황달이 있는 경우 황달 발생 1주일까지, 황달이 없는 경우 최초 증상발생일로부터 14일간 | • 의료기관 입원 시, 표준주의 적용, 개인위생 관리가 어려운 환자는 증상 발생 후 1주간 격리 적용<br>- 세부 사항은 해당 지침* 참고<br>• 2023년도 수인성 및 식품매개감염병 관리지침 |
| | E형간염 | 15~64일<br>(평균 40일) | • 증상발현 1주전부터 증상 발생 후 14일까지 | • 환자의 분변 등 오염된 매개 물질과의 접촉을 피함<br>• 환자의 격리는 필요하지 않으나 예외적으로 조절되지 않는 심한 설사가 있는 경우나 변실금이 있는 경우 실사가 멎을 때까지 격리할 수 있음 |
| | 백일해 | 4~21일<br>(평균 7~10일) | 카타르기 시작~발작성 기침 시작 후 3주(또는 적절한 항생제 투여 시작 후 5일까지) | • 항생제 치료 기간 5일까지 격리<br>• 치료를 받지 않은 경우 기침이 멈출 때까지 최소한 3주 이상 격리 |
| | 유행성 이하선염 | 12~25일<br>(평균 16~18일) | 이하선염 발병 2일 전부터 5일 후까지 | 이하선염 발병 후 5일까지 격리 |

표 5-6. 감염병별 잠복기, 전염기간 및 환자관리방법(KDCA) (계속)

| 군명 | 감염병명 | | 잠복기 | 전염기간 | 환자 관리 및 격리기간 |
|---|---|---|---|---|---|
| 제2급 | 풍진 | 선천성 | – | 체액에서 바이러스가 배출되는 동안 | • 생후 1년까지, 선천성 백내장 수술의 경우 생후 3년까지 격리(입원 시 적용)<br>• 생후 3개월 이후 1개월 간격으로 바이러스 배양*검사에서 2회 연속 음성 시까지<br>• 임산부의 접촉 금지 |
| | | 후천성 | 12~23일<br>(평균 14일) | 발진 7일 전부터 7일 후까지 | |
| | 폴리오 | | 3~35일 | 증상 발생일 11일 이전부터 6주 이후까지 | • 매주 채취한 대변 검체의 바이러스 분리·배양검사 결과가 2회 연속 음성일 때까지 격리<br>• (감염관리) 최종 음성 판정 시 까지 대변, 체액 등 감염물에 대해 적절한 관리 시행 |
| | 수막구균 감염증 | | 1~10일<br>(평균 3~4일) | *적절한 항생제로 치료 시작하면 24시간 후 전염력 소실 | 적절한 항생제 치료 시작 후 24시간까지 호흡기(비말)격리 |
| | b형 헤모필루스 인플루엔자 | | 명확하지 않으나 2~4일로 추정 | 호흡기 분비물에 균이 존재하는 동안 전파 가능 | • 주사용 항생제 치료를 시작한 후 24시간까지 격리<br>• (예방요법) 환자가 2세 미만이거나 가족 중에 감수성이 있는 접촉자가 있고 cefotaxime 또는 ceftriaxone 이외의 약제로 치료한 경우에는 침습성 감염 치료 마지막에 예방요법을 시행 |
| | 폐렴구균 감염증 | | (침습성감염)<br>명확하지 않음<br>(폐렴구균 폐렴)<br>1~3일 | 호흡기 분비물에 균이 존재하는 동안 전파 가능 | • 표준주의 지침에 따라 환자 관리<br>- 단, 입원실이나 병원에서 전파 증거가 있으면 접촉주의 또는 비말주의 추가 적용 |
| | 한센병 | | 명확하지 않음 | 명확하지 않음 | • 격리 필요 없음<br>• 한센 전문 치료기관에 치료 연계 |
| | 성홍열 | | 1~7일 | *적절한 항생제로 치료 시작하면 24시간 후 전염력 소실<br>*치료하지 않는 경우 수주에서 수개월동안 전염 가능 | 적절한 항생제 치료 시작 후 24시간까지 호흡기(비말)격리 |
| | 반코마이신내성 황색포도알균 (VRSA) 감염증 | | 명확하지 않음 | 환자 또는 병원체보유자와의접촉, 체액 등에 오염된 기구나 물품 및 환경표면 등을 통해 전파 가능 | 격리(코호트 격리 포함) 및 접촉주의 시행 |
| | 카바페넴내성 장내세균 속균종 (CRE) 감염증 | | 명확하지 않음 | 환자 또는 병원체보유자와의 접촉, 체액 등에 오염된 기구나 물품 및 환경표면 등을 통해 전파 가능 | 격리(코호트 격리 포함) 및 접촉주의 시행 |
| 제3급 | 파상풍 | | 3~21일<br>(평균 8일) | 사람 간 전파 없음 | • 표준주의 지침에 따라 환자 관리<br>• (상처 치료 시 파상풍 예방) 백신접종, 면역글로불린 투여: 예방접종 여부와 상처 오염정도에 따라 결정 |
| | B형간염 | | 45~160일<br>(평균 120일) | HBsAg 양성인 사람의 경우 감염이 가능함 | • 별도 격리 불필요<br>• 혈액 및 체액 노출 예방을 위한 표준주의 준수 |

표 5-6. 감염병별 잠복기, 전염기간 및 환자관리방법(KDCA) (계속)

| 군명 | 감염병명 | 잠복기 | 전염기간 | 환자 관리 및 격리기간 |
|---|---|---|---|---|
| 제3급 | 일본뇌염 | 7~14일 | 사람 간 전파 없음 | • 환자의 별도 격리는 불필요<br>• 혈액 및 체액 노출 예방을 위한 표준주의 준수 |
| | C형간염 | 2주~6개월<br>(평균 6~10주) | 혈액에서 RNA가 검출되는 시기 | • 별도 격리 불필요<br>• 혈액 및 체액 노출 예방을 위한 감염예방수칙 준수 |
| | 말라리아 | 삼일열<br>- 단기 잠복기<br>7~20일(14일)<br>- 장기 잠복기<br>(6~12개월)<br>열대열: 9~14일<br>사일열: 18~40일<br>난형열: 12~18일<br>원숭이열: 11~12일 | 사람 간 전파 없음 | • 혈액 격리(치료 종료 후 3년간 헌혈 금지)<br>• 확인검사(현미경검사, 유전자검출검사)에서 음성 시까지 모기에 물리지 않도록 주의 |
| | 레지오넬라증 | 레지오넬라 폐렴:<br>2~10일<br>폰티악 열:<br>5시간~3일(대부분 24~48시간) | 일반적으로 사람 간 전파는 없음 | 격리 불필요 |
| | 비브리오패혈증 | 12~72시간 | 사람 간 전파 없음 | 격리 불필요 |
| | 발진티푸스 | 6~15일<br>(평균 7일) | 사람 간 전파 없음 | 격리 불필요 |
| | 발진열 | 1~2주 | 사람 간 전파 없음 | 격리 불필요 |
| | 쯔쯔가무시증 | 1~3주 | 사람 간 전파 없음 | 격리 불필요 |
| | 렙토스피라증 | 2~14일<br>(평균 10일) | 사람 간 전파 없음 | 혈액 및 체액 격리는 필요 |
| | 브루셀라증 | 2~4주 | 사람 간 전파 없음 | • 격리불필요, 표준주의 준수<br>• 혈액 및 체액 격리(치료 종료 후 2년간 헌혈 금지) |
| | 공수병 | 5일~수년<br>(평균 2~3개월) | 사람 간 전파 없음 | • 격리 불필요, 표준주의 준수<br>• 혈액 및 체액 격리(공수병 예방접종 후 24시간 이내 /치료종료 후 1개월간 헌혈 금지) |
| | 신증후군출혈열 | 2~3주 | 사람 간 전파 없음 | 격리 불필요 |
| | 후천성면역결핍증<br>(AIDS) | 평균 8~10년 | 환자 혈액 및 체액 노출에 따른 전파 기능성 존재<br>(감염을 일으키기에 충분한 양의 바이러스가 혈류로 들어갔을 때 감염 가능) | 혈액 및 체액 격리 |
| | 크로이츠펠트-야콥병<br>(CJD) 및 변종 크로이츠펠트-야콥병(vCJD) | 2~30년 이상 | 사람 간 전파 없음 | • 감염 위험이 있는 고위험 조직, 장기 등에 대해 접촉주의<br>• 혈액 및 체액 격리(영구 헌혈 금지) |

표 5-6. 감염병별 잠복기, 전염기간 및 환자관리방법(KDCA) (계속)

| 제3급 | 황열 | 3~6일 | 사람 간 전파 없음<br>*발열 직전 및 증상 발현 3~5일간 모기에 대해 감염성 있음 | • 혈액 및 체액 격리<br>• 회복될 때까지 모기에 물리지 않도록 주의 |
|---|---|---|---|---|
| | 뎅기열 | 3~14일<br>(평균 4~7일) | 사람 간 전파 없음<br>*발열 직전부터 발열 지속 기간 동안(평균 6~7일간) 모기에 대해 감염성 있음 | • 혈액 및 체액 격리(치료 종료 후 6개월간 헌혈 금지)<br>• 회복될 때까지 모기에 물리지 않도록 주의 |
| | 큐열 | 3일~1개월<br>(평균 2~3주) | 사람 간 전파 없음 | • 혈액 및 체액 격리(영구 헌혈 금지)<br>• 성접촉, 수유를 통한 전파가능성 교육 |
| | 웨스트나일열 | 2~14일<br>(평균 2~6일) | 사람 간 전파 없음<br>발열 직전부터 발열 지속 기간동안(평균 3~6일간) 모기에 대해 감염성 있음 | • 혈액 및 체액 격리(치료 종료 후 6개월간 헌혈 금지)<br>• 회복될 때까지 모기에 물리지 않도록 주의 |
| | 라임병 | 3~30일 | 사람 간 전파 없음 | 격리 불필요(헌혈 금지) |
| | 진드기매개뇌염 | 4~28일<br>(평균 8일) | 사람 간 전파 없음 | 격리 불필요(단, 수혈, 장기이식, 출산, 모유수유 등 전파 가능성에 주의) |
| | 유비저 | 1~21일 | 사람 간 전파 가능성은 있으나 극히 드묾 | • 격리 불필요<br>• 표준주의 준수(호흡기분비물, 혈액 및 체액) |
| | 치쿤구니야열 | 1~12일<br>(평균 4~7일) | 사람 간 전파 없음<br>발열 직전부터 발열 지속 기간동안(평균 2~7일간) 모기에 대해 감염성 있음 | • 혈액 및 체액 격리(치료 종료 후 6개월간 헌혈 금지)<br>• 회복될 때까지 모기에 물리지 않도록 주의 |
| | 중증열성혈소판감소증후군(SFTS) | 4~15일 | 일반적으로 발생하지 않음(환자 혈액 및 체액 노출에 따른 전파 가능성 존재) | • 일반적으로 격리 불필요<br>- 환자의 혈액 및 체액의 노출이 예상되는 심폐소생술 등이 필요한 중환자는 선택적으로 격리(표준주의, 비말 및 접촉주의 지침 준수) |
| | 지카바이러스 감염증 | 1~12일<br>(평균 2~14일) | • 사람 간 전파 없음<br>• 발열 직전부터 발열 지속 기간동안(평균 3~7일간) 모기에 대해 감염성 있음 | • 혈액 및 체액 격리(치료 종료 후 6개월간 헌혈 금지, 회복 후 6개월 간 임신 연기)<br>• 회복될 때까지 모기에 물리지 않도록 주의 |
| | 엠폭스 | 5~21일<br>(평균 6~13일) | 발열 발생 시부터 가피가 완전히 떨어질 때까지 | • 1인실 격리입원치료<br>• 접촉주의(피부병변 및 환자 사용 물품), 비말주의<br>• 모든 피부병변에 가피가 탈락할 때까지 격리<br>• 세부사항은 해당 지침에 따름 |
| | 매독 | 평균 3주<br>(10일~3개월) | 1기, 2기 매독 환자와의 성접촉에 의한 전파가 대부분임 | • 격리 불필요<br>• 표준주의 준수(혈액 및 체액) |

표 5-6. 감염병별 잠복기, 전염기간 및 환자관리방법(KDCA) (계속)

| 군명 | 감염병명 | 잠복기 | 전염기간 | 환자 관리 및 격리기간 |
|---|---|---|---|---|
| 제4급 | 인플루엔자 | 1~4일<br>(평균 2일) | 증상발생 1일 전부터 발병 후 약 5~7일까지 | • 증상 발생 후 감염력이 소실(해결 후 24시간 경과)될 때 까지<br>• 해열제 투약 후 해열 된 경우, 마지막으로 해열제를 투약한 시점부터 48시간 경과해야 함 |
| | 회충증 | 70일 | 사람 간 전파 없음 | 격리 불필요 |
| | 편충증 | 1~3개월 | 사람 간 전파 없음 | 격리 불필요 |
| | 요충증 | 1~2월 | 충란은 속옷, 침구에 붙어서 2~3주 감염력 유지 | • 격리 불필요<br>• 접촉감염성으로 주의 필요 |
| | 간흡충증 | 3~4주 | 사람 간 전파 없음 | 격리 불필요 |
| | 폐흡충증 | 6주 | 사람 간 전파 없음 | 격리 불필요 |
| | 장흡충증 | 7~8일 | 사람 간 전파 없음 | 격리 불필요 |
| | 반코마이신 내성장알균(VRE) 감염증 | 명확하지 않음 | 환자 또는 병원체보유자와의 접촉, 체액 등에 오염된 가구나 물품 및 환경표면 등을 통해 전파 가능 | 격리코트 격리 포함) 및 접촉주의 사형 |
| | 메티실린 내성 황색포도알균(MRSA) 감염증 | 명확하지 않음 | 환자 또는 병원체보유자와의 접촉, 체액등에 오염된 기구나 물품 및 환경표면 등을 통해 전파 가능 | 격리(코호트 격리 포함) 및 접촉주의 시행 |
| | 다제내성녹농균(MRPA)감염증 | 명확하지 않음 | 환자 또는 병원체보유자와의 접촉, 체액등에 오염된 기구나 물품 및 환경표면 등을 통해 전파 가능 | 격리(코호트 격리 포함) 및 접촉주의 시행 |
| | 다제내성 아시네토박터 바우마니균 (MRAB) 감염증 | 명확하지 않음 | 환자 또는 병원체보유자와의 접촉, 체액등에 오염된 기구나 물품 및 환경표면 등을 통해 전파 가능 | 격리(코호트 격리 포함) 및 접촉주의 시행 |
| | 코로나바이러스 감염증-19 | 1~14일<br>(평균 5~7일) | 주된 전파경로는 감염자의 호흡기 침방울(비말)에 의한 전파, 비말 이외, 표면 섭촉 공기 등을 통해서도 전파 가능 | *검체 채취일로부터 7일차 자정(24)까지 단, 상기 기간 동안 무증상 상태 지속 또는 24시간 동안 해열 치료 없이 발열이 없고 임상증상이 호전되는 추세이어야 함.<br>*위중증 단계에 해당하거나 해당한 적이 있는 경우에는 검체 채취일로부터 10일 차 자정(24시)까지 격리, 단, 최소 48시간 동안 해열 치료없이 발열이 없고 임상증상이 호전되는 추세이어야 함.<br>*격리는 검체 채취일로부터 최대 20일을 경과할 수 없음. 단, 면역저하자는 제외 |

| | 감염병명 | 잠복기 | 전염기간 | 환자 관리 및 격리기간 |
|---|---|---|---|---|
| 제 4 급 | 수족구병 | 3~5일 | 수포 발생 후 딱지가 없어질 때까지 | 전염기간 |
| | 임질 | 3~9일 (신생아 1~5일) | 무증후성감염 수년 | 전염기간 |
| | 클라미디아 감염증 | 1~2주 | 무증후성감염 수년 | 전염기간 |
| | 연성하감 | 3~5일 | 무증후성감염 수년 | 전염기간 |
| | 성기단순포진 | 6~8일 | 무증후성감염 수년 | 전염기간 |
| | 첨규콘딜롬 | 1~8개월 | 무증후성감염 수년 | 전염기간 |
| | 장관감염증[2] | 병원체에 따라 다양 | 병원체에 따라 다양 | 병원체에 따라 다양 |
| | 급성호흡기감염증[3] | 병원체에 따라 다양 | 병원체에 따라 다양 | 병원체에 따라 다양 |
| | 해외유입기생충감염증[4] | 병원체에 따라 다양 | 병원체에 따라 다양 | 병원체에 따라 다양 |
| | 엔테로바이러스감염증 | 병원체에 따라 다양 | 병원체에 따라 다양 | 병원체에 따라 다양 |
| | 사람유두종바이러스감염증 | 1~20개월 | 수년~평생 | 전염기간 |
| | 코로나바이러스감염증-19 | 2~10일 | 완치될 때 까지 | 전염기간 |

[1] 신종감염병증후군: 급성출혈열증상, 급성호흡기증상, 급성설사증상, 급성황달증상 또는 급성신경증상을 나타내는 신종감염병증후군

[2] 장관감염증: 살모넬라균 감염증, 장염비브리오균 감염증, 장독소성대장균(ETEC) 감염증, 장침습성대장균(EIEC) 감염증, 장병원성대장균(EPEC) 감염증, 캄필로박터균 감염증, 클로스트리듐 퍼프린젠스 감염증, 황색포도알균 감염증, 바실루스 세레우스균 감염증, 예르시니아 엔테로콜리티카 감염증, 리스테리아 모노사이토제네스 감염증, 그룹 A형 로타바이러스 감염증, 아스트로바이러스 감염증, 장내 아데노바이러스 감염증, 노로바이러스 감염증, 사포바이러스 감염증, 이질아메바 감염증, 람블편모충 감염증, 작은와포자충 감염증, 원포자충 감염증

[3] 급성호흡기감염증: 아데노바이러스 감염증, 사람 보카바이러스 감염증, 파라인플루엔자바이러스 감염증, 호흡기세포융합바이러스 감염증, 리노바이러스 감염증, 사람 메타뉴모바이러스 감염증, 사람 코로나바이러스 감염증, 마이코플라스마 폐렴균 감염증, 클라미디아 폐렴균 감염증

[4] 해외유입기생충감염증: 리슈만편모충증, 바베스열원충증, 아프리카수면병, 샤가스병, 주혈흡충증, 광동주혈선충증, 악구충증, 사상충증, 포충증, 톡소포자충증, 메디나충증

### (3) 높은 감염력을 갖거나 피부를 통해 감염될 수 있는 피부감염

① 피부 디프테리아감염

② 신생아 또는 점막 하의 단순포진바이러스 감염(herpes simplex virus[neonatal or mucocutaneous)

③ 농가진(impetigo)

④ 봉와직염(cellulitis), 욕창(decubiti)

⑤ 이 기생충(pediculosis)

⑥ 옴(scabies)

⑦ 영유아에서의 포도알균성 절창증

### (4) 대상포진 및 출혈성 감염병

① 바이러스성 출혈성 결막염(viral hemorrhagic conjunctivitis)

② 바이러스성 출혈성 감염병(라싸열, 마버그출혈열, 에볼라)

## 4) 보호환경(Protective Environment)

**보호환경은 공기 중의 곰팡이 포자수를 최소화하고 침습성 환경 곰팡이 감염의 위험을 줄이기 위해 조혈모세포이식(hematopoietic stem cell transplant, HSCT) 환자 및 면역저하 암환자를 위해 설계**되었다. 감염관리의 필요성은 의료기관의 개, 보수, 신축 건설과 관련된 아스페르길루스(*Aspergillus* spp.)의 발병에 대한 연구에서 입증되었다. **환경감염관리를 위한 지침에서 제시된 HSCT 환자를 위한 공기의 질 향상을 위한 제언에는 다음이 포함된다.**

① 유입되는 공기의 예방을 위해 고효율 호흡기 보호 장치(HEPA filter 장치) 사용

② 실내 공기 흐름의 방향은 환자의 반대편 배출구로 배출

③ 복도 및 외부환경에 비해 실내 양압 유지

④ 외부 공기의 흐름을 방지하기 위해 실내 밀폐(벽, 바닥, 천장, 창문, 전기 콘센트 포함 밀폐)

⑤ 시간당 12회 이상의 공기 환기

⑥ 먼지의 최소화(예: 실내 장식품 및 카펫보다는 문 질러 닦을 수 있는 재질의 표면, 정기적으로 틈새및 스프링클러 헤드 청소)

⑦ 조혈모세포이식 환자의 병실 내 말린 꽃 및 생화및 화분 반입 금지

혈액악성종양이 있는 환자와 환자 근처에 있는 화분에서 *Aspergillus terreus*의 변종을 발견한 연구를 기반으로 작성되었다. 의료시설 주변에서 진행될 수 있는 기타 먼지 발생 활동 기간 동안 곰팡이 포자의 흡입을 방지하기 위해 중증면역저하환자가 보호환경을 떠날 때는 고효율호흡기보호장치(예: N95 마스크)를 착용한다(표 5-3 참조).

## 핵심용어

**격리주의(isolation precautions):** 사람과 병원체 사이에 장벽을 만들어 병원 내 병원체의 확산을 방지하는 데 도움이 되는 조치

**다제내성세균(multidrug-resistant organisms, MDRO):** 하나 이상의 항생제 치료에 내성을 나타내는 세균을 다제내성균이라고 한다. 다제내성균은 주로 병원과 장기요양시설에서 발견되 며, 노인이나 중증 사람들에게 영향을 미치며 심각한 감염을 일으킬 수 있다.

**보호격리(protective isolation):** 이전 역격리(reverse isolation)를 최근 들어 보호격리로 더 자주 부르고 있다. 역격리(보호격리)란 저항력이 낮은 환자가 감염 되지 않도록 보호하기 위한 것이다.

**비말 핵(airborne droplet nuclei):** 기침, 재채기, 고함, 노래 및 말하기, 특히 자음에 의해 생성되는 증발된 작은 비말 잔류물(<5 μm 이상)이다. 비말 핵은 공기 중에 여러 시간 동안 남아 있으 며, 정상적인 기류에 의해 실내밖 장거리로 운반될 수 있다.

**스쿠프테크닉(scoop technique method):** 바늘 덮개를 평평한 표면에 놓고 바늘이나 덮개를 건드리지 않고 바늘을 삽입하는 바늘 캡핑 방법으로 우발적인 바늘 찔림을 방지하기 위한 방법이다.

**양압실(positive pressure room):** 주변 환경보다 내부의 압력을 높게 유지하여 공기가 다시 순환하지 않고 방을 나갈 수 있음을 의미한다. 이러한 방식으로 방에서 발생하는 공기 중 입자는 걸러지게 되고 주변 환경의 세균, 입자 및 기타 잠재적인 오염 물질이 실내로 유입되지 않는다. 의료환경에서 양압 실(보호환경)을 통해 직원은 취약한 환자를 감염병으로부터 안전하게 보호할 수 있다.

**옴(scabies):** 사람의 가려운 진드기 (*Sarcoptes scabiei* var. hominis) 에 의한 피부 감염으로 가장 흔한 증상은 심한 가려움증과 여드름 같은 피부 발진이다.

**욕창(decubitus 및 bedsores):** 피부에 장기간의 압력이 가해져 피부와 기저 조직이 손상되는 것으로 발뒤꿈치, 발목, 엉덩이및 꼬리뼈와 같은 신체의 뼈 부위를 덮는 피부에서 가장 자주 발생한다.

**음압실(negative pressure room):** 외부 공기를 격리된 환경으로 허용하기 위해 더 낮은 기압을 사용하여 내부 공기가 공간을 떠나는 것을 방지하고 음압실 내부에 잠재적으로 유해한 입자를 가두고 유지한다. 의료 시설의 음압 병실은 감염병 환자를 격리하고 병실 외부의 사람 들을 노출로부터 보호한다.

**일반적 주의(universal precautions):** 1980년대 AIDS를 관리하면서부터 혈액 및 기타 잠재적 감염 물질(other potentially infectious materials, OPIM)에 대한 노출 로부터 혈액매개병원체의 전파를 방지하기 위한 일반적주의로 1996년 표준주의로 대체되었다.

**표준주의(standard precaution):** 의료 서비스가 제공되는 모든 환경에서 환자의 의심 또는 확인된 감염 상태에 관계없이 모든 환자 치료에 적용되는 최소한의 감염 예방방법이다. 손 위생. 개인보호장비(예: 장갑, 마스크, 안경류) 사용. 호흡기 위생/기침 에티켓. 날카로운 물건 안전(엔지니어링 및 작업 관행 제어) 등의 감염 예방 조치가 포함된다.

**공기매개주의(airborne precaution):** 공기를 통해 감염되는 미생물에 의해 발생하는 모든 질병이며, 임상적으로 중요한 많은 공기매개질병이 있으며 홍역, 중증급성호흡기증후군(SARS), 수두, 결핵균과 곰팡이가 포함된다.

**비말주의(droplet precaution):** 인후염, 인플루엔자, 감기, 코로나바이러스감염증-19 등 호흡기 감염이 있는 사람이 있는 방에 있을 때, 안면 마스크(수술용 마스크라고도 함)를 착용하는 것을 의미한다. 이러한 예방 조치는 혈액/체액과 접촉할 가능성이 있는 경우 가운과 장갑뿐만 아니라 안면 보호대 또는 고글을 포함하는 표준예방조치에 추가하여 사용된다.

**접촉주의(contact precaution):** 피부 대 피부 접촉, 키스 및 성교 등 직간접 접촉에 의한 감염원의 확산을 방지하는 예방조치이다. 접촉예방조치의 주요 구성 요소에는 손 위생, 개인보로장구, 환자 배치, 장비관리, 환자 이송 및 방문자 관리가 포함된다.

**보호환경(protective environment, PE):** 고위험 면역저하환자를 사람 및 환경공기 중의 병원균으로부터 보호하도록 설계된 병실이다. 암 치료 또는 줄기 세포 이식에서 회복하는 동안 환자를 안전하게 보호하기 위한 양압실이다.

**전파경로별(전파기반)주의(transmission-based precaution):** 기본 감염관리의 두 번째 단계이며, 감염전파를 방지하기 위해 추가 예방조치가 필요한 특정 감염원에 감염되거나 집락화될 수 있는 환자에 대한 표준주의에 추가하여 사용된다.

**체액 및 배설물주의(body substance precaution):** 특정 진단보다는 특정 환자 상호작용을 위해 차단 기술이 사용되는 격리 시스 템이다. 감염진단 또는 의심 여 부에 관계없이 모든 사람에 대해 손 위생 및 장벽주의조치(barrier precautions)를 요구 한다.

**코호트 격리(cohort isolation):** 일반적으로 접촉주의, 비말주의, 공기주의 환자는 1인실 격리를 우선적으로 시행해야 하나 격리 대상의 환자가 많은 경우 일정한 원칙(원인균, 환자의 상태및 발생규모, 병실의 구조 등을 고려)에 따라 비슷한 조건의 환자들을 한 병실 또는 한 공간 에서 시행하는 격리

**헤파필터(high-efficiency parti culate air filter, HEPA filter):** 고효율 미립자 공기필터의 약어로 이론적으로 먼지, 꽃가루, 곰팡이, 세균 및 0.3 μm 크기의 공기 중 입자를 99.97% 이상 제거할 수 있다.

**N 95 마스크:** 기름성분에 대해 저항성은 없지만 에어로졸을 포함하는 공기 중에 떠다닐 수있는 0.3 μm 미세입자를 95% 이상에서 필터링의 효과를 나타낸다.

## 핵심문제

**01. 표준주의에 대한 설명으로 옳은 것은?**

① 격리실에서는 개인보다 타인의 위생을 더 중요시 여겨야 한다.
② 언제 무슨 일이 있을지 모르기 때문에 항상 특수마스크를 착용해야 한다.
③ 시력보정을 위해 보안경을 착용해야 한다.
④ 혈액이나 체액 등에 오염될 가능성이 있는 경우에만 가운을 착용한다.
⑤ 장갑은 환자를 만질 경우에만 착용한다.

해설 격리실에서는 개인위생에 더 신경을 써야 하며, 특수마스크는 결핵이나 호흡기분비물 공기전파 감염에 주의할 때 사용하며, 보안경은 혈액이나 체액 등이 눈에 오염될 가능성이 있는 경우 착용한다. 장갑은 환자를 만질 때 뿐 아니라 혈액이나 체액, 오염된 물품을 만질 경우나 위생을 위해 착용해야 한다.

**02. 마스크, 장갑, 가운 사용 지침에 대한 설명으로 옳지 않은 것은?**

① 마스크 사용 시 입과 코를 충분히 가려야 한다.
② 무균조작 시 바로 장갑을 착용해도 상관없다.
③ 마스크와 장갑은 1회 사용을 원칙으로 한다.
④ 가운 착용이 필요한 지역 출입 시 출입 직전에 가운을 입는다.
⑤ 마스크, 가운, 장갑을 착용한 상태에서 벗는 순서는 장갑 → 가운 → 손위생 → 마스크 순이다.

해설 무균조작 시 외과적 무균술을 적용하여 장갑을 착용한다.

**03. COVID-19 환자 병실의 일일 환경 청소에 필요한 프로토콜이 아닌 것은?**

① 장갑, 가운, 고글, 수술용 마스크를 착용해야 한다.
② 소독제는 SARS-CoV-2를 비롯한 신종바이러스 병원체에 대해 EPA 승인을 받아야 한다.
③ 쓰레기와 더러워진 리넨은 이중 봉투에 넣어야 한다.
④ 청소는 더러운 곳에서 깨끗한 곳으로, 측면에서 중앙으로 한다.
⑤ 청소는 높은 곳에서 낮은 곳으로, 왼쪽에서 오른쪽 또는 시계 방향으로 청소한다.

해설 COVID-19 환자 병실의 일일 환경 청소에는 청소하는 동안 PPE(N95, 수술용 마스크 아님), 가운, 장갑, 안면보호대 또는 고글)를 착용해야 한다. 소독제는 SARS-CoV-2를 비롯한 신종바이러스 병원체에 대해 EPA 승인을 받아야 한다. 병실과 욕실의 모든 표면과 전용장비는 깨끗이 닦아야 하며, 소독제는 필요한 시간 동안 제자리에 남아 있거나 젖어 있어야 한다. 청소는 더러운 곳에서 깨끗한 곳으로, 측면에서 중앙으로, 높은 곳에서 낮은 곳, 왼쪽에서 오른쪽 또는 시계 방향으로 청소해야 한다. 쓰레기와 리넨은 이중 봉투에 넣어야 한다.

## 04. 다음 중 코호트 간호를 사용하지 않는 감염은?

① 클로스트리디오이데스 디피실리균
② 노로바이러스
③ MRSA
④ 수두
⑤ 폐결핵

**해설** 결핵환자는 코호트 간호를 하지 않고 전용 개인 병실에 격리한다.

## 05. 환자가 MRSA 접촉주의를 취하고 있는 경우 옳은 것은?

① 환자 접촉이 계획되지 않은 경우 PPE 없이 병실에 입장
② 병실에 들어갈 때마다 가운, 장갑 및 안면 보호대를 착용
③ 환자 접촉이 예상되는 경우에만 장갑을 착용
④ 병실에 들어갈 때마다 가운과 장갑 착용
⑤ 안면보호대를 반드시 착용

**해설** 환자가 접촉주의를 취하고 있는 경우, 특히 MRSA 또는 *Clostridioides dificile*과 같은 미생물에 대해 광범위한 환경오염을 초래할 수 있는 경우 의료종사자는 환자 또는 환자의 환경과의 직접적인 접촉을 통해 감염될 수 있으므로 병실에 들어갈 때마다 가운과 장갑을 착용해야한다. 같은 병실에 두 명의 환자가 코호트인 경우 의료종사자는 환자 사이에 가운과 장갑을 바꿔야 한다.

## 06. 간병인과 의료종사자의 손에 의해 운반되는 세균 오염에 의해 발생하는 비율은?

① 약 15%
② 약 25%
③ 약 35%
④ 약 45%
⑤ 약 55%

**해설** 많은 연구들에서 손으로 옮기는 오염으로 병원균 감염의 약 15%를 본다. 이러한 사고는 환자-환자 간 직접 접촉을 통해 발생하거나 컴퓨터 키보드, 펜 또는 심지어 방사선 장비에서 접촉 오염될 수 있는 중간 정적 물체에 의해 발생할 수 있다. 장갑을 제거한 후, 특히 장갑 낀 의료종사자가 잠재적으로 병원균(예: 난치성, 항생제 내성균주, MRSA)과 접촉하는 환경에서는 손 위생 및 기타 감염관리 전략을 직원들에게 교육하고 필요에 따라 적절한 주의, 감시 및 지속적인 교육을 제공해야 한다.

## 07. 호흡기 분비물, 혈액 또는 기타 체액으로부터 눈을 보호하기 위한 PPE로 옳은 것은?

① 안면보호대, 고글
② 콘택트렌즈
③ 안경
④ 안면보호대, 장갑
⑤ 고글, 장갑

해설 호흡분비물, 혈액 또는 다른 체액으로부터 눈을 보호하기 위해서는 안면보호대와 고글만 있으면 된다. 콘택트렌즈는 보호를 제공하지 않으며, 안경은 눈 주위에 빈 공간이 있기 때문에 안경으로 작은 부위를 보호할 수 있다. 안경을 쓴 의료종사자는 안면보호대를 사용할 때 안경을 계속 착용할 수 있지만 고글을 적용하려면 안경을 제거해야 한다. 얼굴과 눈을 보호하기 위한 PPE는 체액이 튀거나 분사될 가능성이 있을 때마다 그리고 에볼라 환자처럼 고위험 감염병 환자를 돌보는 경우 항상 사용해야 한다.

## 08. 에볼라 환자를 돌보는 데 필요한 개인보호구(PPE) 활용에 대해 많은 직원이 교육을 받아야 하는 경우 가장 좋은 방법은?

① 일대일 지시를 제공
② 비디오 교육을 제공
③ 교육받은 직원이 직접 시범
④ 강의에서 정보를 제공
⑤ 포스터나 자료를 제공

해설 교육에 일대일 교육이 필요하지만 교육을 받아야 하는 직원이 많을 때 가장 좋은 해결책은 종종 강사를 교육하여 교육의 일부를 인계받거나 지침. 에볼라 환자를 돌볼 때 PPE를 적절하게 사용하는 것은 의료종사자의 안전에 매우 중요하기 때문에 누군가가 직원이 시연하는 것을 관찰하고 각 단계를 완료했는지 확인해야 하기 때문에 강의 및 비디오 교육은 적절하지 않다.

## 09. 능동적 학습의 예로 옳은 것은?

① 사례 연구를 분석한다.
② 텍스트를 읽는다.
③ 강의에 참석한다.
④ 오디오 테이프를 듣는다.
⑤ 비디오 교육을 한다.

해설 수동적 학습은 강의를 듣거나 텍스트를 읽거나 오디오테이프를 들을 때와 같이 정보를 받는 것이다. 능동적 학습은 학습자가 학습과정의 일부로 생각하고 행동하는 학습자의 참여가 필요하다. 예로는 토론, 멀티미디어 프레젠테이션 제작, 문제해결 활동이 있다. 연구에 따르면 학습 유지율은 강의에서 5%에 불과하지만 학생들이 다른 사람을 직접 가르치는 데 적극적으로 참여할 때 90%이다.

정답 1. ④ 2. ② 3. ① 4. ⑤ 5. ④ 6. ① 7. ① 8. ③ 9. ①

Chapter

# 06 의료종사자의 직업감염

학습목표

1. 혈액 및 체액매개 감염병의 특징에 대해 설명할 수 있어야 한다.
2. 주삿바늘 찔림 손상 후의 처치, 감염관리에 대해 설명할 수 있어야 한다.
3. 의료종사자의 업무수행과 관련된 공기매개감염, 소화기계감염, 진균감염, 옴(개선충) 등의 감염관리에 대해 설명할 수 있어야 한다.

## I 개요

환자와 직접 접촉하거나 환자의 검체를 다루는 의료 종사자는 일반인보다 병원미생물에 노출될 위험성이 더 높으며, 직원 자신은 물론 환자도 감염병에 감염되기 쉽기 때문에 직원과 환자의 감염 위험성을 줄이기 위해 직원에 대한 감염관리 프로그램이 반드시 시행되어야 한다. **직원 감염관리의 목적은 환자와 직원, 직원과 직원 사이의 감염병이 전파되는 위험을 최소화시킴으로써 직원과 환자 모두를 병원감염으로부터 보호하기 위함이다.**

직원 감염관리 프로그램에는 다음의 내용이 포함된다.

### 1. 건강진단

건강진단은 직원 채용 시 중요한 평가항목으로 채용후 노출 사고가 발생하였을 때 적절한 조치를 위한 기본 자료가 된다. **건강진단 항목으로는 신체 검진과 혈액 검사, 요검사, 혈청검사, X-ray 검사 등 검사 및 백신으로 예방이 가능한 B형간염, 홍역, 유행성이하선염, 풍진, 수두에 대한 예방접종 여부를 확인하고 항체검사를 한다.** 또한 전 직원에 대해 매년 건강검진을 실시해야 하고, 직무에 따라서는 건강진단을 연 2회 정기적으로 실시할수 있다(결핵병동 근무 직원의 경우 결핵 감염 여부 검사 등).

### 2. 건강교육 및 안전교육

의료종사자의 교육은 감염관리 프로그램이 효과적으로 이루어지기 위해서 필수적으로 포함되어야 하며, 감염의 위험성은 직무에 따라 다르므로 교육 내용과 수준도 직무에 맞게 구성되어야 한다. 또한 효율적인 감염관리를 위해 직원이 감염에 노출될 가능성이 있거나 감염병에 걸렸을 때 취해야 할 병원의 정책과 감염관리 지침 등을 부서별로 비치하여 활용하도록 한다.

## 3. 예방접종 프로그램

병원 환경은 감염에 취약한 환경이기 때문에 백신으로 예방 가능한 감염병에 대해 직원이 면역능력을 가지고 있는지를 확인하는 일은 직원 건강관리에 필수적이다. **직원에게 예방접종을 권장하는 감염병은 B형간염, 홍역, 수두, 풍진, 유행성이하선염, 인플루엔자이다.** 특히 우리나라는 B형간염의 유병률이 높기 때문에 B형간염 바이러스에 대한 항체가 없는 근무자는 모두 백신을 접종받도록 해야 한다. 또한 소아환자, 백혈병 환자, 장기 이식 환자 등 면역능력이 저하된 환자와 접촉 가능성이 많은 직원은 관련 감염병에 대한 백신을 접종받는 것이 바람직하다(표 6-1, 6-2).

**표 6-1. 의료기관 종사자 예방접종 가이드라인 요약**

| 구분 | 혈액 및 체액 매개 | 공기 및 비말 매개 | 기타 |
|---|---|---|---|
| 예방접종 종류 | B형 간염 | 수두<br>Tdap(파상풍, 디프테리아, 백일해)<br>MMR(measles-mumps-rubella)<br>인플루엔자<br>수막구균* | A형 간염 |
| 예방접종 대상 | 혈액 및 체액에 노출될 위험이 있는 의료기관 종사자 | 모든 의료기관 종사자 | 해상 감염원에 노출될 위험이 있는 의료기관 종사자 |
| 직종 예시 | 의사, 간호사, 간호조무사, 임상병리사, 치위생사, 응급구조사, 요양보호사, 청소노동자 등 혈액 및 체액에 노출될 위험이 있는 직무를 수행하는 경우 | 의료기관에서 근무하는 모든 종사자 | 의사, 간호사, 간호조무사, 실험실 직원 등 해당 감염원을 전파할 가능성이 있는 환자와 긴밀한 접촉을 하거나 해당 감염원을 다루는 직무를 수행하는 경우 |

*수막구균성 수막염 의료기관 내 유행 시 또는 실험실 종사자 등 직무 특성상 수막구균 노출 위험이 있을 시

**표 6-2. 감염병 예방접종 권고 내용**

| 종류 | 주기 | 시기 |
|---|---|---|
| A형 간염 | 2회(0, 6개월) | 항체검사 음성인 경우 접종<br>40세 미만은 항체검사 없이 접종 |
| B형 간염 | 3회(0, 1, 6개월) | 근무 시작 시 면역의 증거가 없는 경우<br>항체검사 없이 접종 |
| 수두 | 2회(0, 1개월) | 1970년 이후 출생 대상<br>근무시작 시 면역의 증거가 없는 경우<br>항체검사 후 음성일 때 접종 |
| Tdap* | 1회(이후 10년마다 1회 Td) | 근무 시작 시 접종 |
| MMR** | 2회(0, 1개월) | 근무 시작 시 면역의 증거가 없는 경우 2회 접종<br>면역의 증거가 있는 경우 접종 불필요 |
| 인플루엔자 | 1회 매년 | 근무 시작 시 미접종인 경우 접종 |
| 수막구균 | 1회 | 의료기관 내 유행하는 경우<br>수막구균 노출 위험이 있을경우(실험실 종사자 등) |

*Tdap: 성인용 흡착 디프테리아 톡소이드, 파상풍 톡소이드, 정제 백일해 혼합 백신
**MMR: 홍역, 유행성이하선염, 풍진 3종 혼합 백신

### 1) 항체 보유 여부를 검사하고 음성일 때 접종해야 하는 항목

① B형간염: 예방접종 후 항체확인 필요, 음성이면 3회 재접종

② 수두: 40세 이하에서 면역이 증명되지 않을 때

③ MMR: 40세 이하에서 면역이 증명되지 않을 때(최소한 홍역에 대한 항체는 검사해야 함), 음성이면 2회 접종

면역시스템

### 2) 모든 의료종사자가 검사 없이 접종해야 하는 항목

① 인플루엔자: 매년

② 성인용 백일해(Tdap)

③ MMR: 40세 이하에서 면역이 증명되지 않을 때 항체 검사 없이 1회 접종

## 4. 의료종사자의 직무와 관련된 감염병과 노출에 대한 관리

직무와 관련된 감염병을 신속히 진단하고 처리하며, 감염 위험에 노출된 직원이 감염되지 않도록 신속하고 적절한 예방적 조치를 취하는 일은 의료관련기관의 중요한 책임이다. 감염원의 노출 등의 직무와 관련된 감염관리가 효율적으로 수행되려면 직원의 감염병에 대한 보고와 직무 제한 및 복귀 등에 대한 병원 방침이 명확하게 잘 규정되어 있어야 한다. 이 외에 직무와 관련된 감염 위험에 대한 상담과 직원 건강관리 기록의 유지 및 관리가 잘 되어야 한다. **감염에 노출된 직원 또는 감염된 직원에 대한 관리 내용은 표 6-3와 같다.**

# II 혈액 및 체액매개 직업감염

**혈액 및 체액 노출이란, 감염의 가능성이 있는 혈액, 조직, 또는 체액이 의료종사자의 점막에 접촉되거나, 손상된 피부에 묻거나, 주삿바늘 자상 및 날카로운 기구에 의한 피부 손상에 의해 혈액매개 질병의 감염 위험이 발생하는 것**을 말한다. 혈액매개 병원체가 환자에게서 의료종사자에게로 전파되는 것은 매우 심각한 직업성 재해이지만, 이러한 병원체에 노출된 후에 실제 감염이 발생할 위험은 요인에 따라 다를 수 있다. 즉, 오염원인 환자나 환경의 병원체 농도, 노출 시 접종된 양 및 방법 및 피해 의료종사자의 면역상태 등에 따라 감염률이 달라질 수 있다. 특히 주삿바늘 자상 및 수술용 메스 등 예리한 의료기구에 의한 피부 손상으로 인한 의료종사자의 혈액이나 체액에 의한 감염 노출은 매우 심각하다.

미국의 경우, 매년 385,000명의 의료종사자들이 주삿바늘 등의 자상에 노출되며 이는 매일 약 1,000건의 혈액이나 체액에 노출이 발생되고 있다고 볼 수 있다.

표 6-3. 감염에 노출된 직원 또는 감염된 직원에 대한 업무 제한

| 감염병 | 직접 접촉 제한 | 부분적인 제한 | 기간 |
|---|---|---|---|
| 감염성 결막염 | 필요 | | 분비물 안 나올 때까지 |
| 거대세포바이러스 감염 | 불필요 | | |
| 설사: 급성기<br>회복기<br>살모넬라 회복기 | 필요<br>불필요<br>불필요 | 고위험환자 치료 제한 | 증상이 없고 살모넬라 감염이 아닌 것이 확인될 때까지, 이틀 연속 행한 대변검사 결과 음성일 경우 |
| Enterovirus 감염<br>A군 *Streptococcus* | 불필요<br>필요 | <br>신생아, 소아치료 제한 | <br>적절한 치료 시작 후 24시간까지 |
| A형간염<br>B형간염<br>급성기<br>만성보균<br>C형간염 | 필요<br><br>불필요<br>불필요<br>불필요 | 조직손상을 주거나 점막노출 제한 | 황달 시작 후 7일까지<br><br>혈중 항원이 없어질 때까지 전파되는 시기 미정 |
| 단순포진: 외음부<br>손<br>구강, 안면 | 불필요<br>필요<br>불필요 | 고위험 환자 치료 제한 | 병변이 없어질 때까지 |
| 대상포진: 현증<br>노출 후<br>수두: 현증<br>노출 후 | 불필요<br>필요<br>필요<br>필요 | 고위험 환자 치료 제한, 방어장비 필요 | <br>병변이 없어질 때까지<br>접촉 후 10~21일 사이<br>병변이 건조되고 딱지가 앉을 때까지 |
| 유행성귀밑샘염: 현증<br>노출 후 | 필요<br>필요 | | 발병 후 9일까지<br>노출 12~26일까지 |
| 백일해: 현증<br>노출 후 증상<br>노출 후 무증상 | 필요<br>필요<br>불필요 | | 카타르시스에서 기침 시작 후 3주일까지 또는 치료 후 7일까지 |
| 풍진: 현증<br>노출 후 | 필요<br>필요 | | 발진 후 5일까지<br>노출 후 7~21일 사이 |
| 옴 | 필요 | | 치료될 때까지 |
| *S. aureus*<br>피부 감염<br>상기도 감염 | <br>필요<br>필요 | 위험 환자 치료 제한 | <br>병변이 없어질 때까지<br>급성 증상이 없어질 때까지 |

국내의 경우, 2009년부터 산업안전보건연구원이 운영하고 있는 주삿바늘 자상 감시체계(http://nsnet.or.kr)에서는 연간 100병상 당 평균 9.4건, 100명 직원 당 4.0건으로 미국보다 낮지만, 주삿바늘 자상 후의 신고하는 비율이 14~33%에 불과하다는 국내 보고를 감안하면, 국내 발생률도 미국 발생률과 유사하거나 더 높을 수도 있을 것이다(그림 6-1).

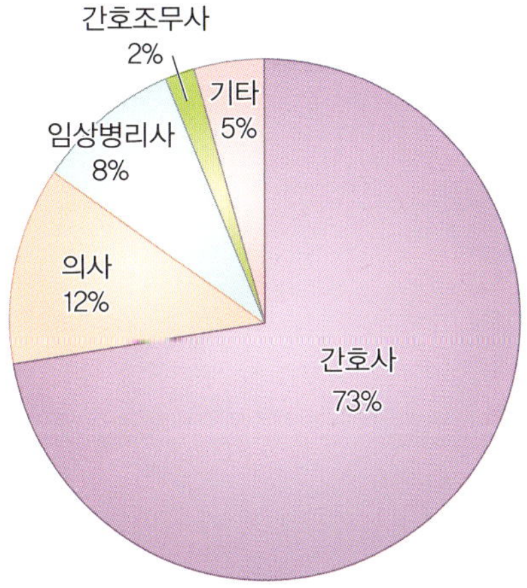


그림 6-1. 1998년부터 2004년까지 한국근로복지공단에서 감염병에 노출된 의료종사자의 직업군별 감염현황(전체 307건 중).

## 1. 감염경로 및 감염현황

미국의 국립산업안전보건연구원(National Institute of Occupational Safety and Health, NIOSH) 보고에 의하면, **경피 손상을 유발한 의료기구는 일반주사기 51%, 봉합용 바늘 20%**였으나 **국내 보고에서는 일반주사기 70%, 봉합용 바늘 10%**로 차이가 있었다. 직종별로는 **미국은 간호사가 34~43%로 가장 많았고, 수련의를 포함한 의사가 28~32%**였다. 국내 보고에서도 **간호사(조무사와 보조원 포함)가 39~63%로 가장 많았고, 의사는 27~45%를 차지**하였으나 의사 피해자 중 78%는 전공의 및 인턴이었다. 특히 2010년 한국산업안전보건연구원(OSHRI)의 연구보고에서는 직원 100명당 연간 자상발생률이 가장 높은 직업군은 인턴으로 23.2건이었으며, 이는 평균 발생률 4.0건에 비하여 약 6배나 높았다. 그 외에 임상병리사 5.9건, 청소원 4.5건, 간호사 4.3건으로 보고하였다.

국내 자상 사고의 오염원에 대한 한 보고에 의하면, 주삿바늘 상해 원인 환자의 감염 상태는 **HIV 항체 양성 1.3%, C형 간염 항체 양성 12.9%, B형 간염 표면항원 양성 18.4%**로 상당수가 감염된 환자에 노출되어 있음을 알 수 있었으며, 검사 거절 및 모름이 42.7%로 의료종사자의 노출 위험이 매우 심각함을 알 수 있다.

## 2. 바늘 찔림 손상(needle stick injury)

### 1) 바늘 찔림 손상의 원인

과거에 발생하였던 바늘 찔림 손상의 업무재해에 대한 예를 조사한다. 사고 건수가 적은 경우라도 과거의 사고 보고자를 포함한 가능한 한 많은 직원이 참가하는 것이 바람직하다. 이 작업을 통해서 바늘 찔림 손상의 해석방법과 사고 예방의 구체적인 방법을 제시할 수 있으며, **바늘 찔림 손상이 발생한 원인을 아래와 같은 평가와 개선을 위한 체제가 필요**하다(그림 6-2).

바늘 찔림 손상

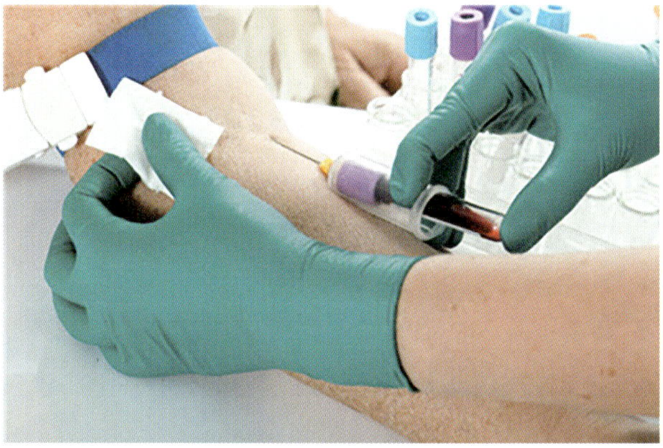

그림 6-2. 주삿바늘에 의한 감염

채혈 과정에서 주삿바늘에 찔리는 사고에 의해 감염될 수 있기 때문에 각별히 주의해야 한다.

출처: https://www.e7health.com/post/51/tips-for-a-successful-blood-draw

① 예방관리로는 예방이 불가능한 사고였는가?

② 관리로 인해 오히려 사고가 증가하였는가?

③ 관리를 통해 예방이 가능한 사고였지만, 막을 수 없었는가?

④ 관리효과를 높이기 위해서 무엇이 필요하였는가?

미국 CDC의 조사에 의하면 **주삿바늘의 종류에 따라 피하주삿바늘(hypodermic needle)이 29%로 가장 많았으며, 날카로운 유리(glass) 17%, 봉합바늘(suture needle)이 15%, 나비바늘(winged-steel needle, butterfly needle)이 13%순으로 나타났다**(그림 6-3, 6-4).

**주삿바늘 및 날카로운 물질의 취급에 의한 원인별** 사고 조사에서는 **환자의 주삿바늘 조작이 27%로 가장 많았으며, 청소과정 11%**, 폐기물처리 관련, 부적절하게 처리된 날카로운 물질의 취급 또는 사용 후가 각각 10%, 의료인 또는 위험한 물질과의 충돌 7%, 주삿바늘 리캡핑이 5%로 나타나 의료종사자들이 직업적으로 발생할 수 있는 의료관련감염의 위험성이 높은 B형 및 C형 간염, HIV 보균자와의 바늘 찔림 손상에 대한 예방관리가 중요하다는 것을 나타낸다(그림 6-5).

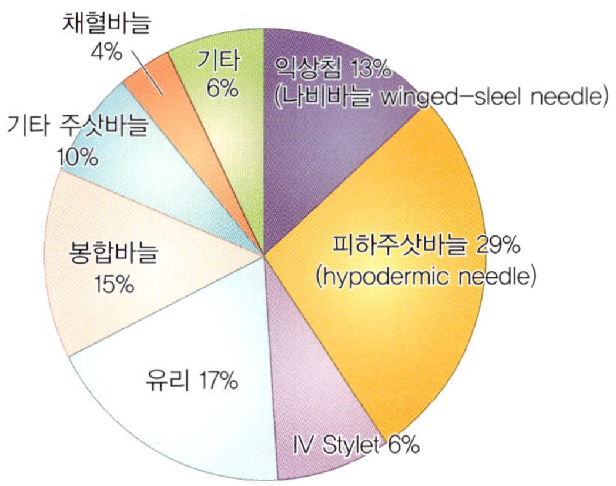


그림 6-3. 1995년 6월부터 1999년 7월까지 CDC 감시 병원의 주삿바늘 및 기타 장치에 의한 총 경피 손상 비율(%, n=4,951)

출처: NIOSH Alert: Preventing Needlestick Injuries in Health Care Settings Publication No. 2000-108 (1999). www.cdc.gov/niosh/2000-108.html, Ibid, CDC (1998b), "U.S. HIV and AIDS Cases Reported Through December 1998," HIV/AIDS Survelilance Report 10, 2 (1998):26. NIOSH Alert.

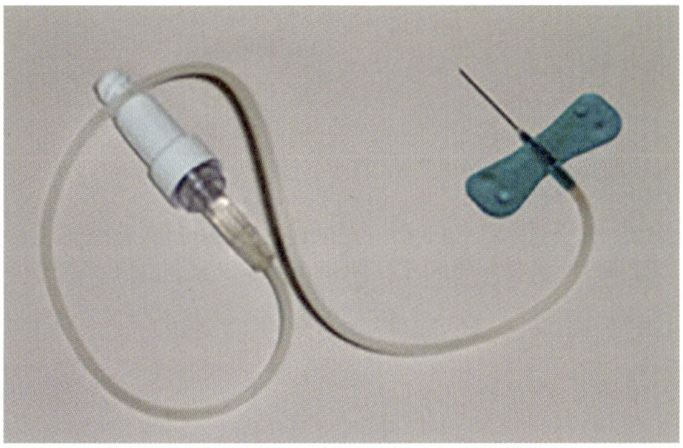

그림 6-4. 나비바늘의 형태

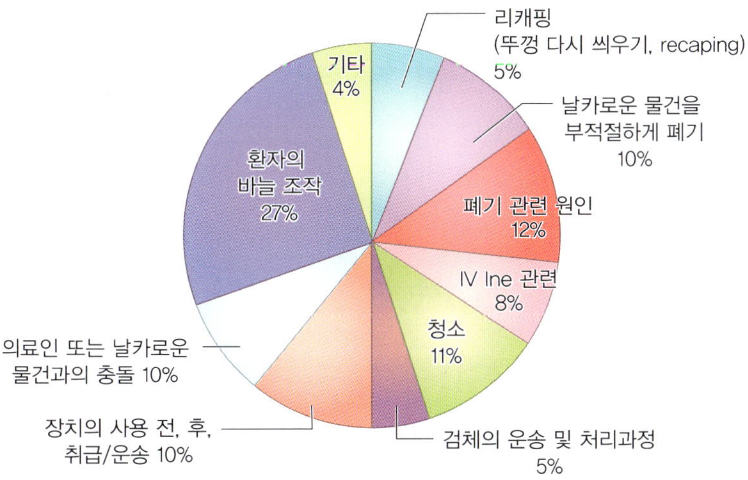


그림 6-5. 1995년 6월부터 1999년 7월까지 CDC 감시 병원에서 주삿바늘로 인한 경피 손상의 원인 비율(%, N=3,057)

출처: NIOSH Alert: Preventing Needlestick Injuries in Health Care Settings Publication No. 2000-108 (1999). www.cdc.gov/niosh/2000-108.html, Ibid, CDC (1998b), "U.S. HIV and AIDS Cases Reported Through December 1998," HIV/AIDS Survelilance Report 10, 2 (1998): 26. NIOSH Alert.

## 2) 사고의 실태 조사

### (1) 설문조사

소속된 의료기관의 바늘 찔림 손상 상황을 파악하기 위해서는 과거 1년간의 사고에 대한 간단한 설문조사를 실시하는 것이 효과적이다(표 6-4). 설문조사의 목적은 1년간 바늘 찔림 손상이 일어나고 있는 현 상황을 분명하게 하고, 보고서, 병원 내 뉴스레터 등을 통해서 전직원에게 알리는 것이다. 설문조사를 통해 판명된 사고가 정말로 일어나고 있는지를 분명하게 밝히는 작업이 의료관련감염 예방관리의 첫걸음이 된다. 설문조사의 집계와 통계의 해석에는 컴퓨터를 사용함으로써, 같은 항목의 조사를 1년 혹은 수 년 후에 반복함으로써 사고 예방관리의 평가에 이용할 수 있다.

### (2) 설문조사 결과 분석

감염관리위원회 혹은 의국 등의 원내 조직에 바늘 찔림 손상 관리전문위원회의 설치를 건의한다. 산업보건 관리와 관련된 문제이기 때문에 의사, 간호사, 임상병리사 등의 의료전문가와 사무직원을 구성원으로 한 원내 정규조직을 구성할 필요가 있다(표 6-5).

## 3) 바늘 찔림 손상 후의 처치 및 대응

바늘 찔림 손상 관리 실시 후 곧바로 문제가 되는 것은 사고 보고 수의 증가 및 사고 발생 시 처치와 사고 후의 검사와 관리체제이다.

### (1) 바늘 찔림 손상에 대한 초기 처치

① 상처를 즉시 흐르는 물에 씻고, 알코올 솜 등으로 소독한다.

주위에 수도가 없다면 근처에 있는 알코올 솜이나 소독제로 상처를 소독한다.

Ⓐ 사고로 체내에 침입한 바이러스나 미생물 등을 감소시킬 수 있는지는 분명하지 않지만, 상처에서 혈액을 배출하는 것을 권하고 있다.

Ⓑ 상처를 입으로 빨아서는 안 된다.

Ⓒ 환자의 생명에 관계되는 처치와 치료 중에는 처치 담당자가 처치에서 손을 놓을 수 없는 경우가 있다. 처치는 직원들이 협력하여 가능한한 신속하게 초동 처치를 한다.

**표 6-4. 바늘 찔림 손상에 대한 설문조사**

**1년간(작년도) 바늘 찔림 손상의 조사**

직업감염 예방관리의 기초자료로서 자상 · 열상 사고에 대한 설문 조사를 실시하게 되었습니다.
아래의 질문에 대한 답변을 부탁드립니다.
(해당되는 곳에 기재 혹은 ◯를 표시해 주십시오)

1. 당신의 직종은?
   가. 의사 나. 조산사 다. 간호사 라. 임상병리사
   마. 방사선사 바. 약사 사. 간호조무사 아. 기타

2. 당신의 연령은? (　　) 세

3. 당신의 근무년수는? (　　) 년

4. 현재 시점에서의 현 근무 장소 (병동 등)에서 몇 년간 근무했습니까? (　　) 년

5. B형 간염의 면역, HBs항체는 양성입니까?
   1. 예 1. 아니오

6. B형 백신을 접종한 적이 있습니까?
   1. 예 1. 아니오

7. 작년도에 바늘 찔림손상 사고를 경험했습니까?
   1. 예 1. 아니오

① 있다고 쓰신 분만 답해 주십시오.
가. 1회 나. 2회 다. 3회 라. 4회
마. 5회 바. 6회 이상 (　　회)

② 2회 이상인 분은 감염사고의 횟수도 답해주십시오.
- C형 간염 (　　)회, B형 간염 (　　)회, 기타 (　　)회
- 2회 이상의 복수인 분은 1례만을 기재

③ 그 때가 몇 월경이었습니까? (　　)월

④ 그 때가 몇 시쯤이었습니까? (AM　　PM　　)시경

⑤ 장소는 어디였습니까?
가. 병동 나. 외래 다. 방사선·내시경실
라. 진단검사의학과 마. OPE실·중재
바. 기타 (　　)

⑥ 무엇을 취급하고 있었을 때입니까?
가. 메스 나. 봉함 침
다. 주삿바늘(인슐린주사·노보펜 등도 포함)
라. 유치바늘 마. 익상침 바. 진공 채혈바늘
사. 수혈세트 아. 폐기물 자. 기타 (　　)

⑦ 어떠한 상황이었습니까?
가. 채혈 시 나. 피하·근육주사 시
다. 정맥주사·점적주사(발침 때도 포함)
라. IVH 시 마. 바늘에 캡을 씌울 때
바. 바늘을 버릴 때 사. 수술 시
아. 상창처치 시 자. 부적절하게 놓아진 바늘
차. 폐기물처리 시 타. 기타 (　　)

⑧ 사고 부위는 어디였습니까?
가. 손가락(좌, 우) 나. 손
다. 발 라. 기타 (　　)

⑨ 사고 전에 환자의 감염성(C형 간염, B형 간염 등)을 알고 있었습니까?

⑩ 환자의 감염성은 어떤 것이었습니까?
가. C형 간염 나. B형 간염 다. 매독
라. 불명 마. 기타 (　　)

⑪ 사고 후에 어떠한 조치를 하였습니까?(해당항목에 ◯를 표시하여 주십시오.(복수가능)
가. 방치 나. 흐르는 물에 씻었다.
다. 소독했다. 라. 검사했다
마. 환자의 감염 유무를 확인했다.
바. 약제·주사를 투여 사. 기타 (　　)

⑫ 사고 후 보고서를 제출했습니까?
1. 했다 2. 하지 않았다
(이유 :　　　　　　　　　　　　)

⑬ 원인으로 생각되는 일이 있습니까?
가. 부주의 나. 업무가 바빴다 다. 긴급 시
라. 컨디션불량 마. 바늘의 파괴와 폐기시스템이 불충분
바. 안전교육이 불충분 사. 기타 (　　)

⑭ 사고 후 생각한 일은 무엇입니까?(검사결과, 분노, 감염의 불안, 보고처치 체제 등을 기재하여 주십시오)
(　　　　　　　　　　　　)

⑮ 어떻게 하면 사고를 막을 수 있다고 생각합니까?
(　　　　　　　　　　　　)

8. 직업감염의 예방관리에 대해서, 의견이나 제안이 있으시다면 기재하여 주십시오. 또 보고를 쉽게 하기 위해서는 어떻게 해야 좋은지 생각이 있으시다면 기재하여 주십시오.

*협조에 감사드립니다

표 6-5. 주사 안전 체크리스트(Injection safety checklist)(KDCA)

| 안전한 주사 실무 | 수행 여부 | | 수행하지 않았다면, 개선을 위한 방안 |
|---|---|---|---|
| 주사는 오염된 기구 또는 혈액, 체액의 접촉이나 오염이 없는 청결한 구역에서 무균술을 사용하여 준비한다. | 예 | 아니오 | |
| 주삿바늘과 주사기는 오직 한 환자에게 사용한다(pre-filed 주사기와 인슐린 펜 같은 cartridge 기구에도 해당한다). | 예 | 아니오 | |
| 주삿바늘을 바이알 위 고무마개에 꽂기 전 알코올 솜으로 소독한다. | 예 | 아니오 | |
| 다회 사용 바이알에는 새 주삿바늘과 주사기만 사용한다. 같은 환자에서 추가적인 용량을 투약할 때에도 바이알에 새 주삿바늘과 새 주사기를 사용한다. | 예 | 아니오 | |
| 일회 사용 바이알, 앰플, 정맥주입용 수액백이나 수액병은 반드시 한 환자에게만 사용한다. | 예 | 아니오 | |
| 약물 투여 시 사용하는 수액세트나 연결 기구는 반드시 한 환자에게 사용한다. | 예 | 아니오 | |
| 다회 사용 바이알은 제조회사의 구체적인 유효기간이 없다면 개봉하고 28일 이내에 폐기한다(이것은 바이알에 표지된 폐기일과 다르다). | 예 | 아니오 | |
| 가능한 다회 사용 용량 바이알은 한 환자에게만 사용한다. | 예 | 아니오 | |
| 한 환자 이상에서 사용된 다회 용량 사용 바이알은 약물준비실에 보관하고, 환자 치료구역(예: 수술실, 병실/처치실)에 놓지 않는다. 만일 다회 용량 사용 바이알을 환자 처치 구역에 놓았다면 오직 한 환자 전용으로 사용해야 하고 사용 후 즉시 폐기해야 한다. | 예 | 아니오 | |

② 환자의 감염병 유무를 확인한다.

사고 전의 감염성이 분명하지 않을 때에는 환자의 동의를 얻어 채혈을 하여 각종 감염성 표지검사를 한다.

Ⓐ B형 간염 항체를 가지고 있지 않은 의료종사자의 바늘 찔림 손상을 제외하고는, 환자의 검사가 절대적으로 필요한 것이 아니다. HIV의 항체가 생기기 전(항체 검사에서 음성)인 환자의 경우는 즉시 검사는 무의미하다. 사고 보고자의 사고 후 정기 검사로 충분하다.

Ⓑ B형 간염 항체가 없는 의료종사자가 상처를 입었을 경우 환자의 B형 간염에 대한 검사는 환자의 동의하에 신속하게 실시하고, 의료관련감염 담당의사 등과 24시간 이내에 면역글로불린 근육주사 실시에 대해서 상담을 한다(표 6-6).

표 6-6. 주삿바늘 찔림 손상 후 처치내용(KDCA)

| 직원상태 / 환자상태 | B형간염 예방접종(-) | B형간염 예방접종(+)<br>B형간염 항체(+)<br>(1년 이내 검사결과) | B형간염 예방접종(+)<br>항체형성 안 됨<br>1년 이전 검사상 B형간염 항체(+) |
|---|---|---|---|
| 직원검사 | Anti-HCV, Anti-HIV | | Anti-HCV, Anti-HIV, Anti-HBs |
| 환자파악 가능 - 환자검사*** | HBsAg, Anti-HCV, Anti-HIV | Anti-HCV, Anti-HIV | HBsAg, Anti-HCV, Anti-HIV |
| 환자파악 가능 - 환자상태 - HBsAg(−) | B형간염 예방접종 시작 추적검사* | 필요 없음 | 추적검사* |
| 환자파악 가능 - 환자상태 - HBsAg(+) | HBIG 주사**<br>B형간염 예방접종 시작 간염증상관찰 | 필요 없음 | HBIG 주사**<br>B형간염 예방접종<br>1회 추가 |
| 환자파악 가능 - 환자상태 - anti-HIV(+) | • 전파 가능성에 대한 평가<br>• 보고할 증상과 증후, 예방적 투약의 부작용 및 효과에 대한 설명<br>• 예방적 투약 여부 결정 및 시작<br>• 추적검사* | • 전파 가능성에 대한 평가<br>• 보고할 증상과 증후, 예방적 투약의 부작용 및 효과에 대한 설명<br>• 예방적 투약 여부 결정 및 시작<br>• 추적검사* | • 전파 가능성에 대한 평가<br>• 보고할 증상과 증후, 예방적 투약의 부작용 및 효과에 대한 설명<br>• 예방적 투약 여부 결정 및 시작<br>• 추적검사* |
| 환자파악 불가능 | HBIG 주사**<br>B형간염 예방접종 시작 추적검사* | 추적검사* | 추적검사*,<br>B형간염 예방접종 추가 |

*추적검사: • HBs Ag-노출 후 3개월, 6개월 • anti HCV-노출 후 1개월, 2개월 • anti-HIV-노출 후 6주, 3개월, 6개월
** HBIG(hepatitis B immunoglobulin): 0.06 mg/kg IM 노출 후 24시간 이내 시행. 두 번째 주사는 첫 주사 접종 4주 후
*** 환자검사: 노출 후 24~48시간 이내 시행

### (2) 직업적으로 발생할 수 있는 의료관련감염의 예방

① HCV와 HIV의 예방법은 아직 확실한 것이 없다. 현재로서는 각 병원의 의료관련감염 담당의사 등에게 상담하여 각각의 사례에 따라 정한다.

② 발생 예방에 사용되는 어떠한 약제라도 많은 부작용이 있기 때문에 약제의 투여 여부는 발생 위험성의 강도와 부작용을 비교하여 판단해야 한다.

③ HCV에는 백신이 없으며, 인터페론의 사용이 시도되고 있지만, 그 예방 효과는 아직 논쟁중이다.

④ 최근 CDC(미국질병관리본부)에서 HIV의 감염성이 높은 경우는 사고 2시간 이내의 조기에 zidovudine (AZT)에 lamivudine (3TC)과 indinavir (IDV)을 더한 3제사용을 이용한 감염 예방이 제안되었다(표 6-7).

표 6-7. 노출의 방법, 원인별 HIV노출 후 예방투여(CDC)

| 노출방법 | 접촉물질 | 예방투여① | 항HIV약제② |
|---|---|---|---|
| 피부의 자상 | 혈액③ | | |
| | 가장 위험 | 적극 권유 | AZT + 3TC + IDV |
| | 중간 위험 | 적극 권유 | AZT + 3TC, (+ IDV)④ |
| | 위험 | 권유 | AZT + 3TC |
| | 혈액을 포함한 체액 또는 감염성이 있을 수 있는 체액 혹은 조직⑤ | 권유 | AZT + 3TC |
| | 그 밖의 체액(오줌 등) | 권유 안 함 | |
| 점막 | 혈액 | 권유 | AZT + 3TC, (+ IDV)④ |
| | 혈액을 포함한 체액 또는 감염성이 있을 수 있는 체액 혹은 조직⑤ | 권유 | AZT, (+ 3TC)④ |
| | 그 밖의 체액(오줌 등) | 권유 안 함 | |
| 피부(위험한 경우⑥) | 혈액 | 권유 | AZT + 3TC, (+ IDV)④ |
| | 혈액을 포함한 체액 또는 감염성이 있을 수 있는 체액 혹은 조직⑤ | 권유 | AZT, (+ 3TC)④ |
| | 그 밖의 체액(오줌 등) | 권유 안 함 | |

① 노출 후 가급적 신속하게(가능하다면 1시간 이내에) 복용을 시작한다. 복용은 4주간 계속한다.
② AZT (zidovudine) 1회 200 mg, 1일 3회
3 TC (lamivudine) 1회 150 mg, 1일 2회
IDV (indinavir) 1회 800 mg, 1일 3회
③ 「가장 위험」은 이하의 2가지 조건을 모두 만족시키는 경우이다.
• 혈액의 양이 많은 경우(예를 들면 채혈에 사용된 대구경의 바늘)
• 항력가HIV를 포함한 혈액(예를 들면 급성감염기 환자 혹은 말기 AIDS환자의 경우)
「중간 위험」은 상기 2가지 조건 중 어느 하나를 만족시키는 경우, 「위험」은 상기 조건 중 해당사항이 없는 경우를 가리킴
④ ( ) 안은 부작용이 있기 때문에 반드시 권유하지는 않는다.
⑤ 정액, 질 분비액, 뇌척수액, 활액, 흉수, 복수, 심낭수, 양수 등
⑥ 피부의 폭로는 이하와 같은 경우에 위험성이 높아진다. HIV의 역가가 높은 경우, 장시간 접촉한 경우, 광범위하게 피부에 상처가 있는 경우

### (3) 사고 보고자의 검사와 관리 체제

① 사고 보고자의 검사 항목은 간 기능검사와 항체 검사로 나뉜다.

② 검사 항목과 검사 간격에 대해서는 아직 의견이 분분하지만 사고 후의 검사는 사고 직후, 1개월 후, 3개월 후, 6개월 후, 12개월 후에 검사를 하는 것이 일반적이다.

③ 사고 발생 수일 이내에 환자의 감염성 유무에 상관없이 보고자를 검사하고, 그 혈청을 1년간 냉동 보존한다.

④ 1년간을 검사 관리기간으로 하고, 검사 간격은 병원의 내규로 정한다.

⑤ 보고자의 비밀유지를 어떻게 강화할 것인가? 또 현재 실시가 어려운 상담체제는 어떻게 실현할 것인가? 같은 과제가 많이 남아있다.

### (4) 직업감염의 예방 관리

의료종사자는 감염병의 기초 지식에 근거한 안전위생 지식이나 구체적인 관리를 일반인과 사회에 제공할 의무가 있다. 혈액과 체액의 접촉, 오염 예방과 교육도 직업적으로 발생할 수 있는 의료관련감염 예방방법으로 구체화할 필요가 있다. 의료종사자가 환자의 감염 예방 노력과 함께, **환자로 인한 의료종사자의 감염 또한 직업적으로 발생할 수 있는 의료관련 직원감염률을 0%로 줄이는 목표가 필요하다.**

① 감염경로의 차단

CDC에서는 HIV, HBV 및 기타 혈액관련 병원체에 의한 감염관리를 위해서는 모든 환자의 혈액과 체액의 관리에 대해 아래와 같은 7개 항의 표준주의(standard precaution)가 필요하다(표 6-8).

표 6-8. 혈액매개 바이러스감염 예방을 위한 일반적 주의사항(KDCA)

| 매개체 | 주의사항 |
|---|---|
| 혈액 · 분비물 | • 본인이 처리하고 타인에게 부탁하지 않는다.<br>• 타인이 처리할 경우에는 장갑 착용<br>• 오염물은 밀봉 폐기(소각이 바람직하다)<br>• 비산의 가능성이 있다면 마스크, 고글, 가운 착용 |
| 1회용품 | 면도기, 칫솔, 타월은 전용으로 사용 |
| 헌혈 | 수혈을 위한 헌혈은 금하도록 지도 |
| 영유아 | 음식물을 입으로 씹어서 주지 않는다. |
| 목욕 · 이발 | 제한하지 않음 |
| 식기 · 음료수 | 제한하지 않음 |
| 기타 | 혈액 · 분비물에 의한 오염이 없다면 특별한 처치는 필요 없다. |

Ⓐ 혈액, 혈액을 포함한 체액, 정액, 질분비물, 체조직, 뇌척수액, 활액, 흉수, 복수, 심낭액, 양수의 취급에 주의를 기울인다.

Ⓑ 피부, 점막이 주의해야 할 체액에 접촉이 예상될 경우 적절한 방어를 한다.

- 혈액, 혈액을 포함한 체액, 상처가 있는 환자의 피부에 접촉할 경우, 혈액에 오염된 물건을 취급하는 경우, 채혈, 정맥주사, 액체 분주를 할 경우에는 장갑을 착용한다.
- 혈액을 포함한 체액이 점막(눈, 코, 입) 접촉 가능성이 있는 경우, 마스크와 보호안경 혹은 안면 보호대(face shield)를 착용한다.
- 체액이 비말을 형성할 가능성이 있는 경우 가운을 착용한다.

Ⓒ 혈액이나 체액으로 오염되면 곧바로 장갑을 벗고 손씻기를 한다.

Ⓓ 예리한 기구를 사용할 경우, 기구를 세정할 경우, 사용한 바늘을 폐기할 때 주의가 필요하다.

- 주삿바늘에 뚜껑을 다시 씌우는 작업을 하지 않는다. 바늘을 굽히거나 꺾지 않는다. 1회용 주사기에서 바늘을 빼지 않는다(그림 6-6, 6-7).

- 1회용 주사기와 바늘, 메스나 다른 예리한 기구는 바늘을 통과시킬 수 없는 폐기용 용기에 넣고 용기는 곁에 준비해 둔다.

Ⓔ 구강대 구강(mouth to mouth) 인공호흡은 피하고 가능하다면 마우스피스, 인공 소생용 백, 기타 인공호흡 기구를 사용한다.

Ⓕ 침출액이 있는 상처나 피부염이 있는 의료종사자는 직접 환자와 접촉하는 것을 피해야 한다.

Ⓖ 임신 중인 의료종사자는 일반적 주의를 숙지하고, 준수하지 않으면 안 된다.

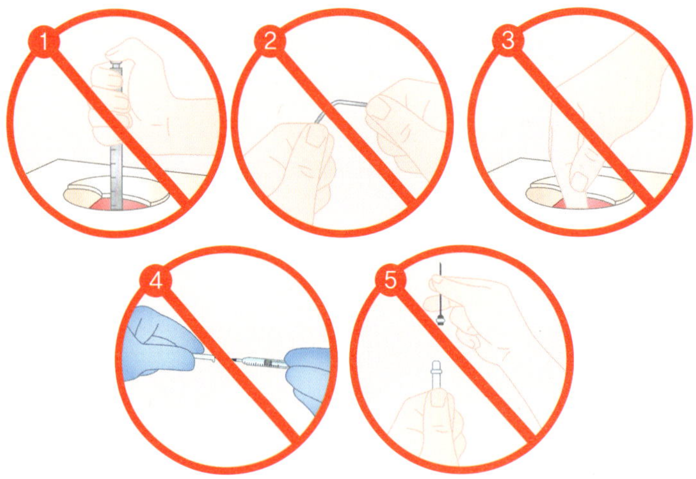


주삿바늘 안전제거

그림 6-6. 주삿바늘 찔림 사고의 예방을 위한 주의사항

① 용기를 가득 채우거나, 물건을 억지로 넣지 않는다.
② 바늘이나 칼날을 구부리거나 부러뜨리지 않는다.
③ 날카로운 물건 용기 내부에 손을 넣지 않는다.
④ 사용한 날카로운 물건은 사용 후 뚜껑을 다시 끼지 않고 즉시 승인된 날카로운 폐기물 용기에 폐기한다.
⑤ 주사기에서 바늘을 제거하거나 메스에서 칼날을 손으로 제거하지 않고 집게를 사용한다.

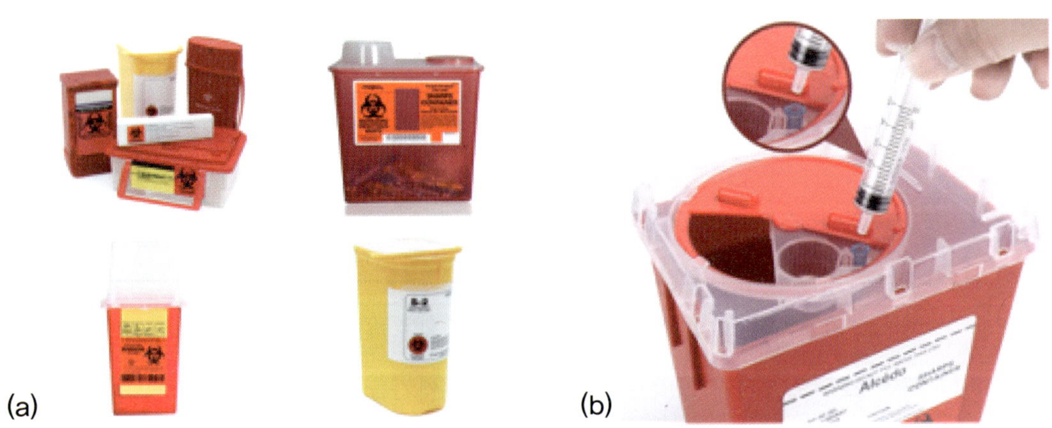


그림 6-7. (a) FDA 승인을 받은 날카로운 물건 처리 용 다양한 용기 (b) 주삿바늘 사용 후 제거 장치가 있는 수거 상자

(a) https://www.fda.gov/medical-devices/safely-using-sharps-needles-and-syringes-home-work-and-travel/sharps-disposal-containers

(b) https://www.alcedohealth.com/products/alcedo-sharps-container-2-quart-3-pack?variant=41375533334693

이 지침을 실시하기 위해서는 관리체제, 설비에 대한 정비를 하고 이와 동시에 의료종사자들은 노출을 최소화하기 위한 기구 사용에 대한 교육을 받을 필요가 있다. 바늘의 의한 주삿바늘 찔림손상을 피하기 위한 기구, 적절한 손 씻기 방법, 바늘이나 예리한 기구의 안전한 취급, 가운, 마스크, 보호안경을 적절한 상황에서 착용할 것, 감염물질의 안전한 폐기방법, 환경오염을 예방하기 위한 청소의 실제 등에 대해서 교육하고 숙지해 두어야 한다(표 6-9).

표 6-9. 의료처치에 따른 예방 수준(CDC)

| 예방수준 | 의료처치행위 | 개인보호구 착용 |
|---|---|---|
| Level I | 비관혈적(非觀血的) 의료행위(혈액 · 체액에 닿지 않는 업무) | 특별한 방어를 필요로 하지 않음 |
| Level II | 소규모의 관혈적 의료를 동반한 의료행위(채혈 · 주사 · 발치 등)<br>환자의 혈액이나 체액에 접촉하는 의료행위(폐생검 · 간생검 · 피부생검 등) | 고무장갑 착용<br>필요시 마스크 착용 |
| Level III | 중규모 이상의 관혈적 진료를 동반하는 의료행위<br>(내시경 · CV카테터 삽입 · 흉강 drainage 등) | 고무장갑<br>마스크<br>필요시 가운착용 |
| Level IV | 대규모의 관혈적 진료를 동반하는 의료행위(수술 · 혈액투석 · 분만 등)<br>대량 출혈에 따른 실내오염이 있는 환자 및 정신 · 신경증상, 치매 등에 의해 자신의 청결을 유지할 수 없는 환자에 대한 의료행위 | 고무장갑<br>마스크, 가운, 신발 덮게,<br>필요시 고글착용 |

### 4) 소독

W.A. Rutala의 보고에 의하면, 에틸알코올은 70% 농도에서 1분 이내에 바이러스를 불활성화시킨다고 한다. 70% 이소프로필알코올 농도에서 10분 이내에 HBV를 불활성화하고 35%이면 10분 이내로 HIV를 불활성화한다.

차아염소산나트륨은 200 ppm으로 10분 이내 대부분의 바이러스를 불활성화하고, 500 ppm에서 10분이면 HBV를 불활성화하고, 50 ppm에서 10분 이내로 HIV를 불활성화한다(표 6-10, 6-11). 그밖에 포비돈요오드도 유효하다. **어떤 바이러스라 할지라도 주삿바늘 찔림 손상 시에는 찔린 부위에서 가능한 한 혈액을 짜내고 70% 에탄올로 소독한다.** 피부, 점막이 혈액으로 오염된 경우에는 흐르는 물에 충분히 씻고, 에탄올로 소독을 한다. 또한 원인 바이러스에 따라 이하의 처치를 시행한다.

표 6-10. 혈액관련 바이러스 소독법(KDCA)

| 소독법 | | 용도별※ | | | |
|---|---|---|---|---|---|
| | | 피부 | 창상 | 기구 | 환경 |
| 70% 에탄올※ | 10분~30분 | ○ | × | ○ | △ |
| 0.5% 차아염소산나트륨※ | 10분~30분 | × | × | ○ | ○ |
| 5% 포름알데히드※ | 10분~30분 | × | × | ○ | ○ |
| 2% 글루탈알데히드※※ | 10분~30분 | × | × | ○ | ○ |
| 75~150ppm 요오드※※※ | 10분 | ○ | ○ | ○ | × |

※: 병원감염 예방지침
※※: WHO가 지시한 소독법. ○: 유효, △: 일부 유효, ×: 무효
※※※: 약 0.01% 포비돈요오드에 해당.

표 6-11. 혈액 및 체액 오염물의 소독방법(KDCA)

| 대상 | 소독제 | 농도 | 소독시간 | 비고 |
|---|---|---|---|---|
| 체온계 | 에탄올<br>차아염소산나트륨 | 70~80%<br>0.5% | 10분~30분<br>10분~30분 | 평상시의 청소만으로도 충분<br>소독제는 매일 교환 |
| 의료기구 | 에탄올<br>글루탈알데히드 | 70~80%<br>2% | 10분~30분<br>10분~30분 | 걸레질 또는 침지<br>주 3회 소독제 교환 |
| 의류, 린넨 | 가열처리<br>차아염소산나트륨 | 70~80%<br>0.5% | 30분<br>10분~30분 | 가열<br>침지 |
| 침구 | 포르말린가스 | 에프겐<br>50g/200ℓ | 7시간 이상 | 훈증 |
| 식기 | 차아염소산나트륨<br>가열처리 | 0.5%<br>70~80% | 10분~30분<br>30분 | 침지 |
| 가연물 | 고압멸균 | 121℃ | 20분 | 소각 |
| 불연물 | 고압멸균 | 121℃ | 20분 | |
| 배설물(하혈 시) | 차아염소산나트륨 | 2% | 1시간 침지 | 하혈이 없는 경우는 보통으로 취급 |
| 바닥 | 차아염소산나트륨 | 0.5% | 10분~30분 | 소독제가 묻은 종이 타월 등 제거 |
| 테이블 | 에탄올 | 70~80% | 10분~30분 | 분무, 걸레질 |

## 3. 미생물학적 특징

B형 간염

### 1) B형 간염바이러스(hepatitis virus B, HBV)

**주삿바늘 자상 등에 의해 감염된 환자의 혈액에 노출되면, B형 간염에 감염될 확률은 3~10%로 상당히 높으며,** 감염원이 e-항원 음성인 경우 감염 위험은 1~6% 이고, e-항원 양성인 경우는 22~31%로 높다. HIV 및 HCV와 달리 HBV는 건조, 실온 및 알코올에 강해서 환경에서 일주일까지 생존할 수 있으므로 감염 환자의 체액에 오염된 의료기구는 수일 동안 감염원이 될 수 있기 때문에 주삿바늘 자상

등에 의한 경피 자상의 예방에 더욱 유의해야 할 것이다(표 6-12, 6-13). 자상 등의 노출 후에는 즉시 감염관리실이나 산업안전담당부서에 보고하고 감염관리 담당 의사에게 진료 받도록 한다. 예방적 B형 간염 면역글로불린(HBIG) 치료를 24시간 이내에 시행하고, 항체 여부에 따라 필요시 백신을 접종하고, 필요시 노출 후 3개월 및 6개월에 B형 간염 표면항원을 검사하여 감염 여부를 확인한다.

**표 6-12. 인체 감염 간염 바이러스의 특성**

| 특징 | A형간염 | B형간염 | C형간염 | D형간염 | E형간염 |
|---|---|---|---|---|---|
| 형태 | 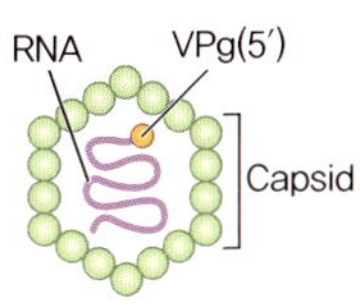 | 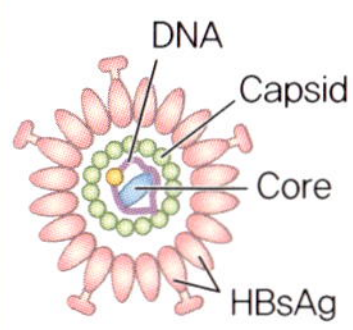 | 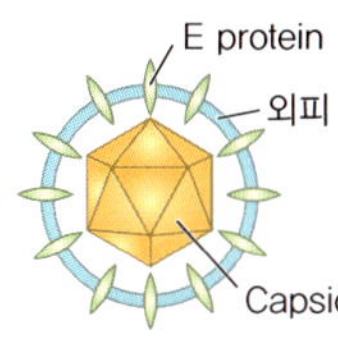 | 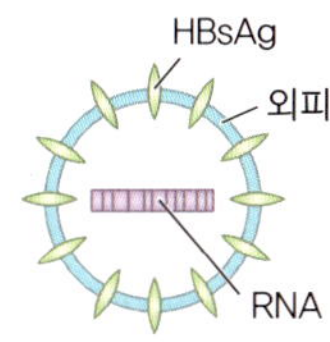 | 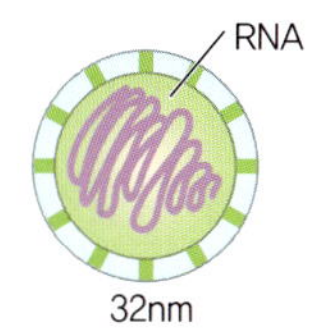 |
| 바이러스 이름 | Hepatitis A Virus (HAV) | Hepatitis B Virus (HBV) | Hepatitis C Virus (HCV) | Hepatitis D Virus (HDV) | Hepatitis E Virus (HEV) |
| 속(genus) | Hepatovirus | Hepadnavirus | Hepacivirus | Deltavirus | Hepevirus |
| 유전체 | ssRNA | dsDNA | ssRNA | ssRNA | ssRNA |
| 전파방법 | 분변-구강 | 비경구적, 성교 | 비경구적, 성교 | 비경구적, 성교 | 분변-구강 |
| 잠복기 | 15~45일 | 45~160일 | 15~150일 | 30~60일 | 15~60일 |
| 감염형태 | 급성 | 만성<br>10% | 만성<br>>50% | 만성<br><50% B형과 동시감염<br>>80% D형 바이러스 중복감염 | 급성 |
| 치료 | 증상에 따라 치료, A형 간염 백신접종 | 증상에 따라 치료, B형 간염 백신접종 | 증상에 따라 치료, 백신 없음 | Alpha interferon으로 12개월 치료, B형 백신 접종 | 증상에 따라 치료, 백신 없음 |

ss; single strand(단일나선), ds; double strand(이중나선)

**표 6-13. B형 간염오염 사고 후의 처치(KDCA)**

| B형 간염 면역 상태 | 항체검사 | 처치 |
|---|---|---|
| 백신 미접종 혹은 항체반응 없음 | 불필요 | • 9개월 이상 혈청 보존<br>• 48시간 이내에 HB글로불린(500IU)투여<br>• 반대편 팔에 백신접종<br>• 추가 백신접종(2회)의 확인 |
| 백신부분 접종 | <10 mIU/mL<br>>10 mIU/mL | 상기와 동일한 처치<br>미접종분의 백신접종 확인 |
| • 백신 접종제(>10mIU/mL 확인 후)<br>a) <12개월<br>b) >12개월 | <br>불필요<br>불필요 | <br>특별히 필요하지 않음<br>백신 1회 추가접종 |

출처: Breuer J et al: J Hosp Infect 16 : 191

C형 간염

### 2) C형 간염바이러스(Hepatitis C virus, HCV)

**HCV는 급성간염, 만성간염, 건강보균자, 간경변증및 간세포암 등 다양한 질병을 유발**하는 위험한 바이러스이다. 국내에서 여러 후향적 연구에서 HCV에 감염된 지 10~30년 후 평균 42%가 간경변증으로 진행하고, 1~23%에서 간 세포암이 발생하며 4~15%가 간 질환으로 사망한 것으로 알려져 있다. 혈액 및 혈액제제에 노출된 후 원인 제공 환자의 감염상태를 조사한 국내 보고에서 HCV의 양성률은 9~13%로 추정치보다 상당히 높았으며, 혈액에 피부 노출 시 HCV 항체 양성으로 전환되는 경우는 평균 1.8%(0~7%)로 조사되었다. 의료종사자가 감염된 혈액 또는 체액에 경피 또는 점막 노출 시 즉시 산업안전담당부서 및 감염관리실에 신고하고 Anti-HCV 항체 검사를 시행한다. **간염의 증상이 나타나는지 주의깊게 관찰하고, 증상이 없더라도 6주 후 HCV PCR검사를 시행하고, 12주, 24주에 Anti-HCV 항체 추적검사를 수행 후 항바이러스제 조기치료에 대하여 의사와 상담**한다.

### 3) 사람면역결핍바이러스(Human Immunodeficiency Virus, HIV)

HIV감염

세계적으로 직업적 노출에 의해 HIV에 감염된 경우는 2002년까지 106명의 확진 사례와 238명의 의심 사례가 보고된 바 있는데, 이 중 대부분은 미국에서 보고되었으며, 주삿바늘 자상 후 예방적 조치가 취해지지 않을 경우 HIV에 감염될 확률은 약 0.3%이며, 점막에 노출될 경우에는 0.09% 정도이다.

국내 14개 대학병원을 대상으로 조사한 결과에 의하면, **1992년부터 2001년까지 10년간 HIV 노출이 확인된 경우가 48명이었으며, 간호사(22예), 의사(20예)가 가장 많았다.** 혈액매개 의료관련감염은 노출 전 예방이 매우 중요하지만, 예기치 못한 **혈액이나 체액 노출 사고가 발생하였을 경우에는 일차적으로 즉각 상처 부위를 흐르는 물과 비누로 철저하고 씻고 손 소독제로 소독**을 한다. 부서장에게 보고하고 감염관리실로 연락 후 감염관리실의 권고에 따라 예방조치를 수행해야 한다. 원인제공자의 HIV 양성, 음성, 또는 미확인 상태 등 상황에 따라 감염관리지침을 따른다.

## III 공기매개 직업감염

### 1. 개요

표준주의를 철저히 실행하면 접촉에 의한 감염은 예방이 가능하며, 안전한 주삿바늘 및 바늘 사용, 안전 교육 등으로 자상에 의한 감염도 어느 정도 줄일 수 있지만, 공기매개감염은 예방은 확실한 노출원을 밝히기 어려울 때가 많기 때문에 예방이 쉽지 않다.

공기매개감염은 대부분 공기 중으로 전파되는데 일부 병원체는 비말을 통해 전파되기도 한다. **의료종사자의 대표적인 공기매개감염병은 결핵이며, 그 외 수두, 홍역, 풍진, 인플루엔자 등** 호흡기바이러스

감염병이 발생될 수 있다. 산업재해보상보험으로 보상받은 의료종사자의 결핵은 1998년부터 2004년까지 총 219건이었으며, 수두는 11건, 홍역은 5건, 각결막염 2건 등으로 의료인이 보상받은 감염 질환 중 결핵이 가장 많았다(그림 6-8). 호흡기 감염바이러스에는 발진과 점막염이 주요 증상이며, 상기도염, 기관지염, 폐렴 등을 주요 증상으로 한다. **바이러스에 의한 병원감염 예방과 관리에 대한 요점은 다음과 같다.**

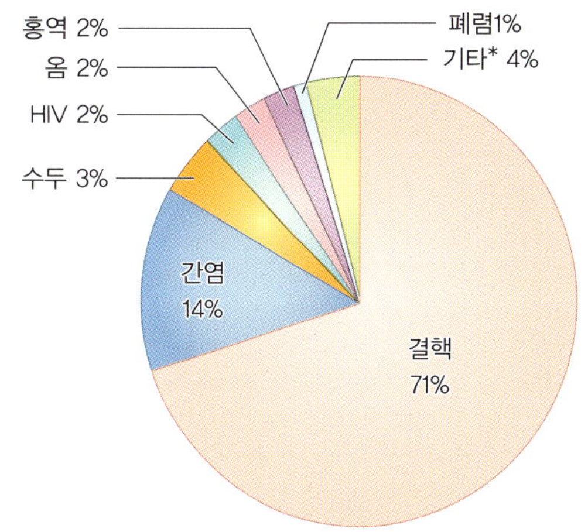


그림 6-8. 1998년부터 2004년까지 근로복지공단에서 보상한 307명의 의료인 중 감염병 비율

*유행성 각결막염(2), 봉와직염(2), 뇌막염(1), 뇌염(1), 화농성 중이염(1), 유행성 출혈열(1), 슈도모나스를 동반한 패혈증(1), 사슬알균성 사구체신염(1), 맥락막염(1).

① 바이러스에 의한 병원감염 예방을 위해서는 원인 바이러스의 감염경로, 잠복기, 감염성 기간 및 예방 및 치료의 유무 등을 파악할 필요가 있다.

② 바이러스 병원감염 예방을 위해서는 환자 발생 혹은 환자입원 시에 신속한 대응이 필요하다.

③ 기본적인 관리는 동일한 질병이 있는 여러 명의 환자는 같은 병실에 격리한다.

④ 손 씻기의 철저한 실천과 함께 할로겐 소독제로 소독한다.

## 2. 미생물학적 특징

바이러스는 전염력이 강하고 감염 시 발생률이 높다. 홍역과 같이 임상증상으로 진단이 용이한 것도 있지만, 잠복기가 짧은 것에서부터 긴 것까지 다양하다(표 5-6 참조). 더욱이 세균에 유효한 클로르헥시딘, 양이온 계면 활성제, 페놀류 소독제 등은 바이러스 감염에는 효과가 없다.

### 1) 바이러스 감염

인플루엔자

#### (1) 인플루엔자

인플루엔자 바이러스는 감염자가 기침이나 재채기를 할 때 발생되는 에어로졸에 의해 공기전파된다. 그 외에도 콧물이나 오염된 환경 등과의 접촉에 의해서도 전파될 수 있다. **의료기관 내 감염전파는 지역사회에서 집단 감염 발생으로 환자가 입원할 때 가장 흔히 발생하며, 예방접종을 받지 않은 의료종사자의 25%까지 인플루엔자 바이러스에 감염되어 병원에 바이러스를 퍼트릴 수 있다.** 환자로부터 바이러스가 의료종사자에 감염되어 환자와 다른 의료종사자에게 이차 전파를 일으킬 수 있으며, 집단 감염 시 25~80%의 이차발병률을 보인다고 한다. 인플루엔자 백신은 모든 의료인에게 권고되는데, 감염 시에 증상이 있거나 무증상 감염이거나 모든 경우에 고위험군에게 바이러스를 전파시킬 수 있기 때문이다. **건강인의 경우에는 인플루엔자 백신의 예방 효과가 70~90%에 이르지만, 고위험군에서는 효과가 낮**

**다**. 변종바이러스가 유행할 경우에는 계절인플루엔자 백신과 변종바이러스에 대한 백신도 함께 접종해야 한다.

홍역

### (2) 홍역

감염된 환자와 직접 접촉하여 감염되거나 공기매개로 감염될 수 있다. 의료종사자가 홍역 환자를 진료할 때 감염될 수 있으며, 홍역 환자와 같은 병실에 있었거나, 최근 홍역 환자가 있던 병실을 사용하는 경우에 노출되게 된다. 면역이 없는 의료종사자가 홍역에 노출될 경우 3일 이내에 홍역 예방접종을 받으면 대부분 예방된다. 노출 후 4일 이후에 접종하여도 해가 되지는 않으며, 홍역에 걸리지 않았을 경우 다음 번 노출 시 예방 효과가 있다. 홍역은 병원 내 집단 감염이 다수 보고되고 있다.

유행성이하선염

### (3) 유행성이하선염, 풍진

주로 비말전파로 감염되며 공기전파도 가능하기 때문에 확진하기 이전에 이미 전파되었을 가능성이 크므로 노출 후 예방이 중요하다. **1967년 이후 출생자라면 항체 검사없이 일괄 MMR (measles, mumps, rubella) 백신을 접종하는 것이 비용 효과면에서 유리**하다(그림 6-9). 홍역에 대한 면역력이 없으면 2회 접종해야 하므로 최소한 홍역에 대해서는 항체 검사를 하고 음성인 경우에 2회 접종한다.

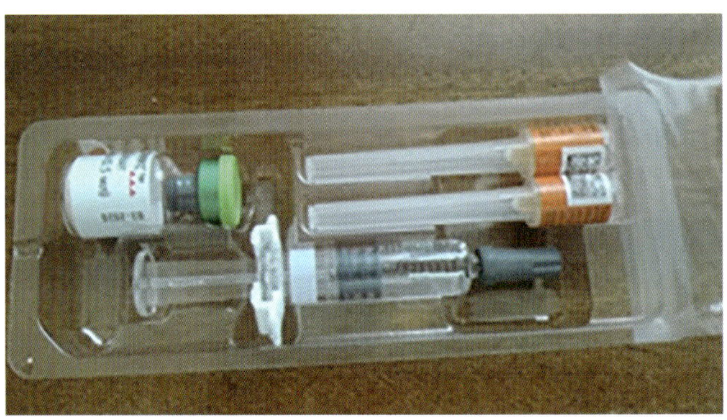

그림 6-9. MMR (measles, mumps, rubella) 백신
출처: https://commons.wikimedia.org/wiki/File:Priorix.jpg

풍진

### (4) 바이러스감염 소독

바이러스에 유효한 소독제는 차아염소산나트륨, 포비 돈요오드, 글루탈알데히드 등이다.

일반적으로 차아염소산나트륨을 0.1%(1,000 ppm)의 농도로 하여 오염된 기기, 유두, 의류나 모포, 손 등의 소독에 이용한다. 그러나 아데노바이러스, 폴리오바이러스 등 외피비보유바이러스의 경우는 2%(20,000 ppm) 이상의 농도, B형 간염바이러스는 1%(10,000 ppm)의 농도가 필요하다. 손소독에는 에틸알코올이 이용된다.

### (5) 바이러스감염 치료

바이러스에 유효한 약제는 한정되어 있으며, 이로 인해 대부분의 바이러스 감염병은 자연치유를 기대할 수 밖에 없다. 그러나 **Varicella-Zoster virus, Herpes simplex virus에 효과적인 아사이클로비르(acyclovir®)는 병원감염관리에 있어서 꼭 필요한 약제**이다. 면역부전환자에게 수두, 대상포진이 발생한 경우에는 아사이클로비르 10 mg/kg을 정맥주사로 8시간마다 7일간 계속한다. 면역부전환자의 Herpes simplex virus 감염증에는 절반 양을 투여한다.

바이러스에 의한 병원감염관리에서는 면회가 문제될 수 있다. 특히 소아는 바이러스질환의 매개자가 되기 쉬우므로 병실 출입을 금하는 편이 좋다. 필요한 경우 개인적으로 만날 수 있도록 하고, 적어도 다른 환자와의 접촉을 피할 필요가 있다. 또 바이러스 감염 환자가 있는 경우에는 담당의사의 담당구역을 한정하는 방법도 필요하다.

## 2) 세균감염

결핵감염

### (1) 결핵

결핵은 결핵균(*Mycobacterium tuberculosis*)에 의해 발생하는 공기매개감염병으로 2019년 전 세계 사망원인 13번째이자, 우리나라 사망 원인에서 법정 감염병 중 가장 높은 순위를 기록하고 있다. 세계보건기구(World Health Organization, WHO)는 전 세계 인구의 4명 중 1명은 결핵균에 감염되어 있고, 2020년에는 약 987만 명의 결핵 환자가 발생했으며, 약 149만 명이 결핵으로 인해 사망 했다고 보고하였다. 우리나라에서는 2020년 결핵 신환자 수는 19,933명으로 전년(23,821명) 대비 16.3% 감소하였고, 2010년 이후 매년 평균 5.8% 감소하는 성과를 거두었다. 그럼에도 불구하고 여전히 경제협력개발기구(Organization for Economic Cooperation and Development, OECD) 38개 회원국 중 결핵 발생률은 가장 높으며(인구 10만 명당 49명), 결핵 사망률은 3위(인구 10만 명당 3.8명)이다. 1998년부터 2004년까지 7년간 **한국산업안전보건공단(KOSHA)에서 보상받았던 의료종사자의 직업성 감염병은 307건이었으며, 결핵이 71%로 가장 중요한 감염병이었으며, 2위는 바이러스성 간염으로 14%를 차지**하였다.

#### ① 미생물학적 특징

결핵균은 **항산성균**(acid fast bacilli, AFB)으로 일반 염색법에서는 염색이 잘 안되지만, 일단 염색이 되면 산(acid)이나 알코올(alcohol)로 처리해도 탈색하기가 어렵기 때문에 항산성균이라고 한다. 이 항산성균 중 사람에게 병원성을 나타내는 것들에는 결핵균 이외에도 나균(*Mycobacterium leprae*), 비결핵성 항산균(non-tuberculosis *Mycobacterium*, NTM)이 있으며, 때로는 우형(牛形)결핵균(*Mycobacterium bovis*)에 의해서도 결핵이 발생한다. **우형결핵균을 장기간 계대 배양하여 병원성을 약화시켜 결핵의 예방접종으로 BCG에 이용한다.**

② 임상적 특징

결핵균에 의한 감염병은 폐결핵과 폐 이외의 장기에 감염이 일어나는 폐외결핵으로 나누어진다. **폐외결핵으로는 결핵성수막염, 골 관절결핵(척추카리에스 등), 콩팥결핵, 장결핵, 림프절 결핵이나 피부결핵을 비롯한 모든 장기에 결핵균이 감염될 수 있다.**

결핵균이 대량으로 혈액 속으로 들어와 여러 장기에 파종해 다수의 결핵성 결절을 형성하는 상태를 **속립결핵**(miliary tuberculosis)이라고 한다. 폐결핵의 증상은 발열, 기침, 가래가 2주 이상 계속되다가 만성의 경과를 나타낸다. 흉부 X-선 사진에서 폐 첨부 S1, S2, S6에서 **폐 공동**(cavities of the lung)의 존재는 폐결핵을 강하게 의심하게 된다.

③ 감염경로 및 진단

결핵균의 감염은 개방성 결핵 환자의 기침이나 재채기로 날린 비말이 기화된 먼지 등에 부착한 세균을 흡인하여 일어나는 공기매개감염(비말핵감염)이다. **주요 증상은 기침, 가래, 혈담, 흉통, 미열, 전신권태감, 체중 감소 등이다. 이들 증상 중 몇 가지 증상이 2주 이상 지속할 때에는 반드시 폐결핵을 의심**하고, 흉부 방사선 사진을 비롯하여 감별진단을 진행해야 한다. 감염에서부터 발생까지는 오랜 시간이 걸리기 때문에 재감염 발생과의 구별이 어렵지만, 대부분은 초기감염 시에 잠복한 세균이 재발하여 진전한 것으로 생각되고 있다.

Ⓐ **의료종사자의 결핵감염:** 의료종사자의 결핵감염은 결핵 미감염자가 결핵 환자의 가래나 기도 분비물에 배균된 결핵균을 기침이나 재채기의 비말을 흡인하여 감염을 일으키는 경우가 대부분이다. **업무에 따른 감염경로는 결핵 환자와의 밀접한 접촉, 기관지경검사, 기관 내 삽관, 기도 내용물 흡인, 결핵성 농양의 세정, 분무요법, 부검 등**을 들 수 있다. 환자에게서 환자에게로 감염도 밀접한 접촉으로 일어나기 때문에 같은 병실을 사용하고 있는 환자는 감염의 가능성이 높아진다. 기도 이외의 감염경로는 우유나 음식을 통한 소화관감염, 인두로부터 감염, 경피감염, 점막 감염, 자궁 내 감염(선천성 결핵) 등이 드물게 나타난다.

Ⓑ **흉부 X선 검사:** 면역상태가 정상인 환자에서는 상엽에 공동을 동반하는 형태의 폐결핵이 주로 발생하고, **면역저하자에서는 폐하엽을 침범하며 림프절염과 흉막염을 동반하는 폐결핵이 주로 발생**한다. 폐결핵 환자의 1/3까지 비전형적인 방사선학적 소견을 보일 수 있으며, 초기에 종종 폐렴으로 오인하여 항생제 치료를 하게 된다. 흉부 X선 검사에서 폐렴이 의심되어 적절한 항생제 치료를 했음에도 불구하고 흉부 X선 검사에서 병변이 지속되거나 재발하는 경우 폐결핵을 의심하고 가래 결핵균 검사와 같은 추가적인 검사를 시행해야 한다.

Ⓒ **가래 도말검사:** 결핵균의 감염은 결핵 환자로부터 나온 비말 핵을 흡인하여 공기감염으로 일어나는 것이 대부분이다. 이 때문에 가래 중의 결핵균의 수, 기침의 정도와 횟수, 접촉의 정도, 감염을 받는 쪽이 미감염인지 아닌지에 따라서 감염의 위험성이 결정된다(표 6-14). 항산균 도말검사는 가

능한 빨리 시행하고, 도말 양성 결과는 24시간 이내에 통보해야 한다. 그러나 도말검사는 결핵균 뿐만 아니라 비결핵 항산균도 양성으로 나올 수 있으므로 도말 양성이지만 결핵균 핵산증폭검사가 음성인 경우는 비결핵 항산균을 의심해야 한다.

표 6-14. 결핵감염을 규정하는 요인

| | |
|---|---|
| **배균량** | 도말양성: 특히 연속검사에서 산성 양성일 때, 또는 균량이 많을 때 위험 |
| **기침의 정도와 지속** | 격렬한 기침을 장시간에 걸쳐서 호소하는 경우 특히 위험 |
| **사회적 활동** | 사교적, 활동적이고 젊은 사람과 적극적으로 접촉하고 있는 경우에 위험 |
| **환경, 조건** | 공간이 좁은 곳에서 접촉이 있었을 경우 등이 위험 |

④ 감염관리

감염경로 차단의 가장 유효한 수단은 조기 결핵 감염 환자의 진단이다. 결핵 환자를 진단하기 위해서는 검진 수진력, 결핵의 기왕력, 가족력 등을 확인해야 한다. **의료종사자가 결핵에 감염된 경우 또는 수진 중인 환자가 결핵으로 진단되어 직원에 대한 감염의 위험이 큰 경우**에는

Ⓐ **관리자는 관할 보건소에 통보**함과 동시에, 병원 내에 설치된 감염관리위원회에서 검토한다.

Ⓑ **감염관리위원회는 감염원의 확인**, 미발견 환자의 조사, 피감염자의 발견, 관련된 정보의 수집, 향후 관리 등에 대해서, 개인정보를 충분히 고려하면서 검토한다. 감염경로의 차단은 감염원에서 피감염자에게로 도달하는 여러 단계의 경로를 각 단계에서 막을 수 있도록 엄격하게 관리할 필요가 있다(표 6-15).

표 6-15. 감염경로의 관리

1. 감염원이 되는 활동성 결핵환자의 격리
2. 환경과 의료행위 과정 중 관리
3. 감염대상이 되는 의료종사자에 대해서 투베르쿨린반응시험 시행
4. 잠복결핵 진단을 위한 퀀티페론(QuantiFERON) 검사 시행
5. 감염의 가능성이 있는 사람에 대해서는 예방적 결핵화학요법 시행

Ⓒ **감염원이 되는 활동성 결핵 환자의 격리:** 감염 환자는 원칙적으로 전용 병실로 격리하여 비감염 환자로부터 격리한다. 격리실은 압력을 낮게 하여 실내공기가 병동 내로 혼입하지 않도록 한다. 실내 환기는 1시간마다 6회 이상을 해야 한다. 격리실의 배기는 송풍관, 사람, 동물로부터 충분하게 떨어진 직접 건물 바깥으로 배출한다. 일반적 환기 시스템으로 공기를 재순환시킨다면, 재순환 전에 HEPA 필터를 통과시킨다. 기침을 하는 환자에게는 마스크를 쓰게 하여 비말의 확산을 막는다. 가래는 티슈로 닦은 후 소각한다.

Ⓓ **환경과 의료행위 과정 중 관리:** 결핵균에 의한 오염이 될 수 있는 진단검사의학과, 외래진료실, 대기실 등에는 자외선 램프를 설치한다. 감염성 결핵환자와 접촉할 경우, 특히 기관지경 검사, 기관

내 삽관, 기도 내용물 흡인, 부검 등을 할 경우에는 비말에 노출될 가능성이 있으므로 엄격한 주의가 필요하다. 이 때문에 진단검사의학과나 처치실의 환기도 병실과 같이 정비해야 한다. **직접 검사나 처치를 하는 의료 종사자뿐만이 아니라, 같은 방에서 검사, 처치를 하는 다른 사람에게도 안면에 꼭 맞는 1회용 HEPA 필터가 있는 마스크를 착용시켜야 한다.** 일반용도의 마스크로는 결핵균의 감염을 예방할 수 없다.

⑤ 감염대상이 되는 의료종사자와 환자에게 투베르쿨린 시험 실시

우리나라에서는 유아기에 BCG 접종이 행해지고 있기 때문에 투베르쿨린 양성자가 감염에 의한 것인지, BCG 접종에 의한 과민반응인지는 불분명하다. 그러나 **BCG 접종자라 할지라도 반응이 강양성으로 나타나거나 이전의 검사에서는 보이지 않았던 경결이나 수포가 보인다면, 감염을 의심**해야 한다. 투베르쿨린반응 음성자는 감염의 위험도가 높기 때문에 투베르쿨린반응의 결과가 불분명한 상태에서 활동성 결핵 환자와의 접촉이 있었던 경우에는 노출되었다고 생각된 직후에 투베르 쿨린반응 검사를 실시해야 한다. 이 결과는 노출 10주 후의 투베르쿨린반응과 비교함으로써 감염 유무의 판단 근거가 될 수 있다. 투베르쿨린반응 음성자에 대한 BCG의 접종은 그 유효성이 과학적으로 완전히 증명되어 있지는 않았다. 이것은 곧 **BCG 접종에 의한 투베르쿨린 양성자가 반드시 결핵 감염을 방어하는 면역을 획득하고 있다고 말할 수 없다는 것을 의미**한다.

Ⓐ 직원 채용 시의 권고 사항

ⓐ 채용 시에 결핵에 관한 과거 병력 및 건강진단, 예방접종 여부를 확인한다.

ⓑ 30세 미만인 사람은 채용 시 투베르쿨린 검사를 실시하고 그 결과가 음성 또는 의양성인 경우에는 다시 2주 후에 재차 투베르쿨린 검사를 한다. 음성 및 결핵 미감염이라고 생각되는 사람에게는 BCG 접종을 한 후 재차 투베르쿨린반응을 시행한다.

ⓒ **Mantoux method**는 PPD 5TU **(tuberculin unit) 0.1 mL를 피하로 주입 후 발진부위가 10 mm 이상인 경우를 양성으로 판정**한다. Mantoux method가 결핵에 대한 집단 검진방법으로 많이 이용되는 정확한 방법이다. 2단계 과정은 1주 간격으로 반복하는 것이다. 과거에 병력이 있거나 감염되었지만 처음 검사에서 음성인 사람에게 시행하는 것으로 과거에 주입한 PPD에 대한 과민성 반응에 의해 양성반응이 나타날 수 있기 때문에 두 번째 검사 시에는 주의 깊게 관찰해야 한다.

Ⓑ Mantoux test 결과의 판독

Mantoux test

**투베르쿨린반응 시험의 결과 발적의 직경이 10 mm 이상을 양성으로 하고, 그 이하인 4 mm 이하는 음성이지만 5~9 mm인 경우는 의양성으로 판정하고 투베르쿨린 시험을 1주 이후 3주 이내에 다시 시행한다**(그림 6-10).

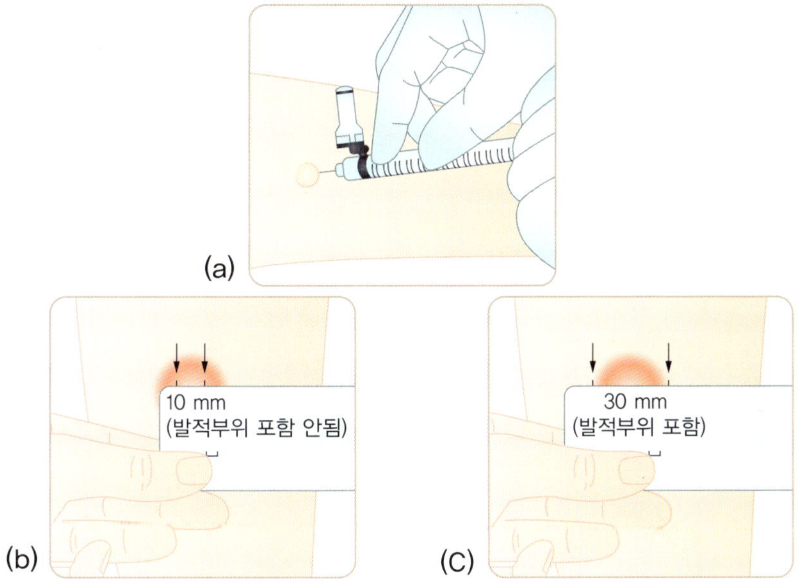


그림 6-10. Mantoux skin test(투베르쿨린검사) 결과

(a) 피하에 주삿바늘을 주입하여 PPD 5TU 0.1 mL를 주사한다. 접종부위가 부풀어 오른다. (b) 48~72시간 후에 관찰하여 부풀어 오른 부위의 왼쪽끝에서 오른쪽 끝까지 자로 재고 mm로 표시한다. (c) 부풀어 오른 부위(그림 b) 10 mm로 보고하고, 주변에 발적부위 30 mm는 보고하지 않는다.

**ⓐ 측정 결과 ≥ 5 mm이면 HIV 환자 또는 최근 결핵 환자 접촉 의심**

**ⓑ 측정 결과 ≥ 10 mm이면 마약, HIV, 고위험군에 노출된 5세 이하 어린이 의심**

**ⓒ 측정 결과 ≥ 15 mm이면 모두 결핵 양성으로 간주, 표적검사는 고위험군에서만 실시**

⑥ 퀀터페론(QuantiFERON) 검사

최근에는 결핵 감염 관리에 있어서 잠복결핵 감염을 찾아내 예방적 화학요법을 시행하는 것은 주요 핵심이다. 결핵에 노출된 소아에서 잠복결핵 감염 진단을 위해 투베르쿨린 피부반응과 **최근 널리 쓰이기 시작한 체외 검사법으로 결핵 특이항원 자극에 의한 T세포의 IFN-γ 분비능을 측정하는 혈액검사(Interferon Gamma Release Assay, IGRA)인 퀀터페론(QuantiFERON) 검사가 있다.** 소아에서의 잠복결핵 감염의 진단은 가족력에 근거를 둔 투베르쿨린 피부반응 검사를 시행하되 접촉력이 불분명하거나 지속적이지 않았을 경우 혹은 BCG 접종 효과로 의심되는 경우에 결핵균 특이항원 자극 IFN-γ 분비능 측정이 잠복결핵의 진단에 보조적 수단으로 사용되고 있다.

⑦ 감염 가능성이 있는 사람에게 예방화학요법 시행

의료종사자의 예방화학요법의 적용은 다음과 같은 경우에 시행한다.

Ⓐ 30세 미만으로 채용 시에 흉부 X-선 결과가 결핵균이 폐에 침범하여 발생하는 **진구성 폐결핵**(old tuberculosis)의 소견을 나타내고 치료력 혹은 예방 화학요법 이력이 없는 경우 및 투베르쿨린반응

검사의 발적 **직경이 40 mm 이상이고 발생 위험이 크다고 생각되는 경우에는 필요하다면 예방화학요법을 시행**한다.

Ⓑ 의료기관에서 환자가 발생했을 경우에는 정기검진 외 건강진단에서 결핵 감염의 의심이 있는 경우에는 연령에 관계없이 화학적 예방화학요법을 실시하는 것이 바람직하다.

#### (2) 결핵 소독제

결핵균은 공기로 전파되므로 격리병실의 환경 소독은 일반병실 환경 소독 수준에서 시행한다. **결핵균에 대한 소독제의 효과는 요오드, 포름알데히드, 글루탈알데히드 등은 강하고, 차아염소산나트륨, 알코올, 페놀류, 양성이온 계면활성제, 클로르헥시딘 등은 중간 정도 유효**하고, 염화벤잘코늄 등의 4급 암모늄염은 효과가 없다.

#### (3) 결핵 치료

결핵 치료에는 숙주세포 내로 이행이 용이한 항결핵 약제는 다른 항균제와는 구별된다. 1차 치료에는 이소니코틴산 히드라지드(INH)와 리팜피신(RFP)의 2제 병용요법을 6개월 혹은 9개월간 실시하거나 스트렙토마이신(SM) 혹은 에탐부톨(EB)을 더한 3제로 6개월간 치료하고, 이전의 2제를 3개월간 추가로 투여한다. **새로운 결핵 치료 기준에서는 INH, RFP 및 피라지나마이드(PZA)에 SM 또는 EB를 더한 4제 병용을 2개월간 실시**하고, 그 후 **INH 및 RFP의 2제 또는 INH, RFP, EB의 3제 병용요법을 4개월간 실시하는 것을 추천**하고 있다. 이상의 몇 가지 화학요법을 증상에 따라서 선택한다.

백일해

### 2) 백일해

백일해는 조기 확진이 어렵기 때문에 환자 격리가 늦어지게 되면 의료종사자와 환자들이 백일해에 노출되게 된다. **의료종사자들은 소아과 입원병동과 외래에서, 성인은 응급실을 포함한 병동과 외래에서 노출될 위험이 있으며, 일반인과 비교하여 백일해 위험이 1.7배 정도 높은 것으로 보고**되고 있다. 병원에서 백일해 노출 후 의료종사자 및 환자들 중 접촉한 사람을 파악해서 무증상 밀접 접촉자를 대상으로 노출 후 예방절차를 수행하고 효과적인 치료를 받을 때까지 증상이 있는 의료종사자는 근무 제한을 하도록 한다. 미국 예방접종 자문위원회에서는 의료인에게 개량형 백일해 백신(0.5 mL IM)을 권고하고 있으며, 국내에서도 백일해 백신을 의료종사자들에게 접종하고 있다. 과거에 Tdap을 접종한 적이 없는 경우, 마지막 Td 백신을 접종한 지 2년 이상 경과했으면, **가능한 빨리 1회의 Tdap 투여를 권장**하며, 12개월 미만의 영아와 밀접한 접촉을 하는 의료종사자에게 우선 접종을 권장한다. **백일해 노출 후의 예방적 치료제로는 erythromycin이 일차 약제로 권고되며 clarithromycin, azithromycin도 효과**가 있다.

## IV 소화기계 직업감염

### 1. 바이러스 감염

#### 1) 로타바이러스

로타바이러스(Rotavirus)는 외피비보유바이러스로 **대변-경구경로로 감염되고 소아과 병동에서 위장관 감염 유행 발생을 자주 일으키며**, 낮은 온도와 습도에서 수일 동안 환경 표면에 생존할 수 있으므로 원내 전파의 매개체가 될 수 있다(그림 6-11). 주변 환경의 표면에 대한 철저한 청소와 소독이 필요하며, 중간수준 소독제에 사멸된다.

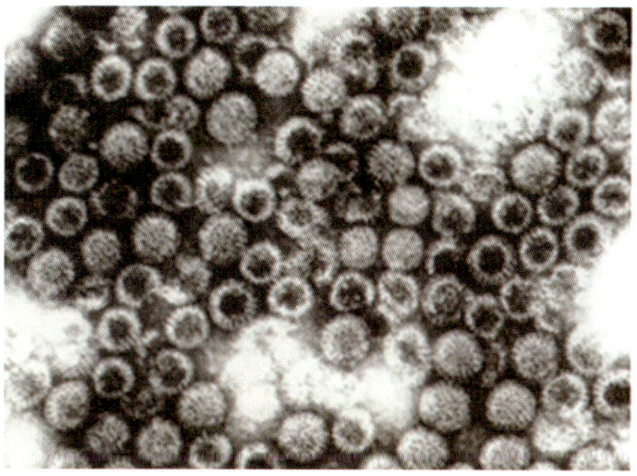

그림 6-11. **로타바이러스의 투과전자현미경 사진**
수레바퀴 모양의 정이십면체 RNA 바이러스가 특징이다. CDC/PHL.

##### (1) 의료기구 소독

① 고위험 기구는 멸균, 준위험 기구는 높은 수준 또는 멸균을 적용하며, 비위험 기구 중 로타바이러스에 오염된 기구는 로타바이러스 살균력이 있는 95% 에탄올, 70% 이소프로파놀, 800 ppm 이상 염소계소독제, 로타바이러스 사멸력이 검증된 4급암모늄제제 등 소독제를 사용한다.

② 의료기구 소독과 관련한 세부사항은 소독과 멸균 부분을 참조한다.

로타바이러스감염

##### (2) 환경 소독

① 환자의 간호에 필요한 기저귀, 배변 후 처리를 위한 물휴지 등은 각 환자 침상마다 구비하여 사용함으로써 물품으로 전파될 수 있는 기회를 차단한다. 환자에게 사용하는 침구 등도 구분하여 사용한다.

② 모든 환경 표면은 청결한 수준의 청소를 유지하는 것이 중요하다.

③ 청소 과정에서 모아진 환자의 분변이나 구토물은 다른 환경 표면이나 사람들을 오염시키지 않는 방법으로 즉시 폐기한다.

④ 환경 표면에서 최소 10일간 생존할 수 있으며, 효과적인 소독제로는 95% 에탄올, 70% 이소프로판올, 염소계 소독제 등이 유효하므로 환경에 따라 적용한다.

⑤ 침상을 닦는 걸레와 기타 주변기기를 닦는 걸레는 구별되어야 하며, 하나의 걸레로 모든 표면을 닦지 않는다.

⑥ 오염 지역 환경의 가구, 시설물, 기구는 소독제를 이용하여 닦은 후 3~10분 접촉하고 다시 깨끗한 천으로 닦아내도록 한다.

⑦ 사용한 면 걸레는 물과 세제를 이용하여 세탁하고 염소계 소독제인 4% 락스 80배, 5% 락스 100배 희석에 10분간 침적 후 헹군 다음 말려서 사용한다.

⑧ 오염지역에 소독제를 분무하는 것은 효과적이지 않고 작업자가 소독 성분을 흡입할 위험성이 높으므로 적용하지 않는다.

## 2) 노로바이러스

노로바이러스

노로바이러스(Norovirus)는 외피비보유바이러스로 **급성 위장관염을 유발하며, 성인에서도 감염되어 식품매개 집단 식중독의 가장 주요한 원인체로 보고**되고 있다.

노로바이러스는 감염된 환자의 대변이나 구토물에 존재하며, 노로바이러스에 오염된 식품이나 물을 섭취하거나 노로바이러스에 오염된 표면이나 물품을 만진 후 손으로 음식을 먹거나 손을 입에 넣게 되는 경우, 노로바이러스에 감염된 환자와 음식을 나눠먹거나 식기를 공유하는 경우 감염이 전파될 수 있다(그림 6-12). **증상이 발생하기 이전부터 감염력이 있으며, 증상이 호전된 후에도 2주 또는 그 이상 바이러스가 대변에서 분리**될 수 있다.

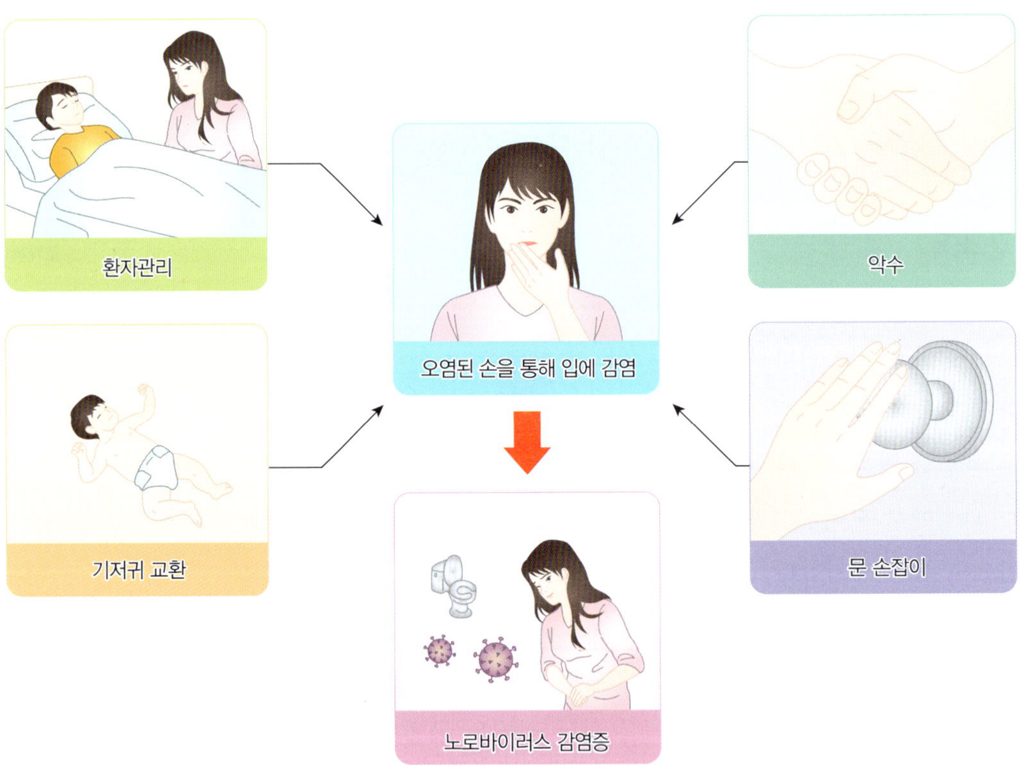


그림 6-12. 노로바이러스의 감염경로

### (1) 의료기구 관리

① 고위험 기구는 멸균, 준위험 기구는 높은 수준 또는 멸균을 적용하며, 비위험 기구 중 노로바이러스에 오염된 기구는 노로바이러스 살균력이 있는 소독제를 사용한다(1,000 ppm 염소계 소독제, 75% 에탄올, 70% 1-프로파놀, 노로바이러스 소독력이 검증된 4급암모늄제제 등).

② 의료기구 관리와 관련한 세부사항은 소독과 멸균의 실제 부분을 참조한다.

### (2) 환경관리

① 변기, 수도꼭지, 전화기, 문손잡이 등 손이 많이 닿는 모든 물품이나 환경 표면은 정기적으로 청소와 소독을 한다.

② 공용물품은 반드시 중간 수준 이상의 소독제를 이용하여 소독한 후 다른 환자에게 사용한다. 염소계 소독제의 경우 1,000 ppm 농도를 권장하며, 나무나 흡수성이 있는 표면의 경우는 5,000 ppm을 적용한다.

③ 노로바이러스 위장관염 유행이 발생하면 청소를 1일 2회, 소독을 1일 3회 시행한다.

④ 오염도가 낮은 부위에서 높은 부위로 청소와 소독을 하며, 대변이나 토물은 일회용으로 닦아내거나 걸레를 바로 교환하며, 걸레는 염소계 소독제를 이용하여 소독한 후 재사용한다.

⑤ 환자의 식기는 일반적 식기 세척 소독과정에 따라 처리한다.

⑥ 세탁물은 오염세탁물로 분리하여 처리하며, 다룰 때 보호구를 착용한다.

## 2. 세균감염

클로스트리디오이데스 감염

### 1) 클로스트리디오이데스 디피실레(*Clostridioides difficile*)

**클로스트리디오이데스 디피실레 감염증(*Clostridioides difficile* infection, 이하 CDI)은 최근 전 세계적인 보건 문제 중 하나이다. Methicillin-resistant *Staphylococcus aureus* (MRSA) 감염증과 더불어 대표적인 의료관련 감염**으로 북미에서는 2008년부터 이미 CDI의 발생률이 MRSA 감염률보다 높아졌고, 유럽에서도 CDI 발생률이 증가 추세이다. 국내의 CDI 발생률은 후향적 연구들에서 입원환자 1만 명당 1.9건에서 8.8건이 발생하였다.

CDI는 임상적으로 의미있는 설사 또는 독성 결장염이 있으면서 다른 알려진 원인 없이 다음의 기준을 하나 이상 충족하는 경우로 정의한다.

① 대변에서 *C. difficile* 독소 A and/or B 양성 또는 대변 배양이나 다른 검사에서 독소를 생산하는 *C. difficile*이 확인된 경우

② **위막성 대장염**(pseudomembranous colitis)이 내시경 검사 또는 수술 중 확인된 경우(그림 6-13).

③ 위막성 대장염이 조직검사에서 확인된 경우는 사례 유형에 따른 용어 정의는 CDI의 감염 감시 정의를 참조한다.

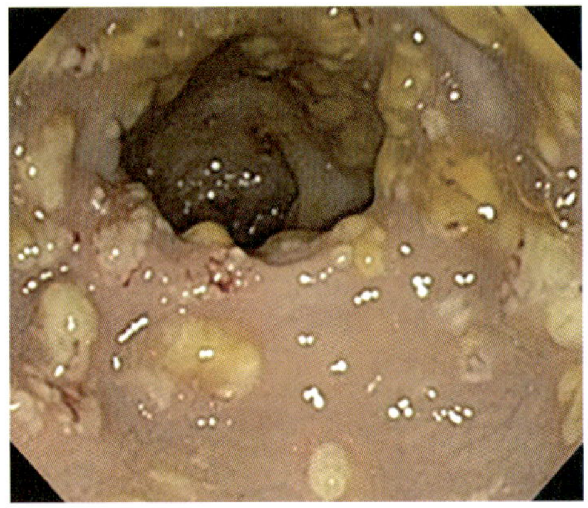

그림 6-13. 위막성 대장염환자의 내시경검사
출처: https://commons.wikimedia.org/wiki/File:Pseudomembranous_colitis_1.jpg

### (1) 임상적 특징

전 세계적으로 CDI는 증가 추세를 보이며, CDI로 인한 입원기간과 의료비용의 증가도 문제가 되고 있다. 2008년 미국에서 조사한 바에 의하면 CDI가 발생하면 환자당 평균 재원 일수가 3~7일 증가하고 CDI 의료 비용이 연간 최소 10억에서 48억 달러에 이르는 것으로 추정되었다. 대부분의 항생제가 CDI의 위험을 높이지만 대표적으로 3, 4세대 **cephalosporins, carbapenem, clindamycin, fluoroquinolone, aminopenicillin 등을 사용하는 고령자 및 면역저하자의 병원 입원이 CDI의 중요한 위험 인자**이기 때문에 병원 내 CDI 발생을 감소하기 위해서는 항생제를 적절하게 사용하고 병원 내 감염관리를 통하여 세균의 전파를 최소화하여야 한다.

#### ① CDI 유행발생(outbreak)과 토착화

특정 시간, 그리고/또는 장소에서 기대 수준보다 CDI 발생이 증가한 경우로 정의하며, **고도토착화**(CDI hyperendemic setting)는 과거 발생률 또는 비슷한 다른 의료기관과 비교하여 CDI 발생률이 지속적으로 증가되어 있는 상태를 말한다.

#### ② 설사

**설사는 묽거나 액상의 배변을 하루에 3회 이상 배변하거나 평소보다 자주 배변하는 경우로 정의한다.** 고형변을 자주 배변하는 것은 설사로 보지 않는다. 대개 대변이 대변을 담은 용기 모양을 유지하는 정도이거나 Bristol stool chart의 type 6과 type 7이 해당된다(그림 6-14).

### (2) 감염관리

*C. difficile*는 항생제 관련 설사와 대장염의 주요 병원체로 다양한 유행 발생을 일으킬 수 있다. 의료진의 손과 다양한 환경에서 *C. difficile*의 아포가 발견되며, 세면 대, 욕조, 체온계, 내시경 등 환경 표면이나 기구를 통해 전파가 가능하다. 오염된 표면은 아포의 잠재적 저장소로 5개월 동안 생존이 가능

하며, 오염된 환경으로부터 *C. difficile* 감염을 일으킬 수 있다. 따라서 *C. difficile* 아포로 오염된 기구와 환경은 아포를 사멸할 수 있는 수준의 멸균이나 아포 사멸력을 인정받은 소독제를 이용한 소독이 필요하다. 기구는 1회용 사용을 우선적으로 고려하며, 1회용 사용이 어려울 경우 고위험, 준위험, 비위험 기구 모두 아포를 제거할 수 있는 멸균을 권고한다.

**가능한 한 사용 중인 항생제를 중단하고, 적절한 항생제 사용을 위하여 병원 전체의 항생제 사용을 관리하고 다음과 같은 권고사항을 참고하여 수행한다**(표 6-16).

① 검사 결과를 바탕으로 CDI 발생을 감시할 수 있다(미생물검사실 기반 감시).

② CDI 환자, 배설물 및 환자의 주위 환경과 접촉한 후에는 물과 비누로 손을 씻는다. 이때 소독제가 포함된 비누일 필요는 없으며, 알코올 젤 손 소독으로 대체할 수 없다.

③ 가능하면 1인 병실에 입원하고 여의치 않은 경우 CDI 환자들끼리 코호트 격리한다.

④ 격리된 환자의 증상이 없어진 후 48시간이 지나면 격리를 해제할 수 있다.

⑤ CDI 환자와 접촉하기 전에 장갑을 착용한다.

⑥ CDI 환자 또는 주변 환경과 접촉하기 전에 비닐 가운(에이프런 등)을 착용한다.

⑦ 체온계, 혈압계, 청진기 등 의료기구는 CDI 환자 전용으로 사용한다.

⑧ 공용으로 사용하는 의료기구는 CDI 환자에게 사용한 후에 살포자 소독액으로 소독한다.

| | | |
|---|---|---|
| Type 1 | 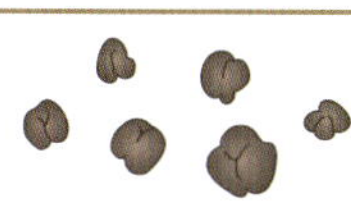 | 견과류처럼 딱딱한 덩어리 분리(통과하기 어려움) |
| Type 2 | 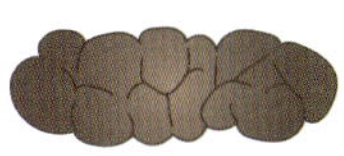 | 소시지 모양이지만 울퉁불퉁한 |
| Type 3 | 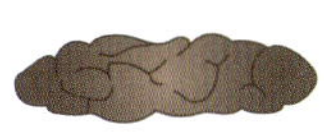 | 소시지와 비슷하지만 표면에 균열이 있다. |
| Type 4 | 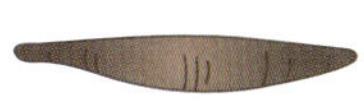 | 소시지나 뱀처럼 부드럽고 매끄럽다. |
| Type 5 | 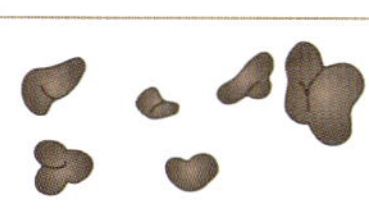 | 가장자리가 선명한 부드러운 방울(쉽게 통과됨) |
| Type 6 | 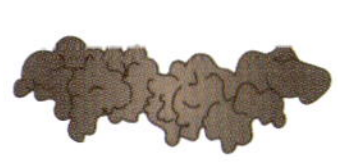 | 푹신하거나 물컹한 조각 |
| Type 7 | 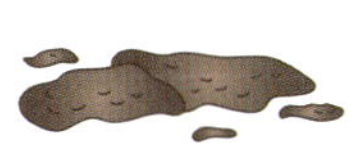 | 묽고 단단한 조각이 없는 완전 액체 |

그림 6-14. Bristol stool chart
환자가 배변한 대변의 물리적 형태에 따라 분류하며, 진단에 도움이 된다.
Reproduced by kind permission of Dr K. W. Heaton, Reader in Medicine at the University of Bristol.
https://www.nice.org.uk/guidance/cg61/evidence/appendix-i-chart-196701668

표 6-16. 클로스트리디오이데스 디피실레 감염 예방을 위한 일반적 권고사항 요약(KDCA)

| 권고사항 | 권고 등급 | 근거 수준 |
|---|---|---|
| **항생제 사용 조절** | | |
| 1. 가능한 한 사용 중인 항생제를 중단한다. | A | II |
| 2. 적절한 항생제 사용을 위하여 전 병원의 항생제 사용을 관리한다. | A | II |
| **진단** | | |
| 1. 의심되는 환자는 빠르고 적합하게 *C. difficile* 독소를 검사한다. | A | III |
| 2. 설사변으로 *C. difficile* 독소검사를 하고 고형변으로 검사하지 않는다. | B | II |
| 3. 치료 종료 후 *C. difficile* 독소를 재검사하지 않는다. | A | II |
| **C. *difficile* 감염감시** | | |
| 1. 검사 결과를 바탕으로 CDI 발생을 감시할 수 있다(laboratory-based surveillance). | B | II |
| 2. 병원 전체뿐 아니라 병동이나 진료과 단위로 CDI 발생률을 계산한다. | B | II |
| 3. CDI 유행을 의심하고 중재를 시작해야 하는 CDI 기준 발생률을 정한다. | B | II |
| 4. CDI 감시 결과를 의사, 간호사 및 원장단에게 알린다. | A | III |
| **손위생** | | |
| 1. CDI 환자, 배설물 및 환자의 주위 환경과 접촉한 후에는 물과 비누로 손을 씻는다. 이때 반드시 소독제가 포함된 비누일 필요는 없으며 알코올 젤 손소독으로 대체할 수는 없다. | A | II |
| **접촉 격리** | | |
| 1. 가능하면 1인 병실에 입원하고 여의치 않은 경우 CDI 환자들끼리 코호트 격리한다. | A | II |
| 2. 격리된 환자의 증상이 없어진 후 48시간이 지나면 격리를 해제할 수 있다. | B | II |
| 3. CDI 환자와 접촉하기 전에 장갑을 착용한다. | A | II |
| 4. CDI 환자 또는 주변 환경과 접촉하기 전에 비닐 가운(에이프런 등)을 착용한다. | B | III |
| **의료기구의 사용** | | |
| 1. 의료기구를 CDI 환자용으로 배정하여 전용으로 사용한다(체온계, 혈압계, 청진기 등). | B | II |
| 2. 공용으로 사용하는 의료기구는 CDI 환자에게 사용한 후에 살포자 소독액으로 소독한다. | B | II |
| 3. 가능하면 일회용 의료기구를 사용한다. | B | II |
| **환경 청소 및 소독** | | |
| 1. 환경 및 의료기구 소독 프로토콜을 개발하여 이용한다. | B | III |
| 2. 환경 표면의 손이 자주 닿는 부위는 정기적으로 청소한다. | B | III |
| 3. CDI 환자가 사용하는 병실은 1:10 hypochlorite 용액(5,000ppm chlorine)으로 소독한다. | B | II |
| 4. CDI 유행이 생겼거나 발생률이 지속적으로 높은 기관에서는 1:10 hypochlorite 용액으로 환경 소독을 한다. | B | II |
| 5. CDI 환자가 퇴원한 후 병실 내 모든 표면을 면밀히 소독한다(terminal cleaning). | B | II |
| **교육** | | |
| 1. 의료진, 청소인력 및 행정 직원들은 CDI 감염관리에 관하여 교육 · 훈련을 받는다. | | I |
| 2. CDI 환자와 환자 가족에게 CDI 감염관리에 관하여 교육한다. | | I |
| **수행도 측정** | | |
| 1. 감염 예방행위(중재)의 수행과정 및 결과를 측정할 방법을 제시한다. | | II |
| 2. 손위생 혹은 접촉 격리 권장안의 수행도를 수행한다. | | II |

권고등급: 1. 강하게 권고(Category I)( • 순이득 또는 위해가 확실한 중재 • Category IA - 근거강도 높음-중등도 • Category IB - 근거강도 낮음-매우 낮음 또는 이미 확립된 업무 • Category IC - 법령 또는 규제). 2. 약하게 권고 (Category II)( • 순이득과 위해의 저울질 평가가 필요한 중재 • 근거강도 범위: 높음-매우 낮음), 3. 미해결 이슈( • 이득과 위해의 저울질 평가가 불명확함 • 근거강도 범위: 높음-매우 낮음)

근거강도: • 높음 - 효과의 추정치가 실제 효과에 가깝다는 것을 매우 확신할 수 있다. • 중등 - 효과의 추정치에 대한 확신을 중등도로 할 수 있다. 효과의 추정치는 실제 효과에 근접할 것으로 보이지만 상당히 다를 수도 있다. • 낮음 - 효과의 추정치에 대한 확신이 제한적이다. 실제 효과는 효과 추정치와 상당히 다를 수 있다. • 매우 낮음 - 효과의 추정치에 대한 확신이 거의 없다. 실제 효과는 효과의 추정치와 상당히 다를 것이다.

### (3) 환경 소독

*C. difficile*로 오염된 환경은 아포를 제거할 수 있는 염소계 소독제(염소 5,000 ppm; 락스 원액 농도에 따라 1:8[원액 4% 기준] 또는 1:10[원액 5% 기준])를 사용하며, 금속 제품의 부식과 가구의 변색, 호흡기와 피부에 자극이 있으므로 사용과 보관 시 주의한다. **환자의 병실을 청소할 때 화학물질로부터 직원을 보호하고 아포의 확산을 예방하기 위해 반드시 장갑과 가운을 포함한 개인보호구를 착용하고 철저하게 청소한다.**

### (4) 교육

환자와 자주 접촉하는 의료진, 환경 청소 인력 및 행정 인력에 대한 교육이 필요하다. 청소 인력은 자주 바뀌므로 새로운 청소 인력이 올 때마다 교육을 새롭게 해야 한다. 이들이 적절한 수행도를 보이는 지에 대하여 행정 책임자들을 통해서 과정의 감사와 평가를 하면 수행도가 좋아지는 것으로 알려졌다. 환자 및 환자 가족들에게도 CDI의 전반적인 정보, 위험인자, 보균과 감염의 차이, CDI 관리 프로그램, 전파 방식 및 접촉 격리 등에 대하여 교육한다.

### (5) 수행도 측정

일반적으로 손 위생 수행을 호전시키기 위한 여러 방법들이 성공적이지는 못하였지만 기본 손 위생 수행도가 나쁜 병원일수록, 그리고 권장이 강력할수록 손 위생 수행률이 호전되는 것으로 알려졌다.

## V 진균(Fungus) 직업감염

### 1. 개요

진균에 의한 감염병을 진균감염병 또는 진균증이라고 한다. 진균증은 주된 병변부위에 따라서 전신성진균증, 피하진균증, 피부진균증, 표재성진균증으로 분류된다. 피하진균증과 표재성진균증은 이환율은 높지만, 중증화되는 경우가 적어 피부과 영역에서 다루어진다. 전신성진균증은 특정 장기 혹은 혈행성으로 파종하여 깊은 장기에 병소를 형성하는 감염병이다. 전신성진균증은 매년 증가하고 있으며, 더욱이 중증감염병이 차지하는 비율이 높아지고 있다. **균종별로는 칸디다증(candidiasis) 이 가장 많고 그 다음으로 아스페르길루스증(aspergillosis), 크립토코쿠스증(cryptococcosis), 모균증(mucormycosis) 등의 순으로 많으며**, 최근의 특징으로 칸디다와 아스페르길루스의 중복감염의 증가가 나타나고 있다. 본래 진균은 병원성이 약하기 때문에 건강한 사람에게 감염병을 일으키는 일은 드물다. 숙주의 감염방어능력이 저하되면, 기회감염으로 진균증이 성립된다(표 6-17). **기저질환으로는 악성종양, 당뇨병, 교원병, 외과적 침습 이외에도 장기이식과 AIDS(후천성 면역결핍증)가 주목**을 받고 있다.

표 6-17. 숙주 감염 방어능력의 저하를 가져오는 원인

| 기저질환 | 외인적 요인 |
|---|---|
| 1. 악성종양(암, 백혈병, 악성림프종 등)<br>2. 혈액 질환(재생불량성빈혈 등)<br>3. 당뇨병<br>4. 교원병<br>5. 화상 · 외상<br>6. 후천성 면역결핍증(AIDS) | 1. 강력하고 광범위한 영역의 스펙트럼 항균제<br>2. 면역 억제제 · 스테로이드호르몬<br>3. 항악성 종양제<br>4. 방사선조사<br>5. 카테터 유치(혈관내, 방광내, 기관내 등)<br>6. 외과적 수술침습<br>7. 장기이식(콩팥, 골수, 간장 등) |

의료행위로는 항암제, 항균제, 스테로이드 호르몬, 면역억제제의 투여나 방사선조사, 외과적 침습, 각종 카테터의 유치 등이 있다. 어느 것이나 모두 치료에 필요한 의료행위이지만 난치성에 심각한 감염병을 일으킬 수 있는 위험성이 있다는 사실을 명심해야 한다. 1982년부터 1983년까지 외과에서 미생물의 검출률 조사에서 그람양성알균(Gram positive cocci, GPC)과 함께 진균이 급격하게 증가하였고 ($P<0.001$), 이후 10% 이상의 검출률이 계속되고 있다. 검출균의 대부분은 칸디다이고 아스페르길루스나 크립토코쿠스는 관찰되지 않는다(그림 6-15).

외과영역에서는 내과영역과 같이 중증의 기저질환을 가진 환자가 적음에도 불구하고, **중심정맥 영양보급에 의한 카테터 감염의 증가, 제2, 제3세대 cepham계 약제의 과도한 사용으로 인한 균 교대현상 등과 같이, 외인적인 요인에 의해 진균감염증이 증가**된 것으로 생각된다.

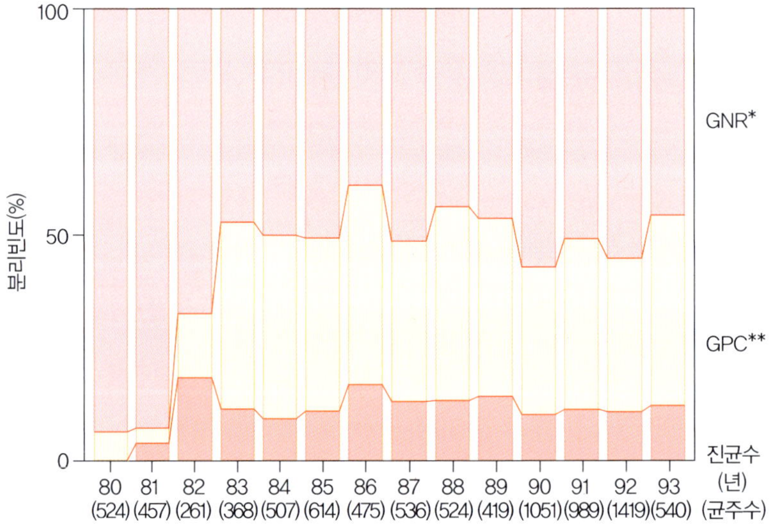


그림 6-15. 외과에서 분리된 연도별 균주 분리 현황

*GNR: gram negative rods, **GPC: gram positive cocci

## 2. 미생물학적 특징 및 치료

진균은 세균과는 달리 미토콘드리아, 핵막 및 핵소체를 가지고 있어 진핵미생물로 분류된다. 그러나 숙주와 같은 진핵생물이기 때문에, 진균에 대한 선택 독성이 높은 약제의 개발에 어려움이 있다. 진균의 세포벽은 β-glucan, 키틴(chitin), 만난(mannan)이 주성분으로 미생물의 세포벽 성분과는 크게 다르기 때문에 페니실린을 비롯한 β-락탐계 약제는 효과가 없다.

## 3. 진균증의 임상적 특징

진균감염증

### 1) 칸디다증(Candidiasis)

소화관 칸디다증은 구강, 인두, 식도, 위, 장의 각 부위에서 볼 수 있다. 회백색의 좁쌀 크기에서부터 쌀알 크기만 한 융기성 병변이 산재해 보이는 것이 특징이지만, 병변이 진행되면 위막성 병변이 융합하여 확대된다.

**폐 칸디다증은 경기관지나 혈행성으로 발생한다.** 전자는 기관 내 삽관에 의해서 발생하며, 다른 미생물과의 혼합감염이 많아 기관지 폐렴을 나타낸다. 후자는 칸디다 혈전으로 인한 양쪽 폐에 다발성의 결절성 병변을 일으킨다. **전신성(파종성) 칸디다증은 소화관 점막에서 전위(translocation) 혹은 혈관 내 유치 카테터 감염에 의해서 칸디다 혈전을 초래**한다. 간, 비장, 콩팥, 심장, 폐 등 전신의 여러 장기에서 다발성의 결절성병변 혹은 농양을 일으킨다. 칸디다성 안내염에서는 맥락 망막에 특징적인 변화 모양의 백반을 나타낸다(그림 6-16).

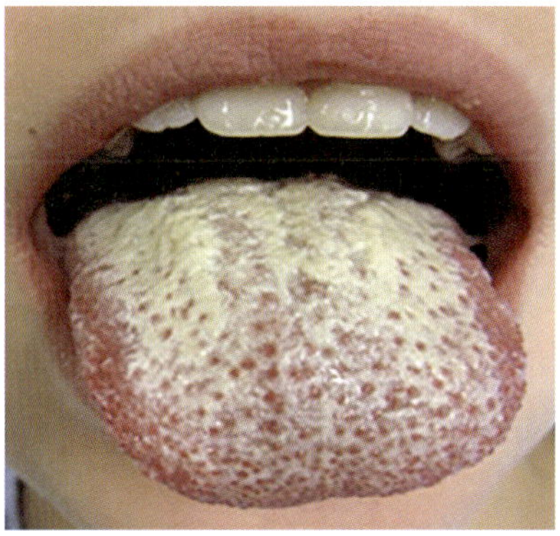

그림 6-16. 항생제 투여 후 균 교대현상으로 발생한 아구창(thrush)사
https://commons.wikimedia.org/wiki/File:Human_tongue_infected_with_oral_candidiasis.jpg

### 2) 아스페르길루스증(Aspergillosis)

호흡기 아스페르길루스증은 아스페르길루스 분생자의 흡입에 의해서 발생하며 다음 3가지의 병형을 나타낸다.

아스페르길루스증

#### (1) 침습형(폐렴형) 아스페르길루스증

폐 실질 내에 다발성의 결절성 병변을 일으키고, 급성으로 중증화되기 쉽다.

#### (2) 균구(fungus ball)형 아스페르길루스증

기존의 공동이나 낭포안에 부생적으로 진균이 침입, 발육하고 만성의 경과로 특징적인 아스페르길로마(균구)를 형성한다(그림 6-17).

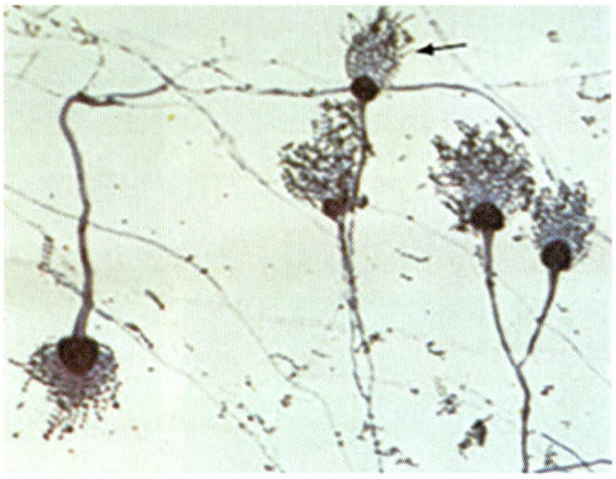

그림 6-17. *Aspergillus*의 포자(↑) 형태

### (3) 알레르기성 기관지 폐아스페르길루스증

아스페르길루스의 분생자 또는 균체 성분이 알레르기항원(allergen)이 되어 기관지 천식형 발작을 야기한다. 파종성 아스페르길루스증은 침습형 아스페르길루스증이 중증화하여 뇌, 뼈, 콩팥, 심장, 비장 등 여러 장기에 다발성의 출혈성 결절성병변을 일으킨다.

## 3) 크립토코쿠스증(Cryptococcosis)

크립토코쿠스증

**크립토코쿠스는 경기관지로 감염되며, 흉막하 영역에 초기병소로 육아종성 병변을 형성한다.** 대부분의 경우에는 불현성으로 자연 치유되지만, 병변이 넓어져 폐암과 폐결핵, 중추신경계에 대해서 강한 친화성을 가지고 있으며, 세포면역력이 저하된 환자에서는 수막이나 뇌에 2차 감염을 일으킨다. **우리나라에서 발생하는 대부분의 중추신경계 진균증은 크립토코쿠스증이다.** 전형적인 증상으로는 발열, 두통, 수막자극 증상, 의식장애, 정신이 상, 피부, 점막, 콩팥, 심장, 간을 비롯한 여러 장기에 다발성 병변이 일어난다(그림 6-18).

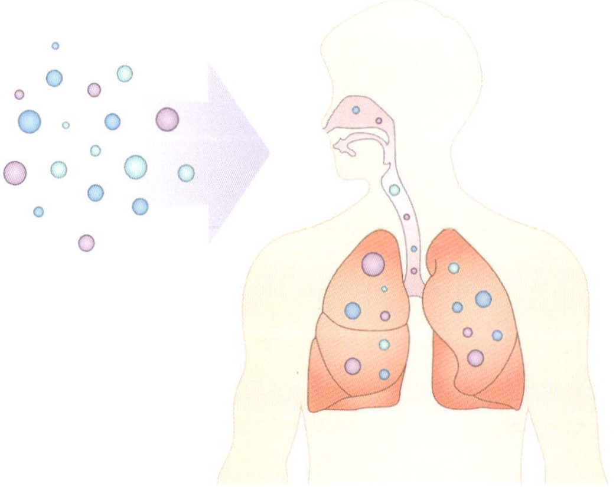

그림 6-18. 크립토코쿠스는 경기관지로 감염되며, 흉막하 영역에 초기병소로 육아종성 병변과 뇌막염을 형성한다.

### 4) 모균증(Mucormycosis)

모균증(털곰팡이 감염증)은 포자의 흡입에 의한 호흡기 감염이 주된 감염이지만, 피부나 점막의 손상 부위로 직접 침입해서 국소병변을 만드는 것도 있다.

## 4. 진균의 감염경로

### 1) 내인성감염

**칸디다는 사람의 피부와 점막의 정상균무리이며, 내인성감염의 대표적인 진균이다. 병원 환경에서도 고빈도로 검출된다.** 강력하고 광범위한 스펙트럼을 가진 **항균제의 투여로 정상균무리가 억제되면, 칸디다의 과잉증식이 일어나 피부나 질, 소화관에 감염병이 발생되는 것을 균 교대현상이라고 한다.** 소화관 내에 상재하는 칸디다가 점막하 조직 내에 침입하여 혈액 안과 림프안으로 이행하면 칸디다 혈전을 초래하여 전신성 칸디다증으로 진행한다. 중심정맥 카테터 유치에서는 카테터 삽입부 피부나 수액 회로의 접속부를 통해 진균이 혈관 내에 침입하여 혈전을 일으킨다. 방광 내 카테터 유치에서는 카테터를 따라 진균이 상행하여 요로감염을 일으킨다.

### 2) 외인성감염

**아스페르길루스, 크립토코쿠스, 모균증 등 대부분의 진균은 외인성감염을 일으킨다.** 이들 진균들은 토양과 자연계에 널리 서식하고 있으며, 그 포자가 주로 경기관지로 감염을 일으킨다. 드물기는 하지만 피부나 점막의 손상 부위를 통해 침입한 진균이 국소병변을 형성하는 경우도 있다.

## 5. 감염관리

**내인성감염을 예방하기 위해서는 카테터 관리를 엄격하게 하고, 유치기간을 짧게 하도록 한다.** 항균제를 필요 이상으로 강력한 약제를 선택하지 않도록 하고, 투여 기간을 최소한으로 한다. **외인성감염을 예방하기 위해서는 병실의 청소와 소독을 철저히 하고, 크립토코쿠스는 비둘기 등의 조류의 배설물로 오염된 토양에 잘 서식하므로, 병원 환경에 조류가 접근하지 않도록 주의한다.** 공기조절 에어필터나 가습기의 오염에도 유의할 필요가 있다. 사람에서 사람으로의 감염은 일어나지 않기 때문에 환자를 격리할 필요는 없다.

## 6. 소독제

칸디다, 크립토코쿠스 등의 효모형 진균은 일반 미생물과 마찬가지로 소독제에 대한 감수성이 좋아 모든 소독제가 유효하다. 아스페르길루스, 모균증(mucormycosis) 등의 사상형 진균은 효모형 진균에 비하여 소독제에 대한 저항성이 크다. 생체 소독에는 알코올 제제 또는 포비돈요오드를 사용하고, 환경이나 기구의 소독에는 차아염소산나트륨 또는 글루탈알데히드를 사용한다.

### 7. 치료

항암 화학요법이나 방사선 요법, 스테로이드 호르몬을 포함한 면역억제제나 광범위한 스펙트럼을 가진 항균제의 투여 등, 진균감염병이 발생하는 원인이 된 치료를 가능한 한 중지해야 한다. 백혈구 감소가 현저한 경우 칸디다는 내인성감염의 대표적인 진균이다. 카테터 균혈증에서는 혈관 내 유치 카테터의 제거가 가장 유효한 치료가 된다. 요로감염병에서는 방광 내 유치 카테터를 제거하고, 필요하다면 간헐적 도뇨방법으로 바꾼다. **전신성 진균감염증의 치료에 사용할 수 있는 약제는 폴리엔계의 amphotericin B (AMPH), fluoropyrimidine계의 5-fluorocytosine (5FC), 아졸계의 miconazole (MCZ), furconazole (FLCZ), itraconazole (ITCZ)의 5종의 약제가 사용**된다.

## VI 옴(개선) 진드기 직업감염

### 1. 개요

**속칭 "피선(皮癬)"이라고도 하는 옴(개선)은 감염환자와의 동침에 의해 감염하는 경우가 많기 때문에 성매개 감염병(sexually transmitted diseases, STDs)의 하나로도 간주**되고 있다. 일명 옴벌레라고도 하는 진드기의 일종인 사람 개선충(*Sarcoptes scabieir* var. hominis)에 의한 피부 기생충 감염병으로 우리나라에서는 제2차 대전 직후에 대유행이 나타났으며, 그 후에 일시적인 감소를 나타냈으며, 산발적인 유행이 나타나고 있다. 주로 접촉감염에 의해서 전파되지만, 그 감염력이 매우 강하기 때문에 시설 내, 학생 기숙사 등에서의 소유행이 산발적으로 발생하고 있으며, 병원감염의 예도 보고되고 있다.

### 2. 미생물학적 특징

개선(옴) 증상, 진단

개선충의 암컷 성충은 350~450 μm 정도의 크기이며, 충체 표면에 극상돌기와 평행선상 무늬를 가지고 있고 흡착판이 있는 제1, 제2다리와 흡착판이 없는 강모상의 제3, 제4다리를 갖고 있다. 수컷 성충은 150~200 μm 정도의 크기이며 제4다리는 보이지 않는다(그림 6-19).

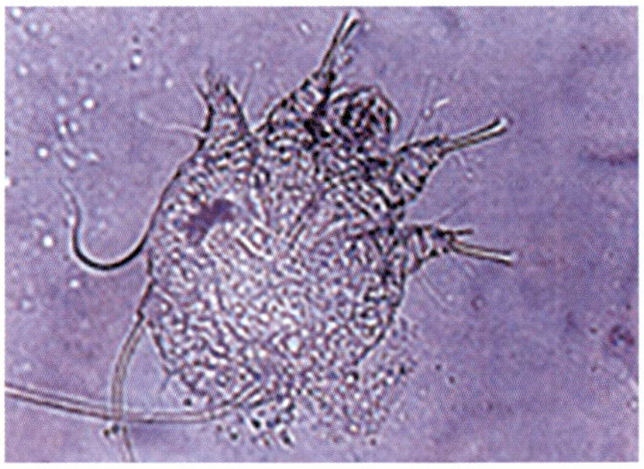

그림 6-19. 옴을 일으키는 진드기 (Sarcoptes scabbier)
https://en.wikipedia.org/wiki/Scabies

개선충의 수컷은 주로 피부 표면에 기생하지만, 암컷은 교배 후에 피부 각층 내로 침입해 소위 개선 터널을 만들며 과립층 바로 위쪽인 각층 하부에서 하루에 1~3개의 알을 산란한다. 충란은 3~4일 정도면 부화하고 10~14일 내에 성충이 되어, 약 30일간 생존한다. 인체 바깥에서는 25°C에서 3일간, 12°C에서는 약 2주 동안 생존이 가능하지만, 한편 열에는 약해 50°C에서는 약 10분정도면 사멸한다.

## 3. 임상적 특징

**밤에 심한 가려움증이 특징**적이다. 이러한 가려움증은 옴 진드기에 대한 과민반응으로 4~6주간의 잠복기를 거쳐 나타나는데 재감염의 경우에는 즉시 나타나기도 하고 처음부터 많은 수의 진드기에 감염되면 잠복기가 1주 내로 짧아질 수 있다. 옴 진드기는 주로 야간에 사람 피부의 가장 겉부분인 각질층 내에 터널을 만들고 이때 진드기에서 나오는 분비물이 알레르기 반응을 유발하여 가려움증이 나타난다. **터널이 시작된 부분에는 작은 인설(살비듬)이 있으며 옴 진드기가 있는 쪽에는 미세한 융기가 발견되고 터널 하부에서는 작은 수포(물집) 또는 농포(고름)가 형성**되기도 한다(그림 6-20).

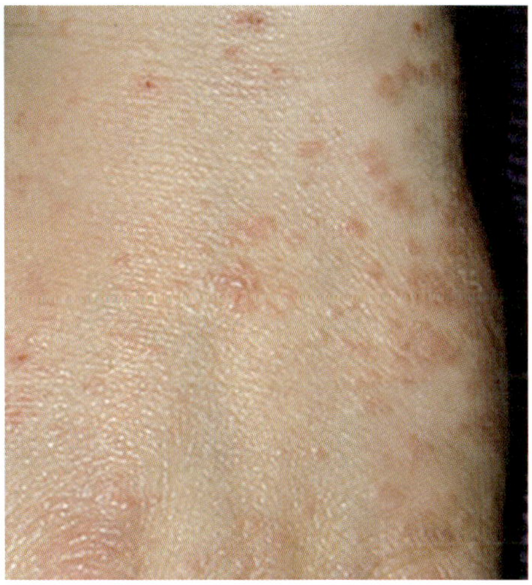

그림 6-20. 옴진드기가 감염된 병소
미세한 융기가 발견되고 터널 하부에서는 작은 수포(물집) 또는 농포(고름)가 형성되기도 한다.
https://en.wikipedia.org/wiki/Scabies

**개선은 습진, 피부염, 곤충 자상증과의 감별이 용이하지 않고, 이들 감염병과는 완전히 다른 치료를 필요로 한다는 점에서 중요한 질환**이다. 따라서 병원 내에 개선 환자가 출현했을 때에 즉시 정확한 진단이 이루어지지 않거나 주위의 이상을 보고 나서 비로소 확인될 때에는 이미 상당수의 환자가 원내에 만연해 버리는 사태가 일어날 수 있다.

## 4. 감염경로

감염경로로 생각되는 **첫 번째 경로는 확실히 성행위를 포함한 밀접 접촉에 의한 사람에게서 사람으로의 직접감염**이지만, 부모와 자식 간 혹은 형제간과 같이 동일 가정 내에서 장기간에 걸쳐 생활을 같이 하는 경우에는 성행위와 무관하게 감염된다.

**둘째는 이불이나 침대 같은 침구를 통한 타인에게 간접적인 감염**이 되며, 시트 교체를 게을리하거나, 많은 사람이 침구를 함께 사용함으로써 감염이 일어난다(그림 6-21).

**셋째는 개선환자가 감염원이 되어 병원 내, 시설 내 등에서 주위 사람에게 직접 또는 간접 집단발생**을 일으키는 것으로 최근에 가장 문제시되고 있다.

의식 장해로 인해 소양감이 없고, 조기진단을 하지 않았던 노르웨이 개선환자가 혈압계 커프(cuff) 공유를 통해서 다른 입원환자에게 개선을 확대시킨 의료관련감염 사례가 보고된 적이 있다. 더욱이 환자를 진단하기 전에 간호사가 외용제를 도포할 때에 장갑을 끼지 않고 맨손으로 도포한 경우, 간호사의 손에 개선이 2차 감염된 후 다른 환자에게 3차 감염될 가능성도 있다.

## 5. 감염관리

개선의 감염경로의 차단에 앞서, **개선을 가급적 조기에 정확하게 진단하는 것이 중요하다.** 강한 소양감을 동반한 피진을 발견했을 때에는 반드시 개선을 염두에 두어야 한다. 주위 사람에게도 같은 증상이 있다면, 개선의 검색은 필수적이고 1회의 검사에서 음성으로 판정되었다 하더라도 반복해서 검사를 시행해야 한다. 발진부의 표피를 메스로 긁어모아 슬라이드 유리 위에 놓고 15% KOH을 떨어뜨려 검사하여 충체 또는 충란을 주의 깊게 관찰한다. **개선 환자로부터 2차 감염을 방지하기 위해서는 의료종사자들에게 손 씻기를 충분히 시키고 환자의 소독, 처치나 검사를 할 때에는 방호복을 착용하고 긴 장갑을 사용한다.** 또, 개선 환자의 침상 만들기(bed making)를 할 때에는 먼지가 자신이 있는 쪽이 아닌 반대쪽을 향하도록 주의한다. 또 **혈압계나 청진기 등은 반드시 환자의 전용물품으로 하고, 혈압계의 커프가 개선을 매개할 수 있다는 것을 충분히 인식하여 자주 소독**해야 한다.

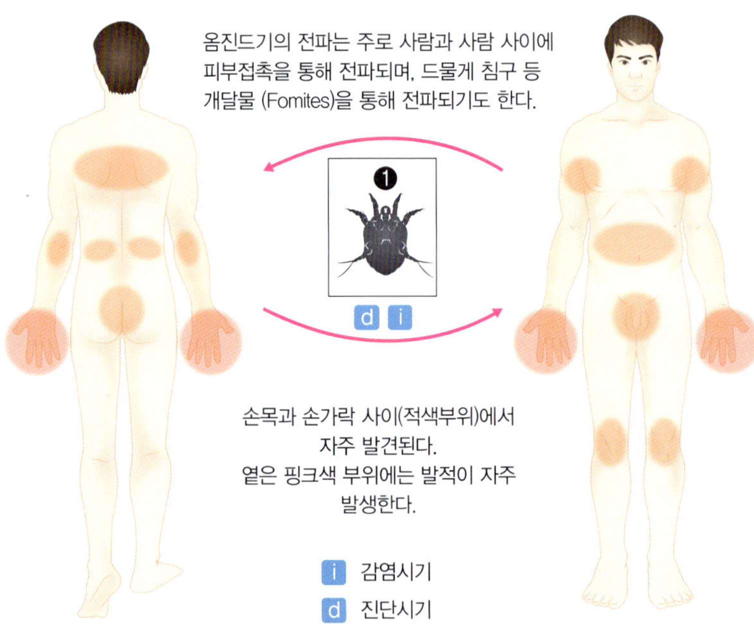


**그림 6-21. 옴진드기의 감염경로 및 주요 서식 부위**

발진은 일반적으로 손가락 사이, 발, 복부 손목, 팔꿈치, 엉덩이 및 외부 생식기 부위에 발생한다. 영유아 및 면역억제자를 제외하고는 일반적으로 얼굴이나 두피의 피부에 감염이 발생하지 않는다. 표피에서 성충 진드기에 의해 터널(burrows)이 생성된다. 손바닥과 발바닥에 물집과 농포가 생기는 것은 영아 옴 감염의 특징적인 증상이다.

## 6. 소독

개선충은 열에 약하므로 개선 환자에게 사용한 의류, 시트, 베개는 **80℃의 뜨거운 물에 한 시간 이상 담가 소독**한다. 이불은 이불 건조기로 한 시간 정도 건조시킨다.

병실 바닥이나 침대 청소는 **스미티온 희석액**(10%액을 약 20배 희석)으로 전용 걸레를 사용하여 깨끗하게 닦는다. 그러나 전기청소기나 액체 스프레이는 충란이나 충체를 오히려 확산시킬 우려가 있으므로 바람직하지 않다.

## 7. 치료

**1% 감마벤젠 헥사클로라이드(gamma benzene hexachloride) 연고 또는 로션을 자기 전에 얼굴을 제외한 전신에 바르고 6시간 후에 씻어 내며 1주일 후 한 번 더 반복적으로 치료**한다. 10% 크로타미톤(crotamiton) 연고를 2일간 연속해서 밤에 바른 후 마지막 바른 시점에서 24시간 후에 닦아 내는 방법도 있다.

퍼메트린 50 mg/g 연고를 머리 부분을 제외한 몸 전체에 마사지하듯이 펴 바르고 12~14시간 후에 물로 씻어 낸다. 병원 및 의료시설은 감염자가 집합 장소이므로 **새롭게 입원하는 환자에게 어떠한 피부 증상이 나타날 경우에는 개선의 가능성을 염두에 두고, 아래의 두 가지에 충분한 주의를 기울일 필요가 있다.**

① 심한 가려움증을 호소하고 있는지를 확인한다.

② 가족, 동거자 중에 가려움증을 호소하고 있는지를 확인한다.

만약 조금이라도 개선이 의심될 경우에는 반복해서 충체와 충란의 검사를 해야 한다.

## 핵심용어

**공기매개질병(airborne disease):** 기침, 재채기, 웃음, 밀접 접촉 또는 미생물의 에어로졸화를 통해 감염자에게서 배출될 만큼 작은 병원성 미생물에 의해 발생한다. 배출된 미생물은 먼지 입자, 호흡기 및 물방울에 공기 중에 부유 상태로 남아 있다.

**바늘찔림손상(needle stick injury):** 실수로 바늘이 피부에 찔려 생긴 상처로 피하주사기 및 기타 바늘 장비로, 작업하는 사람들에게 위험하다. 이러한 부상은 사람들이 바늘을 사용, 분해 또는 폐기할 때 언제든지 발생할 수 있다.

**수두(chickenpox):** 수두 대상포진 바이러스(varicella-zoster virus, VZV)에 의해 유발되는 전염성이 높은 감염병으로 가렵고 물집 같은 발진은 먼저 가슴, 등, 얼굴에 나타나며, 전신으로 퍼져 250~500개의 가려운 수포를 유발한다.

**인터페론(interferon, IFNs):** 척추동물의 면역세포에서 만들어지는 사이토카인이라는 당단백질로 바이러스, 세균, 기생충, 종양 등 외부의 침입자들에 대응하여 감염되지 않은 다른 세포 안에서 바이러스가 증식하는것을 막는 면역반응을 돕는다.

**전위(translocation):** 위치의 변경을 의미한다.

**직업감염(occupational infections):** 특정 감염원(세균, 바이러스,진균 등)은 직업 환경과 관련된 활동으로 인해 유발할 수 있는 감염으로 피부 자극 및 알레르기로부터 감염(예: 결핵, AI DS, HBV, HCV), 암 등에 이르기까지 다양하다.

**투베르쿨린 피부 검사(tuberculin skin tests, TST):** 결핵(TB)을 일으키는 결핵균의 감염 여부를 감지하기 위해 시행된다. Mantoux, TB 피부검사, 투베르쿨린 피부검사 및 PPD라는 용어는 같은 의미로 사용된다.

**항생 제 관련 위막성대장염(antibiotic associated pseudomembranous colitis):** 클로스트리디오이데스 디피실리균(*Clostridioides difficile*)의 과증식으로 인한 대장(결장)의 부종 또는 염증을 말한다. 거의 모든 항생제가 위막성대장염을 유발할 수 있지만, 시프로플록사신 (Cipro) 및 레보플록사신과 아목시실린 및 암피실린과 같은 페니실린계 항생제 및 클린다마이 신(클레오신) 같은 플루오로퀴 놀론의 사용으로 발생한다.

**BCG 백신(BCG vaccine):** 약독화시킨 우형 결핵균주로 만들어 지며, 면역체계를 자극하여 감염으로부터 보호하지만 결핵에 걸리지는 않는다.

**MMR 백신(MMR vaccine):** 홍역, 볼거리, 풍진(measles, mumps, rubella)에 대한 백신이다. 첫 번째 접종은 일반적으로 생후 9개월에서 15개월 사이의 어린 이에게 주어지며, 두 번째 접종은 15개월에서 6세 사이에 최소 4주 간격으로 이루어진다.

**Tdap(Tetanus, Diphtheria, Per tussis) Vaccine:** Tdap 백신은 파상풍(Tetanus, T), 디프테 리아(Diphtheria, D) 및 백일해 (Pertussis, aP)를 예방할 수 있다.

## 핵심문제

### 01. 주요 혈액매개 감염증의 설명이 아닌 것은?

① 주요 혈액매개 감염증으로는 HBV, HCV, HIV가 있다.
② HBV의 가장 강한 감염성지표는 HBe-Ab이다.
③ HCV는 예방접종이 없다.
④ HIV의 검사방법에는 EIA, Western blot법이 있다.
⑤ AIDS는 HIV에 의해 일어난다.

해설 HBV의 가장 강한 전염성지표는 HBe-Ag이다.

### 02. 채혈 시의 사고 예방법이 아닌 것은?

① 채혈하기 전에 채혈용 팔걸이, 구혈대 소독, 주위 정리를 철저히 한다.
② 채혈 시 환자의 이름을 확인한다.
③ 주삿바늘에 본인이 찔렸을 경우 백신이나 예방약을 복용한다.
④ 채혈 업무는 혈액매개감염 바이러스의 감염 위험성이 높다.
⑤ 주삿바늘을 폐기하는 용기는 멀리 두어도 상관없다.

해설 가까운 곳에 주삿바늘이 외부로 노출되지 않는 단단한 밀폐 용기를 준비해 둔다.

### 03. 업무 중 감염 예방관리를 위한 주삿바늘 찔림 사고의 예방 방법으로 옳은 것은?

① 주삿바늘 사용 후 캡은 양손을 이용하여 끼운다.
② 주삿바늘 사용 후 폐기할 경우 단단한 플라스틱 용기에 버린다.
③ 바늘을 버리는 용기는 가득 찼을 때 교환한다.
④ 바늘을 들고 있는 상태에서 이동할 수 있다.
⑤ 주삿바늘은 일반폐기물에 버린다.

해설 ① 주삿바늘 사용 후 갭을 편평한 곳에 놓고 한 손을 사용하여 끼운다.
③ 가득 차면 바늘 끝이 용기에서 삐어 나와 위험하므로 70% 정도 찼을 때 교환해야한다.
④ 바늘을 들고 있는 상태에서는 절대 다른 동작을 취하지 않는다.
⑤ 주삿바늘은 단단한 플라스틱의 전용 용기에 폐기한다.

## 04. 혈액매개 감염증의 검사 및 처치가 아닌 것은?

① HBV 감염 시 HBs-Ag와 HBs-Ab 검사를 실시한다.
② HIV 감염 시 항 HIV 예방약을 복용한다.
③ HBV 감염 시 HBV 면역글로불린을 주사한다.
④ HCV 감염 시 HCV 면역글로불린을 주사한다.
⑤ HCV 감염은 주로 수혈에 의한 감염이다.

**해설** HCV는 사고 후 예방적 처치방법이 없다.

## 05. 날카로운 물체나 주삿바늘 찔림 사고 후 응급처치 순서에 들어가지 않는 것은?

① 상사에게 보고 후 응급처치를 시행한다.
② 감염관리자에게 보고한다.
③ 혈액매개 감염검사를 시행한다.
④ 감염검사 음성이 나오면 종결한다.
⑤ 양성인 경우 감염에 대한 예방적 조치를 한다.

**해설** 응급처치: 출혈을 멈추고, 씻고, 덮음 → 상사 또는 감염관리자에게 보고 → 감염관련검사 실시 → 음성인 경우 매뉴얼에 따라 예후 추적 및 검사 → 양성인 경우 감염에 대한 예방적 조치

## 06. 임신한 의료종사자가 정기적으로 검사를 받아야 하는 것은?

① C형 간염 바이러스(HCV)
② HIV
③ A형 간염 바이러스(HAV)
④ 사이토메갈로바이러스(CMV)
⑤ 헤르페스바이러스(HSV)

**해설** 임신한 의료종사자는 다른 위험요인이 확인되지 않는 한 정기적으로 HIV에 대해서만 선별 검사를 받아야 한다. 임신한 의료종사자에게 권장되는 예방접종에는 인플루엔자(비활성화) 및 tdap(파상풍, 디프테리아, 백일해)이 있다. 권장되지 않는 예방 접종에는 HPV가 있다. 접종 금기사항에는 인플루엔자(생균백신), MMR, 수두 및 대상포진이 포함된다. A형 및 B형 간염 백신은 일부 상황에서 지시될 수 있다. 임산부는 감염병의 위험과 태아에 대한 잠재적인 위해를 인지해야 한다.

## 07. 어린이집 4곳에서 노로바이러스 집단감염이 발생했다. 초기 조치사항은?

① 환기 시스템 및 공기 품질
② 물 시스템과 수질
③ 음식 준비 실행 및 환경
④ 테이블 교체 및 손 위생
⑤ 항생제 투여

**해설** 노로바이러스는 분변-경구 경로로 전파되기 때문에 초기에는 기저귀 갈이대와 손 위생에 중점을 두어야 한다. 유아와 영유아가 놀거나 보살핌을 받는 환경(기저귀 교체 등)은 대변으로 자주 오염되며, 이는 양육자와 다른 어린이의 손에 의해 한 어린이에서 다른 어린이로 쉽게 감염된다. 환경 청소 및 소독, 엄격한 손위생은 노로바이러스 발병을 통제하는 데 중요한 요소이다.

## 08. 직업적으로 혈액, 혈액제제 또는 체액에 대한 노출되는 의료종사자에게 권장되는 예방접종은?

① B형 간염
② A형 간염
③ C형 간염
④ 특별한 예방접종 없음
⑤ HIV

**해설** 직업적으로 혈액, 혈액제제, 또는 체액에 노출이 있는 의료종사자에게 권장되는 예방접종은 B형 간염이다. A형 간염은 실험실 연구자에 권장된다. 다른 권장 예방접종으로는 인플루엔자, MMR, Tdap(파상풍, 디프테리아, 백일해) 및 면역상태에 따라 수두가 포함될 수 있다.

## 09. *Clostridioides difficile* 감염을 진단할 때 필요한 검체의 종류는?

① 혈액
② 피부 면봉
③ 고형 대변
④ 액상 대변
⑤ 비강 면봉

**해설** 액상 대변이 필요하다. 환자는 24시간 동안 3개 이상의 형태가 없는 변이나 묽은 변을 보이면 *Clostridioides difficile* 감염을 의심해야 한다. 여러 검사 중 미생물 배양은 7일 정도가 소요되고, 세포독소분석은 대변 추출물로 수행할 수 있으며, 특이적이지만 배양보다 덜 민감하다. PCR과 같은 핵산증폭검사는 특이도와 민감도가 높다.

## 10. 항생제 관련 설사의 주요 원인인 세균은?

① MRSA
② *Salmonella* Enteritidis
③ *Escherichia coli*
④ *Clostridioides difficile*
⑤ *Enterococcus faecalis*

**해설** 항생제를 투여했을 때 환자는 24시간 동안 3개 이상의 형태가 없는 변이나 묽은 변을 보이면 *Clostridioides difficile* 감염을 의심해야 한다.

## 11. 환자에서 의료종사자로의 HIV 전파에 대한 감염위험은?

① 바늘과 날카로운 물건과 관련된 접촉에서 가장 높다.
② 유사한 직접 노출이 되었을 때 B형 간염의 전파와 거의 동일한 비율로 발생한다.
③ 종종 무증상 HIV 보균자와 관련이 있다.
④ ①과 ③
⑤ ①과 ②

**해설** 감염관리 실행이 개선되고 인식이 높아졌음에도 불구하고 환자의 HIV 혈청학적 상태가 의료종사자에게 전달되는 것은 여전히 우려되는 부분이다. 날카로운 물건과 바늘은 관련된 설정에서 가장 높은 노출 위험이 발생한다. 의료종사자가 과거보다 오늘날 환자의 정보를 알 가능성이 더 높지만, 혈청학적 검사결과가 알려지지 않았거나 불확실한 HIV 환자는 의료종사자에게 감염 위험은 더 크다.

## 12. 일반적인 멸균으로 파괴되지 않는 병원체는?

① 세균
② 바이러스
③ 곰팡이
④ 프리온
⑤ 기생충

**해설** 프리온은 단백질로 된 감염체이지만 소독제나 일반 습열멸균으로 파괴되지 않고 1M 차아염소산나트륨 또는 차아염소산나트륨(사용 가능한 염소 2%)과 함께 증기멸균 시간을 오래하는 것으로 권장하지만 100% 완벽하게 멸균효과는 보장되지 않는다는 보고가 있다.

## 13. 직접 환자치료에 관여하는 의료종사자 중 근무를 제한해야 하는 경우는?

① 중이염 환자
② 활동성 병변이 없는 이력에 의한 라텍스 장갑 피부 알레르기
③ 헤르페스 생인손과 일치하는 작은 손가락 병변
④ 항고혈압제를 복용중인 간호사
⑤ B형간염 항체 양성자

**해설** 헤르페스 생인손은 피부의 단순헤르페스바이러스(HSV) 감염의 일종으로 손가락 끝부분에 물집이나 소포로 나타날 수 있다. 장갑을 낀 경우에도 이 병변에서 바이러스가 흐를 수 있기 때문에 의료종사자는 병변이 완전히 치유될 때까지 작업을 제한해야 한다. 피부염으로 나타나는 라텍스 알레르기는 활성 병변이 없는 병력과 B형간염 항체 양성자 작업 제한 대상이 아니다. 이 의료종사자는 자신의 작업장에서 비라텍스 장갑을 제공받아야 하며, 즉시 접근할 수 있는 비알레르기 장갑이 없는 상황에 대비하여 비알레르기 장갑을 소지할 필요가 있다. 바이러스 또는 세균 감염이 의심되어 기침을 하는 의료종사자는 증상이 사라질 때까지 작업을 제한해야 한다.

**14.** 만성 간부전 환자의 천자 시술을 돕던 중 응급실 간호사가 눈에 한 방울의 복수액이 들어갔을 때 해야 하는 조치는?

① B형 간염면역글로불린(HBIG)을 사용한 즉각적인 노출 후 예방
② 직원 및 나머지 병원 직원에 대한 노출 사건 확인
③ 조사가 완료될 때까지 응급실에서 모든 천자 시술을 중단
④ 잠재적인 감염원에 대한 직업적 노출에 대한 절차 및 문서 규정에 따라 응급조치
⑤ 눈을 비누로 깨끗이 씻고 업무에 종사

해설 감염관리자는 피부, 눈 또는 점막과의 접촉을 포함해 잠재적인 감염원에 대한 직업적 노출 또는 직무 수행 중 혈액과 관련된 장관외의 감염에 관여한다. 감염관리 직원은 사건 재발의 위험을 최소화하고 환자와 직원을 보호하고 예방조치를 강화하는 데 도움이 되는 기관의 노출 관리계획, 적절한 개입, 조사 및 교육준수에 관해 병원 경영진에게 상담 및 보고한다. 환자 개인정보 보호규정과 유사하게 직원은 사건을 나머지 직원에게 전달할 때 개별적으로 확인되어서는 안된다. 노출관리 계획은 조사가 진행되는 동안 의학적으로 필요할 수 있는 절차의 중단을 하지 않는다.

**15.** 다음 중 *Clostridioides difficile*의 아포에 관한 설명이 아닌 것은?

① 손 위생은 *Clostridioides difficile* 감염을 막는 가장 효과적인 방법이다.
② 아포는 미생물의 비감염 형태이다.
③ 섭취는 질병을 유발하는 형태로 아포 활성화를 유발한다.
④ 아포는 컴퓨터 키보드 및 덮개에서 발견될 수있다.
⑤ 아포는 고압증기멸균으로 사멸될 수 있다.

해설 *Bacillus anthracis*, *Clostridioides difficile*의 아포는 의료종사자들의 손이나 컴퓨터 키보드, 덮개, 그리고 전화기와 같은 환경표면에 부착할 수 있다. 가장 효과적인 예방 전략은 장갑 사용을 엄격히 준수하며, 항상 철저한 손 위생을 해야 한다. 비록 많은 상업적 소독제들이 아포를 제거한다고 주장하지만, 그 성공률은 고압증기멸균에 비해 낮다.

정답 1. ② 2. ⑤ 3. ② 4. ④ 5. ④ 6. ② 7. ④ 8. ① 9. ④ 10. ④ 11. ④ 12. ④ 13. ③ 14. ④ 15. ①

Chapter 07

# 항미생물제의 특징과 내성기전

학습목표

1. 항미생물제의 특징과 작용기전을 설명할 수 있어야 한다.
2. 항생제의 내성기전에 대하여 설명할 수 있어야 한다.

## I 항미생물제의 일반적 특징

항생제(항생물질, 항미생물제, antibiotics, antimicrobial agents)는 세균, 방선균 및 곰팡이가 생산하는 물질로서 세균 및 미생물을 죽이거나 성장을 저해하기 위해 의학적으로 감염의 치료와 예방을 위해 널리 사용된다(표 7-1).

**항미생물제를 선택하는 데 우선적으로 고려해야 할 사항은 병원균은 죽이면서 숙주에는 손상을 최소화하는 선택적 독성**(selective toxicity)이다.

**선택적 독성의 정도는 1) 특정 감염을 치료하는 데 필요한 양인 치료량(therapeutic dose)과 2) 화학치료제가 숙주에게 지나친 독성을 나타내는 양인 독성량(toxic dose)으로 표시한다.**

항생제 기전

표 7-1. 항생제를 생산하는 미생물

| 속(genus) | 생산 미생물 | 생산된 항생제 | 속(genus) | 생산 미생물 | 생산된 항생제 |
|---|---|---|---|---|---|
| *Penicillium* sp. | 곰팡이 | 페니실린, 그리세오풀빈 | *Bacillus subtilis* | 세균 | 바시트라신 |
| *Cephalosporium* | 곰팡이 | 세팔로스포린 | *Bacillus polymyxa* | 세균 | 폴리믹신 |
| *Micromonospora* | 세균 | 겐타마이신 | *Streptomyces nodosus* | 방선균 | 암포테리신 B |
| *Bacillus* sp. | 세균 | 바시트라신, 폴리믹신 | *Streptomyces venezuelae* | 방선균 | 클로람페니콜 |
| *Chromobacterium* | 세균 | 아즈트레오남 | *Streptomyces aureofaciens* | 방선균 | 테트라사이클린 |
| *Streptomyces* | 방선균 | 스트렙토마이신 | *Streptomyces erythraeus* | 방선균 | 에리트로마이신 |
| | | 에리트로마이신 | *Streptomyces griseus* | 방선균 | 스트렙토마이신 |
| | | 테트라사이클린 | *Micromonospora purpureae* | 방선균 | 겐타마이신 |
| | | 반코마이신 | *Cephalosporium* species | 곰팡이 | 세팔로틴 |
| | | 클로람페니콜 | *Penicillium griseofulvum* | 곰팡이 | 그리세오풀빈 |
| | | 암포테리신 B | *Penicillium notatum* | 곰팡이 | 페니실린 |

**진핵동물세포에는 없는 미생물의 기능을 파괴하는 항미생물제는 큰 선택적 독성과 높은 치료 지수를 가지고 있다.** 예를 들어, 페니실린은 숙주세포에는 없는 세균의 세포벽에 존재하는 펩티도글리칸(peptidoglycan)의 생성을 억제하거나 파괴하여 숙주에는 거의 영향을 미치지 않으므로 치료 지수가 높다. **낮은 치료 지수를 갖는 항미생물제는 숙주가 가지고 있는 세포질막과 핵산은 미생물도 가지고 있기 때문에 세포질막과 핵산을 억제하는 항미생물제는 미생물을 죽이는 과정에서 숙주에게도 손상을 입힌다. 이러한 것을 부작용(side effect)이라 하며 숙주의 여러 장기와 기관에 영향을 미친다.** 부작용은 아주 심각할 수도 있기 때문에 항미생물제는 아주 신중하게 투여해야 한다(표 7-2).

표 7-2. 주요 항미생물제의 주요 부작용 및 독성작용

| 주요 항미생물제 | 영향받는 주요 조직 | 일차적인 손상이나 이상 |
|---|---|---|
| **항세균제** | | |
| 페니실린 G | 피부 | 발진 |
| 카베니실린 | 혈소판 | 비정상적인 출혈 |
| 암피실린 | 위장관 | 설사와 장염 |
| 세팔로스포린 | 혈소판 기능 | 프로트롬빈 합성 억제 |
| | 백혈구 | 순환 장애 |
| | 콩팥 | 콩팥염 |
| 테트라사이클린 | 위장관 | 설사와 장염 |
| | 치아, 골격 | 치아 에나멜의 변색: 소아 골격 손상 |
| | 피부 | 햇빛에 반응(광과민증) |
| 클로람페니콜 | 골수 | 적혈구와 백혈구의 모세포 손상 |
| 아미노글리코사이드(스트렙토마이신, 겐타마이신, 아미카신) | 위장관, 달팽이관의 유모세포, 전정세포, 신경근육, 콩팥세관 | 설사와 장염, 흡수 장애, 청각 장애, 어지럼증, 콩팥 손상 |
| 이소니아지드 | 간 | 간염 |
| | 뇌 | 경련 |
| | 피부 | 피부염 |
| 설폰아마이드 | 콩팥 | 결석 형성: 요관 폐쇄 |
| | 적혈구 | 용혈 |
| | 혈소판 | 수적 감소 |
| 폴리믹신 | 콩팥 | 세뇨관 세포막의 피해 |
| | 신경근육계 | 근육 반응 약화 |
| 퀴놀론(시프로플록사신, 노플록사신) | 신경계, 골격, 위장관 | 두통, 어지럼증, 손 떨림, 위장장애 |
| 리팜핀 | 간 | 간세포 손상 |
| | 피부 | 피부염 |
| **항진균제** | | |
| 암포테리신 B | 콩팥 | 세뇨관 여과 장애 |
| 플루시토신 | 적혈구 | 수적 감소 |

표 7-2. 주요 항미생물제의 주요 부작용 및 독성작용(계속)

| 주요 항미생물제 | 영향받는 주요 조직 | 일차적인 손상이나 이상 |
|---|---|---|
| **항원생동물제** | | |
| 메트로니다졸 | 위장관 | 메스꺼움, 구토 |
| 클로로퀸 | 위장관 | 구토 |
| | 뇌 | 두통 |
| | 피부 | 가려움증 |
| **항기생충제** | | |
| 니클로스아마이드 | 위장관 | 메스꺼움, 복통 |
| 피란텔 | 위장관 | 자극 |
| | 뇌 | 두통, 어지럼증 |
| **항바이러스제** | | |
| 아시클로버 | 뇌 | 경련, 의식장애 |
| | 피부 | 발진 |
| 아만타딘 | 뇌 | 신경과민, 가벼운 두통 |
| | 위장관 | 메스꺼움 |
| AZT | 골수 | 면역 억제, 빈혈 |
| 단백질분해효소 억제제 | 간 | 간 손상 |
| | 지방대사 | 지방의 비정상적인 축적 |
| | 이자 | 당뇨병 |

항미생물제의 효과 범위 중 **협역화학치료제(narrow-spectrum drug)는 한정된 병원체에만 효능**이 있는 항미생물제이며, 많은 종류가 있다.

**광역화학치료제(broad-spectrum drug)는 그람양성세균과 그람음성세균 등 다양한 병원체를 공격하여 광범위한 세균에 효능을 나타낸다.** 또한 항미생물제가 작용하는 일반적인 미생물의 대상에 따라 **항세균제**(antibacterial agents), **항진균제**(antifungal agents), **항원생동물제**(antiprotozoal agents), **항바이러스제**(antiviral agents)로 분류하기도 한다. 일부 항미생물제는 여러 미생물에 동시에 작용할 수 있는데, 설폰아마이드 같은 항미생물제는 세균과 일부 원생동물에 작용할 수 있다. **살균작용제(bacteriocidic agents)는 병원체를 죽이지만 활성이 농도에 따라 달라져서 낮은 농도에서는 미생물의 증식을 억제**하기도 한다. 또한 대상 표적에 따라 효과가 다르기도 하며, **한 종에서는 살균제 역할을 하지만 다른 종에서는 증식을 정지시키는 정균작용제**(bacteriostatic agents)로 작용하기도 한다. 증식정지제는 병원체를 죽이지 않으므로 감염의 제거는 숙주 자신의 방어에 의존한다.

따라서 **숙주의 면역력이 너무 약하면 정균작용제는 별 효과가 없을 수 있다**(그림 7-1, 표 7-3). 병원체에 대한 항미생물제의 효과는 **최소발육억제농도(minimal inhibitory concentration, MIC)**로 표시하며 MIC는 특정 병원체의 증식을 억제하는 최소농도이다.

최소치사농도(minimal lethal concentration, MLC)는 병원체를 죽이는 항미생물제의 최소농도이다. 살균작용제는 MIC의 2~4배의 농도에서 병원체를 죽이지만, 정균작용제는 병원체를 죽이는 것이 가능하다고 해도 살균작용제보다 훨씬 더 높은 농도에서 병원체를 죽일 수 있다.

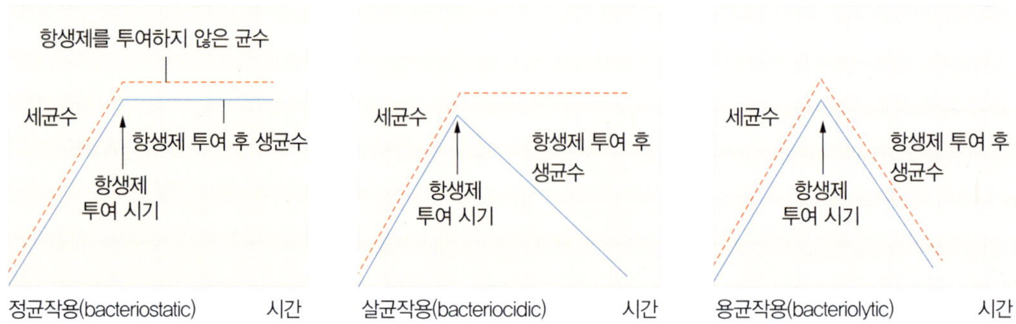


그림 7-1. 항생제의 미생물에 대한 작용에 따른 항균 효과

표 7-3. 상용되는 항미생물제의 작용기전과 특성

| 화학요법제 | 미생물에 대한 효과 | 작용기전 | 임상적 이용/독성 |
|---|---|---|---|
| **합성약제** | | | |
| Isoniazid (INH) | 정균작용 | 경쟁적 억제 | 결핵 치료를 위한 스트렙토마이신과 리팜핀과 병용 |
| Ethambutol | 정균작용 | 경쟁적 억제 | 결핵 치료를 위한 INH와 병용 |
| Sulfonamide | 정균작용 | 경쟁적 억제 | 수막 알균성 수막염과 요로 감염 |
| Quinolone | 살균작용 | DNA 합성 억제 | 요로 감염 |
| **항세균제** | | | |
| 천연 Pericillin, Penicillin G, V | 살균작용 | 세포벽 합성 억제 | 그람양성세균 |
| 반합성 Penicallin, ampicillin, methicillin, cxacillin 등 | 살균작용 | 세포벽 합성 억제 | 광범위(ampicillin): methicallin, cxacilin은 페니실린 내성 균주에 사용 |
| Cephalosporin | 살균작용 | 세포벽 합성 억제 | 페니실린과 유사 |
| 카바페넴 | 살균작용 | 세포벽 합성 억제 | 매우 광범위 |
| Aminoglycoside<br>Sterptomycin<br>Neomycin<br>Gentamicin | 살균작용 | 단백질 합성 억제 | 그람음성세균<br>국소용 연고: 그람음성세균<br>그람음성세균 |
| Tetracycline | 정균작용 | 단백질 합성 억제 | 매우 광범위: 치아 탈색과 간, 콩팥의 손상을 포함한 독성 부작용 |
| Chloramphenical | 정균작용 | 단백질 합성 억제 | 살모넬라: 때때로 재생불량성 빈혈이 부작용으로 발생 |
| Macroide<br>Erythromycin | 정균작용 | 단백질 합성 억제 | 디프테리아, 레지오넬라증: 다양한 감염 페니실린에 민감한 사람 |

표 7-3. 상용되는 항미생물제의 작용기전과 특성(계속)

| 화학요법제 | 미생물에 대한 효과 | 작용기전 | 임상적 이용/독성 |
|---|---|---|---|
| Polypeptide<br>Bacitracin | 살균작용 | 세포벽 합성 억제 | 그람음성세균, 콩팥의 독성: 연고제로 일반적으로 이용 |
| Polymyxin B | 살균작용 | 세포질막 손상 | 녹농균을 포함한 그람음성세균: 뇌와 콩팥에 독성 |
| Vancomycin | 살균작용 | 세포벽 합성 억제 | 포도알균: 독성이 매우 강함 |
| **항진균제** | | | |
| Polyenes Nystain Amphotericin | 살균작용 | 세포질막 손상 | 피부와 음부의 *Candida* 감염<br>히스토플라스마증, 콕시디오이데스증, 블라스토마이세스증 |
| Imidazcle<br>Clotrimazole<br>Miconazole<br>Ketaconazcle | 살균작용 | 세포질막 손상 | 진균 감염의 국소적인 이용<br>전신적인 진균 감염 |
| Griseofulvin | 진균증식억제 | 방추제 기능 억제 | 피부의 진균 감염, 1차적인 백선 |
| **항바이러스제** | | | |
| Amantadine | 항바이러스 | 침투 차단, 외피 파괴 | 인플루엔자 A형의 예방과 치료 |
| Guarine analog Ribacirin<br>Acyclavir | 항바이러스 | DNA, RNA 합성 차단 | 바이러스성 폐렴/<br>헤르페스바이러스 감염 |
| Thymineanalog<br>Idoxuridine<br>Zktovudine | 항바이러스 | DNA 합성 억제 | 헤르페스바이러스성 각막염<br>AIDS 바이러스(HIV) |
| Adenine analog Vidarabine 억제 | 항바이러스 | DNA, RNA 합성 | 헤르페스바이러스성 뇌염 |
| **항원충제** | | | |
| Chloroquine | 항원충제 | DNA 합성 억제 | 말라리아 |
| Pentarnidine isethidnate | 항원충제 | DNA와 빈응 | 아프리카 트리나노소나증, 원충성 폐렴 무산소성 감염, 시신경 손상 |
| Dfiodohydroxyquin | 항원충제 | 불명확 | 아메바, Trichornovias, 무산소성 세균 |
| Methroridazole | 항원충제 | DNA에 손상을 미치는 무산소성 대사 산물 | 메디나충증, 편모충증, 질편모충증, 아메바성 감염 |
| **항기생충제** | | | |
| Praziquantel | 항기생충 | 불명확 | 주혈흡충증과 기타 흡충류 침입 |
| Niclosamdide | 항기생충 | ATP 생성 예방 | 촌충류 침입 |

# II 항생제의 병용요법

## 1. 항생제의 병용작용 효과

**병용요법**(combined therapy)이라는 용어는 하나의 미생물 감염증 치료에 두 종류 이상의 항생제를 환자에게 적용하여 치료하는 것을 의미한다. 항생제의 작용에 대한 모든 효과는 시험관 내와 생체 내에서 관찰할 수 있는데, 크게 네 종류로 분류할 수 있다.

### 1) 길항작용

**길항작용(antagonism)이란 두 가지 약제 중 더 효과적인 약제 하나의 효과보다 못한 결과를 나타내는 것을 의미**한다(그림 7-2, 그림 7-4 c).

길항작용에 의해 질병이 더 심해지는 예로 세균성 뇌막염을 들 수 있다. 이것은 **chloramphenicol 또는 tetracycline과 같은 정균작용 항생제와 penicillin, aminoglycoside 같은 살균작용 항생제를 함께 투여할 때 발생**하는데, 정균작용 항생제가 감염부위에 살균작용 항생제보다 먼저 도달한 경우와 세균의 사멸이 치료에 필수적인 경우, 각 약제가 최소발육억제 농도로 존재하는 경우 등에서 길항작용이 나타난다. 다른 예로는 녹농균 치료에 베타-락탐 항생제를 병합하는 것이다. 예를 들면 imipenem과 piperacillin. imipenem은 강력한 베타-락탐분해효소 유도체이기 때문에 베타-락탐분해효소가 덜 안정적인 piperacillin을 파괴한다.

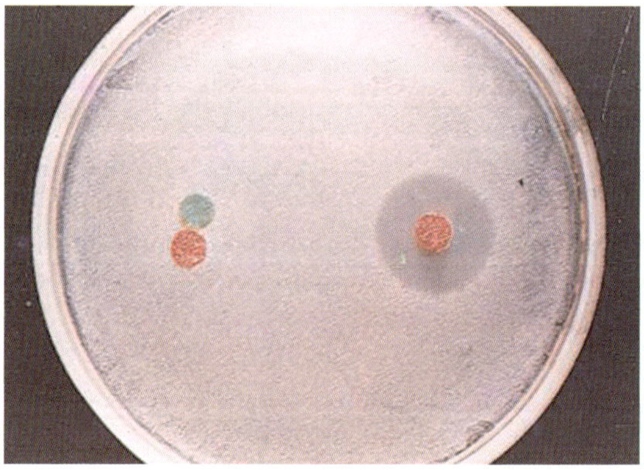

그림 7-2. 두 항생물질 사이의 길항작용

### 2) 상승작용

**상승작용(synergism)이란 두 종류의 약제의 효과를 합한 것보다 병용작용이 훨씬 큰 효과를 나타내는 것을 의미**하며, 몇 가지 상황에서 항생제의 상승작용이 나타난다. 상승작용을 나타낼 수 있는 약제의 조합은 다음과 같은 세심한 검토를 통해 선택해야 한다.

첫째, sulfonamide류는 미생물이 엽산 합성을 위해 반드시 필요한 PABA (p-aminobenzoic acid)의 사용을 방해하고 trimethoprim 또는 pyrimethamine이 다음 단계인 dihydrofolic acid가 tetrahydrofolic acid로 환원되는 것을 막아 살균작용을 한다. **Sulfonamide와 trimethoprim의 병용 투여는 일부 세균 감염병인 이질, 살모넬라증, 기타 폐포자충증(pneumocystosis), 말라리아 치료에 효과적**이다. Pyrimethamine과 sulfonamide 또는 clindamycin의 병용으로 톡소플라스마증(toxoplasmosis)에 사용하면 sulfonamide 단독으로 사용하는 것 보다 치료효과가 상승된다.

둘째, **세포벽 억제제(penicillin, cephalosporin)는 aminoglycoside계 항생제가 세균 안으로 들어가는 것을 촉진시켜 상승효과**를 나타낸다.

장알균 안으로 **gentamicin 또는 streptomycin이 들어가는 것을 penicillin이 촉진**시킨다. 따라서 *Enterococcus faecalis*의 근절에 특히 심내막염의 경우에 ampicillin과 gentamicin의 병용이 필수적일 수 있다. 비슷하게 piperacillin과 tobramycin 병용이 일부 *Pseudomonas* 균주에 상승효과를 낼 수 있다. 한 약제가 세포막에 영향을 미쳐 두 번째 약제가 들어가는 것을 촉진시킨다. 그러면 병용효과가 각각의 합보다 더 클 수있다. 예를 들면, amphotericin을 flucytosine과 함께 병용하면 *Cryptococcus, Candida* 같은 진균에 상승적으로 작용한다. 한 종류의 약제가 미생물 효소에 의한 두 번째 약제의 불활성화를 막는다. 따라서 **베타-락탐분해 효소 억제제**(예: clavulanic acid, sulbactam, tazobactam)가 **amoxicillin, ticarcillin, piperacillin의 베타-락탐분해효소에 의한 불활성화를 막을 수 있다.** 그런 경우 상승작용이 나타난다(그림 7-3, 그림 7-4 b).

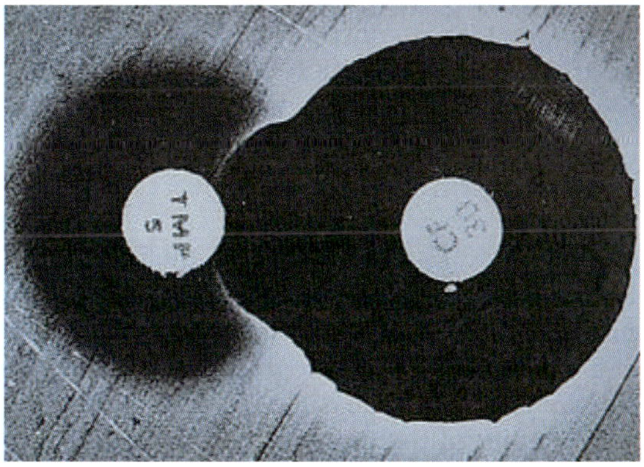

그림 7-3. 두 항생제 사이의 상승작용

### 3) 상가작용

상가작용(**additive action**)이란 두 종류의 항생제를 병용하였을 때 각각 약제의 항균작용의 합과 같은 경우를 의미한다(그림 7-4 a).

### 4) 무관작용

**무관작용(indifferent action)이란 항생제의 작용이 두 가지 약제 중 효과적인 약제 하나 이상의 효과를 나타내지 못하는 병용작용을 의미**한다.

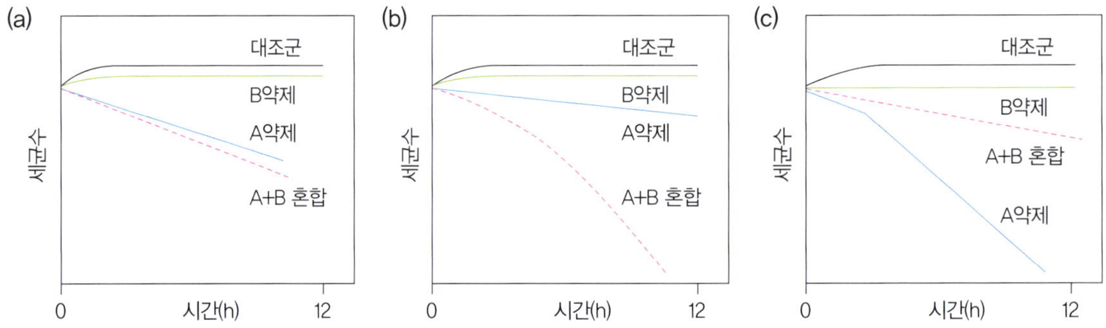


그림 7-4. **항생물질 간의 병용효과**

(a) 상가작용: A와 B의 효과의 합과 같다. (b) 상승작용: 두 약제가 서로 협력하여 상승효과를 나타내, A와 B의 합보다 높은 효과를 나타낸다. (c) 길항작용: 두 약제가 서로 길항하여 약제의 효과를 감소시킨다.

## 2. 항미생물제에 영향을 미치는 요인

여러 가지 복합적인 요인들이 항미생물제의 효능에 영향을 미치기 때문에 화학치료제는 여러 방법으로 투약되지만 항상 몸 전체로 빨리 퍼져 즉시 병원균을 죽이지는 않으며, 항미생물제 치료가 그렇게 단순하지 않다는 것을 인식할 필요가 있다.

**첫째, 항미생물제가 성공하기 위해서는 반드시 감염 부위에 빠르게 도달해야 한다.** 항미생물제의 활성, 안정성, 생체 내에서의 대사를 조절하는 요인을 이해하는 것은 필수적이다.

예를 들어, 투약 방법이 중요한 영향을 미치는데 페니실린 G는 위산에 쉽게 불활성화되기 때문에 경구 투여는 적절한 방법이 아니다. 겐타마이신과 아미노글리코시드 계통은 장관에서 흡수가 잘 되지 않으므로 근육이나 혈관주사로 투여해야 한다. 네오마이신이나 바시트라신 등은 독성이 강하기 때문에 피부에 난상처에만 바른다. 경구 투여가 아닌 것은 **비경구적 투여**(parenteral route)라고 한다. 올바르게 항미생물제를 투여해도 감염부위에 있는 세균에 항생제가 도달하지 못할 수도 있다. 예를 들어, 혈액응고나 괴사조직 등은 세균을 화학치료제로부터 보호하는 결과가 되기도 하는 데, 항미생물제가 함유된 체액이 쉽게 병원균에 도달하지 못하거나 항미생물제가 주변에 흡수될 수 있기 때문이다(그림 7-5).

**둘째, 많은 항미생물제는 증식하고 분열할 때 작용하기 때문에 미생물의 증식기에 투여해야 효과가 있다. 생물막(biofilm)이나 농양(abscess) 내의 휴지기 상태에 있는 세균은 항미생물제에 저항성이 있다.** 또한 증식하는 세균이라도 세포벽이 없는 세균인 미코플라스마에는 세포벽 합성을 억제하는 페니실린이나 세팔로스포린에는 효과가 없다. 내성에 대처하기 위해 일부 감염에는 혼합제가 사용되기도 한다.

그 예로는 페니실린 내성균을 치료하기 위해 암피실린과 함께 페니실린분해효소 억제물질인 클라뷰란산(clavulonic acid)을 혼합하여 사용하는 것이 한 예이다. **셋째, 항미생물제는 병원균의 최소발육억제농도(minimal inhibitory concentration, MIC) 값보다 높아야 효과가 있다.** 투여된 화학치료제의 양, 투여 방법, 흡수 속도, 항미생물제가 체내에서 분해되어 없어지는 속도에 따라 병소에 도달된 농도가 달라진다. 화학치료제가 장기간 흡수되어 천천히 방출된다면 체내에서 높은 농도를 유지할 수 있을 것이다. 마지막으로, **항미생물제 내성 유전자의 전파와 생물막에 의한 항미생물제의 접근이 차단됨에 따라 항미생물치료의 효과는 점점 떨어지고 복잡해지고 있다.**

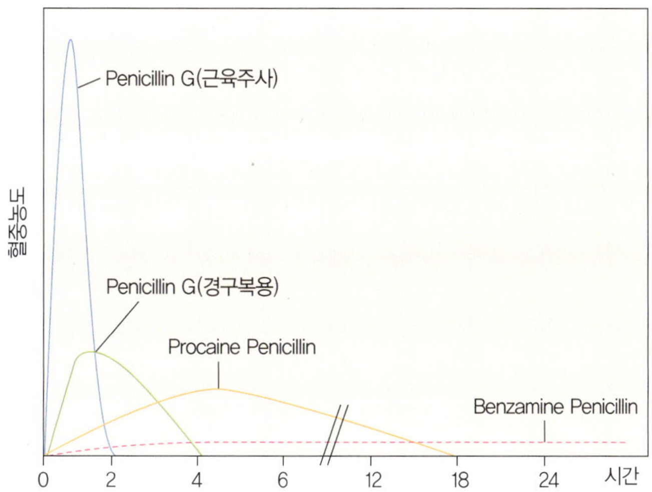


그림 7-5. **항생제의 투여경로와 혈중농도**

체내에서 항생물질의 활력을 유지시키는 물질과 결합시키거나 투여하는 경로에 따라 항생제의 혈중농도는 다르게 나타난다.

## III 항미생물제의 내성 획득

항미생물제 사용의 불행한 결과는 일반적으로 **미생물을 억제할 수 있었던 많은 화학치료제에 내성으로 반응하는 미생물의 항미생물제 내성(drug resistance)**이 확대된다는 점이다. 항미생물제의 극복이나 불활성화 기작의 확대는 주로 미생물 군집(population)의 유전적 다양성과 적응력 때문에 미생물의 내성은 하나의 미생물에서 **특정 항생제에 대한 자체적 저항능력을 갖는 내재 내성(intrinsic resistance)**과 **돌연변이나 외부로부터 플라스미드의 도입 등에 의해서 내성을 가지는 유전자를 받아들이는 획득 내성(acquired resistance)**이 있다. 항미생물 화학치료에서 고려해야 할 가장 중요한 점은 예전에는 민감했던 항미생물제에 미생물이 내성을 획득하는 것이다(표 7-4, 그림 7-6).

항생제 내성기전

표 7-4. 의학적으로 중요한 항균제 내성 세균

| 세균의 형태 | 임상적으로 중요한 내성을 나타내는 항균제 |
|---|---|
| **1. 그람양성알균** | |
| *Staphylococcus aureus* | 페니실린 G, 메티실린/나프실린 |
| *Streptococcus pneumoniae* | 페니실린 G |
| *Enterococcus faecalis*, *E. faecium* | 페니실린 G, 아미노글리코시드, 반코마이신 |
| **2. 그람음성알균** | |
| *Neisseria gonorrhoeae* | 페니실린 G |
| **3. 그람양성막대균** | |
| 없음 | |
| **4. 그람음성막대균** | |
| *Haemophilus influenzae* | 앰피실린 |
| *Pseudomonas aeruginosa* | 베타-락탐계[1], 아미노글리코시드 |
| Enterobacteriaceae[2] | 베타-락탐계[1], 아미노글리코시드 |
| **5. 결핵균** | |
| *Mycobacterium tuberculosis*[3] | 이소니아지드, 리팜핀 |
| *M. avium*-intracellulare | 이소니아지드, 리팜핀, 기타 |

[1]베타-락탐계는 페니실린, 세팔로스포린이다.
[2]장내세균과에는 *E. coli*, *E. cloacae*, *K. pneumoniae*, *S. marcescens*가 포함된다.
[3]결핵균의 일부는 두 가지 항균제 이상에 대해 내성이다.

## 1. 항미생물제의 내성 기전

페니실린에 대한 내성은 1940년 이전에 일부 세균에서 발생하였지만 내성에 대한 사회적 문제점은 의생명 과학자와 의사가 대규모 치료의 실패를 목격한 1980년대와 1990년대에 뚜렷해졌다. **약제 내성은 미생물 간의 내성인자(resistance factor, R factor)라고 하는 플라스미드의 전달, 즉 접합, 형질전환이나 형질도입을 통해 시작된다.**

항미생물제 내성을 암호화하는 염색체와 플라스미드는 다음의 자손에게 정확하게 복제되고 유전된다. 내성 유전자의 공유로 항미생물제 내성을 지닌 종을 빠르게 확산시킨다(그림 7-7). 이러한 많은 증거는 인체의 정상균무리와 환경에 살고 있는 모든 세균에게 유전자 전이가 쉽고 자주 일어난다는 점을 나타낸다.

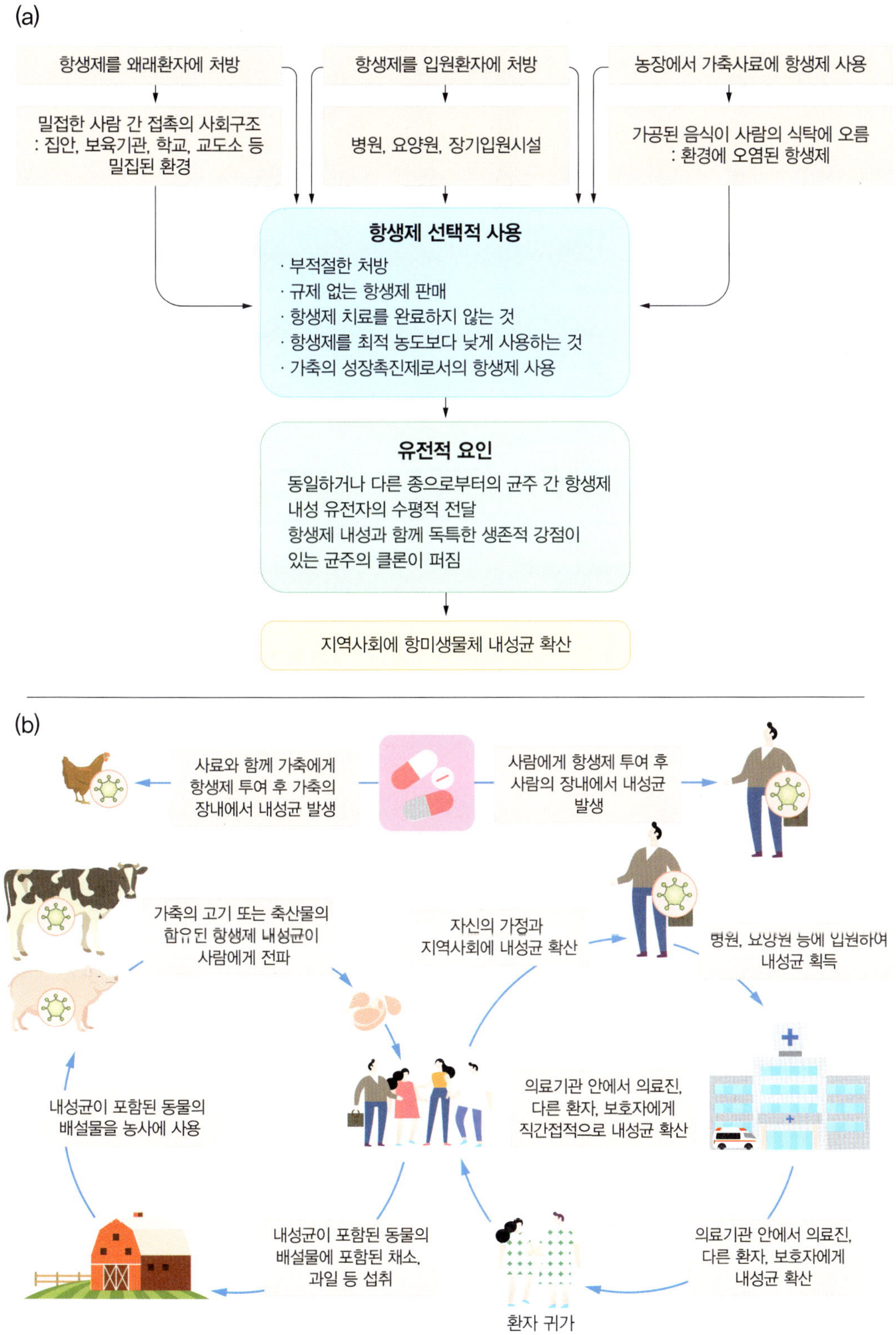


**그림 7-6. 항생제 내성세균의 확산과정**

(a) 항생제내성의 여러 가지 요인. 사람과 동물에게 불완전하고 무차별적인 항생제 사용은 세균에 선택적 압력을 증가시킨다. 항생제에 저항할 수있는 세균은 생존하여 수평적 유전자 전달을 통해 내성유전자를 전파한다. (b) 항생제 내성균의 지역사회 확산과정. CDC/Wiki commons

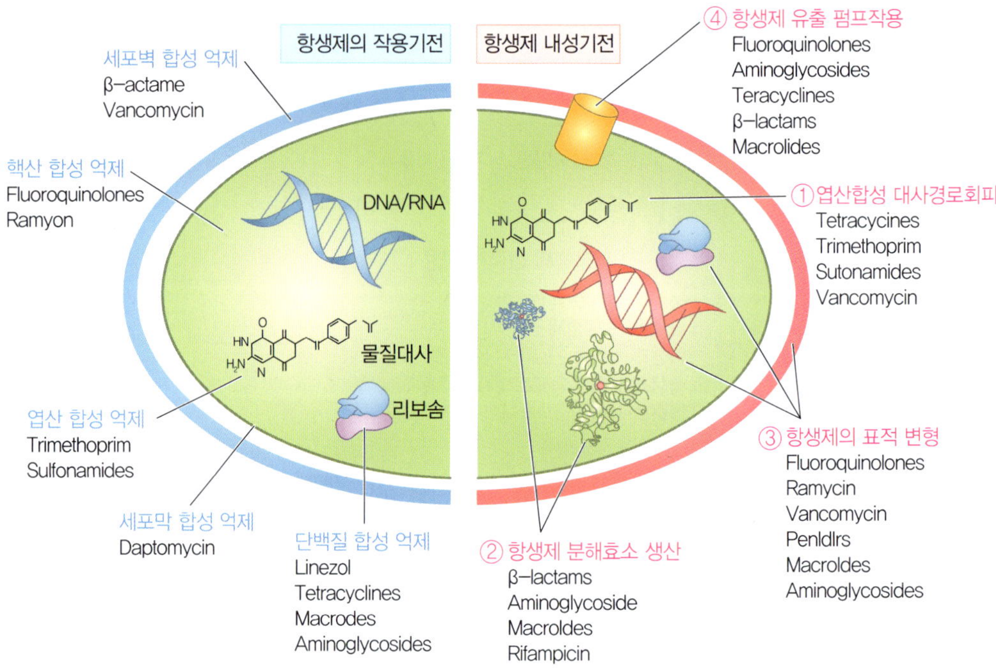


그림 7-7. **세균에 대한 항생제의 작용과 내성 기전**

세균이 항생제의 작용에 저항하는 방법에는, ① 항생제가 표적에 도달하는 것을 막거나 또는 바꿈으로써, ② 항생제를 분해하여서, ③ 항생제를 변형시켜서, ④ 항생제를 재빠르게 방출하는 방법 등이 있다.

**메티실린 내성 황색포도알균(methicillin-resistant *Staphylococcus aureus*, MRSA)**은 황색포도알균을 조절하는 데 아직 사용할 수있는 몇 안 되는 항생제 중의 하나인 반코마이신에도 내성을 가지는 **반코마이신 내성 황색포도알균(vancomycin-resistant *Staphylococcus aureus*, VRSA)**은 시프로플록사신, 메티실린, 페니실린 등 대부분의 항생제에 내성이 있다. 동일한 환자로부터 분리한 **반코마이신 내성 장알균(vancomycin-resistant enterococci, VRE)**은 병원의 또 다른 두려움으로 존재한다. 이것은 유전학적 분석을 통해 환자의 반코마이신에 민감한 황색포도알균이 반코마이신 내성유전자인 vanA 유전자를 접합을 통해 VRE로부터 획득하였음이 밝혀졌다. 따라서 인류의 건강을 위협하는 새로운 위험이 생기게 되었다. 지금까지 알려진 일반적인 화학치료제에 대한 내성 기전은 다음과 같다.

### 1) 항미생물제 불활성화 효소 생산

**내성획득 미생물은 약제의 구조를 영구히 바꾸는 효소를 만들어냄으로써 항미생물제를 불활성화시킨다.** 하나의 예로 베타-락탐분해효소(β-lactamase)라고 하는 세균의 세포외효소(exoenzyme)는 일부 페니실린과 세팔 로스포린의 베타-락탐고리 구조를 분해시켜서 페니실린을 불활성화시킨다.

**페니실린분해효소(penicillinase)와 세팔로스포린분해효소(cephalosporinase)는 페니실린이나 세팔로스포린의 분자 구조를 파괴하여 활성을 잃게 한다**(그림 7-8). 많은 황색포도알균은 페니실린분해효소를 만들기 때문에 일반 페니실린은 황색포도알균 치료에 거의 사용되지 않는다. PPNG (Penicillinase-producing *Neisseria gonorrhoeae*)는 페니실린분해효소를 획득했기 때문에 임질 치료에는 다른 대체 항미생물제가 필요하다. 한편 많은 그람음성세균은 자연적으로 존재하는 베타-락탐분 해효소에 의해 일부 페니실린과 세팔로스포린에 내재 내성이 있다.

β-Lactams: Mechanisms

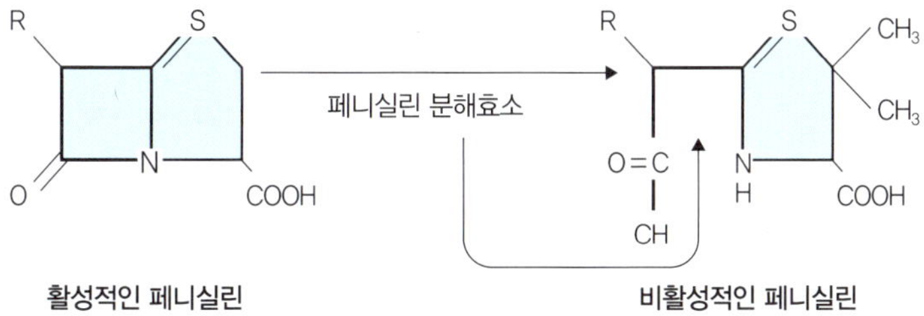


그림 7-8. 베타-락탐분해효소(β-lactamase)의 분비로 페니실린을 불활성화시킨다.

### 2) 항미생물제의 세포내투과성의 감소와 세포외 배출의 증가

일부 세균의 내성은 항미생물제의 세포 내 침투와 표적에 대한 작용을 억제하는 기작으로 가능해진다. 예를 들어, 어떤 그람음성세균의 세포벽 외막은 일부 페니실린에 대한 자연적인 차단막이다. 테트라사이클린은 세포 밖으로 약물을 내보낼 수 있는 단백질을 암호화하는 플라스미드에 의해 내성을 얻는다. 아미노글리코사이드의 내성은 수송 체계나 외막단백질의 점돌연변이에 의한 약물 투과성의 변이를 통해 얻게 된다(그림 7-9). **많은 세균은 약물과 다른 화학약품을 능동적으로 수송하는 유출펌프(efflux pump)를 가지고 있어 다중 항미생물제 내성(multi-drug resistance, MDR)을 나타낸다.** 이러한 펌프는 플라스미드나 염색체에 의해 암호화되는 단백질로 세포막에 위치하며, 합성과 유사한 양성자 동력에 의해 분지를 방출한다(그림 7-10). **포도알균과 사슬알균 그리고 *Pseudomonas, E. coli*는 이런 MDR 화학치료제에 내성을 지니고 있다.** 선택성이 없기 때문에 이러한 펌프는 항미생물제와 세제, 다른 독성물질을 광범위하게 배출시킬 수 있다.

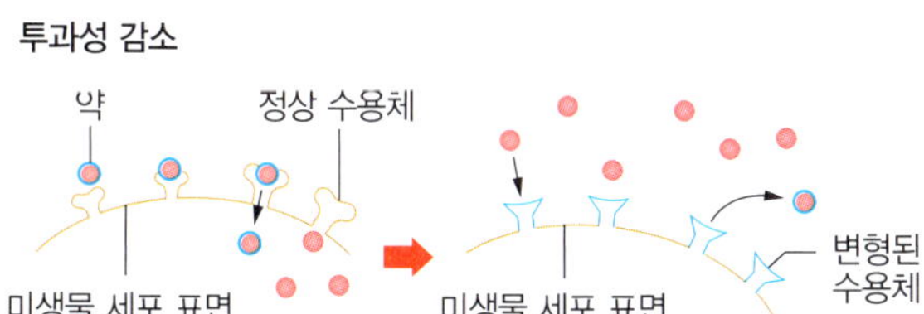


그림 7-9. 항생제의 세포내 투과성 감소

항생제를 이동시키는 수용체를 변형시켜 항생제가 세포 내로 들어갈 수 없도록 한다.

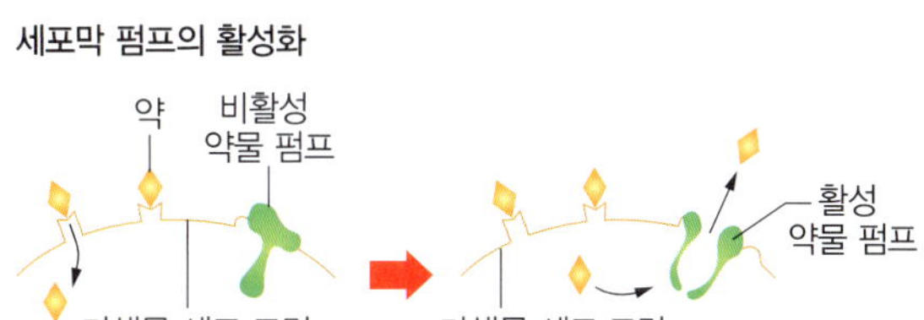


그림 7-10. 항생제의 유출 펌프 활성화

특수화된 세포막 단백질을 활성화시켜 세포 내로 들어온 항생제를 끊임없이 세포 밖으로 펌프질하여 내보낸다.

### 3) 항미생물제의 표적 수용체의 변화

**대부분의 항미생물제는 단백질, RNA, DNA나 막 구조와 같은 특이한 표적 수용체(target receptor)에 작용하기 때문에 미생물은 이러한 표적의 특성을 변형(target modification)시켜서 약물의 작용을 극복할 수 있다.** 리보솜 단백질에 점돌연변이가 일어나면 세균은 아미노글리코사이드에 내성을 가질 수 있다. 미코박테리아(mycobacteria)처럼 펩티도글리칸 밖의 복합지질층에 미콜산(mycolic acid)이 많아서 많은 항미생물제들이 통과하지 못할 수 있다. 에리스로마이신과 클린다마이신의 내성은 50S 리보솜 결합자리의 변화로 가능하다. *Streptococcus pneumoniae*의 페니실린 내성과 황색포도알균의 메티실린 내성은 세포벽 결합 단백질의 변화와 연관이 있다(그림 7-11).

반코마이신 내성 장알균(vancomycin-resistant Enterococci, VRE)은 세포벽 단백질의 변화와 유사한 방법으로 반코마이신에 내성을 획득했다. 진균은 항진균제의 중요한 수용체인 에르고스테롤의 합성을 억제하면서 내성을 얻는다.

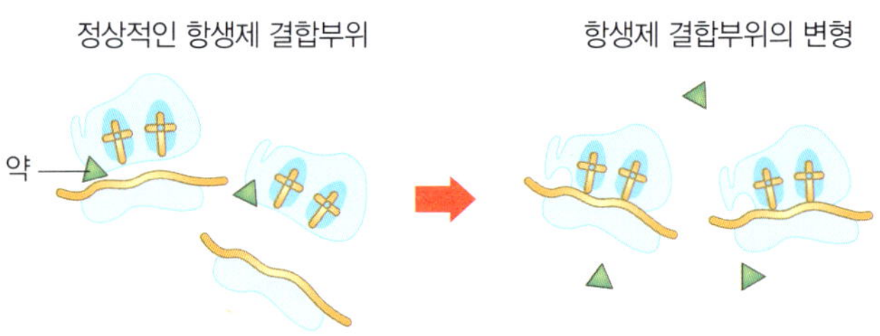


그림 7-11. **항생제의 결합자리의 변화**
표적(리보솜)의 항생제 결합부위를 변형시켜 항생제가 결합하지 못하도록 하여 항생제의 효능을 없앤다.

### 4) 대사 경로의 변화

**항미생물제 내성 세균은 항미생물제에 의한 항미생물 작용을 피하는 대체경로(alternate pathway)를 거치거나 표적 대사산물을 아주 많이 만들어서 항미생물제에 의해 억제되는 과정을 통과함으로써 내성을 갖는다.** 예를 들어, 일부 세균은 자신이 엽산(folic acid)을 합성하기 보다는 주위에 형성된 엽산을 이용하여 설폰아마이드에 내성을 갖는다. 다른 세균은 엽산을 더욱 많이 합성하여 설폰아마이드와의 경쟁적 결합을 통해 내성을 갖는다.

**대사길항(metabolic antagonism) 작용은 미생물이 대체 대사경로나 효소를 발전시키면 극복**할 수 있다(그림 7-12). **대사저해제**(metabolic inhibitor)의 작용은 이에 영향을 받는 효소를 바꿔서 이에 의한 억제에 내성을 갖게 된다. 엽산 합성 동안 p-아미노벤조산을 사용하는 다이하이드롭테로익산 합성효소(dihydropteroic acid synthetase)가 설폰아마이드에 낮은 친화성을 가지므로 설폰 아마이드에 내성을 갖게 되며, 미생물이 엽산 합성의 일반적인 패턴에서 벗어날 때 증가된다. 진균은 대사 활성을 완전하게 차단하여 플루시토신의 내성을 획득할 수 있다.

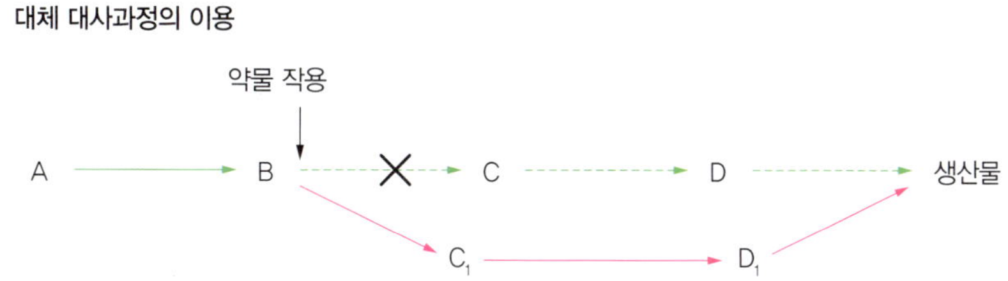


그림 7-12. 대체 대사과정의 이용
항생제가 평상시의 대사과정(초록색)을 차단하면 미생물은 사멸되지만, 미생물은 새로운 차단되지 않은 과정(빨간색)으로 대체시켜 내성을 나타낸다.

## 2. 생물막과 항미생물제 내성

미생물이 세포 외로 기질(matrix)을 분비하여 그 물질에 자신을 고정하는 복잡한 군집인 생물막(biofilm)의 초기 형성은 다른 미생물을 막으로 끌어들여오는 상호 부착 네트워크를 촉진한다.

인체 감염은 심장판막, 가운데 귀와 요로의 세균감염처럼 자연조직에서 일어나기도 하며, 치아의 염증을 포함한 감염의 약 60%는 단일 혹은 다수 종을 포함한 생물막이 존재할 것으로 추정된다.

**모든 도뇨관(catheter), 인공 삽관, 맥박 조정기, 인공관절등 의료장치 사용의 증가는 미생물의 서식지를 제공하여 처치와 제거가 어려운 지속적인 균체를 형성하는 몸에 단단히 달라붙을 수 있는 생물막이 되는 것**이다. 생물막에 의해 감염된 미생물은 일반 미생물의 감염보다 100배 정도 높은 항미생물제 내성을 보이는 경향이 있다. 이는 유전자 돌연변이에 의한 내성보다 생물막 자체의 특성 때문이다.

미생물은 두껍고 뚫을 수 없는 세포외 기질로 생성된 생물막으로 자신을 보호함으로써 항미생물제의 출입 역시 차단될 것이다. 또한 미생물은 증식을 늦추고 활성을 낮춰서 약물에 대해 민감한 표적을 감춘다. 마지막으로 화학치료제 유출펌프와 같은 어떤 내성기작은 집단조절에 의해 서로 소통한다는 것이 밝혀지고 있다. 이러한 복잡한 이유가 생물막의 지속성과 흰지의 만성감염의 원인이 되고 있다. 이러한 지식을 바탕으로 제약회사는 생물막의 형성을 억제하거나 제거하는 새로운 전략을 찾고 있다. **이미 사용하고 있는 이식된 조직과 도뇨관 및 다른 금속이나 플라스틱 장치에 항미생물질을 혼합하여 미생물이 쉽게 서식할 수 없게 하는 전략도 있다.** 이러한 **장치에서 자주 사용되는 물질로는 은 이온(silver ion), 클로로헥시딘(chlorohexidine)과 항생제가 있다.**

## IV 효과적인 화학요법을 위한 항생제의 선택

임상에서 실제로 환자에게 항미생물제 치료를 하기 전에 적어도 아래의 네 가지 요소를 고려해야 한다.

### 1. 감염원의 확인 동정

환자의 검체(specimen)로부터 감염원을 감별하는 것은 가능하면 빠른 시간 내에 이루어져야 한다. 특별히 어떤 항미생물제가 투여되기 전에, 즉 항미생물제에 의해 감염원이 제거되기 전에 검체를 채취하는 것이 중요하다.

체액, 가래나 대변의 직접적인 검사는 세균이나 진균의 검출과 동정에 대한 빠른 초기 방법이다. 때때로 의사는 직관과 경험에 근거하여 치료를 시작한다. **미생물에 대해 효과적으로 알려진 약을 경험적으로 선택할 것이며 이는 최근 실험적 결과보다는 과거 실제 사례의 통계에 기초하기 때문에 경험적 항생요법(empirical antibiotic therapy)이라는 용어로 사용하기도 한다.** 예를 들어 *Streptococcus pyogenes*에 의한 목에 심한 통증이 나타나면 의사는 지금까지 이 종이 페니실린에 민감하기 때문에 페니실린을 처방한다. 만약 감염원이 분리가 되지 않았거나 찾지 못한다면 감염통계에 의해 감염된 것과 거의 유사한 것을 유추해낸다.

### 2. 감염미생물의 항미생물제 감수성 검사

일반적으로 내성을 보이는 *Neisseria gonorrhoeae, Streptococcus pneumoniae*와 *Enterococcus faecalis* 그리고 산소성 그람음성 창자세균과 같은 세균군에서의 검사가 필수적이다. 그러나 모든 감염원이 항미생물제에 대한 감수성 검사가 필요한 것은 아니다. 진균이나 원생동물의 감염에서 항미생물제의 테스트는 어렵고 때로는 불필요하다. **페니실린 G에 민감하다고 알려진 사슬알균 A군과 모든 무산소성 세균(*Bacteroides*는 예외)은 환자가 페니실린에 알레르기가 없다면 검사가 필요하지 않다.**

적당한 항미생물제의 선택은 표준화된 방법으로 감염원에 대해 실험실(*in vitro*)에서 일부 항미생물제의 활성을 증명함으로써 시작된다. 일반적으로 이러한 검사는 세균의 순수배양을 일부 다른 항미생물제에 노출시키는 실험과 성장에 미치는 약효의 관찰을 포함한다.

커비-바우어(Kirby-Bauer) 방법은 항미생물 민감성에 유용한 데이터를 제공하는 우무배지 확산 검사이다. 이검사는 특별한 평판배지의 표면에 테스트할 세균을 도말하고 미리 측정한 항미생물제의 일정량을 세균 도말 부위에 올려놓는다. 배양 후 디스크 주변에 억제대(mm)를 측정하고 각각의 항미생물제 감수성 표준표와 비교한다. **가장 높게 희석된 농도, 즉 가장 적은 항미생물제의 농도를 최소발육억제농도(minimum inhibitory concentration, MIC)라고 한다.** MIC는 항미생물제의 가장 적고 효과적인 투여량을 결정하고 다른 항미생물제에 대해 비교 지수를 제공하는 데 있어서 유용하다. 많은 임상 실험실에서 이러한 항미생물 검사 과정은 동시에 다수의 약을 검사할 수 있는 자동화 기계에 의해 수행된다.

### 1) 액체 희석법(broth dilution method)

**각종 화학요법제를 적절한 배지로 2배 계단 희석법(serial dilution method)에 의하여 희석하고 환자로부터 분리한 균주를 일정량씩 각 시험관에 접종해서 일정 시간 동안 배양한 다음, 약제의 최소발육억제농도를 혼탁의 유무 한계에 기준을 두어 판정**한다. 이때 감수성은 배지의 조성, pH, 접종 균량, 배양 시간 등의 모든 조건에 의해서 달라지기 때문에 감수성을 말할 때는 그 검사 조건을 반드시 기록해야 한다.

### 2) 디스크확산법(disk diffusion method)

현재 병원검사실에서 가장 널리 사용되고 있는 방법이다. **환자에게서 분리한 균종을 충분히 도말한 고형 배지 위에 일정량의 약제를 함유한 디스크(디스크 직경 6.6 mm)를 부착해 37℃에서 일정 시간 동안 배양하고, 디스크에서 확산된 약제에 의해 생긴 세균의 발육억제대를 측정**함으로써 그 균주의 약제 감수성을 알아내는 방법이다. 이 방법은 취급이 간편하고, 어느 장소에서든지 실시할 수 있으며, 응급한 경우에도 빨리 판정할 수 있다. 또한 여러 가지 화학요법제에 대한 감수성이 일시에 판명되므로 매우 편리하다. 항생물질의 효력 검정법에 있어서 원형여지 대신에 일정한 크기의 경질 유리컵(pyrex glass cup) 또는 밑이 없는 원통(oxford cylinder)을 사용하기도 한다(그림 7-13).

### 3) 우무 희석법(agar dilution method)

액체 희석법에 비해 동일 약제에 대하여 여러 균주의 감수성을 한 번에 조사할 수 있는 장점이 있어 약제 내성 실태 및 새로운 화학요법제 개발 시 많이 사용되는 방법이다. 검사 방법은 **우무 평판배지로 약제를 계단 희석하여 고형화시킨 후, 이곳에 시험균액을 접종하고 일정 시간 동안 배양한 후 균주의 증식 유무를 판정**하는 것이다. 한 개의 평판배지에서 20개의 균주까지 감수성 검사를 할 수 있다는 장점이 있다.

## 3. MIC와 치료지수

항미생물제 감수성 검사의 결과는 의사가 적당한 약을 선택할 수 있게 안내해준다. 만약 치료가 이미 시작 되었다면 특별한 약을 사용할 수 있는지 빨리 결정하여야 한다. 일단 치료가 시작되었으면 환자의 임상반응을 관찰하는 것이 중요하다. 왜냐하면 항미생물제는 **실험실(*in vitro*)에서의 활성과 인체 내(*in vivo*)의 효과가 일치하지 않기 때문이다. 항미생물 치료는 다음과 같은 이유에서 실패한다.**

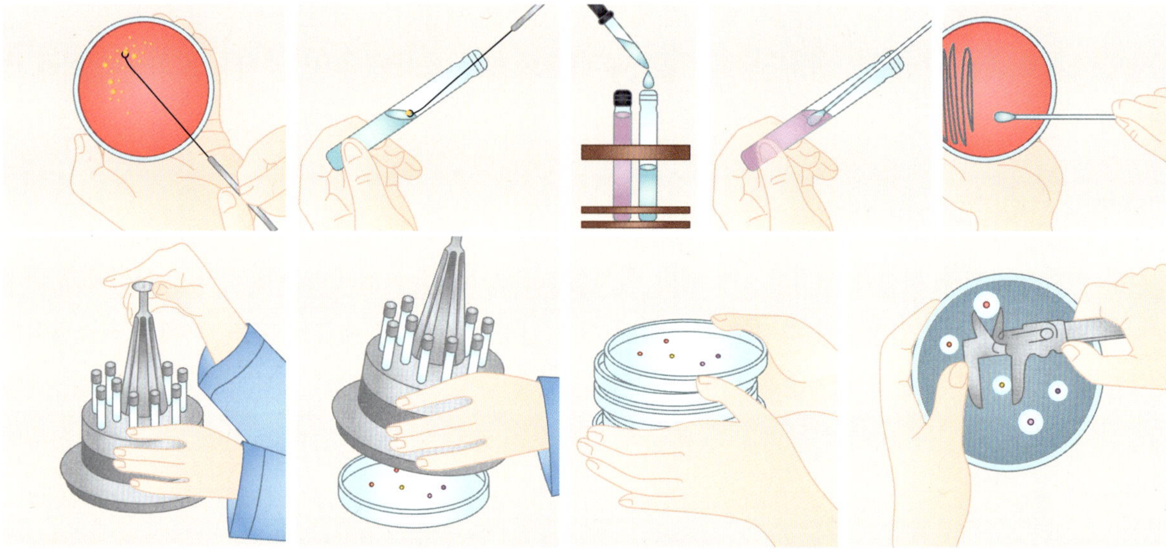

그림 7-13. 디스크확산법에 의한 항생제 감수성 검사과정

감염병의 병원체를 배양한 후 평판배지에 다시 접종하고, 그 위에 항생제 디스크를 놓고 배양한다. 그 다음 억제대의 지름을 자로 잰 후 감수성(susceptible), 중등도 감수성(intermediate), 내성(resistant)으로 분류한다.
① 배양된 세균을 채취한다.
② 액체배지에 푼다.
③ 균액의 탁도를 맞춘다.
④ 면봉으로 균액을 채취한다.
⑤ 평판배지에 접종한다.
⑥ 항생제 디스크를 배지 위에 접종한다.
⑦ 배지를 배양한다.
⑧ 항생제 액제원의 지름을 측정한다.

① 약제가 인체 부위(뇌, 관절, 피부)로 확산되지 않음
② 감수성 검사에서는 나타나지 않았던 소수의 내성 세균
③ 일부 항미생물제에 내성을 보이는 단일 이상의 혼합된 병원균의 감염

만약 치료에 실패했다면 다음 치료에는 다른 항미생 물제나 또는 혼합치료와 다른 투여 방법도 고려해야 한다. **항미생물제에 대한 감수성 외에도 많은 요소가 항미생물제의 선택에 영향을 준다. 치료에 있어서 항미생물 제의 특성과 효과 범위, 잠재적인 부작용과 환자의 건강 상태는 중요하다.** 유아와 노인 및 임산부는 특별한 예방 조치가 필요하다. 예를 들어, 나이에 따라 위장에서의 흡수와 기관의 기능을 감소시킬 수 있고 대부분의 항미 생물제는 태반을 통과하여 태아 발달에 영향을 줄 수 있다.

혼합치료 시 독성이 증가하거나 약효가 떨어지는 배합금기(incompatibilty) 때문에 다른 약과 함께 복용할 때는 세심한 검토가 필요하다. 예를 들어, 아미노글리코사이드와 세팔로스포린의 혼합은 콩팥 독성을 증가시키며, 경구용 피임약은 테트라사이클린 또는 라팜핀과의 상호작용으로 피임효과를 없앨 수 있다. 몇몇 약제(어떤 아미노글리코사이드와 페니실린 그리고 플루시토신과 암포테리신 B)는 상승작용을 한다. 약제의 선택에 있어서 다른 주의사항으로 환자의 유전자 또는 대사 이상, 감염 부위, 치료 경로와 약값 등이 있다.

## 4. 항미생물제의 효과적 선택

모든 정보가 있어도 항미생물제의 최종 선택은 쉽거나 간단하지 않다. *Klebsiella*에 의한 폐렴을 동반하며 간과 콩팥 기능이 떨어진 노령의 알코올중독 환자의 경우 모든 항미생물제는 위장 내에 미치는 중요한 피해와 흡수력 부족으로 비경구적으로 투여해야 한다(그림 7-5 참조). 항미생물제의 검사에서 감염원이 4세대 세팔로스 포린과 겐타마이신과 이미페넴(imipenem)과 아즐로실린(azlocillin)에 감수성을 보였다 하더라도 환자가 페니실린에 알레르기 이력이 있으면 이 약제는 배제된다. 세팔로스포린과 술은 상호작용이 있고 고령의 환자는 이 항미 생물제 복용 시 급성 출혈을 동반할 수 있으므로 세팔로스포린은 좋은 선택이 아니다. 겐타마이신과 같은 아미노글리코사이드는 콩팥에 독성이 있으므로 콩팥이 손상된 환자에게는 허가되지 않았다. 이미페넴은 창자에 불편함을 주지만 독성이 덜하여 이 경우에 선택이 가능하다.

진단 미생물 검사실은 감염병 치료를 위해 효과적인 화학요법제를 선택할 때 의료진을 도울 수 있다. 감염미생물은 처음에 순수배지에서 분리되어야 하고, 보통 디스크확산법에 의해 항생제 감수성 검사를 실시해야 한다. 만약 선택된 약제로 치료한 결과가 만족스럽지 않다면, 임상미생물검사실에서는 더욱 적합한 약제를 찾고 첫 번째 사용한 약제의 효과적인 투약량을 지시하기 위한 미생물을 실험해야 한다. 또한 감염성 미생물이 약제에 내성이 있는지 중복감염의 여부를 결정하기 위해 환자의 새로운 검체들을 검사해야 한다.

## 핵심용어

**광역항생제(broad spectrum drug):** 그람양성 세균과 그람음성 세균 모두에 영향을 주는 항생제를 일컫는 용어.

**길항작용(antagonism):** 일반적인 환경에서 생존하기 위한 미생물들의 경쟁관계로 다른 생명체를 억제하거나 파괴한다.

**내성인자(resistance factor, R factor):** 항생제 내성에 책임이 있으며, 접합(생식)으로 자손과 다른 세균 세포에 전달되는 세균의 에피솜(유전자 부체). 복제와 유전을 담당하는 에피솜 부분을 내성전달인자(resistance transfer factor)라고 한다.

**항대사작용(antimetabolite):** 정상 대사를 대체하거나 경쟁하여 억제 시키는 항생제 등의 물질.

**대사아날로그(metabolic analog):** 효소의 활성자리와 경쟁하는 자연물질과 유사한 효소.

**마크로라이드(macrolide):** 방선균류(actinomycetes)에 의해 생성되는 항생제 그룹. 에리트로마이신(erythromycin)과 트롤레안도마 이신(troleandomycin)을 포함하여 그람양성 세균이나 페니실린 과민반응 환자에게 사용된다.

**반합성(semisynthetic):** 생물에 의하여 천연적으로 만들어진 물질을 실험실 등에서 화학적으로 변형시켜 제조.

**β-락탐분해효소(β-lactamase):** 어떤 세균에 의해 분비되는 효소로 페니실린과 세팔로스포린의 β-락탐 고리를 분해하며 항생제에 대한 저항성을 제공한다.

**상승효과(synergistic effect):** 둘 이상의 항생제 또는 2종류 이상의 미생물이 상호작용에 의해 그 효능이나 증식속도가 상승 하는 현상. 선택적 독성(selectively toxicity): 항생물질이 숙주세포 등 목표 미생물이 아닌 다른 세포들에 대해서는 독성을 나타내지 않거나 매우 낮은 독성을 나타내지만, 목표 미생물에 대해서는 높은 독성을 나타내는 현상.

**항생제내성(drug resistance):** 미생물을 억제시킬 수 있는 용량의 항생제에서 생존할 수 있도록 하는 적응과정.

**역전사효소(reverse transcriptase):** RNA를 주형으로 하여 DNA 합성의 역전사과정을 촉매하는 효소. 레트로바이러스가 갖고 있다. RNA-의존성 DNA 중합효소(RNA-dependent DNA polymerase).

**최소발육억제농도(minimum inhibitory concentration, MIC):** 특정 미생물의 증식을 억제할 수 있는 항생제의 최소농도.

**카포시육종(Kaposi's sarcoma):** 피부와 림프절 및 내장의 많은 출혈 부위에 나타나는 악성 또는 양성 종양(neoplasm). 특히 비정 상적인 혈관세포의 전이도 포함된다. AIDS의 임상적 특징이다.

**항미생물제(antimicrobial drug):** 미생물을 파괴하거나 억제할 수 있는 화합물의 특별한 종류.

**협역범위항생제(narrow spectrum drug):** 항생제의 적용 범위가 제한되어 있음을 나타내는 용어(예: 그람음성 세균과 그람양성 세균 중 한 종류에 대해서는 약효가 나타나나 세균 전체에 대한 효과는 나타나지 않음).

## 핵심문제

**01. 세균이나 진균에 의해 만들어지며 다른 미생물의 성장을 파괴하거나 억제하는 화합물은?**

① 합성항생제
② 항생제
③ 항미생물제
④ 경쟁적 억제자

해설 화학적 치료항생제는 인체에서 미생물을 제어하기 위해 사용하며, 약의 근원에 따라, 미생물에서 얻어지는 것을 항생제(antibiotic), 항생제와 화학약품을 합성한 것을 반합성제(semisynthetic), 또는 합성제(synthetic)라고 한다.

**02. 항미생물 화학치료에서의 항생제사용 중 옳지 않은 것은?**

① 선택적 독성을 지녀야 한다.
② 높은 희석에서도 활성을 지녀야 한다.
③ 재빨리 분해되고 배출되어야 한다.
④ 미생물 살균제이어야 한다.

해설 이상적인 항미생물제는 신체조직과 체액에서 선택적 독성과 높은 약효, 안정성 및 용해력을 지녀야 하며 숙주의 면역체계나 인체 정상균무리를 파괴하지 않아야 한다. 체내에서 일정기간 동안 농도를 유지해야 하며, 항생제내성을 유발하지 않아야 한다.

**03. 항생제에 대한 미생물의 내성 획득기전이 아닌 것은?**

① 접합
② 형질전환
③ 형질도입
④ 형질합성

해설 항생제내성은 미생물 간의 내성인자(resistance factor, R factor)라고 하는 플라스미드의 전달, 즉 접합, 형질전환 또는 형질도입을 통해 시작된다.

**04.** 항생제 내성(R)인자는 _____을(를) 암호화하는 _____을 (를) 지니고 있다.

① 복제, 유전자
② 항생제내성, 플라스미드
③ 인터페론, 전위인자
④ 접합, 플라스미드

해설 3번 해설 참고

**05.** 환자의 면역체계가 항생제에 의해 이상반응을 보이는 것은?

① 중복 감염
② 항생제내성
③ 알레르기
④ 독성

해설 페니실린 치료에서 중요한 문제는 알레르기 반응과 b-락탐분해효소(betalactamase)에 의한 항생제내성이다. 즉, 알레르기는 항생제치료의 부작용의 하나이다.

**06.** 정상균무리를 파괴하는 항생제가 유발하는것은?

① 치아 변색
② 재생불량성 빈혈
③ 중복(혼합) 감염
④ 독성

해설 항생제의 사용으로 인해 숙주의 면역체계나 인체 정상균무리가 파괴되면 중복(혼합) 감염을 유발할 수 있다.

**07.** 대부분의 항기생충제의 기능은?

① 기생충의 약화로 장에서 씻겨나갈 수 있다.
② 기생충의 대사 과정 억제
③ 영양흡수의 차단
④ 알 생성 억제

해설 항기생충제는 기생충을 움직이지 못하게 고정시키거나 분해하고 대사를 억제 시킨다.

## 08. 항바이러스제의 효과가 아닌 것은?

① 세포외 바이러스를 죽임
② 바이러스 합성 중단
③ 바이러스 성숙 억제
④ 바이러스 수용체 차단

해설 항바이러스제는 바이러스가 세포 내로 침투하는 것을 막거나 복제과정을 차단하거나 바이러스 기본 단위의 조립을 막아 완전한 비리온의 형성을 차단하여 복제를 방해한다.

## 09. 가장 선택적인 독성의 작용기전은?

① 리보솜의 기능 방해
② 세포막 합성억제
③ 세포벽 합성의 방해
④ DNA 복제 억제

해설 항생제가 세포 구성성분에 미치는 영향은 a. 세포벽 합성의 억제, b. 세포막 구조나 기능의 파괴, c. DNA와 RNA 구조와 기능의 억제, d. 단백질 합성의 억제, e. 중요한 대사경로 차단이다. 이 중에서 인체의 세포에 가장 영향을 끼치지 않는 선택적 독성은 세포벽 합성의 억제이다.

## 10. MIC는 미생물 증식을 억제하는 데 필요한 항생제는?

① 최대 농도
② 표준 1회 복용량
③ 최소 농도
④ 가장 낮은 희석도

해설 항미생물제 선택 시 고려해야 할 사항은 a. 감염원을 빠르게 검출과 b. 최소 발육억제 농도(minimum inhibitory concentration, MIC)와 같은 표준화된 방법으로 다양한 항미생물제에 대한 감수성 시험을 해야 한다.

정답 1. ② 2. ③ 3. ④ 4. ② 5. ③ 6. ③ 7. ② 8. ① 9. ③ 10. ③

Chapter 08

# 다제내성 그람양성세균

학습목표

1. MRSA-MRSE, VRSA, VISA, VRE의 미생물학적 특징에 대해 설명할 수 있어야 한다.
2. MRSA-MRSE, VRSA, VISA, VRE의 주요 감염경로에 대해 설명할 수 있어야 한다.
3. MRSA-MRSE, VRSA, VISA, VRE의 진단 및 결과 판정에 대해 설명할 수 있어야 한다.
4. MRSA-MRSE, VRSA, VISA, VRE의 감염관리에 대해 설명할 수 있어야 한다.
5. 다제내성 결핵균의 진단과 감염관리에 대해 설명할 수 있어야 한다.

## I MRSA, MRSE, VRSA 및 VISA

**메티실린 내성 황색포도알균(methicillin-resistant *Staphylococcus aureus*, MRSA)**은 1961년 영국에서 처음 출현하였으며, 1970년대 말부터 영국과 호주 등지에서 새로운 유행 균주가 등장한 이후 전 세계적으로 빈도가 급격히 증가하였고 1980년대에 들어서는 **메티실린 내성 표피포도알균(methicillin-resistant *Staphylococcus epidermidis*, MRSE)**과 함께 병원 내에 만연하게 되었다.

최근에는 MRSA 및 MRSE 감염의 치료에 사용하던 반코마이신에 감수성이 저하된 **반코마이신 중등도 내성 황색포도알균(vancomycin-intermediate *S. aureus*, VISA)**과 **반코마이신 내성 황색포도알균(vancomycin-resistant *S. aureus*, VRSA)**이 보고되기도 하였다.

MRSA 감염증 치료에 반코마이신 사용빈도가 증가하면서 반코마이신 내성 포도알균의 발생 가능성이 있어 질병관리청에서는 2023년 1월 1일 감염병예방법의 개정에 따라 제4급감염병으로 변경하여 표본감시감염병으로 관리를 실시하고 있다. 대한의료관련감염관리학회의 한 연구에 따르면 **우리나라의료관련감염의 가장 흔한 원인균은 *S.aureus*(17.2%)였으며, 이 중 78.8%가 MRSA로 가장 많았다.** 감염부위별로 *S. aureus*는 수술부위감염(28.3%), 폐렴(23.5%), 균혈증(15.5%)의 가장 많은 원인균으로 나타났다. **최근 지역사회획득 MRSA (community associated MRSA, CA-MRSA)**감염증이 증가하게 되었으며, **병원이나 의료시설에서 획득되는 MRSA (Hospital-Acquired MRSA 또는 Healthcare-Aassociated MRSA, HA-MRSA)**의 병원 감염이 발생하기 때문에 지역사회뿐만 아니라 병원 내 확산을 막기 위한 방법이 필요한 실정이다.

### 1. 병원 환경에서 그람양성세균의 분포

병원 내 100개소의 바닥(30×30 cm)에서 채취하여 분리한 그람양성세균의 종류와 빈도에 대한 조사에서 검출된 균종 중에서는 포도알균속의 빈도가 높았고 이 중에서도 **표피포도알균(*S. epidermidis*)**

**이 41%로 고빈도**이었으며, 황색포도알균도 100개소 중 12%에서 분리되었다(그림 8-1). 다음으로는 *Streptococcus*속, *Enterococcus faecalis*와 *E. faecium* 등의 장알균속 등이 많았다. 이 결과에서 알 수 있듯이 포도알균을 비롯한 그람양성알균 들은 병원 환경에 널리 분포하고 있어 병원감염 발생의 위험도가 높은 것으로 보이며, MRSA를 비롯한 반코마이신 내성 황색포도알균(VRSA) 및 반코마이신 중등도 내성 황색포도알균(VISA)이 일반 환경에 비해서 병원 환경에서 높은 빈도로 존재할 수 있기 때문에, 원내에서는 적절하고 지속적인 환경소독, 감염 예방관리가 필요하다.

## 2. 감염병과 집락화

**병원체가 숙주에 감염되어 병원성을 나타내고 있는 상태를 감염병**(infectious disease)이라고 한다. 이에 반해서, **병원체가 단순히 부착, 정착해 있을 뿐 어떠한 병원성도 발휘하고 있지 않은 상태를 집락화(colonization)라고 한다**(그림 8-2). 이미 설명한 것처럼 MRSA, MRSE, VRSA와 VISA는 건강한 보통 사람에게서는 단순한 집락화이지만, 면역부전환자에게는 위중한 감염병을 일으킬 수 있다. 또한 동일 숙주라 하더라도 감염 방어능력의 개선 혹은 항생제의 투여에 따라 MRSA, MRSE, VRSA와 VISA에 의한 감염이 집락화로 이행되는 경우도 많이 관찰된다. **표피포도알균은 생체 내에서 카테터에 부착하여 증식하는 과정을 거쳐 특이한 점질층(slime layer)을 생산하여 생물막(biofilm)의 형성이 촉진된다.** 일단 카테터상에 생물막이 형성되면 강력한 항생제를 투여하더라도 세균을 제거하기 어렵기 때문에, 대부분의 경우 카테터를 제거한다. **코아굴라제 음성 포도알균(coagulase negative Staphylococcus, CNS)에 의한 감염증은 뇌실내출혈(intraventricular hemorrhage, IVH)관리나 복막투석 등의 유치 카테터를 삽입하고 있는 환자에게 발생하는 이른바 라인 패혈증(line sepsis)에서 관찰된다**(그림 8-3).

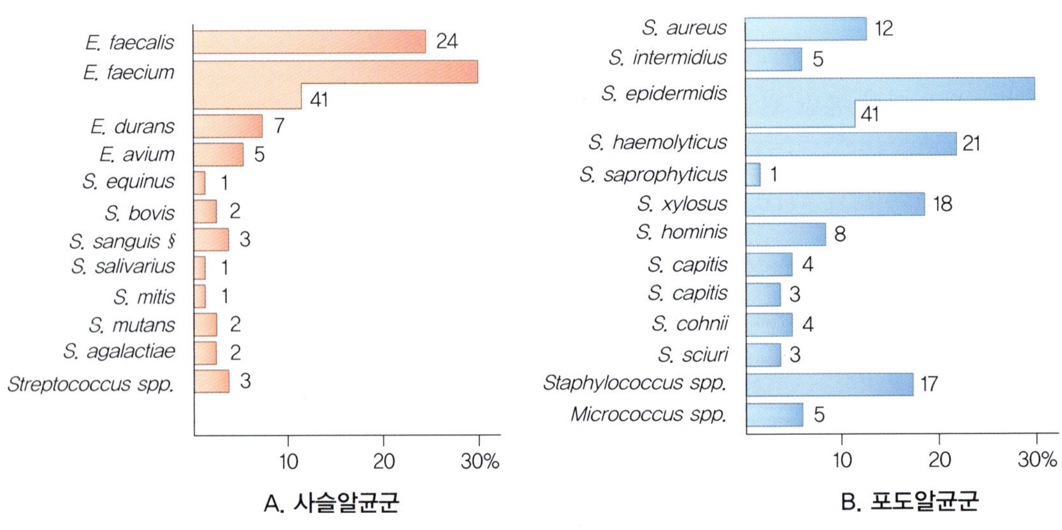


그림 8-1. 병원 내에 존재하는 그람양성알균의 분포(100개소)

A. *E*: *Enterococcus*, *S*: *Streptococcus*, B. *S*: *Staphylococcus*

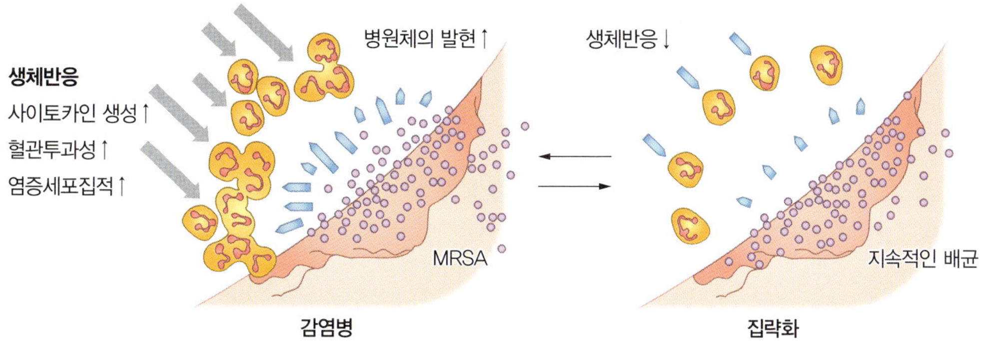


그림 8-2. MRSA에 의한 기도 감염병과 집락화의 모식도

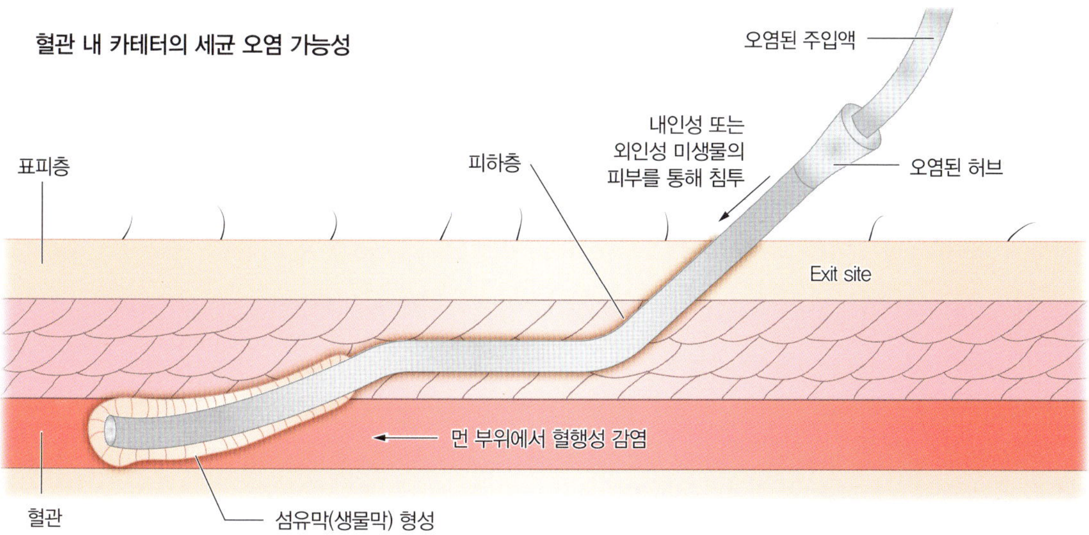


그림 8-3. 표피 정상균무리에 의한 중심정맥카테터 패혈증의 발증을 나타내는 모식도

## 3. 주요 감염경로

MRSA, MRSE, VRSA와 VISA의 주요 증상은 균혈 증, 피부 및 연조직 감염, 수술 부위 감염 등 다양한 감염증을 유발하며, **감염경로는 감염증 환자 또는 보균자와의 직접 또는 간접적으로 접촉 및 오염된 의료기구, 환경 등을 통해 전파되는 것으로 알려졌다.**

**최근까지 알려진 MRSA, MRSE, VRSA와 VISA 감염의 위험인자는 다음과 같다.**

① 최근 1년 이내에 입원 혹은 수술을 받거나 장기 요양소에 입원한 경우,

② 투석을 받고 있는 경우,

③ 과거에 MRSA가 분리된 적이 있는 경우,

④ 최근 반코마이신, 테이코플라닌 등 글리코펩티드계열 항생제를 투여받은 환자,

⑤ 중심정맥관, 도뇨관, 기관지 삽관, 위 삽관 등 침습적 기구를 사용하고 있는 경우 등이다.

### 1) 환경으로부터의 감염

대부분의 미생물들이 수분이 적은 환경에서는 쉽게 사멸하는 데 비해 포도알균은 바닥, 책상, 침대와 같이 건조한 환경에서도 장기간 생존이 가능하기 때문에 병원 환경에 존재하는 미생물들이 공기 중에 떠다니다가 흡입되거나, 의료기구에 오염되어 병원감염이 발생하게 된다. **MRSA, MRSE, VRSA와 VISA 감염 환자가 입원하고 있는 경우에는 환자로부터 환경으로 세균이 오염되어 의료기구 혹은 의료종사자를 매개로 병원감염의 위험성을 높이게 된다.** MRSA, MRSE, VRSA와 VISA 감염 환자 주변의 벽, 바닥, 혹은 의료기구로부터 MRSA가 고빈도로 분리되고 있다. 이에 비해 MRSA 감염 환자가 없는 근처 병실에서는 MRSA가 거의 분리되고 있지 않는 것은 MRSA 환자가 병원 환경에 세균을 오염시키는 병원소(reservoir)가 되고 있다는 것을 암시하고 있다(제14장 의료환경의 위생 참조).

### 2) 의료종사자 매개 감염

MRSA, MRSE, VRSA와 VISA에 의한 병원감염을 생각할 때에는 포도알균이 건강한 사람의 정상균무리라는 사실을 인지하는 것이 중요하다. 그 전형적인 예는 표피 포도알균으로 사람의 피부, 구강, 비강, 장관 등에 정상 균무리로 정착해 있으며, 표피포도알균 만큼 높은 비율은 아니지만, 황색포도알균도 사람의 구강 및 비강의 정상균무리를 구성하는 미생물의 하나이다.

이와 같이 **포도알균속은 사람의 정상균무리이기 때문에 일단 정착한 장소에서 장기간 동안 머물게 되는 특성이 있다.** 이러한 사실은 환경이나 환자에게서 유래하는 MRSA가 의료종사자의 피부 혹은 구강, 비강에 부착 했을 경우 정상균무리 안으로 쉽게 감염될 수 있는 것은 MRSA 환자와 접촉할 기회가 많은 의료종사자의 피부, 비강에 높은 비율로 MRSA가 있다는 사실로도 알수 있다. MRSA의 병원감염에서 또 다른 어려움은 치료, 간호에 종사하는 의료종사자가 병원감염 병원체의 매개체가 될 가능성이 있기 때문에 MRSA, MRSE, VRSA와 VISA에 대한 의료관련감염관리의 어려움을 나타낸다.

## 4. 내성진단을 위한 검사

### 1) MRSA

임상 검체에서 메티실린 내성 황색포도알균 분리 동정하기 위해서는 분리된 **황색포도알균에서 옥사실린 또는 세폭시틴(cefoxitin) 항생제 내성을 확인**하고, **분리된 황색포도알균에서 메티실린 내성 황색포도알균 특이 유전자(*mecA*)를 검출**한다(표 8-1).

MRSA: Nursing Process

#### (1) 검체 채취 및 배양

환자에서 MRSA를 검출할 때는 감염 부위의 검체(sputum, urine, wound swab)와 외상(trauma)으로 인하여 정상 피부가 손상된 곳도 면봉으로 채취하여 혈액우무배지(BAP) 또는 mannitol salt medium

(MSA), MRSA chrome 배지 등에 접종한 후 35℃, 24시간 배양한다. BAP 배지에서는 β-용혈을 나타내고, MSA 배지에서는 노란색을 나타내는 세균, MRSA chrome 배지에서는 핑크색을 띠는 세균을 coagulase 또는 latex agglutination 검사로 *Staphylococcus aureus*를 확인한 후 Oxacillin 또는 Cefoxitin에 대한 항생제 감수성 검사를 하거나, MRSA 동정 및 항생제 감수성 검사장비를 이용하여 MRSA와 MSSA를 감별한다.

표 8-1. 메티실린 내성 황색포도알균(MRSA)의 항생제 감수성 판정 기준(KDCA)

| 구분 | 디스크 농도 | 디스크확산법(mm) | | | 최소억제농도(μg/L) | | |
|---|---|---|---|---|---|---|---|
| | | 감수성 | 중등도 | 내성 | 감수성 | 중등도 | 내성 |
| Oxacillin | – | – | – | – | ≤2 | – | ≥4 |
| Cefoxitin | 30 μg | ≥22 | – | ≤21 | ≤4 | – | ≥8 |

※ 감수성 기준은 CLSI(M100-34th ed, 2024)에 근거

### (2) Oxacillin 또는 Cefoxitin 감수성 시험

**Oxacillin이나 Cefoxitin을 이용하여 MRSA를 검출**한다. *S.lugdunensis* 이외의 다른 coagulase negative staphylococci (CNS)에는 oxacillin 디스크확산법을 사용하지 않고 cefoxitin 디스크를 이용하여 검사하여야 한다. 최근에는 *mecA* 유전자에 의한 methicillin 내성을 검출할 때 oxacillin을 이용하는 방법보다 cefoxitin을 이용하는 방법이 선호된다. 아주 드물게 *mecA* 유전자 이외의 다른 내성 기전에 의해 methicillin 내성이 나타날 수 있으므로 ***mecA* 유전자 음성이라 하더라도 oxacillin 내성이 나타날 수 있으나 이런 경우 cefoxitin은 감수성을 보인다.** 모든 방법은 직접 집락 부유법(direct colony suspension)을 이용하여 검사하고 oxacillin을 사용하는 경우는 35℃ 이상에서는 MRSA를 검출이 안될 수도 있기 때문에 35±2℃에서 24시간 배양하고, cefoxitin을 사용하는 경우는 *S.aureus*와 *S. lugdunensis*는 16~20시간 배양하고, CNS인 경우는 24시간 배양한다.

### (3) 간이선별검사(bed side screening test)

MRSA의 집락화 비율이 높은 ICU와 같은 병동에서는 작은 배양기가 있으면 soft salt-mannitol agar-cloxacillin (SSMAC) medium을 이용하여 직접 MRSA 집락을 선별검사를 할 수 있다. **검체를 채취한 면봉을 SSMAC medium에 접종하여 35℃, 24시간 배양하여 붉은색의 배지가 황색으로 변하면 MRSA 양성으로 판독**한다(그림 8-4, 8-5)

### (4) Erythromycin 유도성 clindamycin 내성 시험

Erythromycin disk에 내성을 보이며, 인접한 clindamycin disk의 억제대가 D자 형태로 깍여 나가는 것을 erythromycin 유도 clindamycin 내성으로 판독한다(그림 8-6).

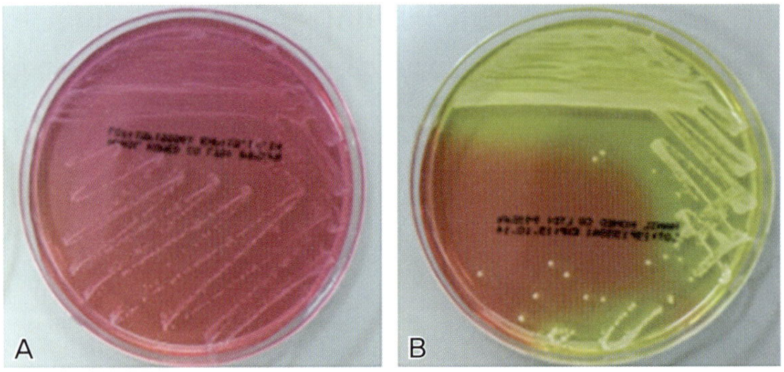


그림 8-4. Mannitol salt agar 시험.

A: 변화없으면 CNA로 동정한다, B. 노란색이면 *S. aureus*로 동정한다.

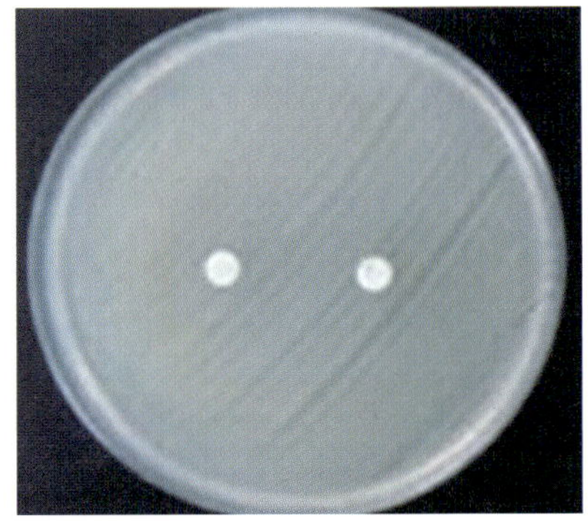

그림 8-5. MRSA의 검출을 위한 항생제 감수성 시험. Oxacillin, cefoxitin 디스크주위에 억제원이 없으면 저항성이다.

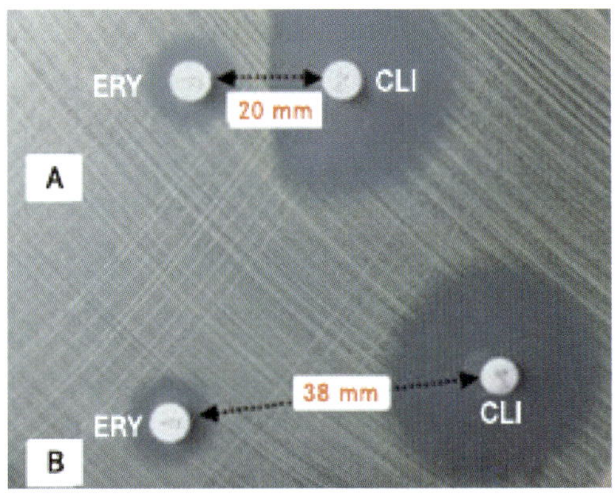


그림 8-6. Erythromycin 유도성 clindamycin 내성 시험

Erythromycin disk에 내성을 보이며, 인접한 clindamycin disk의 억제대가 D자 형태로 깍여 나가는 것을 erythromycin 유도성 clindamycin 내성으로 판독한다. 유도성 β-lactamase를 생산하는 그람음성세균, erythromycin 유도성 clindamycin 저항성 *Staphylococcus aureus*의 진단에 이용한다.

### (5) 판정 기준

① 액체배지 희석법

**미국 임상검사 표준위원회(clinical and laboratory standards institute, CLSI)에서 발간한 항생제 감수성 시험법에는 MRSA의 판정 기준이 설정되어 있다.** 최신(2013년) CLSI 문서에서는 기준을 Cefoxitin (CFX)의 MIC 농도 ≤4 μg/mL를 감수성(S), ≥8 μg/mL를 내성(R)으로 하도록 권고하고 있다. 황색포도알균의 MIC를 측정할 때에는 양이온 조정 **Mueller-Hinton broth (cation-adjusted Mueller-Hinton broth, CAMHB)에 2% NaCl를 첨가한 후, 33~35℃의 산소성에서 16~24시간 배양하여 판정한다.**

**2005년부터는 황색포도알균을 배양할 때에는 35℃를 넘어서면 안된다고 권고하고 있다. 24시간 배양으로 판정하는 항생제는 Oxacillin (OX), methicillin (MET), vancomycin (VA)이며**, 이외의 항생제는 16~20시간 배양한 후에 판정한다. 정도관리(QC) 균주(strain)로는 *S. aureus* ATCC 29213 외, β-lactamase 저해제 첨가용으로 *Escherichia coli* ATCC 35218을 사용한다.

② 디스크확산법

디스크확산법에서는 Oxacillin (OX)의 MIC 농도 ≧13 mm, 감수성(S), 11~12 mm 중간(I), ≦10 mm, 내성(R), Cefoxitin (cefoxitin: CFX 30 μg)에서는 ≧22 mm, 감수성(S), ≦21 mm, 내성(R)으로 판정한다. **디스크확산법에는 Mueller-Hinton agar (MHA)를 사용하는데, Oxacillin (OX), methicillin (MET), vancomycin (VA)는 24시간 배양**하고, 이외의 항생제는 16~18시간 배양한 후에 판정한다. 정도관리 균주보고방법은 희석법과 같다.

③ 주의사항

oxacillin (MPIPC), methicillin (DMPPC)에 내성을 나타내는 경우에는 몇 가지 β-lactam계 항생제가 감수성으로 판정되어도 임상적 효과를 기대할 수 없기 때문에 CLSI에서는 모든 β-lactam계 항생제에 내성이 있다고 보고하도록 권고하고 있다. Oxacillin 내성 staphylococci의 검사에서 penicillin제, cephem제(신개발 항 MRSA cephalosporin은 제외), β-lactam/β-lactamase inhibitor 병합제, carbapenem제에 대해 감수성을 보일 수 있으나 임상적으로 효과가 없다. 따라서 항 MRSA cephalosporin제를 제외한 모든 β-lactam제는 내성으로 보고하거나 보고하지 말아야 한다.

VRSA / VISA

## 2) VRSA, VISA

VRSA는 2급감염병으로 분류되었으며, 임상 검체에서 반코마이신에 내성 또는 중등도 내성인 황색포도알균을 분리 동정하고 항생제 감수성 결과를 바탕으로 감염 전문가와 상의하여 치료를 시작한 다음 질병보건통합관리시스템(http://is.cdc.go.kr)을 통해 의료기관 관할 시 · 도 보건환경연구원에 신고하고 확인검사를 의뢰한다(표 8-2).

검체의 운송은 순수 분리한 균주를 혈액우무배지(Blood agar) 또는 Tryptic soy agar 배지에 계대 배양한 플레이트를 밀봉하여 냉장 상태로 각 의료기관 관할 시 · 도 보건 환경연구원으로 송부한다.

표 8-2. VRSA/VISA에 대한 감수성 판정기준(KDCA)

| 구분 | 최소억제농도(μg/mL) | | |
|---|---|---|---|
| | 감수성 | 중등도 | 내성 |
| Vancomycin | ≤2 | 4~8 | ≥16 |

※ 감수성 판정 기준은 CLSI(M100-34th ed, 2024)에 근거

## 3) 검사방법 및 판정기준

**MRSA와 동일한 방법으로 실험**하며, 우무배지희석법이나 MIC법으로 검사하여 **vancomycin MIC가 16 μg/mL 이상인 경우 내성으로 판정**하고 확진한다. 디스크확산법의 경우 MIC의 확인이 불가능하므로 확진법으로는 사용할 수 없다.

**확진을 위해서는 E-test, 액체배지 미량희석법, 우무희석법 중 2가지 이상의 시험법을 이용하여 MIC를 측정**한다.

E-test는 MIC가 3 μg/mL 이상이면 VISA, MIC가 12 μg/mL 이상이면 VRSA로 판정한다.

Vancomycin 비감수성 균주(예: MIC ≥4 μg/mL인 경우나 vancomycin 우무배지선별법에서 성장한 경우)는 예비보고하고 **최종 보고는 표준검사실에 보내서 확인한다. 내성이 의심되면**

① 우선 균종 동정과 다른 균주의 오염 여부를 다시 확인한 후,

② 균주의 MIC값을 E-test처럼 표준화된 방법으로 재확인한 후,

③ 질병관리청 등의 표준검사실로 균주를 발송하는 것을 권장한다.

Vancomycin 감수성 staphylococci는 통상적 방법으로 보고한다.

## 5. 감염관리

의료진을 중심으로 감염관리팀이 정기적인 미팅과 적절한 관리가 이루어지고, 정확하게 실행되고 있는지 등에 대해서 의견을 서로 교환하는 것이 중요하다. 환자와의 접촉을 통한 감염전파 예방을 위한 손 씻기 등의 표준주의 및 접촉주의를 준수한다. **의료기구의 소독 및멸균을 철저히 시행하며 침습적 시술 시 무균술을 준수 하고 의료기관에서는 환자 격리, 접촉주의, 철저한 개인 보호구 사용, 접촉자 검사 등 감염관리를 통해 확산을 방지한다.**

### 1) VRSA, VISA 환자격리

**표준주의(standard precaution)와 함께 접촉주의를 적용하여 환자 및 병원체보유자를 격리한다.** 가능하면 1인실로 격리해야 하며, 동일한 병원균에 감염되었거나 보균중인 환자들은 한 병실에 입원(코호트 격리) 가능하다.

코호트 격리에서 접촉주의 환자, 즉 면역저하 환자, 개방성 창상이 있는 환자, 혹은 오랜 기간 입원이 필요한 환자는 같은 병실에 배치하지 않는다. 감염관리실무자는 균주의 역학과 환자의 임상 상태에 따라 다음의 내용을 참고하여 격리 해제의 시기를 결정한다(그림 8-7).

#### (1) VRSA, VISA 환자 및 병원체 보유자

원래 분리되었던 부위와 능동감시(보균검사)에서 **3일~1주 간격(항생제가 투여되지 않고 있는 환자의 경우는 간격조정 가능)으로 검사를 시행하여 연속적으로 3회이상 음성인 경우 격리 해제가 가능**하며, 원래 분리되던 부위의 검체 채취가 어려운 경우 뇌척수액, 늑막액, 복수액 또는 혈액에서 분리된 경우는 보균검사만 시행한다. 예를 들어 가래에서 VRSA, VISA가 분리된 병원 체보유자의 격리 해제를 위해서는 가래 및 직장도말 검사를 3일~1주 간격으로 시행하여 두 곳에서 모두 연속 3회 이상 음성이 확인된 경우 격리 해제가 가능하다.

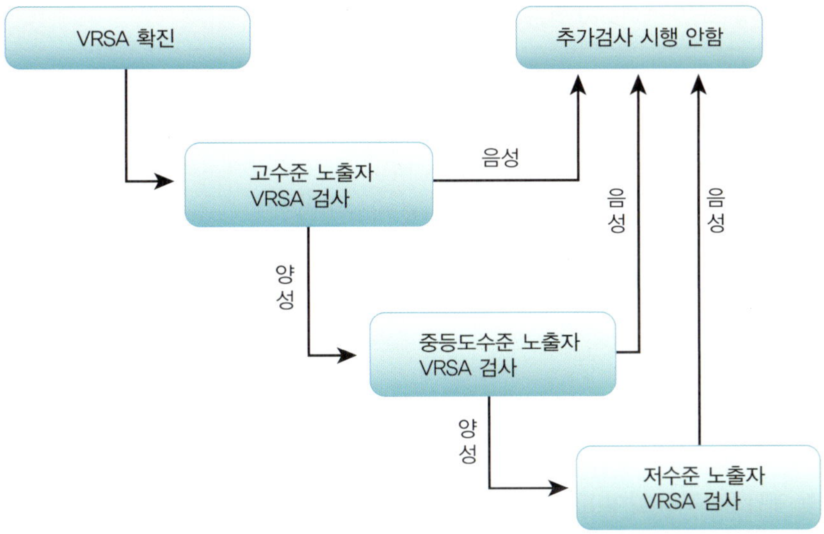


그림 8-7. VRSA 확진자 격리해제과정(KDCA)

### (2) VRSA, VISA 환자 및 병원체보유자의 접촉자

**접촉자 보균검사 결과, 음성이 나온 경우는 첫 시행일로부터 1일 이상 간격을 두고 추가 검사를 시행하여 총 2회 연속 음성 확인 후 격리 해제가 가능**하며, 검사 결과가 양성인 경우에는 즉시 격리한다. 병실은 소독제로 환경표면 전반의 소독을 시행한다. 집단 발생의 상황에서는 직원의 보균검사 및 전담의료진, 직원 배정을 고려할 수 있다(표 8-3).

내성균 접촉주의

### (3) 환자의 이동

① 접촉주의가 필요한 환자는 의학적으로 필요한 경우를 제외하고 병실 밖으로의 이동과 이송을 제한한다.

② 접촉주의가 필요한 환자를 이송하는 경우 이송 요원과 도착지의 의료종사자에게 주의사항을 알린다.

③ 환자를 이송하기 전에 오염된 개인보호구는 제거하고 손 위생을 시행하고, 이송을 담당하는 요원과 도착지의 의료종사자는 개인보호구를 착용한다.

## 2) 손 위생

환자(병원체보유자 포함) 접촉 전 후, 침습적 시술 시행 전, 환자의 체액, 분비물, 배설물 및 의료물품이나 환자 주변 환경 접촉 후 반드시 시행한다. 분비물을 다룰 때는 반드시 장갑을 착용하고, 장갑을 벗은 후에는 손을 씻거나 손 소독제를 이용하여 손 위생을 시행한다.

표 8-3. 반코마이신내성 황색포도알균(VRSA) 감염증 접촉자 분류(KDCA)

| 고수준 접촉자 |
|---|
| A. 환자<br>- VRSA 환자와 같은 병실을 사용한 환자<br>B. 환자를 직접 간호하는 간호사(또는 간호제공자)<br>- 환자의 목욕, 체위변경, 이송 등 환자와 지속적으로 직접 접촉한 경우<br>- 드레싱 교환한 경우<br>- 빈번하게 병실을 방문한 경우(교대근무자가 본인의 근무시간 내 3회 이상 방문)<br>- 환자의 분비물과 체액을 다룬 경우<br>- 정맥주사 처치를 시행한 경우<br>C. 의사<br>- 상처 드레싱을 시행 또는 수술실 밖에서 괴사조직 제거술을 시행한 경우<br>- 광범위한 검사를 시행한 경우<br>D. 기타 의료인력<br>- 물리치료사 또는 재활치료사와 같이 환자와 지속적으로 신체적 접촉을 한 경우<br>E. 가족 구성원<br>- 환자와 지속적으로 밀접한 접촉을 한 경우(예: 같은 침대 또는 같은 방에서 잠을 자는 등) |
| **중등도수준 접촉자** |
| A. 환자<br>- VRSA 환자와 장기간 동일한 공간을 공유한 환자(예: VRSA환자와 동일한 시간에 투석을 받았거나, 다른 병실에 입원했으나 접촉주의를 준수하지 않은 의료진에게 의료서비스를 제공받은 경우)<br>B. 간호사(또는 간호제공자)<br>- 투약을 시행한 경우<br>- 담당간호사 부재로 대체업무를 시행한 경우<br>C. 의사<br>- 광범위한 검사 없이 매일 병실에 방문하여 환자를 진료한 경우<br>- 무균조치 후 환자에게 수술 또는 침습적 처치를 시행한 경우<br>D. 기타 의료인력<br>- 분비물을 다루지 않고 제한된 업무를 시행한 경우(예: 방사선사)<br>E. 가족 구성원<br>- VRSA 환자와 함께 살거나 신체적 접촉이 있지만 광범위한 접촉 기준에는 해당하지 않는 경우 |
| **저수준 접촉자** |
| A. 환자<br>- 접촉주의 준수 하에 VRSA 환자와 동일 병동에 단기간 입원한 경우<br>- VRSA 환자와 같은 날짜에 외래 진료를 받은 경우<br>B. 간호사(또는 간호제공자)<br>- 동일한 층에 근무한 경우(VRSA 환자를 담당하지는 않음)<br>- 행정업무만 처리한 경우<br>C. 의사<br>- 광범위한 검사 없이 협진만 시행한 경우<br>- 교육을 위해 병실을 방문한 경우<br>D. 기타 의료인력<br>- 분비물을 다루지 않고, 환자 진료 장비를 모니터링하는 경우<br>- 환자와 접촉 없이 식사제공, 환경 유지 보수 업무 등을 시행한 경우 |

출처: CDC, Investigation and Control of Vancomycin-resistant Staphylococcus aureus(VRSA), 2015

### 3) 개인보호구

**환자와의 접촉 범위 및 시술 행위의 종류에 따라 장갑, 마스크, 가운 등을 착용한다.** 접촉주의에 필요한 개인보호구는 병실 입구에서 제공되어야 하며, 병실을 나올 때에는 장갑과 가운을 벗어 의료폐기물 전용 용기에 버리고 손 위생을 수행한다.

### 4) 기구 및 물품 관리

사용한 기구(물품)는 재사용 전 소독 또는 멸균을 철저히 시행하고, 가능한 다른 환자의 물품이나 의료기구및 장비의 공용을 피하고 불가피한 경우 철저한 소독을 시행한다. **접촉주의 환자가 사용한 장비, 기구 및 장치의 관리는 표준주의에 따른다.**

### 5) 환경관리

접촉주의 병실은 다른 병실보다 더 자주 청소하고 소독해야 하며, 특히 환자가 자주 만지는 표면과 물건은 철저히 청소하고 소독한다. 유행상황에서 일반적인 환경 소독에도 불구하고 특정 병원체가 지속적으로 전파되고 있다면 다른 소독 방법을 추가하거나 소독 횟수를 늘린다. 필요하다면 소독제의 효과를 비교 평가하고 더 나은 것을 선택해야 하며, **유행 상황에서는 하루 최소 2회 이상 청소하고 육안으로 오염이 확인되면 바로 청소한다.**

## II 반코마이신 내성 장알균(vancomycin-resistant *Enterococcus*, VRE)

장알균(*Enterococcus*) 감염증은 환자 인체에 존재하던 정상균무리에 의한 내인성감염으로 생각되어 왔으나, 최근 세팔로스포린(cephalosporin)이나 반코마이신(vancomycin) 등의 항생제에 내성이 있는 반코마이신 내성 장알균(vancomycin resistant *Enterococcus*, VRE)의 빈도가 점점 증가하고 있기 때문에 한번 감염병이 발생하면 치료가 매우 어려운 실정이다. 장알균의 약제감수성의 특징은 아미노배당체 항생제나 cepham계 항생제에 대해서는 세포 내 수용이 낮은 자연내성이고, 기타 모든 항균제에 대해서 획득내성이 될 수 있다. 이 중 *Enterococcus faecalis*는 ampicillin과 penicillin에 감수성이지만, 다른 항생제에는 대부분 내성을 나타내는 다제내성(multi-drug resistant)이다.

VRE

## 1. 주요 감염경로

장알균은 거의 모든 사람의 장내 정상균무리로 존재하기 때문에 장알균 감염에 의한 감염병은 내인성과 외인성으로 생각할 수 있다. **장알균의 가장 흔한 감염경로는 요로감염이며, 중증으로는 세균성 아급성심내막염이 있다. 이 외에도 골반감염(PID), 창상감염, 호흡기감염, 담도감염 및 수막염 등이 있다.**

**의료관련감염은 의료종 사자의 손과 의료기구의 오염으로 감염이 일어날 수 있다.** 심각한 기저질환, 장기간의 입원, 외과수술의 유무, 신기능의 저하, 요로나 혈관 내 카테터의 삽입 유무 혹은 ICU(중환자실) 입원, cepham계나 아미노배당체계, 모노박탐계, 카바페넴계, 뉴퀴놀론계 등의 항균제 투여가 장알균 감염병 발생에 관여한다(표 8-4). 한편 항균제가 포함된 사료로 사육한 가축 때문에 내성균이 발생하고, 이들 세균에 오염된 고기를 통해서 사람에게 내성균이 감염되는 경우가 있다.

표 8-4. **장알균의 주요 감염 발생요인**

- 위중한 기저질환
- 장기간의 입원
- 외과수술의 유무
- 신기능의 저하
- 요로나 혈관 내 카테터의 유무
- ICU 입원 중
- 항균요법: cepham계 · 아미노배당체계 · 모노박탐계 · 카바페넴계 · 뉴퀴놀론계

## 2. 진단을 위한 검사 기준

1) 환자: 혈액에서 반코마이신 내성 장알균이 분리된 사람
2) 병원체보유자: 혈액 이외의 임상 검체에서 반코마이신 내성 장알균이 분리된 사람
3) 임상 검체에서 반코마이신 내성 장알균을 분리 동정하고, 분리된 장알균에서 반코마이신 내성을 확인한 다음 분리된 장알균에서 반코마이신 내성 특이 유전자(*vanA* 혹은 *vanB*)를 검출한다(표 8-5).

표 8-5. **장알균의 반코마이신 항생제 감수성 판정 기준**

| 구분 | 디스크 농도 | 디스크확산법(mm) | | | 최소억제농도(μg/L) | | |
|---|---|---|---|---|---|---|---|
| | | 감수성 | 중등도 | 내성 | 감수성 | 중등도 | 내성 |
| Vancomycin | 30 μg | ≥17 | 15~16 | ≤14 | ≤4 | 8~16 | ≥32 |

※ 감수성 기준은 CLSI(M100-34th ed, 2024)에 근거

### 3) 검사방법

#### (1) 검사조건

① 배지종류: Muller-Hinton Agar (MHA)
② 접종 농도: 일반적 디스크확산법과 동일
③ 배양조건: 35±2°C

**(2) 검체:** 대변 혹은 직장면봉

### (3) 방법

① 혈액우무배지 사용방법: 검체를 배지에 접종하고 35℃에서 24시간 배양한 후 α-용혈을 일으키는 의심 집락을 골라 Gram stain과 PYR test를 시행한다(그림 8-8, 8-9).

② 6 μg/mL vancomycin이 함유된 Enterococcosel broth 또는 agar 사용방법: 검체를 접종하고 35℃에서 24시간 배양한 후 갈색 혹은 검은색을 띠는 집락을 골라 혈액우무배지에 접종, 배양한 후 Gram stain과 PYR test 검사를 시행한다.

③ VRE chrome agar 사용방법: 검체를 접종하고 35℃에서 24시간 배양 후 색의 변화를 관찰하여, 보라색으로 나타난 경우 *E. faecium*, 녹색으로 나타난 경우 *E. faecalis*를 추정하고 검사를 시행한다(그림 8-10).

④ **분자생물학적 방법:** 내성 유전자를 검출하는 방법으로 배양법으로 검출할 수 없는 정확한 내성 유전자형을 알기 위해서 검사를 시행한다.

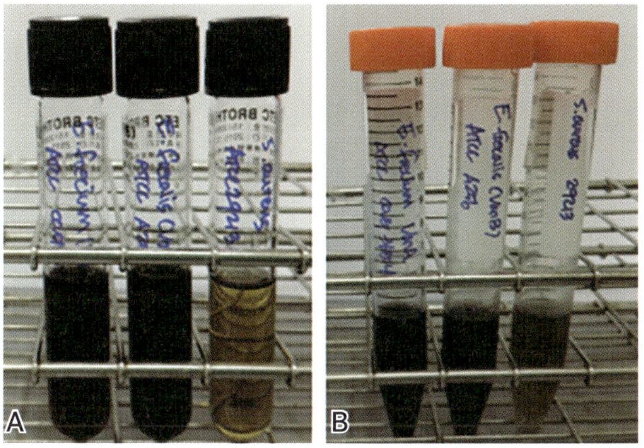


그림 8-8. Vancomycin (6 μg/mL)이 들어있는 ETC broth (A), Vancomycin ((6 μg/mL)이 들어있는 Enterococcosel broth (B)에 *E. faecium*, *E. faecalis*, *S. aureus*순으로 배양. *E. faecium* (*van A*), *E. faecalis* (*van B*)는 black color, *S. aureus*는 원래의 배지색 유지.

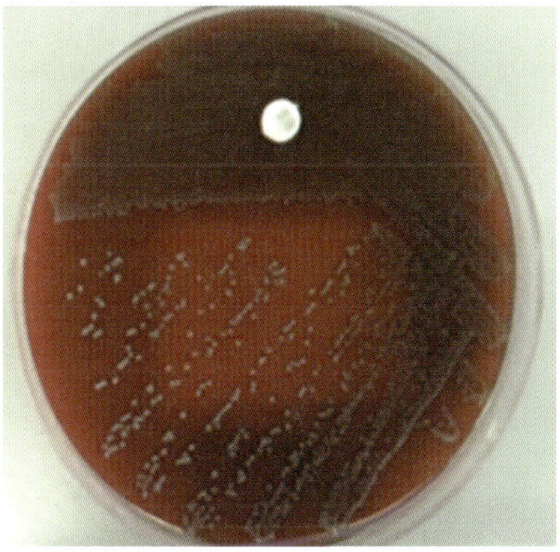

그림 8-9. VRE의 검출을 위한 항생제 감수성
혈액우무배지에 장알균을 접종하고 Vancomycin 디스크에 저항성이면 VRE로 잠정 진단한다.

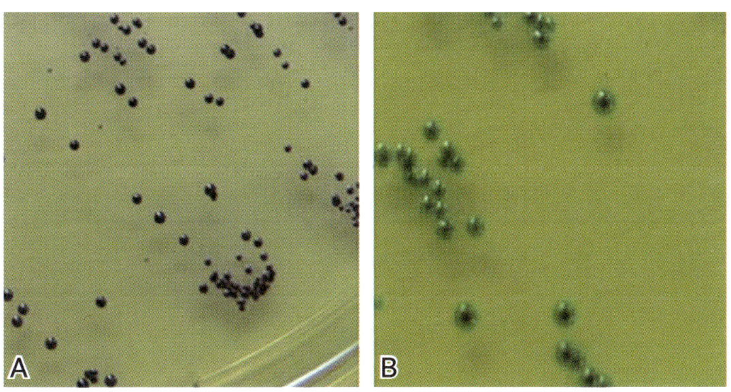


그림 8-10. VRE chrom agar에서의 반응
A: *E. faecium* (*van A*) - 보라색 B: *E. faecalis* (*van B*) - 초록색

### (4) 판정 기준

① 액체배지 희석법

Vancomycin의 MIC 값이 ≧32 μg/mL인 장알균을 나타낸다. CLSI의 판정 기준에서는 희석법의 ≦4 μg/mL, 감수성(S), 8~16 μg/mL, 중간(I), ≧32 μg/mL, 내성(R)으로 판정한다.

**액체배지희석법으로는 Cation-Adjusted Mueller-Hinton Broth (CAMHB)를 사용하며, 35±2℃, 16~24시간 배양한 후에 판정한다.** 24시간 배양으로 판정하는 항생제는 Vancomycin이며, 그 이외의 항생제는 16~20시간 배양한 후에 판정한다. 정도관리(QC) 균주로는 *Enterococcus faecalis* ATCC 29212를 사용한다.

② 디스크확산법

디스크확산법에서는 Vancomycin (30 μg) 디스크의 억제원의 지름 ≧17 mm, 감수성(S), 15~16 mm, 중간(I), ≦ 14 mm, 내성(R)으로 판정한다. **배양법으로는 MHA를 사용하며, 35±2℃의 산소성으로 16~24시간 배양을 실시한다. 반코마이신은 24시간 배양한 후 판정**하고, 다른 항생제는 16~18시간 후에 판정한다. QC 균주는 *S. aureus* ATCC 25923을 사용한다. 억제원의 지름을 측정할 때는 투과광을 이용해 판정하며, I로 판정된 경우에는 희석법을 이용해 확인하도록 한다.

### (5) 주의사항

엄격한 병원감염관리가 필요한 반코마이신 고도 내성 장알균은 *vanA, vanB* 유전자를 보유하고 있는데 *E. faecalis*나 *E. faecium*의 보고가 많다.

현재는 *E. avium*에 의한 내성도 보고되고 있다. **한국에서는 *E. faecalis*보다는 *E. faecium*에서 높은 검출률을 보인다.** *vanA* 유전자 보유균주는 teicoplanin (TEIC)의 MIC가 ≧16 μg/mL로 높고, VanS의 돌연변이에 의해 ≦1 μg/mL의 낮은 MIC를 나타내어 Teicoplanin 감수성 *vanA*를 나타내는 경우가 있다. CLSI에서는 *vanC*형인 *E. gallinarum, E.casseliflavus*를 *E. fracium*이나 *E. faecalis* 등과 감별하도록 권장하고 있다. 감별방법에는 운동성이나 색소 생성능 검사로 감별한다. 대표적인 검사법으로는 Methyl-a–D-glucopyranoside (MGP) 검사법이 있다. MIC 선별법으로 시행된 고도 내성 검사 결과는 추가적인 확인 없이 보고할 수 있다. 디스크확산법으로 검사한 경우에는 결과가 확정적이지 않은 경우를 제외하면 그대로 보고할 수 있다. **결과가 확정적이지 않은 경우에는 반드시 우무배희석법이나, 액체배지 미량희석법, 분자생물학적검사 등으로 결과를 재확인할 필요가 있다.**

## 3. 감염관리

감염경로의 차단에는, 감염의 발생 양상을 고려하여 일반적으로 다음과 같은 방법들이 추천된다.

### 1) 보균자의 격리

장알균은 대부분의 사람이 장관 내에 보균하고 있다는 사실로도 감염원의 격리는 현실적이 아니다. 그러나 반코마이신 내성 장알균의 분리 환자에 대해서는 격리가 필요하다.

### 2) 감염 매개체의 차단

장알균 감염은 보균자인 의료종사자의 손이나 오염된 의료기기에 의해 다른 환자에게 감염되기 때문에 **감염매개체의 차단은 다른 모든 병원감염의 관리와 마찬 가지로 배뇨나 배변 후의 환자 자신의 손 씻기도 중요하고, 환자의 배설물을 처리한 후의 의료종사자의 손 씻기나 의료 기구의 소독도 중요하다.** 더욱이 항균제를 투여 중인 환자나 카테터를 유치한 환자에 대해서는 적절한 감염경로의 차단이 중요하다.

다제내성균 감염관리

### 3) 감염후의 관리

장알균은 대부분의 경우 환자의 몸에 존재하고 있으며, 반코마이신 내성 장알균은 대부분의 항균제에 내성을 가지기 때문에 광범위한 항균제의 투여로 인해 정상균무리의 교란을 일으키기 때문에 **항균요법은 어떠한 경우라도 원인 균주를 결정하고 가능한 한 좁은 영역의 항균제를 단기간 투여**하는 것을 원칙으로 한다.

### 4) 소독

장알균에 대해서는 일반적인 소독제로도 충분한 효과를 얻을 수 있기 때문에, 특수한 소독약을 선택할 필요는 없다. 일반적인 손 씻기와 소독을 꾸준히 시행한다. 특히 오줌과 대변에 존재할 확률이 높기 때문에 배변, 배뇨 후 그리고 의료종사자가 환자의 오물을 처리한 경우의 손 씻기는 엄격하게 실시하여야 한다.

## 4. 치료

*E. faecalis*를 비롯한 반코마이신에 대한 내성 균주는 우리나라에서도 많이 보고되고 있지만 앞으로 증가할 가능성이 높기 때문에 충분한 감시가 필요하다. 최근 반코마이신에 내성을 가지는 장알균의 빈도가 증가함에 따라 **반코마이신-내성 장알균의 뇌막염은 리네졸리드(linezolid)를 사용하여 치료**하고 있다.

## III 다제내성 결핵균(Multi-drug-resistant tuberculosis, MDR-TB)

### 1. 내성 기전

**결핵균의 항생제 내성화는 내성 유전자의 전파에 의한 것이 아니며 염색체상의 유전자 돌연변이에 의해 획득**되는 것이다. 결핵균의 내성 균주는 항생제마다 일정한 비율로 출현하는데, isoniazid (isonicotinyl hydrazine, INH)의 경우 $10^6$개에 1개의 비율로 존재한다.

활동성 결핵의 공동(空洞) 안에는 대략 $10^8$개 정도의 세균이 존재하며, 이 중에는 100개 정도의 INH 내성균이 포함되어 있다고 생각할 수 있다. 마찬가지로 rifampicin (RMP)은 $10^8$개에 1개, streptomycin (SM), ethambutol (EB), kanamycin (KM), para-amino salicylic acid (PAS)에서는 $10^6$개에 1개, ethionamide (TH), capreomycin (CPM), enviomycin (EVM), cycloserine (CS)의 경우 $10^3$개에 1개의 비율로 내성균이 출현한다.

### 2. 판정 기준

**다제 내성 결핵균(MDRTB)이란 INH와 RFP 모두에 내성을 획득한 결핵균을 말한다.**

#### 1) 주의사항

위와 같은 이유로 결핵 치료에 단일 항생제를 사용하지 말아야 하며, 네 가지 종류 이상의 항생제를 병용이 추천된다.

### 3. 광범위 항생제 내성 결핵균

최근 다제내성결핵(multidrug-resistant tuberculosis, MDR-TB)균 중에서 제2차 선택 항생제인 kanamycin나 뉴퀴놀론계 항생제에도 내성을 나타내는 균주가 출현해 광범위 항생제 또는 **초다제내성 결핵균(extensively drug-resistant TB, XDRTB)**이라 불리며 주목받고 있다. **XDRTB는 이하 3종류 이상의 항결핵제에 내성을 나타내는 성질을 동시에 가지는 균주라고 정의**된다.

## IV *Clostridioides difficile* 보균자와 감염자

*Clostridioides difficile*는 아포를 형성하는 무산소성 그람양성막대균으로 **항균제 관련 설사**(antibiotic-associated diarrhoea) 또는 **위막성 대장염**(pseudomembranous colitis)의 주 원인균으로 장독소(enterotoxin, toxin A)와 세포독소(cytotoxin, toxin B)를 분비하여 설사를 일으킨다. 이 세균은 토양,

물 등의 환경과 동물에서도 발견되며 무증상의 보균자도 있으므로 독소검사를 병행하는 것이 좋다. 이 세균은 Toxin A (enterotoxin), Toxin B (cytotoxin)를 생성하며 장운동을 억제하는 물질도 생산한다. *C. difficile*에 의해 발생한 감염병을 *C. difficile* associated diseases (CDAD)라 하고 임상 양상은 무증상 보균자로부터 위막을 형성하지 않은 장염, 위막성 대장염, 중독성 거대결장에 이르기까지 다양하다. **CDAD 발병의 위험인자로는 항생제 사용, 고령, 제산제, 위장관식 이, 소화기계 수술, 비만, 항암치료, 조혈모세포이식 등이 알려져 있다.** CDAD는 대부분 항생제를 투여하는 도중이나 치료 종료 후 2주 이내에 발생하지만, 드물게 항생제 투여 종료 6주 후에도 발생한다. 수술 전 예방적으로 투여한 단기간의 항생제 투여만으로도 발병할 수 있으며, 기타 항암제나 항바이러 스제의 투여로도 발병한다.

## 1. 보균 부위

대장의 정상균무리이다.

## 2. 전파경로

*C. difficile* 감염으로 발전되는 두 가지 주요한 원인은 **분변-경구를 통한 *C. difficile*의 획득과 항생제의 노출**이다. **아포 획득에 의한 *C. difficile* 감염은 주로 다른 환자로부터 전파되어 나타나는데, 이는 환자영역과 공용물품의 오염 및 의료진 손의 오염에 의해 발생**한다.

*C. difficile* 감염 환자와 보균자 그리고 오염된 환경이 중요한 감염원이며, 이들로부터 의료인의 손을 통해서 또는 환자 간의 직접적인 접촉으로 전파된다. *C. difficile*은 아포(spore)를 형성하기 때문에 척박한 환경에서도 장시간 살아남을 수 있고, 소독에도 잘 제거되지 않는다. CDAD 환자가 입원했던 병실 에는 *C. difficile*이 오염되어 있으며, 특히 병실바닥과 화장실이 흔히 오염되는 곳이다. 변기, 욕조, 직장경, 전화기, 직장체온계 등을 통해 *C. difficile*이 전파된 사례들이 보고되어 있다.

## 3. 보균율조사

항생제 관련 설사의 10~20%가 *C. difficile*에 의해 발생한다. CDAD의 발병률이 높은 병원에서는 1주 이상 입원하고 있는 환자의 20% 이상에서 *C. difficile* 에 감염된 것으로 보고된 바 있다.

## 4. 보균자조사의 실시

① 설사를 일으키는 환자

② 집단감염이 의심될 때

## 5. 검사방법

### 1) 독소검사

**2) 배양검사:** 대변 검체로 검사한다. 면봉을 이용하고 검체를 채취한 후 Brucella agar나 CDIF chrome 배지에 접종하고 무산소성 상태에서 48시간 배양한 후 판독한다(그림 8-11).

**3) PCR 검사:** 배지에서 자란 균을 이용하여, *C. difficile*와 toxin A, B의 검출시험을 한다.

## 6. 세균의 제거

보균자의 세균 제거법은 항생제 사용이다. 대부분의 CDT는 vancomycin, metronidazole, rifampin, bacitracin의 약제에 감수성 결과를 보이나 일부 균종은 metronidazole 내성이다.

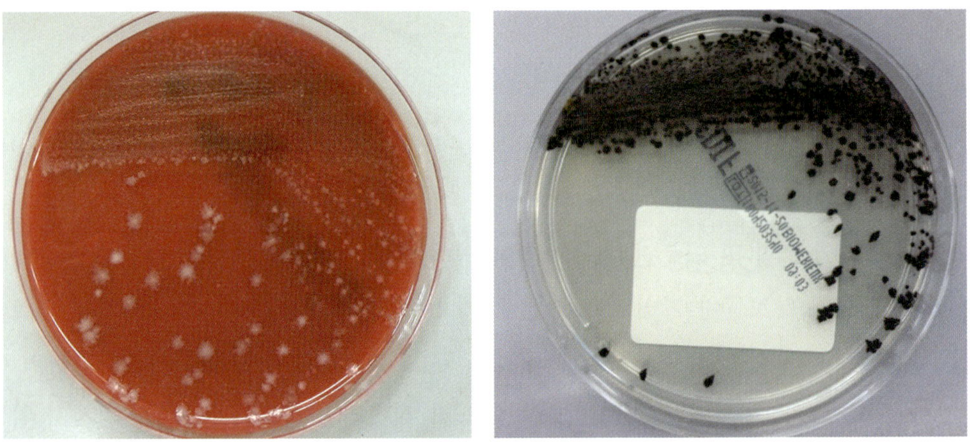

그림 8-11. Brucella agar (A), CDIF (B) 배지에 자란 *C. difficile* 검정색 집락을 나타낸다.

## 핵심용어

**병원소(reservoir):** 감염원의 저장소로 감염원(미생물)이 정상적으로 살고, 성장하고, 번식하는 서식지이다. 저장소에는 사람, 동물및 환경이 포함된다.

**병원획득 또는 의료시설 획득 MRSA (hospital-acquired MRSA 또는 healthcare-associated MRSA, HA-MRSA)감염증:** 병원 또는 의료시설에서 획득한 메티실린 내성황색포도알균을 의미한다.

**생물막(biofilm):** 생물막은 세포외 고분자 물질에 둘러싸인 표면 관련 미생물 세포의 집합체이다. Van Leeuwenhoek는 간단한 현미경을 사용하여 치아 표면에서 처음으로 미생물을 관찰했으며 미생물 생물막의 예이다.

**선택적 독성(selective toxicity):** 숙주 세포에는 최소한의 손상만을 주면서 미생물 병원체를 억제하거나 죽이는 화학요법제의 능력

**아미노글리코시드계 항생제(aminoglycoside antibiotic):** 사이클로헥세인 고리와 아미노당을 가지고 있는 항생제. 작은 리보솜 소난위에 결합하여 단백질 합성을 억제한다.

**점질층(slime layer):** 세균의 점액질은 주로 당단백질 및 당지질로 구성된 세균 세포를 둘러싸고 있는 세포외 물질의 조직화되지 않은 층이다.

**중심정맥패혈증(central line sepsis):** 중심정맥관련 혈류감염(central line-associated bloodstream infection, CLABSI) 으로 세균(보통 세균 또는 바이러스)이 중심선을 통해 혈류로 들어갈 때 발생하는 심각한 감염이다.

**지역사회획득 MRSA(community associated MRSA, CA-MRSA) 감염증:** 지역사회획득 MRSA는 일반적으로 건강하고 병원이나 지속적인 외래 환자를 대상으로 의료를 받고 있지 않은 지역사회에서 획득한 메티실린 내성황색포도알균을 의미한다.

**침습적 시술(invasive therapy):** 일반적으로 조직을 자르거나 구멍을 내거나 인체에 기구를 삽입 하거나 인체 구조의 절개가 필요한 진단적 또는 치료적 요법

**코호트 격리(cohort isolation):** 동일한 병실 또는 병동에서 동일한 병원체에 노출되거나 감염된 환자 그룹(코호트)을 부리하는 데 사용된다.

## 핵심문제

**01. VRE의 특징으로 옳지 않은 것은?**

① glycopeptide계 항생제에 내성이다.
② van C를 제외하고는 획득내성이다.
③ 병독성이 약하고 기회감염균이다.
④ 국내에는 *E. faecalis*가 가장 많다.
⑤ Enterococcal broth로 검사한다.

해설 국내에서는 *E. faecium*이 가장 많으며, 일본에서는 *E. faecalis*가 가장 많다.

**02. 보균자 조사방법으로 옳은 것은?**

① MRSA는 비강을 대상으로 한다.
② VRE 감시배양은 비강 면봉스왑으로 한다.
③ *C. difficile*은 호흡기를 통해 전파된다.
④ *C. difficile*의 배양검체는 가래이다.
⑤ MRSA는 공기감염이다.

해설 VRE 감시배양은 대변이나 직장 스왑 검체로 한다.
③ *C. difficile*은 분변-경구를 통해 전파된다.
④ *C. difficile* 배양 검체는 대변이다.
⑤ MRSA는 접촉감염이다.

**03. MRSA가 지닌 내성유전자는?**

① *mec A*
② *mec B*
③ *mec C*
④ *van A*
⑤ *van B*

해설 *mec A*유선자를 검출함으로써 MRSA를 진단할 수 있다.

## 04. MRSA에 대한 설명으로 옳은 것은?

① 메티실린 감수성 사슬알균이다.
② 베타락탐계 항생제에 감수성을 보인다.
③ *mec B*의 유전자에 의해 지배된다.
④ 확진에는 oxacillin 대신 cefoxitin을 이용한 검사가 널리 이용된다.
⑤ VRE chrome agar에서의 반응으로 알 수 있다.

해설 ① 메티실린 내성 황색포도알균이다.
② 베타락탐계 항생제에 내성을 보인다.
③ *mec A*의 유전자에 의해 지배된다.
⑤ VRE chrome agar는 VRE와 관련되어 있다.

## 05. MRSA를 검출을 위한 부위로 옳은 것은?

① 사타구니　② 겨드랑이
③ 상처　④ 코
⑤ 인후

해설 MRSA는 비강 면봉스왑 검체를 사용 한다.

## 06. MRSA의 주요 전파경로로 옳은 것은?

① 공기　② 혈액매개 – 수직
③ 혈액매개 – 수평　④ 접촉
⑤ 대변 – 구강

해설 MRSA는 일반적으로 감염된 사람이나 세균에 오염된 물건과의 접촉을 통해 지역사회에 퍼진다. 오염된 상처와 접촉하거나 감염된 피부에 닿은 수건이나 면도기와 같은 개인 물품의 공유 등이 포함된다.

## 7. *Staphylococcus aureus*를 erythromycin과 clindamycin 디스크 시험은?

① D-test로 clindamycin 유도성 erythromycin 저항성이다.
② E-test로 clindamycin 유도성 erythromycin 감수성이다.
③ E-test로 clindamycin 유도성 erythromycin 저항성이다.
④ D-test로 Erythromycin 유도성 clindamycin 저항성이다.
⑤ E-test로 Erythromycin 유도성 clindamycin 저항성이다.

해설 Erythromycin disk에는 내성을 보이며, 인접한 clindamycin disk의 억제대가 D자 형태로 나타나는 것을 Erythromycin 유도성 clindamycin 내성으로 판독한다. 유도성 β -lactamase를 생산하는 그람음성 세균, Erythromycin 유도성 clindamycin 저항성 그람 양성 세균의 진단에 이용한다.

정답 1. ④ 2. ① 3. ① 4. ④ 5. ④ 6. ④ 7 ④

Chapter

# 09 다제내성 그람음성막대균

학습목표

1. MRPA와 MRAB, CRE의 주요 감염경로를 설명할 수 있어야 한다.
2. MRPA와 MRAB, CRE의 미생물학적 특성과 임상적 특징을 설명할 수 있어야 한다.
3. MRPA와 MRAB, CRE의 감염경로 차단과 감염관리에 대해 설명할 수 있어야 한다

## I 개요

녹농균(*Pseudomonas aeruginosa*), *Acinetobacter*속, Enterobacteriales(장내세균목) 등의 그람음성막대균은 자연환경 특히 병원 환경에 넓게 분포하고 있어, 감염방어능력이 많이 저하된 환자가 많이 존재하는 병원에서는 병원감염이 자주 발생한다. 병원성이 강하지 않기 때문에 건강한 사람에게 감염을 일으키는 경우는 드물지만 감염 방어능력이 많이 저하된 환자에게 감염이 발생한다는 점과 다양한 항생제와 소독제에 대해서 폭넓은 내성을 나타낸다는 점 때문에 이 세균들에 대한 감염관리의 중요성은 높다.

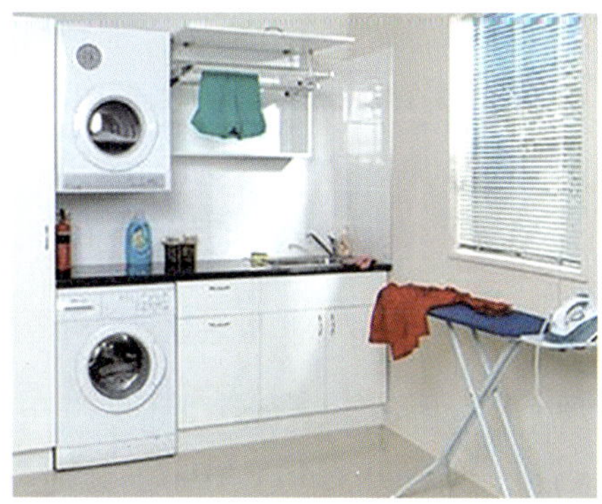

그림 9-1. **병동의 세탁실**

세면장, 씽크대 등은 습도가 높아 곰팡이, 녹농균 등 항생제 내성 그람음성 막대균이 증식할 수 있기 때문에 충분한 청소와 소독이 필요하다.

### 1. 병원 환경에서 그람음성막대균의 분포

병원 환경의 세균을 분리하기 위해서 바닥의 30 cm 사각형을 기준으로 그람음성막대균과 그림양성알균이 어느 정도의 균수가 존재하고 있는지를 정량적으로 표시하였다(그림 9-2).

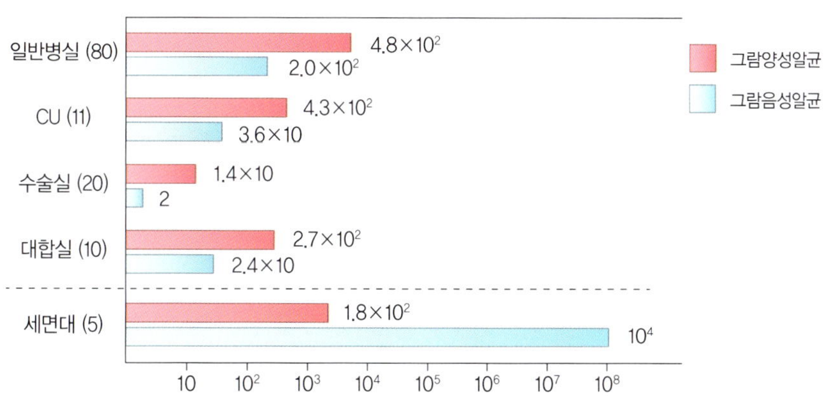


그림 9-2. **원내에서 분리되는 그람양성알균 및 그람음성알균의 장소별 분리 빈도의 예**

이 결과로도 알 수 있듯이 일반적으로 **병실, 대합실과 같이 건조한 장소에서는 그람양성알균이 그람음성막대균보다 약 10배 많은 균수가 분포**하고 있다. 한편 **세면대의 배수구와 같이 습도가 높은 환경에서는 반대로 그람음성막대균이 그람양성알균에 비해 1만 배 이상이나 많이 존재**한다.

검사대상 세면대에서는 ***Klebsiella pneumoniae, Enterobacter cloacae, Serratia marcescens* 등의 장내세균과 함께 녹농균이 23%, 녹농균 이외의 그람음성막대균이 91%로 분리**되고 있다(그림 9-3).

병원 수도꼭지의 미생물 오염은 *Enterobacter*속, *Citrobacter*속 등의 장내세균과 함께 녹농균을 대표로 *Pseudomonas*속, *Flavobacterium*속, *Acinetobacter*속이 고빈도로 분리되었다. 환경에서의 포도당 비발효세균의 존재 및 이들 미생물에 의한 수도꼭지의 오염은 의료종사자의 손가락을 매개로 한 감염 가능성을 시사한다(그림 9-4). 포도당 비발효세균에 대해서 **병원감염관리를 실시할 때에는 세면장, 손 씻기, 수도꼭지와 같이 습윤한 환경이 이러한 세균의 병원소가 된다는 것을 고려**하여 관리할 필요가 있다.

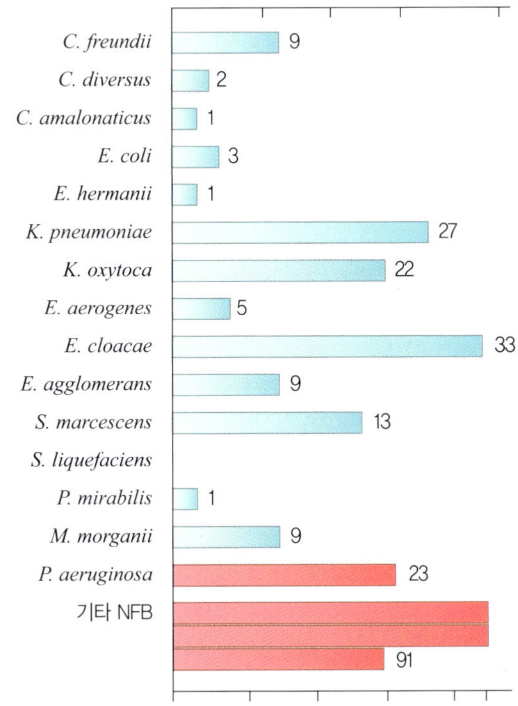


그림 9-3. 세면대 76개소에서 분리된 그람음성세균의 종류와 빈도

*C*: *Citrobacter*, *E*: *Escherichia*, *K*: *Klebsiella*, *E*: *Enterobacter*, *S*: *Serratia*, *P*: *Proteus*, *M*: *Morganella*, *P*: *Pseudomonas*

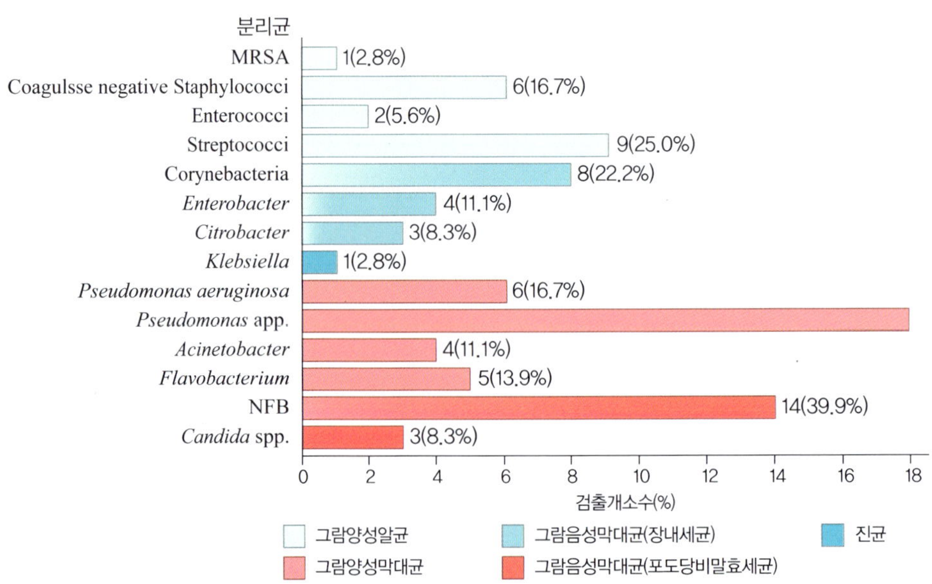


그림 9-4. 병원 수도꼭지에서 분리되는 미생물의 분포

## 2. 외인성감염과 내인성감염

병원감염의 감염양식은 크게 외인성감염과 내인성감염으로 구별할 수 있다(그림 9-5). 병원 내의 습윤한 환경에서는 포도당 비발효세균을 비롯한 그람음성막대균이 많이 존재하고, 건조한 환경에서는 그람양성알균이 많이 존재하고 있다. 병원 환경의 미생물들이 **의료기구, 혹은 의료종사자의 손을 통해서 다른 의료인 또는 환자에게 전파되어 감염이 일어나는 경우를 외인성감염(extrinsic infection)**이라고 한다. 한편, **환자 자신의 정상균무리 안에 잠재해 있는 병원체가 이상 증식하여 감염병을 일으키는 경우를 내인성감염(intrinsic infection)**이라고 한다. **내인성감염은 특히 녹농균에서 발생 빈도가 높고 아래와 같은 이유 때문에 중요하다.**

1) 분리된 세균의 혈청형이 인두, 비강 유래의 녹농균과 거의 일치한다.
2) 동일 병실 내의 환자로부터 분리된 녹농균의 혈청형이 모두 다르다.

기관 절개 환자의 감염이 내인성에 의한 가능성이 높은 것은 환자 자신의 정상균무리를 구성하는 병원체에 의한 내인성 패혈증의 원인으로 중요성을 나타낸다. 이러한 사실은 면역 억제 환자에게 있어서 구강과 장관 등에서 정상균무리와 녹농균의 증식으로 내인성감염을 일으킨다.

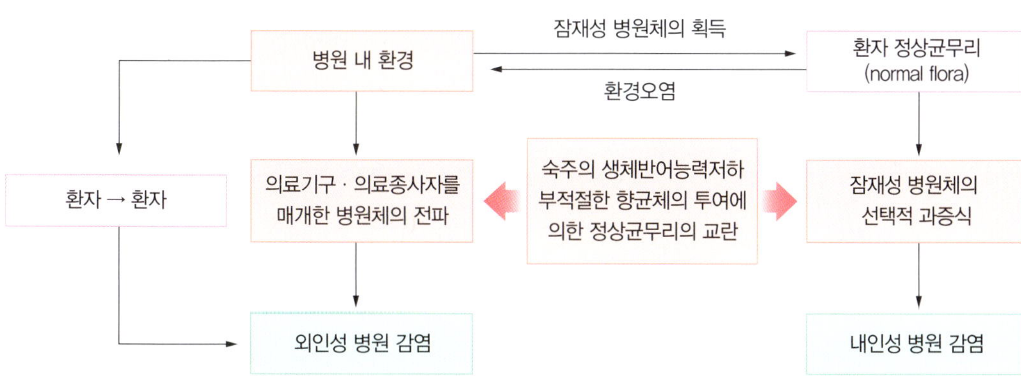


그림 9-5. **병원 내 감염병의 감염경로(KDCA)**

## II 다제내성 녹농균(Multidrugresistant *Pseudomonas aeruginosa*, MRPA)

**다제내성 녹농균(multi-drug resistant *Pseudomonas aeruginosa*, MRPA)이란 카바페넴계, 아미노글리코사이드계, 플로로퀴놀론계 항생제에 모두 내성인 다제내성 녹농균에 의한 감염증을 일으키는 *Pseudomonas*속을 의미**하며, 산소성 그람음성막대균으로 임상에서 감염 방어능력이 약해진 환자에게 감염을 일으키는 기회감염균으로 중요한 세균이다. 병원 내에서는 세면장, 흡입기, 채소나 과일, 꽃병과 같이 습한 환경에서 높은 비율로 검출된다.

녹농균이 건강한 사람에게 감염을 일으키는 경우는 극히 드물지만 백혈병, 면역부전, 만성 호흡기질환, 중증 화상환자 등과 같이 국소적, 혹은 전신적으로 감염 방어 능력이 저하된 환자에게서는 위독한 패혈증, 폐렴, 기관지염, 창상감염 등을 일으킨다.

## 1. 다제내성 녹농균의 진단기준

환자는 혈액에서 다제내성 녹농균이 분리된 사람이며, 병원체보유자는 혈액 이외 임상 검체에서 다제내성 녹농균이 분리된 사람을 기준으로 한다.

다제내성 녹농균

## 2. 진단을 위한 검사

임상 검체에서 다제내성 녹농균을 분리 동정하기 위해서는 분리된 녹농균에서 **카바페넴계 항생제**인 이미페넴, 메로페넴, 도리페넴과 **아미노글리코사이드계 항생제**인 아미카신, 젠타마이신 또는 토브라마이신 및 **플로로퀴놀론계 항생제**인 시프로플록사신 또는 레보플록사신 등 **3개 계열 항생제에 모두 내성인 경우를 확인한다**(표 9-1). *P. aeruginosa*는 모든 항균제를 연장 치료하는 동안에 내성이 발생할 수 있기 때문에 처음 감수성이었던 세균이 3~4일 항생제를 투여한 후에 반복적으로 분리되는 균주도 항생제감수성 시험을 해야 한다.

표 9-1. 녹농균의 항생제 감수성 판정기준(KDCA)

| 구분 | | 디스크 농도 | 디스크확산법(mm) | | | 최소억제농도(μg/mL) | | |
|---|---|---|---|---|---|---|---|---|
| | | | 감수성 | 중등도 | 내성 | 감수성 | 중등도 | 내성 |
| 카바페넴계 | Imipenem | 10 μg | ≥19 | 16~18 | ≤15 | ≤2 | 4 | ≥8 |
| | Meropenem | 10 μg | ≥19 | 16~18 | ≤15 | ≤2 | 4 | ≥8 |
| | Doripenem | 10 μg | ≥19 | 16~18 | ≤15 | ≤2 | 4 | ≥8 |
| 아미노글리코사이드계 | Amikacin | 30 μg | ≥17 | 15~16 | ≤14 | ≤16 | 32 | ≥64 |
| | Gentamicin | 10 μg | ≥15 | 13~14 | ≤12 | ≤4 | 8 | ≥16 |
| | Tobramycin | 10 μg | ≥15 | 13~14 | ≤12 | ≤4 | 8 | ≥16 |
| 플로로퀴놀론계 | Ciprofloxacin | 5 μg | ≥25 | 19~24 | ≤18 | ≤0.5 | 1 | ≥2 |
| | Levofloxacin | 5 μg | ≥22 | 15~21 | ≤14 | ≤1 | 2 | ≥4 |

※ 감수성 기준은 CLSI(M100-34th ed, 2024)에 근거

### 1) Extended-spectrum 베타-락탐 분해효소(ESBL) 검출시험

#### (1) DDS(Double disk synergy) 시험

**DDS 시험은 amoxicillin-clavulanate와 cefotaxime, ceftazidime, cefpodoxime, aztreonam 또는 cefepime 디스크 사이에서 억제대의 증가현상(synergy)이 나타나면 ESBL 생성균주로 판정**하는 시험이

다(그림 9-6). **저렴하고 간편하게 시행할 수 있는 장점**이 있으나 두 디스크 간의 적정한 간격이 균주에 따라 다양하고 **판독 결과가 검사자의 주관적인 판단에 의해 이뤄지기 때문에 객관성이 떨어지는 것이 단점**이다. 그러나 **CLSI 확진시험은 *Klebsiella spp., E. coli, Proteus mirabilis*에 대해서만 시험**할 수 있는 반면에 **DDS 시험법은 모든 세균을 대상으로 시험할 수 있다. CLSI 확진시험법은 cefotaxime-clavulanate와 cefotaxime 디스크 또는 ceftazidime-clavulanate와 ceftazidime 디스크 간의 억제대 차이가 5 mm 이상이면 ESBL 생성균주로 판독하는 검사법**이다.

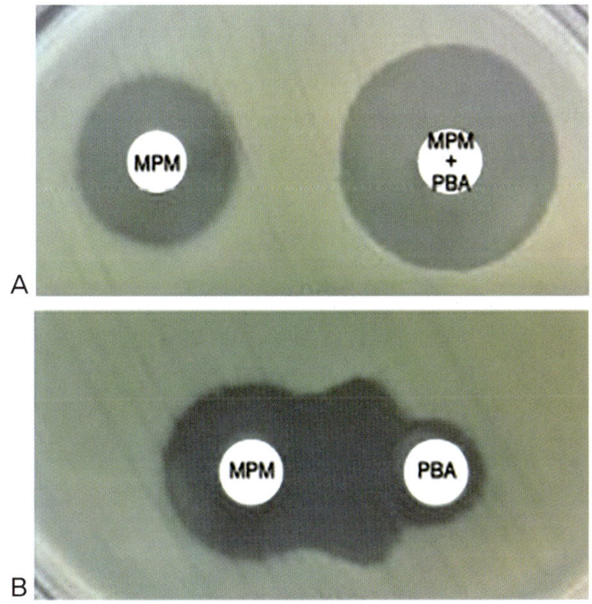


그림 9-6. 카바페넴분해효소 억제시험

(A) PBA(phenylboronic acid)나 clavulanate이 첨가된 MPM 디스크에서는 ESBL 생성이 억제되어 억제원이 커진다.
(B) PBA나 clavulanate가 첨가된 디스크와 MPM 디스크의 억제원이 증가하는 것을 DDS (double disk synergy) 시험이라고 한다. MPM: meropenem, PBA: phenylboronic acid

### (2) ESBL-boronic acid 디스크시험

CLSI 디스크 확진시험에 사용하는 항생제 디스크인 cefotaxime, ceftazidime, cefotaxime-clavulanate, ceftazidimeclavulanate에 AmpC 베타-락탐분해효소 억제제인 phenylboronic acid 또는 cloxacillin을 첨가하여 같은 방법과 판독 기준으로 시험하면 ESBL과 AmpC를 동시에 생성하는 *E. coli, Klebsiella* spp., *P. mirabilis*에서도 ESBL을 대부분 검출할 수 있을 뿐만 아니라 AmpC 베타-락탐분해효소를 선천적으로 가지고 있는 *Enterobacter, S. marcescens, C. freundii* 등에서도 ESBL 생성을 정확히 검출할 수 있다(그림 9-7).

**ESBL을 생성하는 *Serratia marcescens*의 경우 AmpC 베타-락탐분해효소 과잉 생성으로 인해 CLSI 확진시험에서는 ESBL 위음성을 보이지만 phenylboronic acid를 첨가하여 AmpC 베타-락탐분해효소를 억제한 ESBL-boronic acid 디스크시험에서는 ESBL 양성을 보이는 것을 알 수 있다**(그림 9-8).

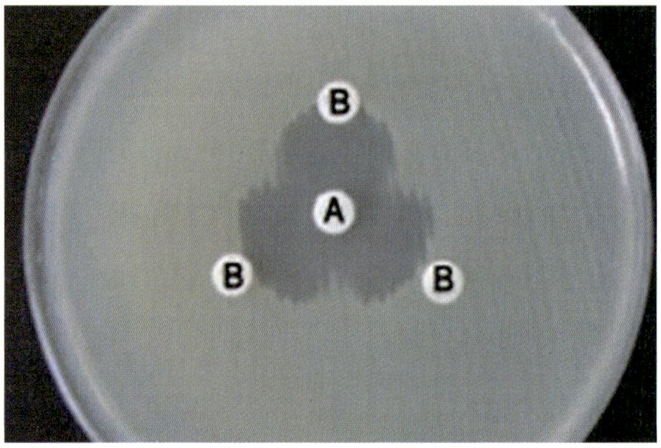


그림 9-7. ESBL 생성시험

Clavulanate와 boronic acid는 ESBL 생성을 억제하기 때문에 **boronic acid나 clavulanate이 첨가된 cefotaxime 디스크**(A)에서는 ESBL 생성이 억제 되어 **boronic acid나 clavulanate이 첨가되지 않은 cefotaxime 디스크**(B)보다 5 mm 이상 증가하면 ESBL 양성이라고 판정한다.

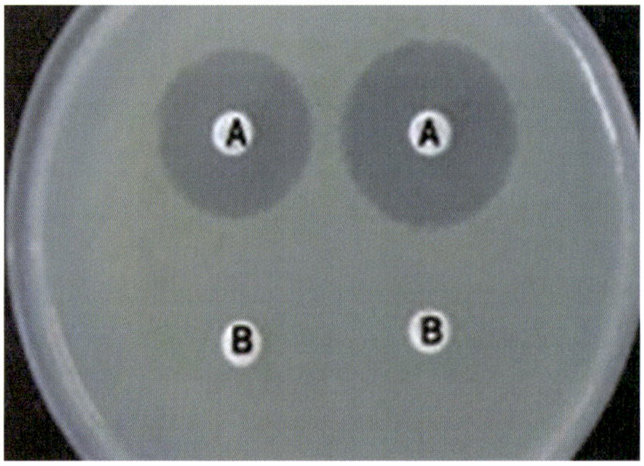


그림 9-8. ESBL 생성시험

**boronic acid나 clavulanic acid가 첨가된 cefotaxime 디스크**(A)에서는 ESBL 생성이 억제되어 **boronic acid나 clavulanic acid가 첨가되지 않은 cefotaxime 디스크**(B)보다 5 mm 이상 억제대가 증가하면 ESBL 양성이라고 판정한다.

#### (3) 내성유전자시험

PCR 검출과 유전자 염기서열 분석에 의해서 유전자형을 확진할 수있다. 새로운 변종이 계속 생겨나기 때문에 유전형 음성인 균주는 표준기관으로 보내 확인해야 한다.

### 3) ESBL 검출이 어려운 균종

#### (1) *Klebsiella oxytoca*

염색체성 K1 베타-락탐분해효소를 과잉 생성하는 *K. oxytoca*는 ESBL과 같이 penicillin제, 3세대 cephalosporin제, aztreonam을 가수분해하며 clavulanate에 의해 억제되기 때문에 ESBL 생성 균주로 오인되기 쉽다. 그러나 cefotaxime, ceftazidime에 감수성이나 piperacillin, cefuroxime, aztreonam에

내성인 점이 ESBL과 다르다. TEM이나 SHV형 ESBL을 생성하는 *K. oxytoca*는 대부분 ceftazidime 억제대가 중간(intermediate) 이상(MIC 2 μg/mL 이상)이지만 K1 베타-락탐분해효소 생성 *K. oxytoca*는 감수성이다.

#### (2) *E. coli*와 *Klebsiella* spp. 이외의 장내세균

*Enterobacter* spp.에 대한 ESBL 검출은 cefepime 과 amoxicillin-clavulanate를 이용하여 디스크 간격을 좁혀서 (20 mm) DDS시험을 하면 높은 예민도와 특이도를 보인다. ESBL과 AmpC를 함께 생성하는 균주는 clavulanate에 의해 AmpC 과잉생성이 유도되어 3세대 cephalosporin제가 가수분 해되기 때문에 억제대 상승 현상이 없어질 수도 있으나 cefepime은 AmpC 생성의 유도성이 적기 때문에 *Enterobacter* spp.와 같은 AmpC 생성균종의 ESBL 검출에 유용하다.

이외에도 *Enterobacter* spp., *Citrobacter freundii, Serratia marcescens*에 대해서 **CLSI ESBL 디스크 확진시험에 사용하는 항생제 디스크에 boronic acid나 cloxacillin을 첨가하여 CLSI 확진시험과 같은 방법과 판독기준으로 시험하는 ESBL-boronic acid 디스크시험을 이용하면 ESBL을 대부분 정확하게 검출할 수 있다.**

### 4) ESBL 검출 보고방법

2010년 이후의 CLSI 기준을 적용하여 MIC(자동화장비 등) 또는 디스크확산법으로 감수성시험을 시행하는 경우에는 ESBL 검출시험 결과와 상관없이 cephalosporin제와 aztreonam의 결과를 그대로 보고한다. 단, ESBL 양성인 경우에는 'ESBL 생성균주에 대한 cephalosporin제와 aztreonam의 치료 효과는 불확실하다'라는 내용을 보고서에 추가하는 것이 적절할 것이다.

## III 다제내성 아시네토박터 바우마니(Multidurg-resistant *Acinetobacter baumannii*, MRAB)

**다제내성 아시네토박터 바우마니(multi-drug resistant *Acinetobacter baumannii*)란 카바페넴계, 아미노글리코사이드계, 플로로퀴놀론계 3개 계열 항생제에 내성을 나타내는 *Acinetobacter baumannii*에 의한 감염증을 의미**하며, *Acinetobacter* 속은 토양, 물 등의 자연계에 널리 존재하는 세균으로 병원 내 습도가 높은 환경에서 90% 이상 분리된다. 의료종사자의 피부로부터 분리되는 그람음성 세균 중에서 가장 빈도가 높은 균종이다(표 9-2).

표 9-2. *Acinetobacter baumannii*의 검출율에 대한 조사

| 검체 | 양성(%) |
|---|---|
| 직장(rectum) | 15(60) |
| 비강(nose) | 14(56) |
| 서혜부(groin) | 13(52) |
| 액와부(axillae) | 6(16) |
| 흉부(thorax) | 4(16) |
| 직장 또는 비강(rectum or nose) | 4(16) |
| 직장 또는 서혜부(rectum or groin) | 20(80) |
| 비강 또는 서혜부(nose or groin) | 16(64) |
| 직장, 비강 또는 서혜부(rectum, nose or groin) | 28(80) |

## 1. 감염경로 및 임상적 특징

병원감염은 오염된 의료기구, 의료종사자의 손을 통해서 전파되며, 면역이 약한 환자에게 호흡기감염, 요로감염, 창상감염 등을 일으킨다. ***Acinetobacter*속은 건강한 사람에게는 감염 위험이 매우 적지만, 구강 내에서 일과성으로 분리되는 경우도 있으며, 기관 내 삽관 또는 기관절개 환자에서는 정착률이 높아 자주 폐렴, 기관지염이 발생하며, 만성폐질환자, 당뇨환자, 인공호흡기구 사용 환자, 장기간 입원 환자는 감염 위험성이 높다.** 감염부위에 따라 폐렴, 혈류감염, 창상감염 등 다양한 감염증을 유발하며, 폐렴의 전형적인 증상은 발열, 오한, 기침 등 호흡기감염의 특징을 나타낸다. 특히 소아병동에서는 환경오염에 충분한 주의가 필요하다. 진단기준과 진단을 위한 검사기준은 다제내성 녹농균과 동일하다(표 9-3).

Acinetobacter감염

표 9-3. 아시네토바우마니균의 항생제 감수성 판정기준(KDCA)

| 구분 | | 디스크 농도 | 디스크확산법(mm) | | | 최소억제농도(µg/mL) | | |
|---|---|---|---|---|---|---|---|---|
| | | | 감수성 | 중등도 | 내성 | 감수성 | 중등도 | 내성 |
| 카바페넴계 | Imipenem | 10 µg | ≥22 | 19~21 | ≤18 | ≤2 | 4 | ≥8 |
| | Meropenem | 10 µg | ≥18 | 15~17 | ≤14 | ≤2 | 4 | ≥8 |
| | Doripenem | 10 µg | ≥18 | 15~17 | ≤14 | ≤2 | 4 | ≥8 |
| 아미노글리코사이드계 | Amikacin | 30 µg | ≥17 | 15~16 | ≤14 | ≤16 | 32 | ≥64 |
| | Gentamicin | 10 µg | ≥15 | 13~14 | ≤12 | ≤4 | 8 | ≥16 |
| | Tobramycin | 10 µg | ≥15 | 13~14 | ≤12 | ≤4 | 8 | ≥16 |
| 플로로퀴놀론계 | Ciprofloxacin | 5 µg | ≥21 | 16~20 | ≤15 | ≤1 | 2 | ≥4 |
| | Levofloxacin | 5 µg | ≥17 | 14~16 | ≤13 | ≤2 | 4 | ≥8 |

## 2. Metallo-β-lactamase 생산균

metallo-β−lactamase는 carbaphenem계 항생제를 포함한 모든 β-lactam계 항생제를 비활성화시키는 효소이다.

### 1) 검출법

metallo-β−lactamase 생산균의 검출에는 멜캅토아세트산나트륨(Mercapto Thioglycolic acid, SMA)이나 EDTA에 의한 metallo-β−lactamase 효소의 저해를 이용한 방법이 사용된다. imipenem (IPM)와 ceftazidime (CAZ) 디스크와 SMA 디스크를 가까이 두었을 때, 단일 항생제의 경우보다 억제원이 확대되면 β-lactamase 생산균이라고 한다.

(1) 배지: 항균제 cefotaxime이나 ceftazidine를 포함한 MacConkey agar

(2) 검체: 대변 또는 직장면봉, 비강면봉

(3) 방법: *Acinetobacter*는 직장과 비강에 많이 집락화하지만 단독 검체만으로는 검출률이 낮다(표 9-2 참조). 따라서 두 가지 검체(대변/직장면봉과 비강면봉)를 동시에 검사하는 것이 좋다.

## 3. 치료

치료는 장내 세균이나 *Acinetobacter* spp.의 경우에는 β-lactam계 항생제 이외의 계통인 항균제(아미노배당체계, 뉴퀴놀론계)에 감수성을 나타내는 것이 많으므로 이들 중에서 선택하도록 한다. 그러나 *Serratia marcescens*나 *Pseudomonas aeruginosa*의 경우에는 다제내성 균주가 많기 때문에 MIC치가 가장 낮은 항균물질의 병용을 생각할 수 있다.

# IV 카바페넴 내성 장내세균(CRE)

**카바페넴 내성 장내세균(Carbapenem-resistant Enterobacteriales, CRE)이란 카바페넴계 항생제에 내성을 나타내는 장내세균을 말한다.** 항생제 사용의 빈도가 늘어가 면서 항생제 내성균의 출현은 전 세계적으로 문제가 되고 있으며, 특히 *Klebsiella pneumoniae, E. coli, Serratia marcescens, Enterobacter* spp. 등 카바페넴 분해효소 생성 장내세균(carbapenemase producing Enterobacteriales, CPE)에 의한 감염증은 1993년 NMC (not metalloenzyme carbapenemase)에 의한 CPE가 처음 보고된 이래로 그 빈도가 증가하고 있다. 그 이유는 **광범위 베타 락탐 분해 효소**(extended spectrum beta-lactamases, ESBL)를 지니고 있는 장내세균 등 여러 종류의 항생제 내성균이 발생되면서 카바페넴의 사용량이 증가하였기 때문으로 알려져 있다. 카바페넴 분해효소 Class별 주요 유형은 Class A(serine-protease), Class B(metallo-β−lactamase) 및 Class D(serine-protease)의 3종류로 나뉜다(표 9-4).

표 9-4. 카바페넴 분해효소 Class별 주요 유형(KDCA)

| 분류 | 카바페넴 분해효소 |
|---|---|
| Class A<br>(serine-protease) | SME(Serratia marcescens enzyme),<br>KPC(Klebsiella pneumoniae carbapenemase),<br>GES(Guiana extended-spectrum β-lactamase) |
| Class B<br>(metallo-β-lactamase) | IMP(Imipenemase),<br>SPM(Sao ampicillinase),<br>SIM(Seoul imipenemase),<br>GIM(German imipenemase),<br>NDM(New Delhi metallo-β-lactamase),<br>VIM(Verona Paulo metallo-β-lactamase) |
| Class D<br>(serine-protease) | OXA(Oxacillinase) |

질병관리청에서는 2012년부터 2018년까지 표본감시 체계 참여 의료기관을 통해 신고된 CRE 감염증 환자 및 병원체보유자의 발생을 확인한 결과, 2015년 이후 CRE 감염증 신고건이 급격히 증가하였다. **2020년 1월 1일 감염병예방법 개정 분류체계 개편에 따라 제2급감염병으로 변경**되었으며, 2018년부터 전국에서 질병보건통합관리시스템으로 수집된 CRE 감염증 환자 및 병원체 보유자의 발생을 확인한 결과, 2018년 11,954건, 2019년 15,369건, 2020년 18,113건, 2021년 20,739건('22.2.24. 기준 미확정 통계)으로 **CRE 감염증 신고건이 증가**하고 있다(그림 9-9).

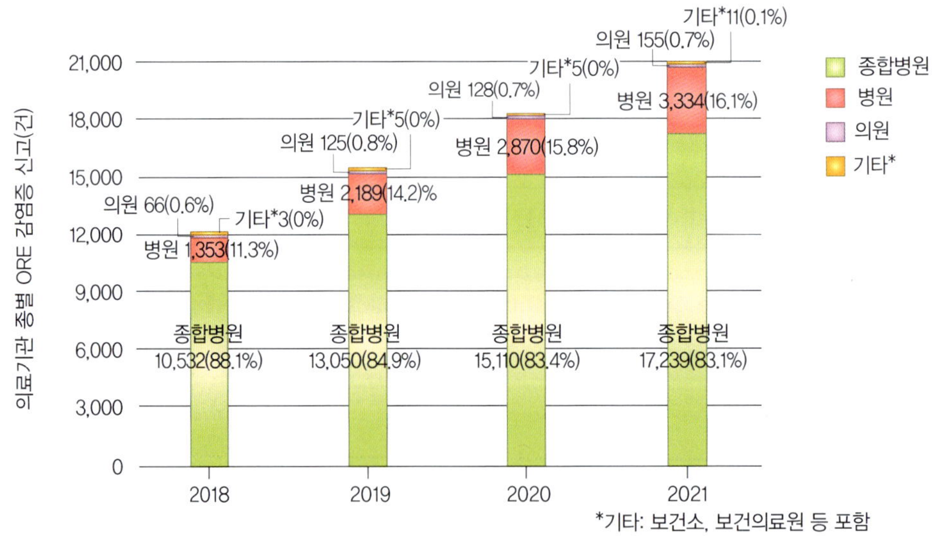


그림 9-9. 2018년~2021년 의료기관 종별 CRE 감염증 전수감시 신고현황(KDCA)

## 1. 감염경로 및 임상증상

**CRE 감염증 환자 또는 병원체 보유자와의 직·간접 접촉, 오염된 기구나 물품 및 의료환경 표면 등을 통해 전파 가능**한 것으로 알려졌으며, **인공호흡장치, 중심정맥관, 도뇨관을 사용하고 있거나, 외과적 상처가 있는 중환자는 감염위험이 높다.** 주로 요로감염을 일으키며 위장관염, 폐렴 및 패혈증 등 다양한 감염증을 유발한다. 카바페넴 내성을 나타내는 경우 여러 계열 항생제에 내성을 나타내는 경우가 많아 치료가 어렵다.

카바페넴 내성 장내세균

## 2. 진단기준

임상 검체에서 카바페넴계 항생제 중 Doripenem, Imipenem, Meropenem, Ertapenem에 하나라도 내성인 장내세균을 분리 동정한다. 단, *Proteus* spp., *Morganella morganii*, *Providencia* spp.는 이미페넴에 대해 카바페넴 내성 선별 기준을 적용하지 않는다(표 9-5).

표 9-5. 장내세균속의 카바페넴계 항생제에 대한 감수성 판정기준(KDCA)

| 구분 | 디스크 농도 | 디스크확산법(mm) | | | 최소억제농도(μg/mL) | | |
|---|---|---|---|---|---|---|---|
| | | 감수성 | 중등도 | 내성 | 감수성 | 중등도 | 내성 |
| Doripenem | 10 μg | ≥23 | 20~22 | ≤19 | ≤1 | 2 | ≥4 |
| Imipenem | 10 μg | ≥23 | 20~22 | ≤19 | ≤1 | 2 | ≥4 |
| Meropenem | 10 μg | ≥23 | 20~22 | ≤19 | ≤1 | 2 | ≥4 |
| Ertapenem | 10 μg | ≥22 | 19~21 | ≤18 | ≤0.5 | 1 | ≥2 |

※ 감수성 기준은 CLSI(M100-34th ed, 2024)에 근거

### 1) 검사방법

#### (1) 선별시험 및 확진시험

카바페넴분해효소 선별시험 양성인 균주는 PCR 검사를 해야 카바페넴분해효소 유전자의 유무와 종류를 알 수 있다. 그러나 PCR 을 일반적으로 적용하기가 어렵고 카바페넴분해효소 양성일 가능성이 있는 균주에 대한 보고가 늦어질 수도 있다. **표현형시험에는 modified Hodge 시험과 카바페넴분해효소 억제시험들이 있으며,** 이 검사들을 이용하여 여러 종류의 카바페넴분해효소들을 감별할수 있다(표 9-6).

① Modified Hodge test (MHT)

Modified Hodge 시험은 carbapenem제에 감수성을 나타내는 세균(indicator bacterium)인 *E. coli*를 배지에 접종하고, carbapenem 항생제 디스크를 놓은 후, 검사하고자 하는 세균의 집락을 디스크로부터 바깥쪽으로 접종하여 시험세균에서 분비되는 carbapenemase에 의해 *E. coli*가 항생제 디스크 쪽으

로 성장하게 되는지를 관찰함으로써 carbapenemase을 생성하는 균주를 검출할 수 있다. **단점은 판독이 객관적이지 않고 carbapenemase의 종류를 감별할 수 없다는 점이다.** 또한 CTX-M ESBL 또는 AmpC β-lactamase를 생성하면서 porin 소실이 동반된 경우에도 **간혹 위양성을 보이기 때문에 특이도가 낮은 편이다.**

**MHT의 실험방법은 CLSI 지침에 따라서** 0.5 McFarland에 맞춘 *E. coli* ATCC 25922 균액을 액체배지(broth)나 생리식염수(saline)로 1 : 10 비율로 희석하여 MHA에 접종하고 1~3분간 말린 다음, meropenem (또는 ertapenem) 디스크를 놓고, 백금이를 이용하여 검사하고자 하는 세균집락 1~2개를 따서 디스크 끝부분에서 바깥쪽으로 접종한다. 35±2°C, 대기환경에서 16~20시간 배양한 후 시험균주를 접종한 부위의 *E. coli* 증식이 증가되면 carbapenemase을 생성하는 균주를 검출할 수 있다(그림 9-10).

표 9-6. 카바페넴분해효소 표현형 확진시험의 해석

| 확진시험 | Carapenemase | | | AmpC + 투과도 저하 | ESBL + 투과도 저하 |
|---|---|---|---|---|---|
| | Class A | Class B | Class D | | |
| Modified Hodge 시험 | + | + | + | +/− | +/− |
| Meropenem ± PBA | + | − | − | +/− | − |
| Meropenem ± CLX | − | − | − | +/− | − |
| Meropenem ± DPA | − | + | − | − | − |
| Imipenem ± EDTA | − | + | − | − | − |

PBA, Phenylboronic acid; CLX, cloxacillin; DPA, dipicolinic acid; EDTA, ethylene diamine terta-acetic acid

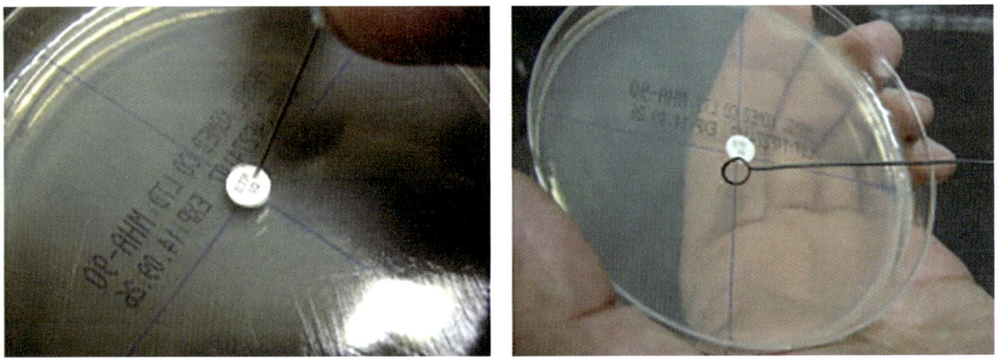

그림 9-10. Modified Hodge 시험 검사방법

② Carbapenemase 억제시험(Carbapenemase inhibition test, CIT)

Carbapenemase 억제시험은 특정 carbapenemase 억제제를 추가하여 carbapenemase의 활성을 억제하는 원리를 이용한 검사이다. **Class A carbapenemase의 검출을 위해서는** phenylboronic acid를 carbapenemase 효소억제제로 이용하고, **class B metallo-β-lactamase의 검출을 위해서는** EDTA나 dipicolinic acid를 carbapenemase 효소억제제로 이용한다(그림 9-11, 9-12).

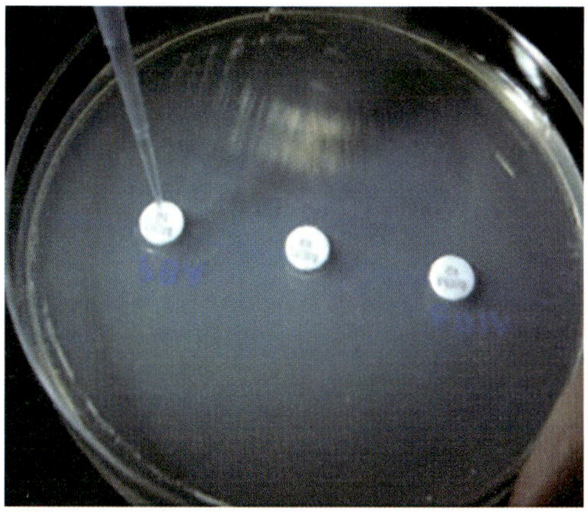

그림 9-11. carbapenemase 억제시험 검사방법

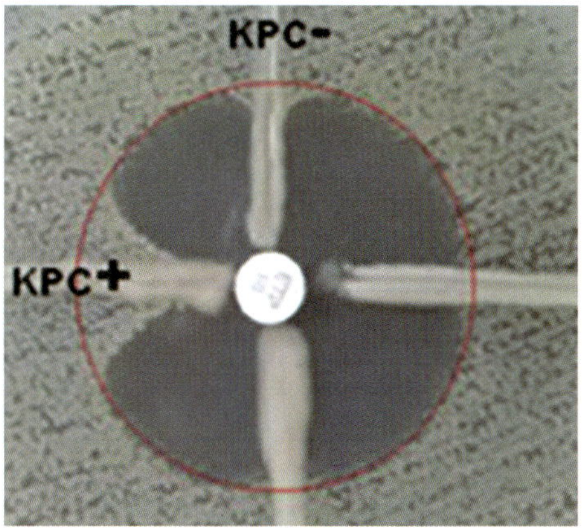


그림 9-12. Modified Hodge 시험 배양검사결과

carbapenem 분해 효소를 생산하는 균주(KPC+) 주위에는 *E.coli*가 증식하지만 Carbapenem 분해 효소를 생산하지 않는 균주(KPC−) 주위에는 *E.coli*가 증식하지 않는다.

실험방법은 검사 대상 균주의 집락을 0.5 McFarland에 맞춘 세균 액을 면봉에 적셔 MHA에 접종한 후 meropenem 디스크 3개를 적절한 간격으로 놓는다. 3개의 meropenem 디스크 중 한 개에는 PBA 시약을 첨가하고, 다른 한 개에는 EDTA 시약을 각각 10 μL씩 점적한다. 35±2°C, 대기환경에서 16~20시간 배양한 후 각 디스크의 억제대를 측정하여 표와 같이 판독한다(그림 9-13, 표 9-7, 9-8).

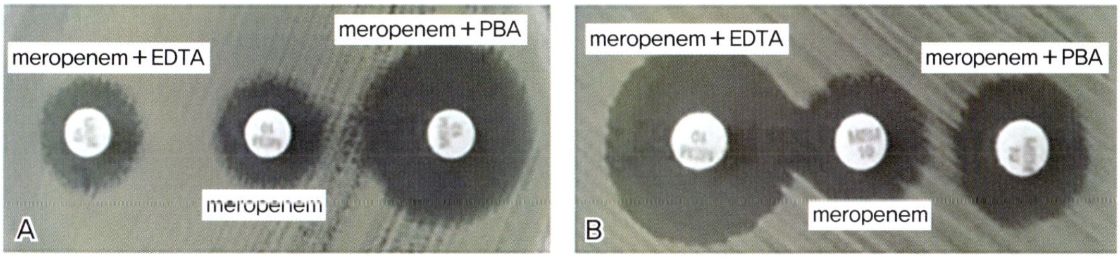


그림 9-13. carbapenemase 억제시험 배양검사결과

carbapenem 분해 효소억제제(PBA, EDTA)가 들어 있는 디스크 주위에서 억제원이 커지면 carbapenem 분해 효소 생상 양성으로 판단한다.A: PBA 양성, B: EDTA 양성

표 9-7. Modified Hodge test (MHT) 해석 기준

| 내성효소 억제제와 조합된 meropenem(MPM)의 억제대 직경 증가와 MPM 단독의 억제대 직경 증가 비교 | | 해석 | |
|---|---|---|---|
| MPM+ PBA | ≦ 3 mm<br>4 mm<br>≧ 5 mm | KPC: | Negative<br>Weak positive<br>positive |
| EDTA+ MPM | ≦ 3 mm<br>4 mm<br>≧ 5 mm | Class B carbapenemase: | Negative<br>Weak positive<br>positive |

표 9-8. Modified Hodge test (MHT)과 Carbapenemase inhibition test (CIT) 해석 기준

| MHT | CIT | | 해석 |
|---|---|---|---|
| | PBA | EDTA | |
| Negative | Negative<br>Positive<br>Negative<br>Positive | Negative<br>Negative<br>Positive<br>Positive | Non-carbapenemase<br>Non-carbapenemase, probably AmpC<br>Probable class B carbapenemase<br>Probable class B carbapenemase & AmpC |
| Positive | Negative<br>Positive<br>Negative<br>Positive | Negative<br>Negative<br>Positive<br>Positive | Class D carbapenemase<br>KPC carbapenemase<br>Class B carbapenemase<br>Probable class B carbapenemase & AmpC or class A & B carbapenemase |
| Weak positive | +/−<br>Negative | +/−<br>Negative | AmpC with porin loss*<br>ESBL with porin loss** |

③ 분자생물학적 시험

분자생물학적 기법은 carbapenemase 유전자를 정확하게 동정하는 'reference standard'이다. 대부분은 PCR 기법을 기초로 하고 있으며, 정확한 β-lactamase의 동정을 위해서 염기서열 전체를 분석할 필요가 있다.

④ 판정 기준

CPE의 carbapenem제에 대한 감수성 결과도 CLSI 또는 EUCAST의 감수성 판독 기준에 따라 보고한다. 2010년 이후의 CLSI 기준을 적용하여 MIC(자동화장비 등) 또는 디스크확산법으로 감수성 시험을 시행하는 경우에는 carbapenemase 검출시험 결과와 상관없이 carbapenem제의 결과를 그대로 보고한다. 그러나 carbapenemase 유전자를 가지고 있으면서 carbapenem제에 감수성을 보이는 균주의 임상적 의의는 아직 불확실하므로 carbapenem제 감수성인 CPE는 'carbapenem제에 대한 치료 효과 불확실하다'는 내용을 보고서에 추가하는 것이 적절할 것이다.

카바페넴 내성 장내세균은 감염병 관리법에 따라 의료관련감염 균주가 검출되면 감염관리를 시행하고 관련기관에 보고해야 한다.

## 3. 치료 및 감염관리

CRE의 대부분은 단순 보균상태로 있기 때문에 치료의 대상이 아니며, CRE로 인해 감염증을 나타내는 경우가 항생제 치료 대상이다. CRE가 감염증의 원인균으로 판단되면, 항생제 감수성 결과를 바탕으로 감염 전 문가와 상의하여 치료한다.

**원내 감염관리 전담팀 구성및 표준화된 감염관리 지침을 마련하고 환자와의 접촉을 통한 감염전파 예방을 위한 손 씻기 등의 표준주의 및 접촉주의를 준수한다.** 의료기구와 환경의 소독 및 멸균을 철저히

시행하며 침습적 시술 시 무균술을 준수하고 의료기관에서는 카바페넴 내성 장내세균이 분리되는지 감시하고, 분리되는 경우에는 **환자를 격리하고, 접촉주의, 철저한 개인보호구 사용, 접촉자 검사 등 감염관리를 통해 확산을 방지한다**(그림 9-14, 표 9-9).

**표 9-9. 의료기관에서 카바페넴내성장내세균속균종(CRE) 감염증 예방전략(KDCA)**

| |
|---|
| 1. 손 위생<br>- 손 위생 증진, 손 위생 순응도 모니터링 및 피드백, 손 위생 장소 접근성 보장 |
| 2. 접촉주의 조치<br>1) 접촉주의가 필요한 직원 대상 교육 및 훈련과정(착 · 탈의 연습 포함) 마련<br>2) 접촉주의 순응도 모니터링 및 피드백<br>3) CRE 감염증 환자 또는 병원체보유자 격리(고위험장소로부터 전원 온 경우 선제적 접촉격리 시행) |
| 3. 의료인력 교육 |
| 4. 침습적 장치의 사용을 최소화 |
| 5. 검사실에서 CRE 확인 즉시 결과 보고<br>새로운 CRE 감염증 환자 또는 병원체 보유자 확인 시<br>⇨ 의료기관의 임상의사 또는 감염관리 의사에게 보고하고 관할 시 · 군 · 구에 보고 한다. |
| 6. CRE 감염증 환자 또는 병원체보유자가 퇴원 또는 전원 시 환자 정보 공유<br>- CRE 감염증 환자 재입원 시 확인 필요 |
| 7. 항생제의 올바른 사용관리 |
| 8. 환경관리 |
| 9. CRE 감염증 환자 또는 병원체보유자 관리<br>1) 1인 격리실 부족 시<br>CRE 감염증 환자 또는 병원체보유자 코호트<br>전파의 위험이 높은 환자 우선순위 1인 격리실 사용<br>2) CRE 감염증 환자 또는 병원체보유자 전담의료진 배치 |
| 10. CRE 감염증 환자의 접촉자 검사<br>- CRE 감염증 환자 또는 병원체보유자로 확인되지 않았지만 역학적 연관성이 있는 환자 검사 |
| 11. 능동감시 시행<br>- CRE 확인을 위해 고위험군 입원 시 검사 또는 입원 시와 입원기간 동안 주기적 검사 |
| 12. 클로르헥시딘 목욕<br>- 중환자실과 같은 고위험장소 또는 CRE가 토착화 된 경우에 2% 클로르헥시딘(용액 또는 용액을 적신 티슈) 목욕을 고려해 볼 수 있음 |

출처: CDC, Facility Guidance for Control of Carbapenem-resistant Enterobacteriaceae(CRE), 2015 Toolkit

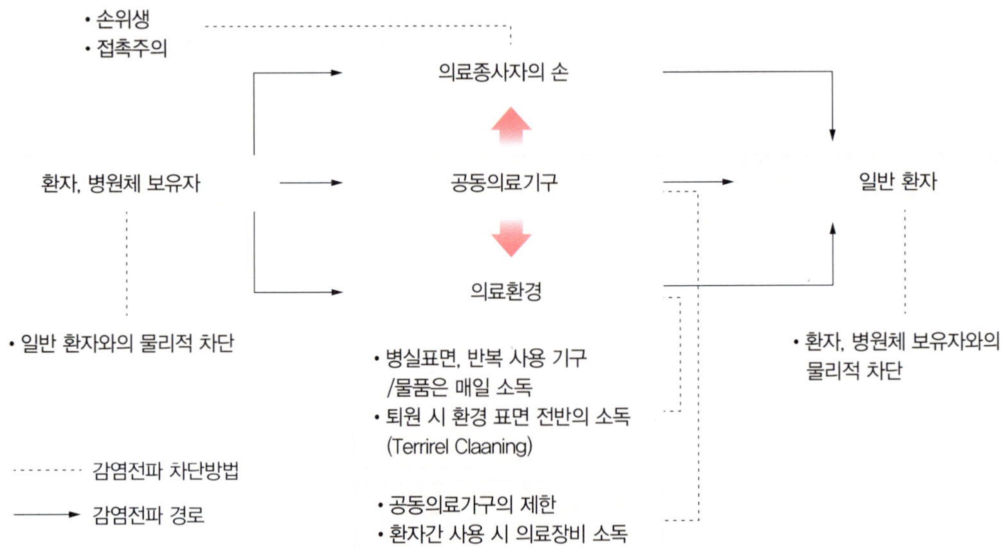


그림 9-14. 의료관련감염병 예방 · 관리를 위한 전략 흐름표(KDCA)

## 4. 격리의 해제

격리의 해제에 대해 명확히 정해진 바는 없으며, 능동감시(보균검사)에서 반복적으로 음성이었다가 다시 양성으로 나타나는 경우가 있기 때문에 **감염관리실무자는 균주의 역학과 환자의 임상 상태에 따라 다음의 내용을 참고하여 격리 해제의 시기를 결정**한다(그림 9-15).

### 1) CRE 환자 및 병원체보유자 관리

**원래 분리되었던 부위와 보균검사에서 3일~1주 간격으로 검사를 시행하여 연속적으로 3회 이상 음성인 경우 격리 해제가 가능하다.**

항균제가 투여되지 않고 있는 환자의 경우는 간격 조정이 가능하다. 뇌척수액, 늑막액, 복수액 등 원래 분리되던 부위의 검체 채취가 어려운 경우 또는 혈액에서 분리된 경우는 보균자 검사만 시행한다. 가래에서 CRE가 분리된 병원체 보유자의 격리 해제를 위해서는 가래 및 직장 도말 검사를 3일~1주 간격으로 시행하여 두 곳에서 모두 연속 3회 이상 음성이 확인된 경우 격리 해제가 가능하다.

### 2) CRE 환자 및 병원체보유자의 접촉자 관리

접촉자 보균검사 결과, 음성이 나온 경우는 첫 시행일로부터 1일 이상 간격을 두고 추가 검사를 시행하여 **총 2회 연속 음성 확인 후 격리 해제가 가능하지만 검사 결과가 양성인 경우에는 즉시 격리**한다.

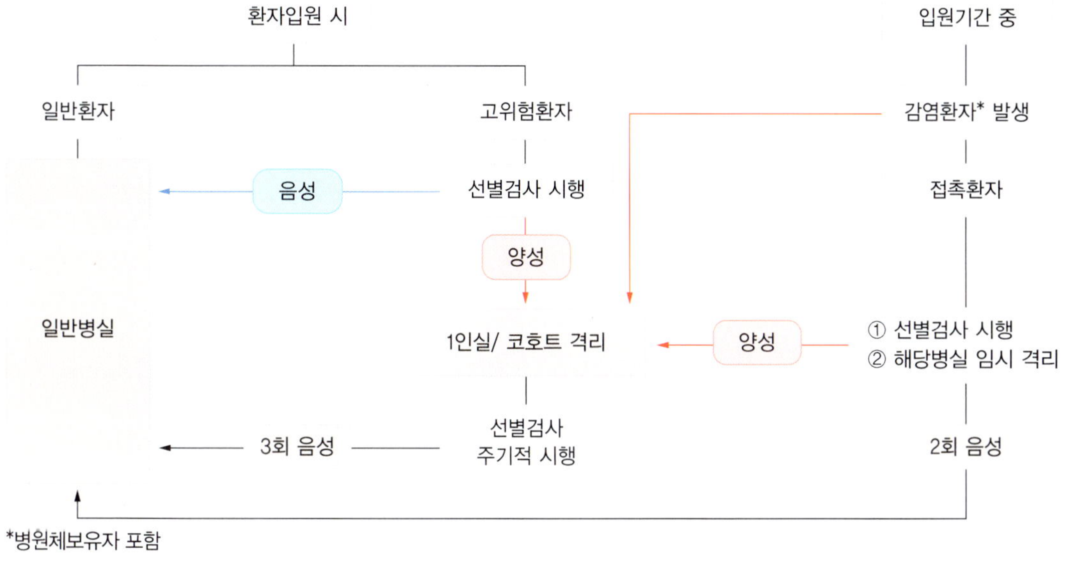


그림 9-15. 의료관련감염병 선별검사 시행과 격리알고리즘 예시(참고용), KDCA

※ CRE 발생 고위험 선별검사 시행 대상자

- 1년 이내; CRE 집단 발생 지역의 의료기관 입원 경험이 있는 경우
- 1년 이내; 전원 시 이전 의료기관(상급종합병원, 종합병원, 요양병원 등) 또는 과거 입원 시 CRE가 확인된 경우
- 1년 이내; 동일병실 또는 동일 중환자실 내 CRE 환자와 접촉 경험이 있는 경우
- 위에 해당하는 환자와 긴밀한 접촉이 있어 확인이 필요하다고 판단되는 경우

# 핵심용어

**광범위 베타 락탐 분해효소(extended spectrum beta-lactamases, ESBL):** 페니실린, 세팔로스포린 및 모노박탐 아즈트레오남을 포함한 대부분의 베타 락탐 항생제에 내성을 나타내는 효소이며, ESBL을 생성하는 미생물에 감염되면 좋지 않은 결과가 나타난다.

**내인성감염(intrinsic infection):** 환자 자신의 정상균무리 안에 잠재해 있는 병원체가 이상 증식하여 감염병을 일으키는 경우를 의미하며, 녹농균과 칸디다에서 발생 빈도가 높다.

**외인성감염(extrinsic infection):** 병원 환경, 환자와 상호작용하는 직원의 위생기준, 라인, 말초, 중심, 요도카테터, 수술 후 배액관 및 장비와 같이 환자에게 배치되는 장치를 통해 감염되 는 것

**장내세균목(Enterobacteriales):** 새로운 장내세균목(order)의 분류체계의 변화 에 따라 2021년 Enterobacterales목에는 Budviciaceae, Enterobacteriaceae, Erwiniaceae, Hafniaceae, Morganellaceae, Pectobacteriaceae 및 Yersiniaceae 7개의 새로운 과(family)로 분리되어 있다. 장내세균과(Enterobacteriaceae)에 속해 있던 CRE 및 CPE에 속해 있던 *Morganella* 속, *Serratia*속 등은 장내세균과에서 새로운 과로 분리되었기 때문에 장내세균을 포괄적으로 표현할 때는 장내세균목(Enterobacteriales)으로 표현해야 한다.

**카바페넴 내성 장내세균(carbapenem-resistant Enterobacteriales, CRE):** 심각한 감염을 치료하는 데 사용되는 항생제 (carpabenem계)에 내성을 가진 세균으로 대부분의 다른 항생 제에 내성이 있으며 어떤 경우 에는 사용 가능한 모든 항생제에 내성이 있는 장내세균

**카바페넴 분해효소 생성 장내세균(carbapenemase producing Enterobacteriales, CPE):** carbapenemase(예: NDM, VIM, IMP, OXA-48, KPC 및 GES)라는 효소를 포함하는 carbapenem계에 내성을 나타내는 장내세균이다. 이 효소는 항생제를 분해하여 세균을 죽이는 것을 방지한다.

**항생제의 선택 압력(antibiotics se lective pressure):** 감수성 균수를 줄이고 경쟁 균형을 기존 내성 균주에 유리하게 이동시켜 지역사회 항생제 내성을 증가시키는 것

## 핵심문제

**01. 카바페넴 내성 장내세균(CRE)의 감염경로는?**

① 감염되거나 집락화된 사람들과의 접촉
② 오염된 물
③ 오염된 식품
④ 호흡기 전파
⑤ 비말전파

해설 Carbapenem-resistant Enterobacteriaceae(CRE)는 일반적으로 감염되거나 집락화된 사람들과의 접촉, 특히 상처나 대변과의 접촉을 통해 사람 대 사람으로 전파된다. 이 접촉은 의료종사자의 손이나 올바르게 세척되지 않은 의료장비 및 장치를 통해 발생할 수 있다.

**02. ESBL에 대한 설명이 아닌 것은?**

① *E.coli, Proteus mirabilis* 등에서 관찰된다.
② 세팔로스포린에 내성을 보인다.
③ Clavulanate에 억제된다.
④ Mannitol salt agar 시험을 한다.
⑤ Double disk synergy(DDS) test로 검사한다.

해설 Mannitol salt agar 시험은 MRSA검사이다.

**03. 직장 면봉을 이용하여 채취할 병원체는?**

① CRE(카바페넴 내성 장내세균)
② MRSA
③ MRPA
④ *Candida albicans*
⑤ 말라리아

해설 MRSA는 코에서, MRPA, *Candida albicans*는 혈액이나 농양 또는 오줌에서, 말라리아는 혈액에서, CRE와 VRE는 직장면봉에서 분리한다.

정답 1. ①, 2. ④, 3. ①

Chapter 10

# 검체의 취급과 병원 환경 미생물의 배양

학습목표

1. 검체의 취급방법에 대하여 설명할 수 있어야 한다.
2. 검체와 검사목적에 대하여 설명할 수 있어야 한다.
3. 환자 개인정보의 중요성에 대하여 설명할 수 있어야 한다.
4. 미생물검사 결과의 해석에 대하여 설명할 수 있어야 한다.
5. 미생물 오염의 감시대상에 대하여 설명할 수 있어야 한다.
6. 멸균물의 무균시험에 대하여 설명할 수 있어야 한다.
7. 표피부착 미생물의 측정에 대하여 설명할 수 있어야 한다.
8. 공중 부유입자, 부유균과 낙하균의 배양에 대하여 설명할 수 있어야 한다.
9. 물, 액체의 미생물검사에 대하여 설명할 수 있어야 한다.
10. 환경오염의 새로운 해석에 대하여 설명할 수 있어야 한다.
11. 환경오염 조사를 할 때 주의사항에 대하여 설명할 수 있어야 한다.

## I 개요

MRSA와 VRE, ESBL (extended spectrum β-lactamase) 생산 그람음성막대균 등의 약제 내성균의 검출이나 각종 감염병의 자주 발생하는 균주 검출은 미생물검사 결과를 통해서 보고되며, 임상검사 결과로 활용되어 치료에 참고가 되고 있다. 미생물 검사 결과가 다른 임상 검사 결과와 다른 점은 환자 개인의 검사 결과를 다시 종합하여 병실, 병동, 병원 등의 시설 단위나 증상별로 해석된다는 점이다. 이 해석 검사 결과는 진료와 검사 방법의 개선을 위한 자료가 된다. 이것들은 **감염관리를 목적으로 하는 감염감시라고 할 수 있으며, 그 요점은 다음과 같다.**

1. 담당의사가 감염병으로 판단하여 항균제 투여 직전의 검체에서 자주 발생하는 균주의 검색
2. 치료 중임에도 불구하고 호전되지 않아 실시하는 효과 판정을 위한 검사
3. 감염병을 제외하기 위한 검사나 감시 배양 등이 뒤섞여 있는 것이 현실이다.

본 장에서는 이러한 여러 검사 결과 중에서 어떻게 검사 결과를 추출 해석하고, 감염관리에 도움이 되는 검사 결과로 활용할 수 있는지와 병원 환경을 평가하는 검사법이나 미생물 분리방법 등에 대해서 서술한다.

## II 검체의 취급

검체 채취 시의 일반적 주의 점은 다음과 같다(그림 10-1, 표 10-1).

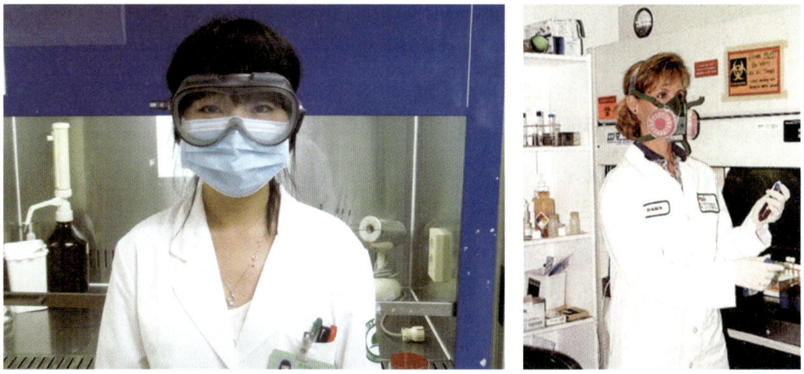

그림 10-1. 개인 보호 장비

A: 일반미생물 실험실에서 가운, 장갑, 마스크, 보호안경을 착용한다.
B: 결핵균 같은 특수 미생물을 취급하는 실험실에서 lab coat, 장갑, HEPA 필터 마스크를 착용한다.

표 10-1. 검체 채취 시의 일반적인 주의사항

| 검체 취급 방법 | 주의사항 |
|---|---|
| 취치 시기와 채취법 | **발병 초기, 항균제 투여 전에 채취**<br>검체량은 적당량을 채취<br>안전성이 높은 채취법을 선택한다.<br>채취 용기는 멸균된 지정 용기를 사용<br>환자에에 검사 목적을 설명하고 협력을 요구한다. |
| **항균제 투여 중인 환자로부터 채취** | **24시간 이상 투여를 중지하고 나서 채취**<br>중지할 수 없는 경우에는 항균제의 혈중 농도가 가장 낮을 때를 선택한다(다음번 투여 직전) |
| **정상균무리·소독약 등의 혼입을 피한다** | 정상균무리의 혼입은 감염 원인 균주의 추정을 곤란하게 하여, 검사를 복잡하게 만든다.<br>채취부위의 소독으로 인한 소독약의 혼입은 미생물의 발육을 방해하여 정확한 결과를 얻을 수 없게 만든다. |
| **검체의 건조를 피한다.** | 대부분의 미생물은 건조에 약하다.<br>미량 검체는 직접 배지에 접종(각막 찰과 등을 충분히 연습한 후), 수송용 배지가 든 시험관(면봉)을 이용, 미량의 멸균생리 식염수를 주입 |
| **무산소성 세균의 검출**에는<br>(폐쇄싱 병소, 익취를 동반하는 재료 등) | 탄산가스로 충전되어 있는 전용 용기(염기 포트)에 채취한 후, 공기층이 없는 상태로 하여 가능한 한 빨리 검사에 들이간다. |
| **검체의 실온 방치는 하지 않는다.** | 세균이 증식하여 결과가 달라진다(예; 소변)<br>복수의 세균이 혼재한 경우, 발육이 늦은 병원균의 검출이 어렵다(녹농균 증식). |
| **세균에 따라서 낮은 온도에 약하다** | 임균·수막염균·이질아메바 등은 사멸 |
| **검체보존은 냉장보존이 원칙** | 설사변은 냉장고에 넣지 않는다. |

*검체 채취는 가능한 한 검사 당일 채취를 기본으로 한다.
*설사변을 냉장 보존하면, 감염 원인 균주의 검색이 어려워지는 경우도 있다.

## 1. 검체 채취 시의 일반적인 주의사항

1) 채취 시기와 채취 방법은 질병초기, 항균제 투여 전에 채취하고, 지정 멸균 용기에 넣는다. 채취일시의 기록을 반드시 한다.
2) 항균제를 투여 중인 경우에는 혈중 농도가 가장 낮은 시기인 다음 번 투여 직전을 선택한다.
3) 정상균무리와 소독제의 혼입을 피한다.
4) 검체가 건조되지 않도록 극미량의 검체는 직접 배지에 접종한다. 소량의 검체는 수송용 배지가 들어있는 용기에 채취한다.
5) 폐쇄성 병소나 악취를 동반하는 검체는 무산소성 배양을 하고, 전용 용기에 넣거나 공기에 접촉되지 않도록 하여 미생물검사실로 보낸다.
6) 검체의 실온 방치는 엄격하게 금지하고, 복수의 세균이 혼재되어 있는 경우라면, 증식 속도가 빠른 세균이 증식하여 병원균을 검출할 수 없게 되는 예도 있다. 특히 녹농균은 실온에서 증식 속도가 빠르다.
7) 임균이나 수막염균 등은 낮은 온도에 의해 균수가 감소되며, 또한 이질 아메바 등도 특유의 운동이 보이지 않게 되어 검출이 불가능하게 되는 경우도 있다.
8) 검체 보존은 냉장이 원칙이다. 검체 채취는 가능한 한 검사 당일에 채취하는 것을 원칙으로 하고, 신속하게 배양 검사를 시행한다.

# III 검체와 검사목적

**미생물 검사의 본래의 목적은 감염증의 원인이 되는 세균의 분리 동정과 세균의 약제감수성시험을** 목직으로 한다. MRSA, VRE, CRE의 병원감염이 문제로 제기되있을 무렵부터 감염병의 대한 관심이 높아져 현재는 입원 · 수술 전에 실시하는 MRSA, VRE, CRE의 보균조사 등을 통한 역감염 환자의 대한 정기적인 정상균무리 동향검사 등이 포함되어 있다.

## 1. 감염병의 원인균 검색

**검체와 채취부위를 의뢰지에 기재한다.** 예를 들어「고름」의 경우, 어느 부위에서 채취했는지에 따라, 사용배지의 편성을 바꾸거나, 배지를 추가하는 경우도 있다. 검체 채취를 통해 감염 자주 발생하는 균주를 추정할 수 있으며, 정상균무리 혼입을 예측하여 선택배지의 추가나 증균배지의 병용 · 배양 방법의 추가가 가능해지기 때문에 검출 민감도를 올릴 수 있다.

## 2. 감시배양

감시배양에는 입원 · 수술 전의 MRSA, VRE, CRE 보균검사, 임신부의 질 분비물을 검사하는 *Streptococcus agalactiae* 검사, 혈액질환 환자나, 이식환자 등의 역감염 환자를 대상으로 하는 정기적인 정상균무리 동향검사 등이 포함되어 있다. 그러나 아직 의료보험에서 비급여로 책정되어 있어, 각 의료기관에서는 대처에 고심하면서 "감염병 의심"이라는 분류를 하여 미생물검사를 하고 있는 예도 많다. 진단검사의학과의 **미생물검사 결과만으로 검사 결과를 해석할 경우, 역학조사나 감시 배양 등의 결과가 혼합되어 있음으로 판별을 위해서 검사 목적을 명확하게 하는 것이 바람직하다.**

표 10-2. 병원감염의 원인균이 될 가능성이 있는 세균의 역학마커

| 대상 미생물 | 방법 | 특징 |
|---|---|---|
| *P. aeruginosa*<br>*S. marcescens*<br>*S. agalactiae*<br>*S. pneumoniae*<br>*L. monocytogenes*<br>*L. pneumophila* | 혈청형(serotype)<br>응집반응을 이용하는 경우가 많다. | 균체 표층부의 O항원에 대응하는 특이적인 항혈청(형별용 항혈청)을 이용한 응집법<br>T형별(T단백) M형별(M단백)<br>협막 다당체항원을 이용한 협막 팽화시험<br>O항원 12종류와 편모항원(H항원) 4종류<br>*L. pneumophila* 6군과 기타 4종균별 |
| *S. aureus*<br>*Salmonella*<br>*P. aeruginosa* | 파아지형(phage type) | 용균반: 프로파아지를 포함하고 있는 균이 있고, 이들에게 동종 혹은 근연 파아지를 감염시키도 용균하지 않음 |
| *Vibrio* 등 | 생물형(biotype) | 세균의 동정에 사용한 생화학적 성질 분석 |
| 특정한 항생제에 내성이나 감수성을 보이는 균주 | 약제감수성 형(antibiogram) | 약제감수성시험 결과의 해석 |
| *S. aureus*<br>*S. agalactiae*<br>*S. pyogenes*<br>*C. difficile*<br>*B. cepacia*<br>*L. monocytogenes*<br>*Salmonella* | PFGE<br>(Pulsed-field gel electrophoresis) | 새로운 분자생물학적 방법이다. 각종 미생물의 DNA를 여러 종류의 제한효소를 이용하여 절단하고 아가로스 겔 전기영동법으로 절단된 DNA를 분리한 후, 에티디움 브로마이드로 염색한다. 그 절단된 패턴의 차이를 판정하는 방법으로 거의 모든 미생물의 해석에 응용이 가능하다. |
| 의료관련 감염 항생제 내성균 | 유전자형(genotype) | 의료관련 감염 항생제 내성균이 가지고 있는 유전자 형별 분석 |
| *P. aeruginosa* | 비오신(biocin) 형 | 녹농균이 생산하는 항균성물질 |

# IV 환자 개인정보의 중요성

미생물검사의 경우, 환자의 개인정보가 필요한 경우가 많다. 예를 들어 국내에서는 거의 감염의 기회가 없는 병원체인 경우, **환자의 해외 여행력(旅行歷)**이 대변검사에서는 필수요건이라고도 할 수 있다. **직업이나 애완동물 사육 등의 취미, 기호 등을 참고**하여 자주 발생하는 균주 분리에 성공한 사례도 있다. 이상은 일반적인 감염원인 자주 발생하는 균주검사에 필요한 정보이다.

## 1. 병원감염의 예

1) 발열과 발열패턴 및 최고 체온
2) 투여약제
3) 항균제나 면역억제제의 종류와 양 · 투여기간
4) 수술 후, 기관절개의 유무, 각종 삽입관의 종류와 삽입 부위의 육안 관찰소견 등의 정보를 수집 하여 검사 결과의 가치를 높인다.

## 2. 진단검사의학과 내부에서의 정보수집

1) CRP, 백혈구 수와 백혈구 백분율시험(WBC differential count test)
2) 기타 임상화학적 검사 결과(ADH 등)
3) 검체 중에 호중구의 유무와 탐식상태의 확인
4) 각종 미생물의 항원(대사산물) 검출 결과

## 3. 병원 미생물의 유전자 검사

1) 약제 내성인자의 증명
2) 병원성 독소 및 효소의 증명
3) 배양이 어려운 미생물의 증명
4) 역학적 해석 등이 있으며, 최근 이들의 항원검출과 유전자검사가 폭넓게 이용된다.

과거의 미생물검사의 범주에서는 약간 벗어나 있지만, 신속한 감염질환의 진단법으로 유용하기 때문에 검사 결과 해석에 포함시키는 것이 바람직하다.

# V 검사 결과의 해석

일정규모 이상의 의료기관에 진단검사의학과에서는 컴퓨터를 이용하여 각종 검사 결과를 통계처리하고 있으며, 목적에 따라서 결과 해석을 하고 있다. 진단검사의학과의 미생물 검사 결과는 자동화된 미생물검사 장비와 진료과의 컴퓨터가 온라인으로 연결되어 있기 때문에, 입력된 검사 결과를 실시간에 각 진료과에서 검색이 가능하고, 용지를 이용한 의뢰서와 보고서 등의 서류가 쓰이지 않게 되었다. 이 같은 상황에서 진단검사의학과 미생물 담당 직원이 검사 결과를 보고, 감염관리팀에 연락하여, 진료과나 간호 단위에 대응을 촉구하거나, 권고를 한다. 이때의 기본 검사 결과 추출순위, 순서와 각종 미생물통계에 대해서 보고한다(표 10-3).

표 10-3. 감염방지를 위한 검사 결과 해석의 보고

| 긴급도 | 대상미생물 | 검사 대상 | 요점과 대처 |
|---|---|---|---|
| 판명 후 즉시 | 결핵균·장티푸스균 같은 법정감염병의 원인균 | 환자 개별 | 병실 상황, 검체, 증상 등을 감안하여 대처한다. 상황에 따라서 병실의 소독, 직원의 검진 등도 고려한다. |
| 증가 경향이 있는 경우 | 기회감염균 | 동일 병동<br>간호단위<br>시설전체 | 동일 환자의 검체가 반복되어 검사되는 경우가 많다. 평상시에는 보기 힘든 세균, 혹은 검출빈도가 높은 미생물과 병원감염 원인균으로 보고되어 있는 균종에 주의할 것.<br>기간을 한달과 반년 그리고 3년반 전의 것들과 비교한다. |
| | MRSA와 ESBL, VRE, CRE, MRPA, MRAB 등의 내성균 | 추가 항균제 사용상황 | |

## 1. 수시 보고(신속성을 필요로 하는 경우)

1) 감염성이 강한 미생물의 검출 위험 레벨 3등급 이상의 미생물 검출 시
2) 미숙아실, 장기 이식 환자, 무균 병동 등에서 동일 균종이 2명 이상의 환자로 부터 분리되었을 때

## 2. 종합보고

1) 균종, 병동별 집계
2) 균종별, 검체별 집계 포인트: 환자 등록번호(ID)로 종합하고, 감염의 유무를 조사한다(표 10-4). 진단검사의학과 단독으로는 불가능하므로, 임상의사와의 협력이 필요하다. 특정 병동, 병실에서는 환자 본인이 보균자라도 비말감염을 야기하는 검체로부터 대량으로 분리되는 경우는 주의해야 한다. **미생물 검사 담당자는 가장 빨리 다양한 병원균의 원내감염 유형을 파악할 수 있기 때문에 다음을 고려한다.**

표 10-4. 분리된 균주를 통해 감염 여부의 추정

| 미생물의 검출 |
|---|
| 1. 본래 무균인 검체(혈액, 수액, 천자액 등)로부터 미생물이 검출된 경우<br>2. 다수의 균수가 검출된 경우<br>　1) 요로감염질환(미생물이 $10^5$/mL 이상이면서 백혈구 검출)<br>　2) 호흡기감염질환(화농성 객담)<br>3. 호중구가 대부분 세균을 탐식한 형태를 나타낸 경우<br>4. 일반적으로 병원균으로 여겨지고 있는 균종<br>5. 감염 징후가 나타남 – 고열, 백혈구 증가, CRP 양성, ESR 등<br>6. 반복적으로 검출됨<br>7. 미생물의 소실과 감염증상의 소실이 일치 |

① 매일의 검사 결과를 신속하고 상세하게 판단할 것

② 임상 각과나 간호부서에 대한 연락(협조)을 긴밀하게 할 것

③ 검사 결과를 종합적으로 분석하고, 감염 예방에 도움이 되는 미생물검사를 실시하도록 하는 것 등이 필요할 것이다.

## VI 병원환경 오염의 감시대상

환자가 이용하는 병원 환경에는 병실이나 침대 등의 실내 설비 환경과 기류나 공기의 질과 같은 공기환경 및 의료 종사자의 손이나 의료기구 등이 있다. 감염관리팀 활동의 일환으로 환경정비나 손 씻기의 장려 등을 지도하기 위해서는 우선 실제 오염 상황을 올바르게 파악해 둘 필요가 있다. 병원 환경을 평가하는 검사법이나 미생물 분리 방법 등에 대해서 정확한 지식이 없는 경우에는 이 평가를 통해 부적절한 청소나 소독이 행해져 오히려 오염이 확대되는 경우도 있다. **병원감염 방지를 위한 미생물 오염상황 감시대상은 아래와 같다.**

1. 멸균 기자재, 의료기구의 무균시험
2. 바닥, 설비, 의복, 시트 등의 표면오염
3. 공중 부유균과 낙하균
4. 손가락 및 수술부위 피부의 미생물오염
5. 물, 액체의 미생물검사

## VII 환경표면 부착균의 측정법

기구의 표면이나 대형기기의 표면오염은 접촉한 손가락 등에 따라 오염 확산의 원인이 되며, 바닥의 오염은 사람의 움직임이나 청소 등에 의해서 쉽게 공기 중으로 날아 올라가 부유먼지가 되어 환경오염을 반복하는 원인이 된다. 표면 부착균 측정법은 바닥 등의 물체 표면에 있는 미생물을 검출하는 방법으로써 오염의 정량적 평가는 가능하지만, 회수율에 문제가 있다. 또, 공기 환경의 오염정도와는 관계없이 공기청정도를 판정하는 기준으로는 사용할 수 없다.

### 1. 우무 원주법

직경 2~3 cm 정도가 되는 소시지 모양의 원주형 우무를 물체 표면에 가볍게 누르고, 접촉면을 얇게 절단하여 배양한다. 우무 소시지법이라고도 한다.

## 2. 로덕 플레이트(Rodac plate®)법

직경 66.67 mm의 **플레이트 위에 배양용 배지를 쌓아 올리듯이 부어 넣은 것으로, 물체 표면에 직접 접촉시켜서 미생물을 채취**한다. 시판 배양 배지로는 RODAC 플레이트, 스탬프미디어 BHI®, 필름 스탬프 체크®와 같은 각종의 배지가 있다(그림 10-2).

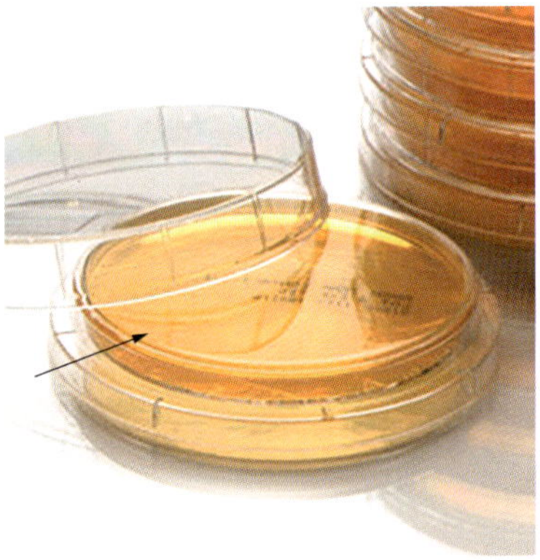

그림 10-2. 상품화된 RODAC 플레이트

## 3. 닦아내기법(swab)

멸균면봉을 멸균수 혹은 1% 펩톤수(peptone water)에 적셔서 **문손잡이 등 일정한 장소를 닦아내어 물체 표면의 미생물을 채취하는 방법**이다. 솜에 부착된 미생물을 멸균수에 풀어 부유시키고, 그 일부를 배지에 배양하여 집락 수를 계산한다.

**간편한 방법이긴 하지만 세균의 회수율이 약 10%로 낮고 정확한 정량적 측정은 할 수 없기 때문에 닦아내기 방법에서 미생물 배양이 음성이라 하더라도 그 영역이 청결하다고 단정할 수는 없다.**

## 4. 직접 배양법

**액체배지에 직접 배양하는 경우는 주삿바늘 등의 소형 의료용 기구의 오염을 조사하는 방법이다.** 검사할 기구를 넣을 수 있는 용기에 액체배지를 준비하고, 기구를 액체배지에 직접 넣어 배양한다. 이 방법의 단점은 미생물이 검출된 경우 어느 부위에서 검출된 것인지 확실치 않다는 점이다. **세균수가 적은 물품이나 겸자(forcep)의 관절 부분 혹은 좁은 관과 같이 직접 배지에 접촉시키는 것이 곤란한 물건은 액체배지 내에 직접 담근 후 배양**하는 것이 정확하나 정량적 검사는 아니다.

## 5. 진공 흡인법

오염 표면을 흡인해 여과막(membrane filter)으로 집균하여 필터를 직접 배양해 집락을 관찰한다.

# VIII 공중 부유 입자, 부유균과 낙하균의 배양

**방안의 공기 청정도를 알아보는 방법으로 일반적으로 공중 부유입자 수 및 부유균 수의 지표로 이용된다**(표 10-5). 공중부유 입자수의 측정은 광산란식 자동 입자 계수기(particle counter)를 이용하여 측정한다. 일반적으로 0.3 L/min의 공기류 양으로 측정하고, 공기 1 $ft^3$ 중에 부유하는 입자 수를 입자 직경별로 표시한다.

표 10-5. 공중부유균 측정기

| 미생물 수집방법 | 측정법 | 사용기기 |
|---|---|---|
| 낙하법 | 낙하법<br>스테인리스 강판법 | 평판우무배지<br>스테인리스 강판 |
| 충돌법 | 슬릿법<br>핀볼법<br>다공판법<br>다단계공판법<br>회전판법 | 슬릿 샘플러<br>핀볼 샘플러<br>시브 샘플러<br>언더셀 샘플러<br>회전 포집기 |
| 원심충돌 | 원심충돌법 | RCS 에어샘플러 |
| 충돌세정 | 인핀져법 | 인핀져 |
| 여과법 | 멤브렌 필터법<br>젤라틴 필터법<br>유리섬유 필터법 | 멤브렌 필터<br>젤라틴 필터<br>유리섬유 필터 |

미국 항공우주국 규격(NHB 5340 · 2) 소위 NASA 기준으로 표시된 공기 청정도는 공기 1 $ft^3$ 중에 부유하는 0.5 μm이상의 입자수로 표시하고, 입자 수 100개 이하를 class 100이라고 규정하고 있다.

이 기준은 **공중부유균의 대부분이 부유하는 입자에 부착해서 존재하고 0.5 μm 이상의 입자 수에 거의 비례한다는 이론에 근거**하고 있다. 실시간으로 청정도를 표현할 수 있는 간편한 방법이긴 하지만, 일상적인 업무 중이나 수술실과 같은 곳에 업무의 내용이 크게 변화하는 장소에서 **사람들의 잦은 출입에 따른 오염과 전기 메스의 연기 등에 의한 공중 부유입자수가 크게 변동하기 때문에, 정확한 청정도를 부유입자 수만으로 표현하는 것은 타당하지 않다는 지적도 있다**(그림 10-3). 공중에 존재하는 미생물은 바람이나 사람의 움직임 혹은 온도나 습도의 영향을 받기 쉽기 때문에, 일하는 곳에 환경에서 측정조건을 일정하게 유지시킨다는 것은 어려운 일이다. 공중부유균의 측정에는 기류를 고속기류로서 평편하게 내뿜는 충돌법, 침강(낙하)에 의한 방법, 여과에 의한 것들이 있다. 병원 실내 공기 중의 **일반미생물이나 진균이 주요 검사 내상이고**, 특수한 배양법을 이용하는 *Legionella* 등의 세균은 파악할 수 없다.

**공중 부유균의 측정에 있어서 미리 검토하지 않으면 안 되는 기본적 사항은 다음과 같다.**

① 검하고자 하는 장소의 기류 특성을 고려한다.

② 공기정화가 행해지고 있는 방인지 아닌지를 확인한다.

③ 그 방의 공기오염을 발생하는 장비가 있는지 확인한다.

④ 업무량의 변동, 평면 분포 등에 대해서 숙지한다.

⑤ 집락의 수도 계측하고 분리된 균종의 동정도 한다.

⑥ 사람이 있는 상태(업무 중)에서 측정할 것인가 검토한다.

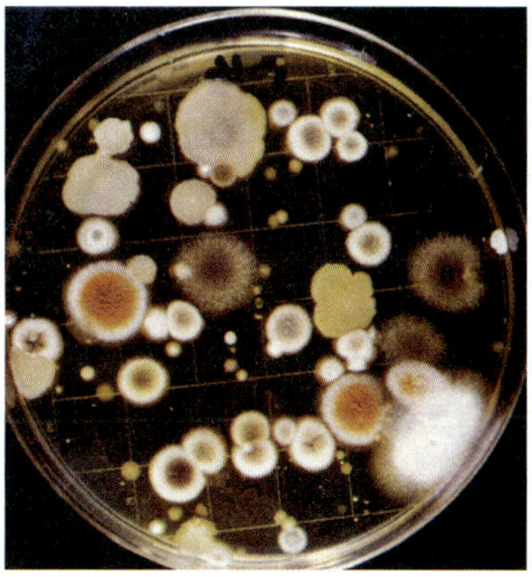

그림 10-3. 평판배지에 증식한 공중 부유 낙하 미생물의 집락

## 1. 슬릿 샘플러

**슬릿(slit)을 통과한 공기를 흡인하여 고형평판 배지표면에 기류를 충돌시켜 미생물 입자를 포착하는 방법이다.** 배지의 회전 시간과 공기류 양 등을 설정하여 시간경과에 따른 변화를 정량적으로 표현할수 있는 장점이 있다. 일반적으로 슬릿 폭은 0.3 mm, 공기 흡인양 33.3 L/min, 직경 9 cm의 배양접시를 이용하여 3분간 흡인하고, 이 사이에 배지가 놓인 턴 테이블이 1번 회전하게 되어 있다(그림 10-4).

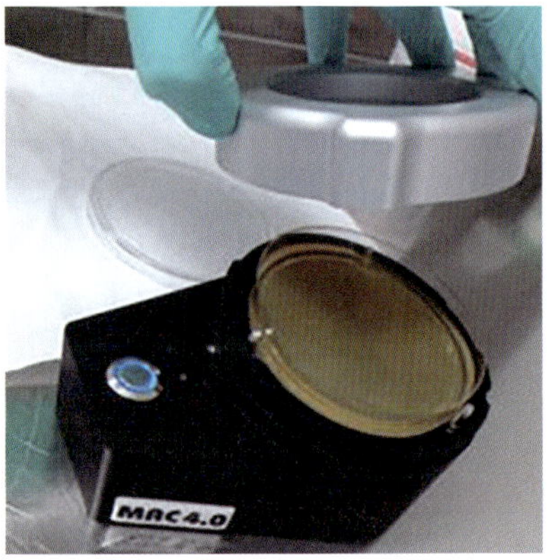

그림 10-4. 슬릿 샘플러

## 2. 핀볼 샘플러

슬릿 대신 직경 0.12 mm의 5개의 원형구멍을 설치한 것이다. 2분에 1번 회전하고, 공기 흡인양은 26.5 L/min로 실시한다. 슬릿 샘플러에 비해서 정밀도가 좋고 정량적 측정이 가능하다.

## 3. 다공판 샘플러

다공판을 통과시켜 공기를 흡인하고, 각 구멍에 의해 형성된 기류를 평판에 충돌시키는 방식이다. 배지와 다공판과의 정확한 거리조절이 중요하다는 점과 흡인공기량의 증대에 따라서 1개의 구멍으로 부터 다수의 미생물이 유입되는 경우가 있어, 조건 설정이 어렵다.

## 4. 언더셀 샘플러

다공판과 평판 배지를 6단으로 조합한 것으로 각 단에는 400개의 원형구멍이 있고, 구멍의 직경이 단계적으로 좁아져 하단으로 내려감에 따라 기류 속도가 증대된다. **배지 상단에서는 큰 입자를 포착하고, 하단으로 내려갈수록 작은 입자가 포집된다.** 따라서 공중에 부유하는 균이 부착하는 각 입자 직경간의 분포를 구할 수 있다. **재현성이 좋고 또한 정량적 측정이 가능하기 때문에, 부유균 검사법으로 신뢰할 수 있는 방법이다**(그림 10-5).

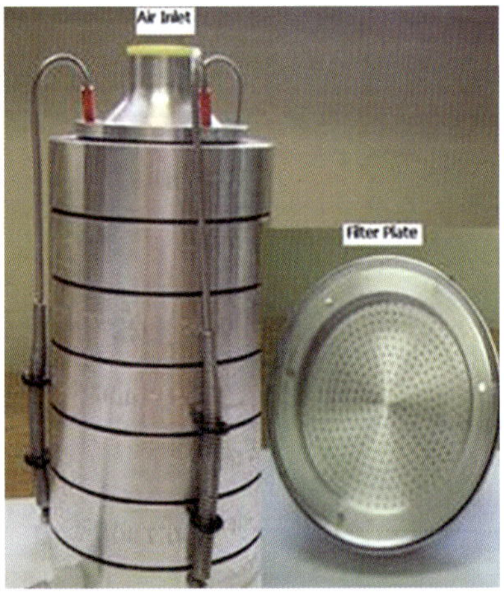

그림 10-5. 언더셀 6단계 에어 샘플러

## 5. 원심충돌법

**로이터 원심 샘플러(reuter centrifugal sampler, RCS)라고 불리며,** 전면의 프로펠러를 회전시켜 공기를 흡인하고 그 흡입한 공기를 주위에 설치해 둔 우무배지 표면에 원심력을 이용해 내뿜는 방식이다. 각종 선택배지가 시판되고 있다. 40 L/min의 공기를 포집할 수 있으며, 일반적으로 80 L중의 균수로

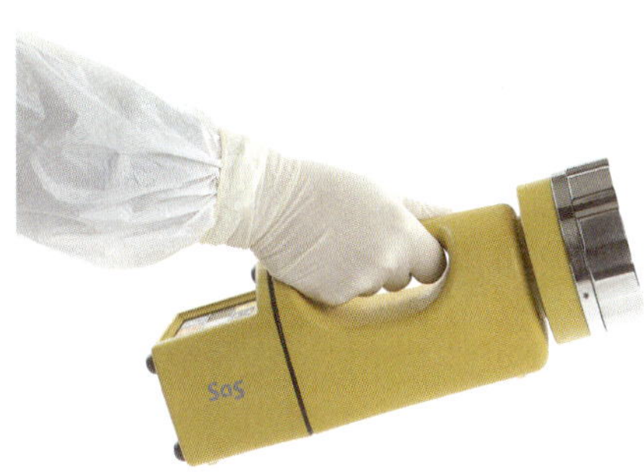

그림 10-6. 로이터 원심 샘플러

표현한다. **전지로 작동되기 때문에 손쉽게 휴대할 수 있고, 또한 미생물의 검출이 좋기 때문에 간편성이 뛰어 나지만 공기 흡인양의 정밀도 관리에서는 주의가 필요**하다(그림 10-6, 10-7).

## 6. 집진장치(impinger)법

액체를 넣은 유리용기 바닥부분에 기류를 충돌시켜, 미생물을 액체 속에서 포착하는 방식이다. 일정시간 흡인한 후, 멸균 여과 막(membrane filter)으로 여과하여 포집한 미생물 수를 계측한다.

## 7. 평판배지에 낙하균 검사

**공중부유 입자에 부착한 미생물이 입자와 함께 낙하하는 것을 조사하는 방법**으로, 공중 부유균과는 다른 의미를 지닌다. 즉, 입자의 직경과 낙하 속도 사이에는 일정한 관계가 있으며, 입자의 크기에 따라서 낙하 속도가 달라지기 때문에 큰 직경을 가진 입자의 영향을 과도하게 받는다. 또 **환기 회수나 천장 높이 및 기류의 영향을 받기 쉽기 때문에, 낙하균의 측정값으로 공중 부유균의 농도를 예측하는 방법으로 정확성이 떨어진다.**

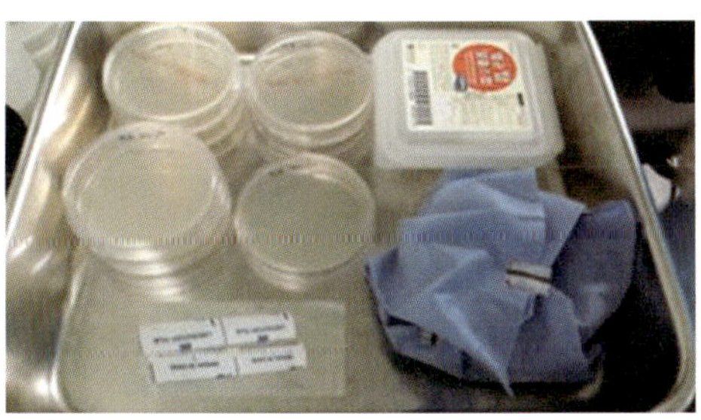

재료 준비; 목적에 따라 다양한 배지가 사용된다.
일반세균 – TSA: Tryptic Soy Agar,
진균 – SDA: Sabroud Dextrose Agar (84 mm plate)

→

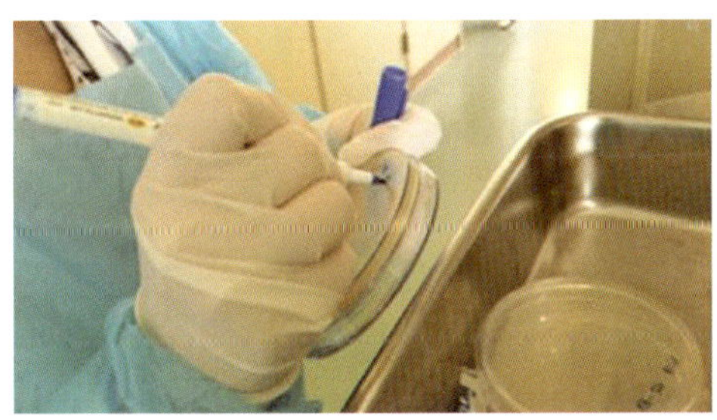

검사할 위치 표기; 검사할 장소 (수술실, 무균실 등)를 표시한다.

→

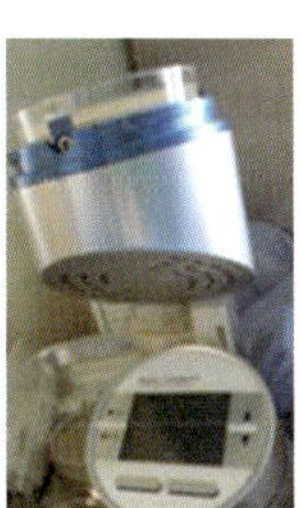

기기에 배지 부착

→

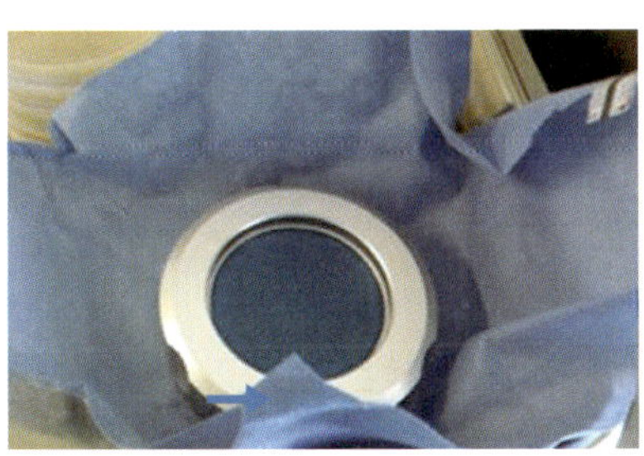

멸균된 head를 닫음

→

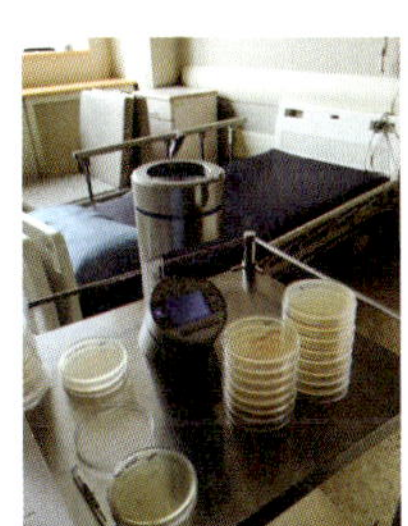

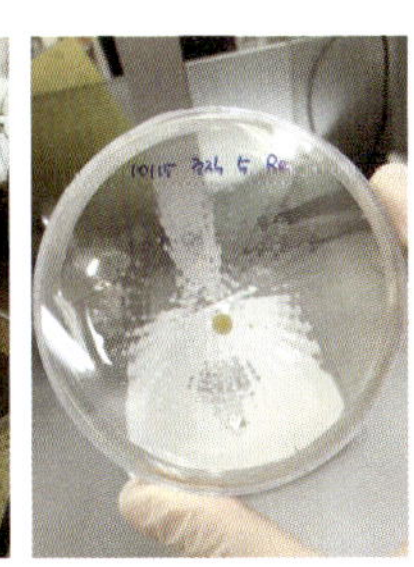

공기포집된 배지를 배양한 후 미생물의 종류와 수를 계산한다.

그림 10-7. 배지(Tryptic Soy Agar)에 검체를 채취하고 배양한 결과

측정은 배지를 바닥 면에 두는 것이 아니라, **수술대 정도의 높이에서 3장의 배양접시를 동시에 5~15분간 개방하여 일정한 조건에서 배양해 평균 집락수를 계수한다**(CFU/$cm^2$ /min).

### 8. 스테인리스 강판 낙하균 검사

멸균한 스테인리스 강판을 일정시간 개방한 후, 배양액으로 씻어 균수를 계측하는 방법이다. NASA가 정한 검사법(NHB 5340 · 1)이다. 1×2인치의 멸균 스테인리스판을 일정 시간 공중에 노출시키고 1% 펩톤수 50 mL 안에서 초음파로 세정, 그 용액을 5 mL씩 tryptic soy agar로 혼석 배양하여 균수를 측정한다. 스테인리스판도 tryptic soy agar 안에서 32℃로 72시간 배양한다.

## IX 물·액체의 미생물 검사

병원에서 사용되는 물에는 수술실에서 사용하는 손 씻기용 멸균 수, 소독약 희석액, 인공호흡기의 가습기액, 기계 세정액, 조제용 정제수 등 다양한 용도의 물이 있다. 병원에서 사용하는 멸균수의 미생물 검사 표준법으로, 우리나라 약국 무균시험법에는 직접법과 여과지법이 있다. 물의 무균 시험은 모든 미생물이 발육할 수 있는 환경에서 실시할 필요가 있다(표 10-6).

### 1. 배양병(culture bottle) 방법

혈액배양용 배지에 검사할 물을 주입해 직접 배양하는 방법이 간편하다. 배지 양의 10%의 시료를 주입한다.

표 10-6. **물의 미생물 검사에서의 유의점**

| |
|---|
| ① 여과지를 사용하여 대량의 물(50 mL 이상)을 여과한다. |
| ② 염소를 포함한 수돗물은 0.1% 치오황산소다로 중화하여 배양한다. |
| ③ 장시간의 관찰을 한다(미생물: 7일간, 진균: 10일간) |
| ④ 수도꼭지의 오염이나 시료 채취 시의 오염에 주의한다. |
| ⑤ 정기적인 검사 시스템을 만든다. |

### 2. 여과지(membrane filter) 방법

여과지를 사용한 손 씻기 물 전용의 무균시험용 kit가 있다. 여과막 · 여과 장치 · 배양액, 항습구 등이 세트로 되어 있다. 또, 흡인펌프를 내장한 여과장치가 달린 시스템도 발매되고 있으며, 0.45 μm 구경의 여과막, 배지, 배양용기가 함께 된 것도 있다(그림 10-8).

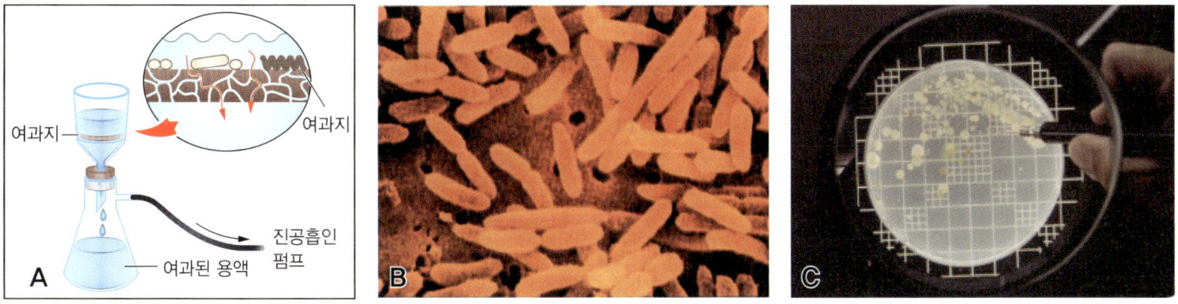


그림 10-8. 여과지를 사용한 미생물 검출 방법

A 여과할 용액을 여과지를 통과시킨다.
B 여과지 위에 남아 있는 미생물
C 여과지를 배지위에 올려 놓고 배양 후 균종과 균수를 측정한다.

## 3. 손 씻은 물의 배양

### 1) 배지 및 재료

① Blood agar plate(BAP), Brain heart infusion broth(BHI)

② Mannitol salt agar with oxacillin (4 μg/mL)

③ 세균여과지(여과지 구멍 크기: 0.45 μm)

④ Polyethylene bag

### 2) 방법

손의 세균 배양은 보균자 조사보다도 손의 오염도를 검사하며 손 씻기에 사용되는 약제의 효율성 검사에 이용된다. 멸균된 polyethylene bag에 담은 BHI broth (25 mL)에 양손을 넣어 약 30초간 충분히 문질러 씻고 난 후

① 0.2 mL를 BAP 배지에 접촉하여 배양하고

② 나머지 BHI broth는 0.45 μm 필터를 통해 여과한 다음 필터를 oxacillin이 함유된 mannitol salt agar에 올려놓고 배양한다(그림 10-9).

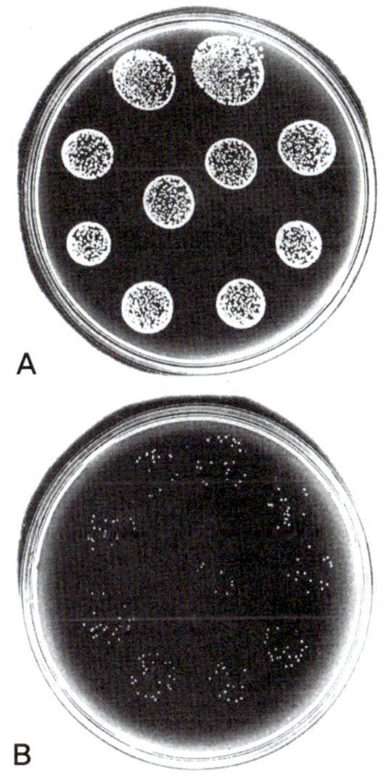


그림 10-9. 손 씻은 물의 배양 결과

A: 소독력이 저하된 소독제에서 증식한 세균의 집락
B: 소독력이 남아있는 소독제에서 세균의 배양 결과

## 4. 음용수의 미생물검사

음용수의 미생물학적 판정은 아래와 같다(환경부 '먹는 물 관리법' 참조)

① 대장균군(coliform) 수는 1 CFU/50 mL 이하

② 일반세균(non-coliform) 수는 100 CFU/mL 이하 따라서 음용수의 미생물학적 검사에서는 적어

도 50~100 mL를 접종할 수 있어야 한다. 일반세균 배양용으로 0.2 mL의 검체를 혈액우무배지(blood agar plate, BAP)에 직접 접종하고 대장균 배양으로 100 mL를 세균여과지(여과지 구멍 크기: 0.45 μm)로 여과한 후 이 여과지를 MacConkey agar에 멸균된 핀셋을 이용하여 올리는 방법으로 접종한다. 두 배지를 모두 48시간 배양한 후 판독한다.

## 5. 투석액의 배양검사

투석액의 미생물학적 검사기준은 아래와 같다(표 10-7).

① 투석액을 만드는 데 쓰이는 물의 미생물 수는 200 CFU/mL 이하이다.

② 투석액(dialysate) 자체의 미생물 수는 2,000 CFU/mL 이하이어야 한다.

따라서 음용수의 미생물학적 검사에서는 적어도 0.05~0.1 mL를 접종하여 집락 수에 따라서 적절성을 판단한다.

표 10-7. **투석 및 물(정제수) 배양검사 방법 및 기준**

| 검사 | 물(정제수) | 투석액 |
|---|---|---|
| 간격 | • 시스템 설치~안정 전: 주 1회<br>• 시스템 안정 후:<br>미생물 배양검사: 월 1회<br>내독소 검사: 분기별 1회 | • 시스템 설치: 주 1회<br>• 시스템 설치~안정 전: 주 1회<br>• 시스템 안정 후:<br>미생물 배양검사: 월 1회<br>내독소 검사: 분기별 1회 |
| 장소 | 생산수 샘플 포트, 혈액투석기 배관에서 채취한다. | 혈액투석기 시료채취포트에서 채취한다. |
| 방법 | ① 채취 전에 60초 동안 물을 흘려 보낸다.<br>② 시료채취 포트를 알코올로 소독 후 건조시킨 후 무균적으로 시료 수집용기(컵)에 50 mL를 채취한다.<br>③ 진단검사의학과에 검사를 의뢰한다. | ① 멸균 장갑을 착용하고 채취 포트를 알코올로 소독, 건조하고 50 mL 주사기를 이용해 무균적으로 50 mL 채취한 후 버린다.<br>② 새로운 50 mL 주사기로 교체하고, 50 mL를 무균적으로 채취한 후 시료 수집용기(컵)에 담는다.<br>③ 진단검사의학과에 검사를 의뢰한다. |
| 세균수 기준 | • 허용한계: 100 CFU/mL 미만<br>(교정한계: 50 CFU/mL) | • 허용한계: 100 CFU/mL 미만<br>(교정한계: 50 CFU/mL) |
| 내독소 기준 | • 허용한계: 0.25 EU/mL 미만<br>(교정한계: 0.125 EU/mL) | • 허용한계: 0.5 EU/mL 미만<br>(교정한계: 0.25 EU/mL) |

*교정한계(action level): 더 높아지기 전에 조치를 취해야 하는 오염농도

## 6. 세면대, 가습기, 기타 습한 부위의 미생물 검사

어떤 세균들은 물, 증류수 등 기타 습한 곳에는 많은 수생세균(water bacteria)이 있다. 수생세균에 의한 감염이 자주 발생할 때는 주위의 습한 곳, 물을 많이 쓰는 호흡기구 등을 위의 1~5의 방법 중에서 실정에 맞게 선택하여 배양한다. 대표적인 수생세균은 다음과 같다.

① *Burkholderia cepacia*

② *Pseudomonas aeruginosa*

③ *Acinetobacter* species

④ *Flavobacterium meningocepticium*

⑤ *Pseudomonas* species

⑥ *Achromobacter* species

⑦ *Aeromonas hydrophila*

⑧ *Flavimonas* species

## 7. 내시경의 세균검사

내시경 세척기나 소독액의 효율성을 평가하고 또 내시경의 청결도를 조사하기 위해 내시경의 세균검사를 한다. 검사의 절차는 아래와 같이 4단계로 나눈다(그림 10-10, 11, 12, 13).

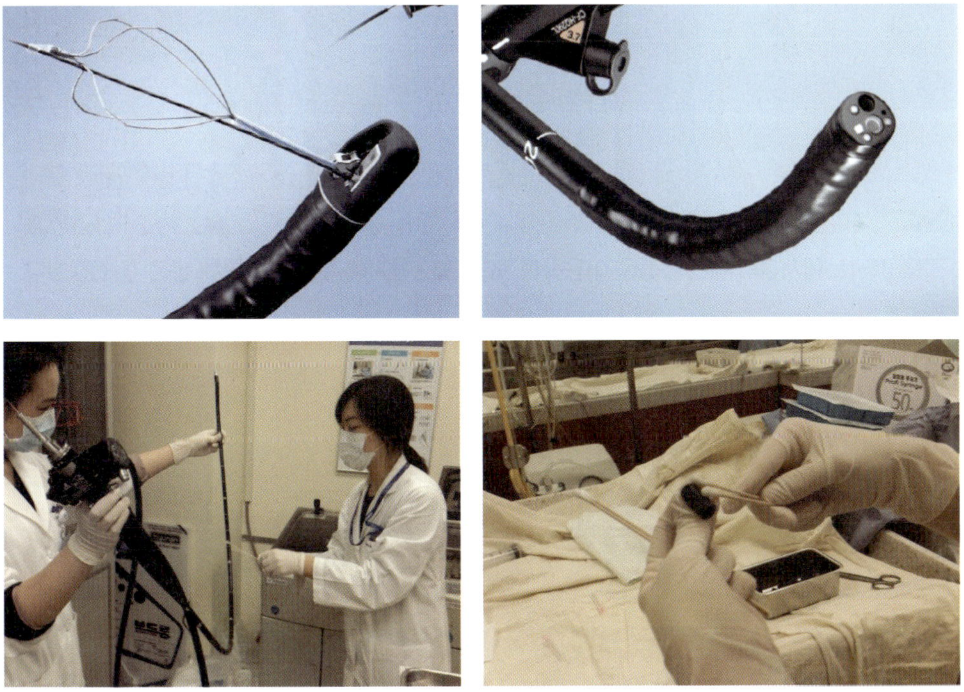

그림 10-10. 내시경기 외관 채취(위), 밸브 채취(아래)

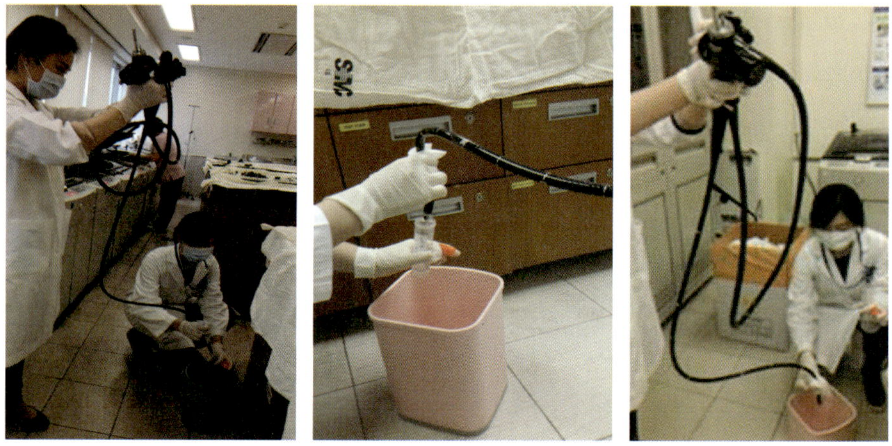

그림 10-11. 내시경기 내관에 멸균 식염수 20mL을 넣어 씻어낸다.

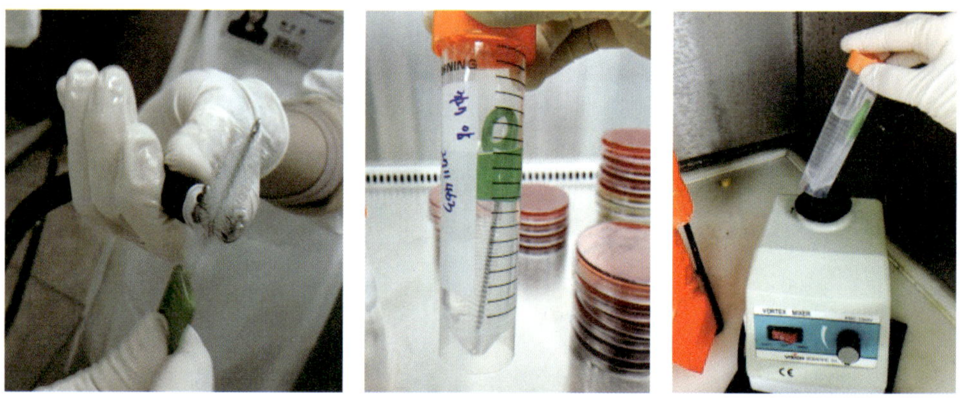

그림 10-12. 내시경기 내관을 솔을 이용하여 채취, 멸균용기에 멸균수와 함께 넣은 후 진탕한다.

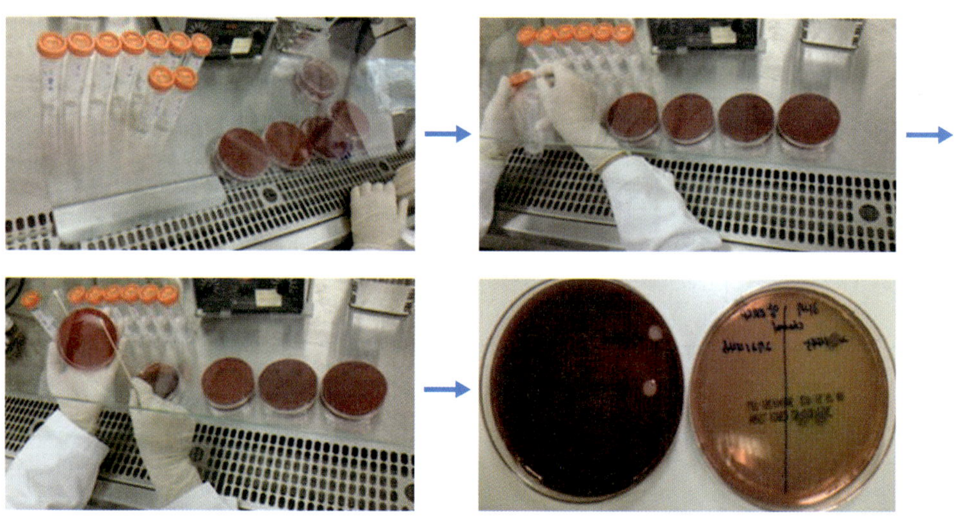

그림 10-13. 내시경기의 내관을 씻어낸 용액을 BAP와 MacConkey배지에 접종 후 배양한다.

### 1) 내시경 밸브

멸균된 면봉을 멸균식염수로 적신 뒤 밸브 안쪽을 2~3회 닦아 내서 0.2 mL 씩을 BAP, MacConkey 배지에 접종하여 48시간 배양한다.

### 2) 내시경 내관의 배양

멸균식염수 20 mL로 내시경의 내관(suction/biopsy channel)을 씻어낸 후 0.2 mL씩을 BAP와 MacConkey 배지에 접종하여 48시간 배양한다. 나머지는 세균여과 필터(여과지 구멍 크기: 0.45 μm)로 여과해서 BAP에 여과지를 직접 접종한다.

### 3) 내시경 내관을 솔로 씻어낸 후 배양

내관에 붙어있는 세균까지 배양하기 위하여 멸균된 내시경 솔로 내관을 잘 문지른 후 20 mL 멸균 식염수를 넣어 씻어낸 후 2)와 같은 방법으로 배양한다.

### 4) 세척한 후 밤새 저장한 내시경의 배양검사

내시경 세척 멸균의 최종 과정인 **알코올 헹굼**(alcohol rinse)과 건조 과정을 조사하기 위하여 세척된 내시경을 다음날 아침까지 저장했다가 2)와 3)과 같은 방법으로 배양 검사를 반복한다. 검사 결과의 판독은 위의 모든 배양 검사에서 세균이나 곰팡이가 분리되지 않아야 한다(아포형성 세균은 제외).

## 8. *Legionella* 배양

***Legionella* 속은 사람이 만든 수계 체계를 포함해 담수 환경 중의 20~40%에서 분리된다.** 미국 질병관리예방센터(CDC)에서는 *Legionella* 속을 전피시기는 것으로 알려져 있는 기기류의 세징과 일상직인 관리를 위한 적극적인 소독법을 것을 추천하고 있지만, 이 세균 때문에 정기적으로 미생물검사를 실시하는 것은 추천하지 않는다. 또한, **레지오넬라증이 다발한 사례 후에는 보건소의 승인을 받아 감염원을 특정하고, 살균제나 그 외 예방 방법의 효과 평가를 목적으로 감시를 실시한다.**

물의 미생물학적 검사가 레지오넬라증의 원인을 결정하는 데 가장 효과적인 검사법이기 때문에 의료와 관련된 레지오넬라증의 역학조사에서는 반드시 실시해야 한다. 의료보건 노인 돌봄시설의 배관, 난방, 환기, 공조 체계는 복잡하며 조사하기 전에 검사 장소나 채수 방법, 횟수를 결정하도록 한다(표 10-7). 레지오넬라균에 오염된 비말이 확산될 가능성이 있는 **에어컨의 냉각수 등은 *Legionella* 속을 전파시킬 수 있다.** 상수도의 물에서는 검출되는 경우가 드물지만, **배관이나 수도꼭지가 25~42.2℃로 젖은 상태에서는 *Legionella* 속이 정착하고 있을 가능성이 있다.** 물의 채취나 도말검사는 생물막이 형성된 부분을 면봉으로 닦아내 실시한다. 닦아낸 검체는 채취 현장에서 직접 BCYE 배지에 접종한다.

표 10-7. 의료설비에서의 *Legionella* 속 검사를 위한 물의 채취장소

| | |
|---|---|
| **음료수 시스템** | 상수도관<br>상수도 연화장치<br>수돗물 가온장치, 주전자, 워터 쿨러 |
| **특히 병실 내, 음료수용 수도꼭지** | 음료용 수도꼭지(상수도)<br>공기 조절 장치의 냉기 분출구에 맺힌 물 |
| **냉각탑과 기화열식 냉각탑** | 보충수(증발, 분출이나 누수 등을 위한 보급)<br>수반(냉각수를 냉각수원으로 되돌리기 위해 모으는 곳)<br>냉각탑(쿨링 타워) |
| **가습기(분무기 등)** | 가습기<br>호흡기치료를 위해 사용하는 물 |
| **항온수조** | 밀크 워머, 동결 혈액제제 해동용 수조 |
| **목욕 관련** | 거품 목욕, 스파, Harvard Bath<br>24시간 목욕탕, 샤워기 |
| **기타 수원** | 분수, 용수로 |

## 핵심용어



**의료 검체(medical specimen):** 의학적 진단검사를 위해 채취한 혈액이나 신체 조직 표본, 오줌, 대변, 고름과 같은 것이 포함된다.

**광범위 베타-락타마제(extended spectrum β-lactamase, ESBL):** 베타 락탐 항생제(예, 페니실린, 세팔로스포린, 및 모노박탐 아즈트레오남)을 포함한 대부분의 베타-락탐 항생제에 대해 광범위하게 가수분해할 수 있는 특정 세균에 의해 생성되는 효소 로 정의된다.

**메티실린 내성 황색포도알균(Methicillin-resistant *Staphylococcus aureus*, MRSA):** 메티실린에 내성을 나타내는 황색포도알균을 통칭하는 용어이다. MRSA로 인한 감염을 포함한 포도알균 감염은 병원, 기타 의료시설, 거주지, 직장, 학교 등 지역사회에 퍼질 수 있다.

**반코마이신 내성 장알균(Vancomycin-resistant Enterococci, VRE):** 장관 내에 서식하는 장알균 중 반코마이신 항생제에 내성을 보이는 장알균을 통칭하는 용어이다.

**카바페넴 내성 장내세균(Carbapenem-resistant enterobacteriaceae):** Carbapenem 내성 장내세균(Enterobacteriaceae) 또는 carbapenemase 생성 장내세균은 carbapenem 계열의 항생제에 내성이 있는 그람음성세균으로 감염에 대한 최후의 수단으로 간주된다.

**정상균무리(normal flora):** 신체에 정상적으로 존재하는 미생물의 무리. 피부나 점막에 정상적으로 존재하는 세균으로 건강한 사람에게는 질병을 일으키지 않는다.

**백혈구 백분율시험(WBC differential count test):** 혈액에 존재하는 각 백혈구 유형의 백분율을 측정하는 것으로 WBC는 과립구(호중구, 호산구 및 호염구)와 비과립구(림프구 및 단핵구)로 구성된다. 백혈구는 신체 면역체계의 주요 구성 요소이다.

**항이뇨호르몬(antidiuretic hormone, ADH):** 뇌에서 생성되는 화학물질로 콩팥에서 더 적은 양의 수분을 방출하여 오줌을 농축시켜 오줌의 양을 감소시키는 역할을 한다.

**C-반응단백(C-reactive protein):** 혈장에서 발견되는 고리 모양의 펜타머 단백질로, 흔히 인체의 염증 상태를 파악할 때 검사할 수 있는 단백질이다. 염증 상태에서 혈액 속의 CRP의 농도는 증가하게 된다.

**우무배지(agar plate):** 한천배지 또는 우무배지, 한천평판, 우무평판은 한천(우무)을 이용하여 고체로 만든 배지가 들어간 배양접시로 미생물을 배양하는 데에 사용된다. 항생제와 같은 물질을 추가하여 미생물의 성장에 영향을 줄 수 있다.

## 핵심문제

### 1. 병동 위생관리의 목적이 아닌 것은?

① 근무환경의 개선을 도모한다.
② 오염물질의 확산을 방지한다.
③ 정기관리와 병동 위생관리는 상승효과를 나타낸다.
④ 간호부서와 연계하여 병동 전체의 위생의식을 높인다.
⑤ 오염의 원인을 차단하여 미생물의 영양원을 제거한다.

**해설** 정기관리와 특별 관리를 적절히 조합하여야 상승효과를 나타낸다.

### 2. 검사환경, 세균상태별 환경검사방법은?

① 액체, 용존세균—슬릿방식
② 공중, 부유세균—혼석배양법
③ 공중, 부유세균—여과집균배양법
④ 믈체 표면, 부착세균—낙하세균 검사법
⑤ 물체 표면, 부착세균—닦아내기 시험법

**해설** 공중, 부유세균—낙하세균검사법, 공중부유 세균검사법, 슬릿방식, 핀볼방식, 회전원심방식.
물체 표면, 부착세균—닦아내기 시험법, 스탬프 우무배지법.
액체, 용존세균—혼석배양법, 여과집균배양법

### 3. 환경배양검사 결과의 해석방법은?

① 환경배양검사는 저렴한 비용과 빠른 검사시간이 장점이다.
② 과거에는 환경으로부터 검출되는 미생물의 유래를 동정할수 없었다.
③ 과거에는 환경으로부터 검출되는 미생물의 유래를 PCR검사로 확인했다.
④ 최근에는 Polymerase Chain Reaction(PCR) 방법으로 유전자 수준에서 미생물의 유래를 결정한다.
⑤ 환경배양검사를 한 결과, 환자와 동일한 미생물이 검출되면 즉시 그 미생물을 병원감염의 원인이라고 할 수 있다.

**해설** ① 환경배양검사는 비용의 부담과 오랜 검사 소요시간의 문제가 있다.
③ 과거에는 환경으로부터 검출되는 미생물의 유래를 균주의 동정, 항생제, 혈청형 및 생화학적 검사를 통해 판단하였다.
⑤ 환경배양검사를 한 결과, 환자와 동일한 미생물이 검출되면 즉시 그 미생물을 병원감염의 원인이라고 단정하는 것은 위험하다.

### 4. 의료 환경의 물 채취법이 아닌 것은?

① 검사 종류에 따른 채취방법을 구분하여 정리한다.
② 여과지를 사용하여 소량의 물(10 mL)을 여과한다.
③ 수도꼭지의 오염이나 시료채취시의 오염에 주의한다.
④ 타 부서와의 공조가 중요하므로 사전에 연락하여 시간을 정한다.
⑤ 염소를 포함한 수돗물은 0.1% 티오황산소다로 중화하여 배양한다.

**해설** 대량의 물(50 mL) 이상을 여과하여 사용한다.

### 5. 의료 환경에서 분리되는 세균 중 그람양성균이 아닌 것은?

① *Bacillus*
② *Nocardia*
③ *Clostridium*
④ *Pseudomonas*
⑤ *Bacillus subtilis*

**해설** 의료 환경에서 분리되는 세균 중 *Pseudomonas*는 그람 음성 막대균에 속한다.

### 6. 환경에서 분리되는 진균이 아닌 것은?

① *Mucor*
② *Coccidioides*
③ *Absidia*
④ *Rhizopus*
⑤ *Geotricum*

**해설** *Coccidioides*는 의료 환경에서 분리되는 진균이 아니라 미국 서남부 사막지역에서 분리되는 두 형태 진균이다.

### 7. 검체의 수송에 대한 설명이 아닌 것은?

① 모든 검체는 외부에 노출되지 않도록 한다.
② 특수한 환자 검체는 용기에 반드시 표시한다.
③ 검사의뢰서와 검체의 기록사항이 맞아야 한다.
④ 모든 검체는 채취 후 24시간 내에 검사실로 보내야 한다.
⑤ 외부의 기관으로 수송하는 경우에는 3중으로 적절하게 포장해야 한다.

**해설** 모든 검체는 채취 후 지체 없이 검사실로 보내야 한다.

## 8. 검체 채취에 대한 설명은?

① 검체는 적을수록 좋다.
② 검체는 채취는 질병회복기가 좋다.
③ 정상균무리에 대한 오염을 최소화한다.
④ 항균제 투여 후의 검체 채취가 가장 좋다.
⑤ 수막염균 검사를 위한 CSF는 냉장 보관한다.

**해설** ① 검체는 충분해야 한다.
② 검체는 채취는 질병 초기가 좋다.
④ 항균제 투여 전에 채취하는 것이 제일 좋다.
⑤ 임균이나 수막염균검사를 위한 CSF는 실온 보관한다.

**정답** 1. ③ 2. ⑤ 3. ④ 4. ② 5. ④ 6. ② 7. ④ 8. ③

Chapter 11

# 임상미생물실험실의 생물안전관리

학습목표

1. 클린벤치와 생물안전상자의 특성을 설명할 수 있어야 한다.
2. 실험실의 생물안전등급에 대하여 설명할 수 있어야 한다.
3. 임상미생물 실험실의 특수 감염관리에 대하여 설명할 수 있어야 한다.

## I 개요

임상미생물 실험실 직원들은 독특한 안전 위험요소와 자주 마주치게 된다. 생물안전상자 안에서 작업을 해도 작업자나 주위로 오염 비말이 생물안전상자 밖으로 누출되어 노출 확산될 가능성이 있다. 생물학적 안전의 확보를 위해서는 **표준예방지침**(Standard Precaution)등의 안전관리를 반드시 준수해야 한다. **임상미생물실험실의 생물학적 위험(biohazard) 관리 중 하나로 안전설비는 임상미생물의 생물안전등급(biosafety level, BSL)에 대응한 확산방지조치, 물리적 밀폐(physical containment) 지침에 근거한 설비 및 운영 기준과 설비가 필요하다.** 이 설비 안에는 생물안전상자를 1차 차단장치로 설치하는 것이 의무화되어 있는데, 이 장치의 적절하고 올바른 조작, 운용, 보수관리가 전제가 되어야 한다. **11장에서는 이 장치들의 사용 순서, 주의점을 소개하여 안전 확보의 적절한 운용을 목표**로 한다.

1980년대까지 임상실험실의 안전관리 훈련은 주로 화학적 위험이나 물리적 위험으로부터 방어하는 안전조치나, 결핵과 같은 감염병으로부터 보호하는 것에 집중하였다. 생물안전에 대한 새로운 강조와 함께 새로운 용어인 **"생물학적 위험(biohazard)"라는 용어는 생물학적 위험 또는 생물학적 재해의 존재를 표시하기 위해 널리 사용되고 있다**(그림 11-1).

이러한 기호는 매개물에 의한 건강의 위험이나 위험한 병원체가 존재하는 환경으로부터 개인을 보호하기 위한 경고와 주의하기 위해 사용된다. 즉 이 기호는 생물학적 위험이 있을 수 있고, 근무자가 생물학적 위험에 노출되는 것을 방지하여 생물 안전 규정과 권고를 지키기 위해 적절한 조치를 사용해야 한다는 것을 의미한다.

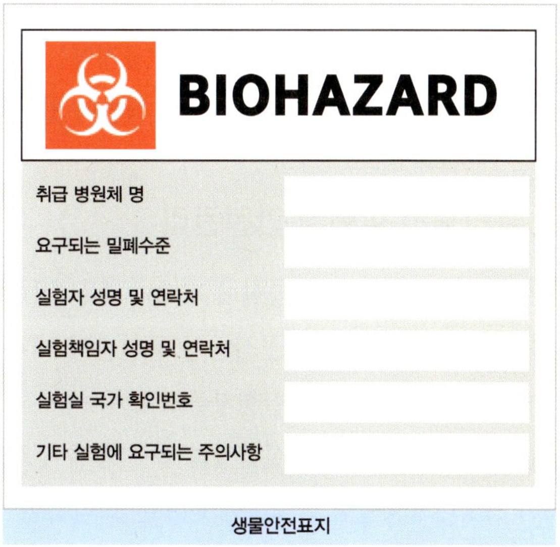


그림 11-1. 생물학적 위험 경고 표지

## 1. 생물 안전규정 및 지침

감염원의 전파에 대한 지식이 발전함에 따라, 위험에 대한 노출과 감염에 대한 예방지침은 계속하여 발전되어 왔다(표 11-1).

표 11-1. 생물 안전규정 및 지침의 역사

| 발표년도 | 발표기관 | 지침서/법률 |
|---|---|---|
| 1970 | CDC | "병원에서 사용하기 위한 격리 기술" 발표 |
| 1975 | CDC | 카테고리 별 예방 조치 및 바늘의 리캡핑 금지를 포함하는 "격리 기술" 개정 |
| 1983 | CDC | 병원의 격리 주의 조치에 대한 구속력이 없는 지침서 발행, 7가지 격리 범주 지정 |
| 1985 | CDC | HIV/AIDS 유행에 대해 도입된 보편적인 혈액 및 체액 예방 조치<br>(Universal Precautions or UP) |
| 1987 | CDC | 체액 격리 지침 발행 |
| 1988 | 미국의회 | 1988년 임상 실험실 개선안 개정안(CLIA'88) 제정 |
| 1991 | OSHA | UP의 사용을 강제로 하는 Bloodborne Pathogen (BBP) 기준 발행 |
| 1996 | CDC | 표준 예방조치(Standard Precautions), UP 및 신체 물질 격리 지침 발행 |
| 2000 | 미국의회 | Needlestick Safety 안전 예방법 제정 |
| 2001 | OSHA | Needlestick 안전 예방법에 대한 BBP 표준 개정 |

20세기 중반의 기술들은 상당히 변화된 감염병을 다루기 위한 목적으로 사용되었는데, 몇몇의 물리적, 화학적 위험 요소를 확인하고 임상 실험실의 안전과 합법적 운영을 위한 의무적인 안전 훈련을 중요시 해왔다. 생물학적 위험 요소로부터 직원을 보호하기 위한 법이 최근 몇 년 간 개정된 것 뿐만 아니라 물리적, 화학적 위험요소로부터 개인을 보호하기 위한 규칙들이 만들어졌다. **우리나라 질병관리청에서는 2015년 감염성물질 안전수송 지침과 고위험병원체 안전관리지침 및 실험실 안전 및 생물안전관리 등에 관한 규정을 발표하였다. 규정에는 고용주와 감독자 또는 교육자는 직원과 학생에게 안전에 대한 오리엔테이션과 교육을 제공할 책임이 있다고 명시하고 있다.**

## 2. 일반적인 실험실 안전관리

개별적인 실험실에는 경험이 있거나 혹은 **실험실 안전 분야에서 자격을 인정받은 실험실 안전 감독관이 지정되어 있어야 한다.** 실험실 안전관리 지침서는 임상미생물실험실 내부에서 항상 열람이 가능하도록 해야 하고, 새로운 실험자들도 모두 숙지해야 한다.

**생물학적 위험 표지는 실험실의 입구 쪽에 부착되어야 하며, 아래의 사항들을 준수해야 한다.**

1) 임상미생물실험실 내부에서는 손을 따뜻한 물과 비누를 이용해 자주 깨끗하게 씻어야 한다.

2) 임상미생물 담당자는 장갑을 벗은 후, 혹은 실험실 실험대에서 작업하였거나 실험실을 나가기 전

에는 반드시 손을 씻어야 한다.

3) 음식물을 보관하거 나, 사탕이나 껌 같은 음식을 섭취 하는 일, 혹은 음료수를 마시거나 담배를 피우거나 화장을 하는 것은 임상미생물 실험실에서 엄격하게 금지해야 한다.

4) 임상미생물 실험실은 급히 눈을 세척할 수있고, 안전한 샤워 시설과 응급처치 도구가 구비되어 있어야 한다.

5) 미생물 실험실의 임상병리사는 실험 실에 부착된 위험 표지와 방사능 표지에 대한 위험성을 항상 숙지해야 한다.

6) 실험대에는 일반적인 소독과 생물학적인 유기체를 닦을 때 사용할 수 있도록 소독액을 준비해 놓아야 한다.

7) 소독액의 희석용액은 항상 제조사의 지시에 맞도록 제조하여 제조사의 지시에 따라 충분한 시간 동안 작업내와 접촉되도록 한다.

8) 입으로 피펫을 빠는 것은 잠재적 위험을 가진 해로운 액체를 삼킬 수 있기 때문에 엄격히 금지한다.

9) 압축된 가스통은 잠재적 위험을 갖고 있기 때문에, 벽이나 실험실 테이블에 안전 하게 고정되어 있어야 한다.

10) 금속 밸브의 안전 덮개는 항상 제자리에 있어야 하며, 가스통은 손잡이가 있는 수레에 안전하게 묶인 채 옮겨야 한다(그림 11-2).

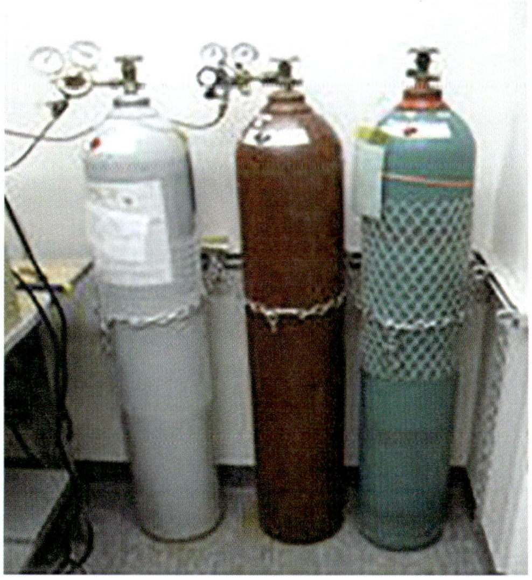

그림 11-2. 압축된 가스통은 벽이나 실험실 테이블에 안전하게 고정되어 있어야 한다.

## II 클린벤치와 생물안전상자

**클린벤치는 생물안전상자와 외관상 구별하기 어려우며, 벤치쪽에서 작업자를 향해 공기가 흐르는 구조이기 때문에 벤치 안 재료의 오염방지가 목적으로 위험한 시료를 클린벤치 안에서 취급하는 것은 매우 위험하다.** 클린벤치에도 에어 커튼이 구비된 제품이 있지만 생물안전상자의 공기 차단벽은 각종 규정의 세균시험 성능을 통과해야 하지만 클린벤치의 경우 세균시험을 실시하지 않기 때문에 **생물안전상자 대신 이용할 수는 없다.** 또한, 생물안전상자에는 생물학적 위험물 표지가 붙어 있거나, 용도 내용이 기록되어 있는 것이 일반적이다.

클린벤치    클린벤치 청소

### 1. 클린벤치(laminar flow hood)의 종류와 기능

**무균실험대**(sterile air hood)라고도 하며, 실험대로 유입되는 공기는 HEPA (high efficiency particulate air)필터를 통해 유입된 공기가 **실험대 공간에 먼지나 곰팡이 포자 등이 들어 있지 않은 깨끗한 공기를 유지하는 장점**이 있지만, 이 **공기가 실험자 방향으로 흐르기 때문에 실험자를 보호하지 못하는 단점**이 있다. 따라서 클린벤치는 청결을 요구하는 **반도체 제품 생산이나 병원 약제실, 중앙 공급실 등에서 정맥 주사 용액의 제조 같은 먼지 청결구역에서만 사용**하도록 되어 있다. 생물학적 위험물질을 다루는 실험실에서는 실험자가 **위험물질**(hazardous materials)에 노출될 수 있기 때문에 **병원균으로부터 사람과 환경을 보호하기 위해 만들어진 생물안전상자(biosafety cabinet, BSC)와는 구분되어야 한다.** 클린벤치는 HEPA필터를 통과한 공기가 실험자의 방향으로 흐르는 수평기류 방식과 위에서 아래의 방향으로 흐르는 수직기류 방식이 있다(그림 11-3, 11-4).

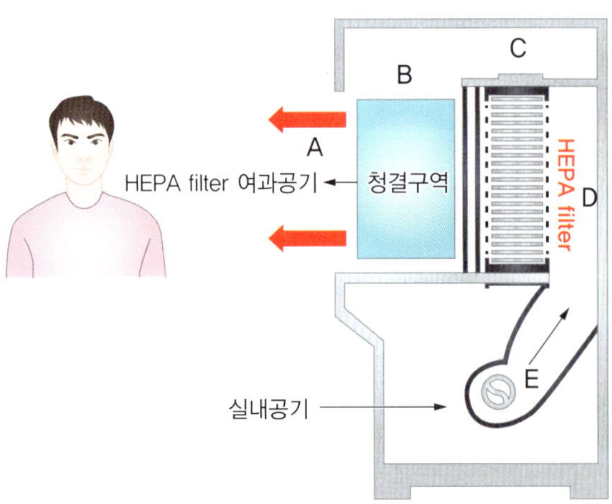


그림 11-3. 클린벤치 2-1타입

클린벤치는 청결을 요구하는 반도체 제품생산 같은 먼지 청결구역에만 사용하도록 되어 있기 때문에 위험물질을 다루는 실험실에서는 사용할 수없다. 실험자는 위험물질(hazardous materials)에 노출될 수 있다.

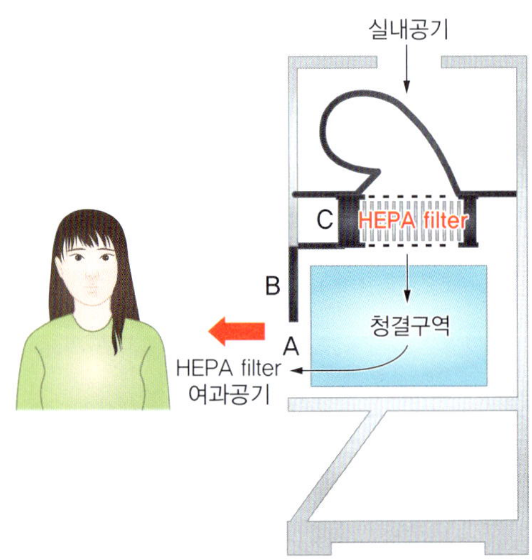


그림 11-4. 클린벤치 2-2타입

병원에서는 약제실이나 중앙공급실에서 정맥주사 용액을 처리할 경우에 사용한다.

## 2. 생물안전상자(biological safety cabinet, BSC)의 종류와 기능

**생물안전상자는 병원균으로부터 사람과 환경을 보호하고, 오염으로부터 검체를 보호하거나 진균류나 결핵균 같은 미생물을 배양 및 세포를 배양하는 데에도 사용**된다. 임상 미생물 실험실에서 임상 검체를 처리하거나 특정한 감염성 병원균을 작업할 때에는 반드시 생물안전상자가 사용해야 한다. 검사 과정에서 시료를 분쇄하거나 작게 부수거나 섞거나 원심분리시키는 것 등 강력한 감염성 에어로졸을 생성하는 경우는 항상 생물안전상자 안에서 이루어져야 한다 (그림 11-5).

클린벤치 &
생물안전케비넷

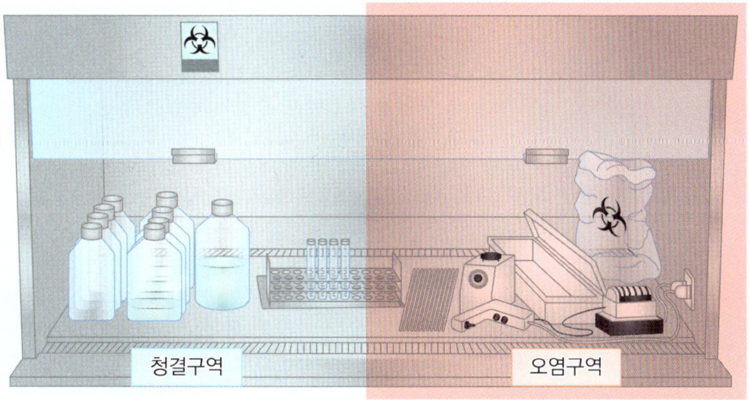


그림 11-5. **생물안전상자 안의 물질을 구분하여 두는 것이 오염방지에 중요하다.**
청결구역은 세균 접종과 배양이 가능하지만, 오염구역은 접종 시에 사용한 오염된 물질을 임시로 두는 곳이다.

**생물안전상자는 사용 목적에 따라 일반적으로 class I, class II, class III의 3가지 타입으로 분류한다.** 생물안전등급에 따라 생물 안전상자의 선택 기준은 표 11-2 과 같다.

표 11-2. **실험 유형에 따른 생물안전상자의 선택 기준(KDCA)**

| 생물안전상자 등급 | 특성 | 비고 |
|---|---|---|
| Class I | • 여과 배기, 작업대 전면부 개방<br>• 최소 유입풍속 유지, 시험·연구 종사자 보호 | • 일반 미생물 실험 수행<br>(단, 실험물질 오염의 가능성이 있음)<br>• BSL-1에 해당하는 미생물 취급 시 사용 |
| Class II | • 여과 급, 배기, 작업대 전면부 개방<br>• 최소 유입풍속 및 하방향 풍속 유지<br>• 시험·연구 종사자 및 실험 물질 보호 가능 | • 구조, 기류 속도, 흐름 양상, 배기 시스템 등에 따라 Type A1, A2, B1, B2로 구분<br>• BSL-2 및 3에 해당하는 미생물 취급 시 사용 |
| Class III | • 최대 안전 밀폐환경 제공<br>• 시험·연구 종사자 및 실험 물질 보호 가능 | BSL-4에 해당하는 미생물 취급 시 사용 |

### 1) 생물안전상자 Class I

생물학적으로 위험한 작업에는 추천되지 않는다. 생물안전등급-1(BSL-1)에 해당하는 병원성이 없는 일반미생물 취급 시 사용한다. 실험물질 오염의 가능성이 있다(그림 11-6).

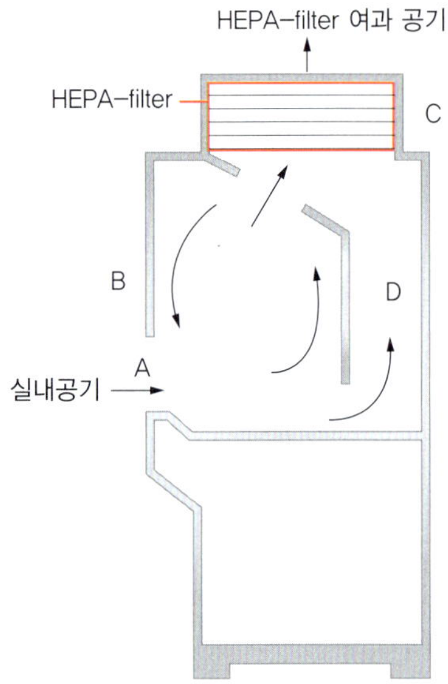


생물안전상자

그림 11-6. BSC class I 타입

생물안전등급-1(BSL-1)을 실험할 때에는 필요하지 않으며, 생물학적으로 위험한 작업에는 추천되지 않는다.

(A) 앞면 개방(공기유입구)
(B) 앞면 유리 방벽
(C) HEPA 필터를 통한 공기배출
(D) 공기 배출(독성물질 사용시 건물과 BSC사이에 배출 연결통로가 있어야 한다.

- 장점: 사람과 환경 보호, 방사성 물질과 휘발성 화학물질 작업 가능
- 단점: 살균되지 않는 실내공기 유입으로 개방된 전면을 통해 작업대 표면을 지나감 → 검체/물품 오염 보호가 안됨.

### 2) 생물안전상자 Class II

BSL-2나 BSL-3등급에 해당하는 미생물을 취급할 때 필요하다. 생물안전상자의 공기는 음압에 의해 수집되고, 수집된 공기는 헤파필터를 통해 배출된다. 생물안전상자를 사용하는 사람의 앞에 형성되는 수직의 공기 흐름은 생물안전상자의 내부와 외부의 장벽으로 작용한다(그림 11-7). 이 공기는 헤파필터를 통해 생물안전상자를 지나가면서 사라진다.

### 3) 생물안전상자 Class III

극도로 위험한 BSL-4등급 미생물을 취급할 때 필요하다. Class III는 주 베데스다(Bethesda)에 위치한 미국 국립보건원에서 사용되는 것처럼 최대 폐쇄 실험실(maximum containment lab)이나 BSL-4등급의 미생물을 취급하는 시설에서 사용된다.

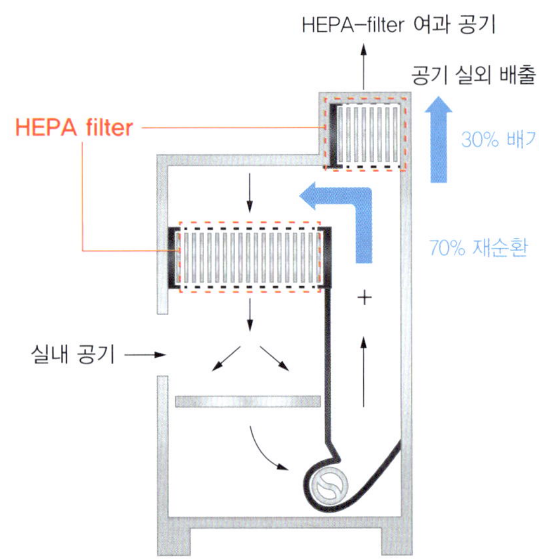


그림 11-7. BSC class IIA-1타입

BSL-2나 BSL-3에 해당하는 미생물을 취급할 때 필요하며, 유입된 공기 중 70%는 내부 HEPA 필터를 통해 재순환되고 30%는 외부 HEPA 필터를 통해 배출된다.

## III 생물안전등급

미국 보건사회복지부(Department of Health and Human Services)는 특정 병원균의 위험 정도에 따라 생물안전등급(biological safety level, BSL)의 4단계를 확립하였다. 4단계의 생물안전등급은 BSL-1, BSL-2, BSL-3와 BSL-4로 구분된다(표 11-3, 그림 11-8).

생물안전등급

표 11-3. WHO에서 권고하는 미생물 위험 그룹의 정의와 생물안전 등급

| 위험그룹 분류 | 미생물 위험 그룹의 정의 | 생물안전등급(BSL) |
|---|---|---|
| Risk Group 1 | 개인이나 지역사회의 감염이나 전염의 위험이 없거나 아주 낮은 미생물<br>개인에게는 감염될 수 있는 중간 정도의 위험이 있으나 지역사회로의 전염성은 낮은 미생물<br>예: *E.coli*, 피부정상균무리 등 비병원성 미생물 | Biosafety level 1<br>(BSL-1) |
| Risk Group 2 | 검사실에서 유출되는 경우 심각한 감염을 초래하더라도 효과적인 예방법이나 치료법이 존재하고 미생물의 전염성이 낮은 경우<br>예: RSV, herpes simplex virus, influenzavirus, 병원성 장내세균(이질균, 장티푸스균, Vibrio cholerae, 장관 병원성 *E. coli*, Hepatitis virus, Measles virus) 등 병원성이 비교적 약한 미생물 | Biosafety level 2<br>(BSL-2) |
| Risk Group 3 | 심각한 감염을 유발하나 효과적인 치료와 예방이 가능하며 전염성이 낮은 경우<br>예: SARS-CoV-2 virus, 조류인플루엔자바이러스, Bacillus anthracis, Brucella abortus, Yellow fever virus, 페스트균, 결핵균 등 병원성이 강한 미생물 | Biosafety level 3<br>(BSL-3) |
| Risk Group 4 | 전염성이 높고 효과적인 치료와 예방이 불가능한 경우<br>예: 에볼라바이러스, 천연두바이러스, Marburg virus, Lassa virus, Hendra-like virus 등 | Biosafety level 4<br>(BSL-4) |

출처: Biosafety in Microbiological and Biomedical Laboratories (BMBL; 6th)

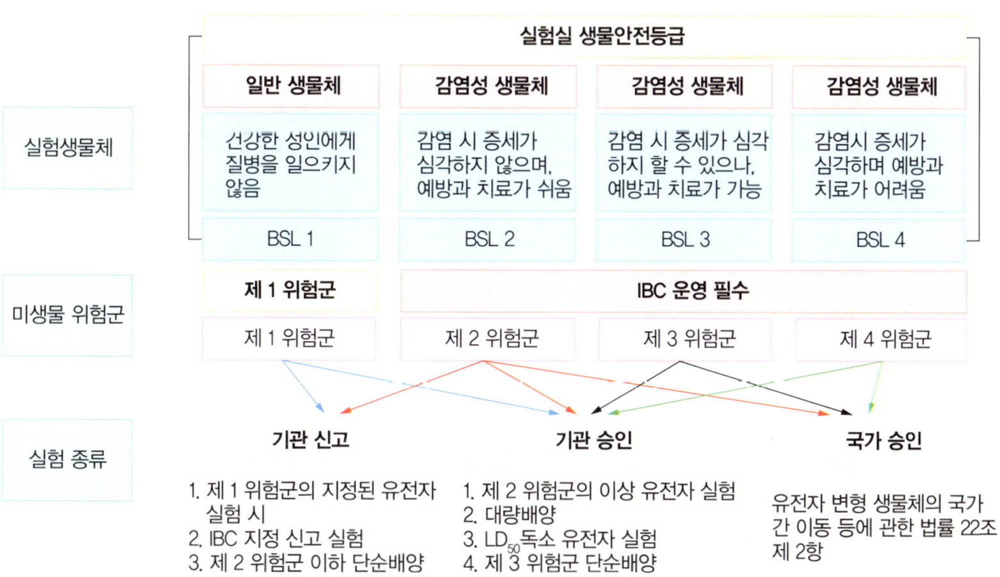


그림 11-8. 실험실 생물안전등급에 따른 미생물 위험군의 분류와 가능한 실험의 종류(KDCA)

기관생물안전위원회(IBC)는 위험요소의 특성에 따라 발생할 수 있는 위해성을 단계적으로 판단하여 물리적 밀폐등급을 결정한 후, 실험생물체의 특성에 따라 추가적인 밀폐조치가 필요한지 확인하여 최종 밀폐등급을 결정한다.

## 1. 생물안전등급 1(biological safety level 1, BSL-1)

**BSL-1 등급은 대장균, 피부정상균무리 등 비병원성 미생물 등 최소한의 잠재적 위험이 있는 곳에 적합하며, 특별한 보호장비는 필요 없지만, 안전한 업무 수행을 위하여 실험실 안전관리자의 감독과 다음과 같은 일반적인 지침이 필요하다.**

① 생물학적 위험, 방사선 물질, 유독한 화학물질에 관한 알맞은 위험경고 표지가 실험실 출입문에 부착되어 있어야 하고, 병원균의 검사가 진행 중일 때는 실험실 접근이 제한되어야 한다.

② 싱크대는 언제나 손을 씻을 수 있도록 항상 이용 가능해야 하며, 검사가 끝났을 때나 실험실을 나가기 전에는 항상 손을 씻어야 한다.

③ 먹는 것, 음료수를 마시는 것, 담배 피우는 것, 콘택트렌즈를 만지는 것, 그리고 화장하는 것은 금지된다.

④ 샌들이나 발톱이 드러나는 신발은 실험실 신발로 부적당하다.

⑤ 기계적인 피펫팅 도구를 사용해야 하고, 입을 사용하는 피펫팅은 금지된다.

⑥ 검체의 일부가 튀는 것과 공기오염을 방지하기 위해 검사는 언제나 생물안전상자에서 수행해야 한다.

⑦ 그날의 검사가 완료되었을 때, 실험대 표면의 오염물질을 제거해야 한다.

⑧ 폐기물은 위험 종류에 따라 분리하고 폐기한다. 감염성 물질은 멸균, 화학적 소독 또는 다른 승인된 방법을 이용하여 오염물질을 제거한다.

⑨ 이상적으로 실험실은 음압이어야 한다. 즉, 실험실의 문이 열릴 때마다 공기의 흐름은 실험실로 들어와야 한다.

⑩ 실험복이나 가운은 외출복을 보호하기 위하여 입는다. 만약 오염물질이 제거되지 않는다면 실험복과 가운은 실험실에만 위치하여야 한다.

⑪ 장갑은 감염동물을 다루거나 감염성 물질이나 오염된 도구 또는 표면을 만질 때 착용한다.

⑫ 튀는 것에 대비하여 보호대, 보안경, 안면보호 기구는 필요 시 항상 착용하고 있어야 한다.

## 2. 생물안전등급 2(biological safety level 2, BSL-2)

**대부분의 임상미생물실험실에 사용하는 미생물**은 BSL−2등급에 해당하는 미생물(예: hepatitis B virus, HIV, *Bacillus* spp., Influenzavirus, RSV, HSV, 병원성 장내세균(이질균, 장티푸스균), *Cryptococcus* spp.)은 낮은 수준부터 중간정도까지의 위험이 존재한다. **BSL-2등급은 모든 일반적인 임상 미생물 실험에 적용**되며, 다음과 같은 특별한 안전 예방지침을 준수해야 한다.

① 예방접종을 필요로 한다(예: B형 간염바이러스).

② 높은 수준의 예방(extreme precaution)은 바늘이나 다른 날카로운 것들을 다룰 때 적용된다. 바늘

을 부러뜨리거나, 구부리거나, 캡을 다시 덮는 행동은 절대 금지 사항이다. 바늘이나 주사기를 버릴 수 있도록 단단한 플라스틱 용기가 준비되어야 한다.

③ 실험실 접근에 제한을 두어야 하며 실험실 문은 언제나 닫혀 있어야 한다.

④ 특별히 요구되지 않더라도, 대부분의 BSL-2등급 실험실은 음압으로 유지한다.

⑤ 몇몇 검사는 BSL-1등급처럼 개방형 실험대에서 시행하지만, 감염성 공기를 형성하거나 튈 수 있는 검체의 검사는 반드시 생물안전상자에서 진행되어야 한다. 생물안전상자는 임상검체를 처리할 때 사용한다. BSL-2등급에서 사용되는 일반적인 유형의 생물안전상자는 class II, type A 이다.

⑥ 감염성 폐기물은 화학적으로 오염을 제거하거나 멸균해야 한다.

⑦ 실험대 표면은 감염성 물질을 검사한 뒤에 오염물을 제거해야 한다.

⑧ 누출 등의 모든 사고는 보고되어야 하고, 사고 기록 일지에 기록되어야 한다.

## 3. 생물안전등급 3(biological safety level 3, BSL-3)

**BLS-3등급은 흡입을 통해 강력하고 치명적인 질병**을 일으키는 *Bacillus anthracis Brucella* spp. *Coxiella burnetii, Francisella tularensis, Mycobacterium tuberculosis, Mycobacterium avium, Coccidioides immitis, Blastomyces dermatitidis, Histoplasma capsulatum, Paracoccidioides brasiliensis,* SARS-CoV-2 virus, 조류인플루엔자바이러스, 페스트균, 그리고 세인트 루이스(St. Louis)뇌염 바이러스 같은 **공기매개 병원균을 다루는 데 적합하며, 다음과 같은 특별한 안전 예방지침을 준수해야 한다.**

① 모든 BSL-1과 BSL-2의 안전 규정이 BSL-3에서 실행되며 자동으로 개폐되는 이중문과 음압이 유지되는 방지 시설에서 검사를 수행해야 한다.

② 실험실 공기는 헤파필터를 통하여 밖으로 배출되어야 하고 검사실 접근은 허가받은 자에 한하며 추가적으로 개인보호 장비가 필요하다.

③ 모든 폐기물은 오염이 제거된 상태여야 하고 실험복 또한 세탁 전에 오염이 제거되어야 한다.

④ Class II A2 type 생물안전상자는 BSL-3등급 미생물에 적합하다.

⑤ 모든 에어로졸과 분진을 생성하는 검사는 생물안전상자 안에서 수행되어야 한다. 특별한 원심분리 과정으로 에어로졸의 생성을 막을 수 있다.

## 4. 생물안전등급 4(biological safety level 4, BSL-4)

**BSL-4등급은 공기 전파를 통한 검사실 감염의 높은 위험성을 갖고 있거나, 백신이나 치료 방법도 없이 즉시 사망에 이를 수 있는 목숨을 위협하는 질병**이나, 전파의 위험이 알려지지 않은 물질과 관련된 위험하고 새로 나타난 물질을 다룰 때 필요하다.

예를 들면 천연두바이러스나 마버그(Marbug)바이러스, 라사(Lassa)바이러스, 에볼라(Ebola) 바이러스와 같이 출혈열을 유발하는 바이러스와 실험실 뇌막염 감염의 원인으로 알려진 Herpes simiae virus (Herpes B Virus)가 포함된다.

① BSL-4등급과 가깝거나 동종 항원관계의 물질은 계속해서 이 등급에서 수행해도 된다는 확인 또는 새로운 등급이 지정됐다는 충분한 자료를 얻을 때까지 class III 생물안전상자(BSC)에서 다루어져야 한다.

② 검사자는 극도의 유해물질을 다루기 위해 특별한 훈련을 받아야 한다. 검사실 직원은 표준주의 수칙과 특이 수칙의 첫 번째, 두 번째의 봉쇄 기능과 봉쇄장비 그리고 실험실 설계특성을 이해해야 한다.

③ 모든 검사자와 감독관은 물질을 다룰 때나 BSL-4등급에서 요구되는 과정을 처리해낼 수 있는 능력이 있어야 한다. 검사실의 감독관은 검사실에 접근을 제어하는 검사실의 규칙을 따르도록 한다.

④ BLS-1이나 BSL-2, BSL-3의 안전규정이 명확하지 않은 모든 병원체는 class III 생물안전상자(BSC)에서 실행한다.

⑤ 추가적으로 **실험실은 다른 곳과 분리된 곳에 있어야 하며 실험자는 몸 전체에 양압 복장**(full-body positive-pressure suit)을 **입어야하고 실험실을 나갈 때는 에어를 해야 한다.**

⑥ 모든 과정은 class III 생물안전상자(BSC)에서 이루어져야 한다.

⑦ 폐기물은 실험실에서 배출되기 전에 오염이 완전히 제거되어야 한다.

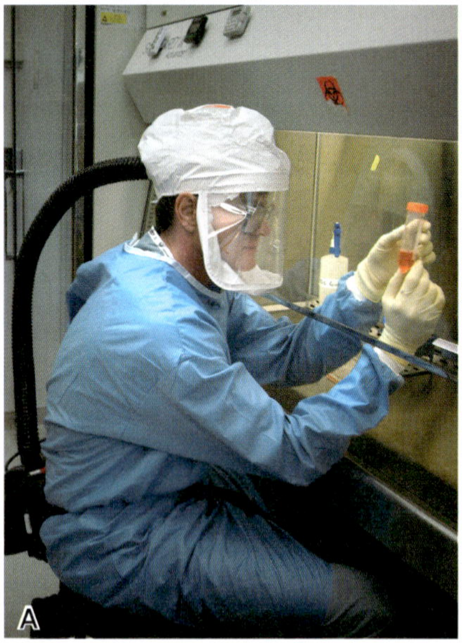

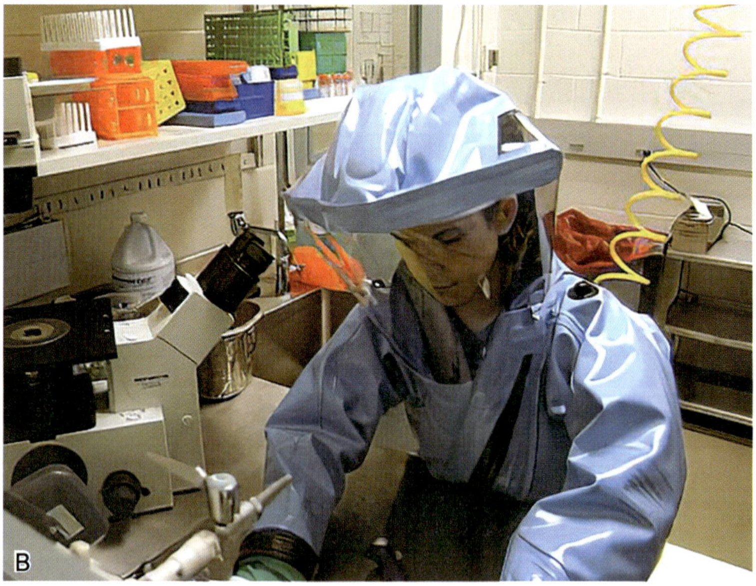

그림 11-9. **생물안전 3, 4등급 미생물 실험실**

(A) 생물안전 3등급 실험실; 외부의 공기는 후드의 경계 안으로 빨려들어간 다음 모든 병원균을 여과한 후 독립된 실험실 대기 내부에서 재순환된다. (출처 https://en.wikipedia.org/wiki/File:Influenza_virus_research.jpg)

(B) 생물안전 4등급 방호복: 연구원이 에볼라 바이러스를 연구하고 있다.
(출처 https://commons.wikimedia.org/wiki/File:Biosafety_level_4_hazmat_suit.jpg)

**Class III는 최대 폐쇄 실험실(maximum containment lab)이나 극도로 위험한 BSL-3등급과 BSL-4등급을 배양할 때 필요하다**(그림 11-9). Class III는 실험유형에 따른 생물안전 작업대의 선택 기준은 표 11-4와 같다.

표 11-4. 실험 유형에 따른 생물안전 작업대의 선택

| 실험 유형 | 생물안전 작업대의 선택 |
|---|---|
| 직원 보호, 제 1~3 위험군 미생물 | Class I, Class II, Class III, |
| 직원 보호, 제 4 위험군 미생물, 글로브 박스 실험실 | Class III |
| 직원 보호, 제 4 위험군 미생물, 수트형 실험실 | Class II,, Class III |
| 제품 보호 | Laminar flow가 포함된 경우(Class I, Class II) |
| 휘발성 방사성핵종/화학물질 보호, 극소량 | 외부로 극소량을 퍼뜨리도록(Class II B1, Class II A2) |
| 휘발성 방사성핵종/화학물질 보호 | Class I, Class II B2, Class III, |

참고: 실험실 생물안전지침(한국 바이오협회: 2019, 4th edition)

## IV 임상미생물 실험실의 특수 감염관리

임상미생물 실험실 전문가들이 다루는 어떠한 검체라도 높은 감염성을 가진 병원균을 포함할 수 있기 때문에 모든 임상 검체를 수집하고 다룰 때에는 항상 주의해야 한다. 감염성이 있는 병원균은 비감염 환자로 판단되는 환자로부터 수집된 검체에서도 나타난다. 특히 **임상미생물 실험실에서 처리되는 위험한 검체는 혈액, 양수, 뇌척수액, 대변, 복수, 타액, 정액, 객담, 체액, 조직, 소변, 질 분비물, 상처 삼출물이다.**

임상미생물 실험실에서 임상 검체를 처리하는 동안 액체 비투과성 장갑과 가운을 항상 착용해야 하며 일반적으로 모든 검체는 Class II에서 처리되어야 한다. 임상 검체의 채취, 수송과 처리 과정은 주의가 필요하다. 각 검체는 감염성이 높은 병원체가 포함될 수 있다.

특히 결핵균(*M. tuberculosis*)은 높은 감염성이 있기 때문에 결핵균부서, 즉 결핵 실험실(TB lab)에서는 특수 안전 예방책이 필요하다. **결핵실험실은 통행량이 적고 음압이 걸린 별도의 실험실이어야 하며 실험실의 공기는 HEPA필터를 통해 배기되어야 한다.** 결핵실험실의 직원은 가운과 장갑을 착용한다. **BSL-3 결핵실험실의 직원 또한 눈 보호 장비(콘택트렌즈를 착용한다면)와 특수 마스크를 착용해야 한다.** 실험대에서 행해지는 모든 작업은 class II BSC를 준수해야 한다. **특수 원심분리기가 에어로졸(aerosols)의 형성을 막기 위해 사용되며 살균제는 반드시 결핵균 사멸성(tuberculocidal)이어야 한다.** 잔여 미생물들을 제거하기 위해 결핵실험실 내에 근무자가 없을 때 자외선을 사용하는 것이 권장된다. 결핵실험실의 직원들은 적어도 일 년에 한 번씩 튜베르쿨린 PPD(purified protein derivative) 피부 검사로 결핵 감염 여부를 확인하여야 한다.

## 1. 화학물질의 안전성

임상미생물 실험실에서는 여러 가지 위험한 화학물질들이 사용된다. 임상미생물 담당 임상병리사가 자신이 다루는 화학물질과 관련된 위험성을 미리 알고 있는 것은 매우 중요하다. 1987년, **미국 연방 직업안전보호국(OSHA)**에서 실험실의 직원들에게 본인이 사용하는 화학물질의 위험성을 반드시 인지하게 해야 함을 명시하는 **'유해정보 전달 기준(Hazard Communication Standard)'**을 **발표**하였다. 뿐만 아니라 **모든 실험실은 화학약품 위생 계획안(chemical hygiene plan), 물질안전 지침서(material safety data sheet, MSDS), 그리고 명문화된 안전 교육 프로그램(safety-training program)을 갖고 있어야 한다.** 화학약품 위생 계획안은 잠재적 위험성을 지닌 화학물질에 대한 정보, 취급 방법과 보관 방법, 개인의 보호 장비 사용법, 응급 치료방법, 화학물질 유출 시 취해야 할 조치, 화학폐기물의 처리, 유지해야 할 기록들, 공시해야 할 경고문과 표식, 그리고 요구되는 개인 교육을 포함해야 한다.

물질안전 보고서는 특정한 화학물질에 관한 중요 정보를 담고 있는 미국 연방 직업안전보호국(OSHA)의 필수 양식으로 임상미생물 실험실에서 사용되는 모든 화학약품과 화학약품함유 제품(chemical-containing product)에 대해 기록되어 있어야 하고, 모든 직원들이 이 양식의 소재에 반드시 익숙해야 한다. **미생물실험실 임상병리사는 모든 화학물질과 실험실의 유해 폐기물에 대한 물질안전 지침서를 숙지해야 한다.**

**물질안전 지침서에는 다음의 정보를 포함하여 화학물질에 대한 다음과 같은 중요한 정보를 제공한다.**

① 제품의 명칭과 사양
② 제조자 성명, 주소, 연락처
③ 물리적 정보
④ 유해한 재료
⑤ 취급 절차
⑥ 화재 및 폭발 위험
⑦ 반응성 자료
⑧ 비상조치 및 응급처치 절차
⑨ 유출 시 처리 절차
⑩ 허용 노출 수준
⑪ 저장과 수송 시의 주의사항

추가로 실험실의 출입문과 모든 위험 화학물질에는 **국제 화재방지협회(National Fire Protection Association, NFPA)의 위험 순위** 라벨이 쉽게 인지될 수 있도록 부착되어 있어야 한다(그림 11-10).

**4개의 독립적인 구역을 갖고 있는 다이아몬드 모양의 라벨은 건강 위험(청색), 화재 위험(적색), 반응도/안정성(노란색), 기타 특수 위험(흰색)을 나타내는 색으로 분류되어있다.** 청색, 적색 그리고 노란색의 다이아몬드 속 숫자는 위험의 정도를 나타낸다. 0으로 표시된 것이 가장 약한 위험을, 4로 표시된 것이 가장 심각한 위험을 의미한다. 흰색의 다이아몬드는 기타 특수 소방 또는 위험 정보(예: 물을 사용하지 말라는 경고문, 또는 산화제의 존재나 방사선 노출의 존재)를 나타낸다. **국제 화재방지협회(NFPA) 기호의 주된 목표는 소방관을 보호하는 것이다.**

화재위험표시

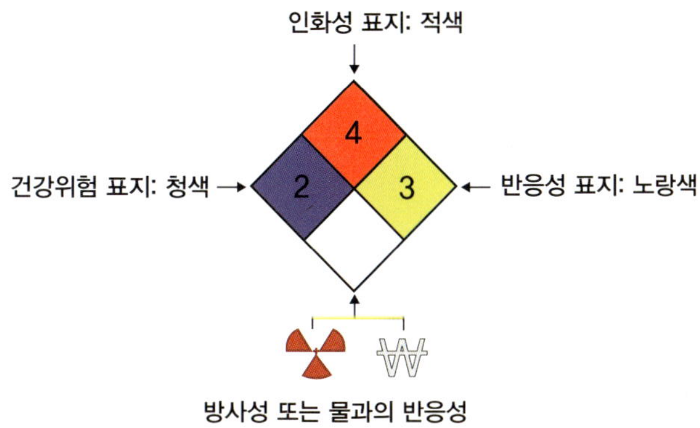


| 건강위험 표지: 청색 | | 인화성 표지: 적색 | | 반응성 표지: 노랑색 | |
|---|---|---|---|---|---|
| 위험의 형태 | | 인화 감수성 | | 에너지 방출 감수성 | |
| 표지 | | 표지 | | 표지 | |
| 4 | 의학적 치료를 하지 않으면 짧은 노출에도 사망 또는 부상이 초래되는 물질 | 4 | 대기압과 대기 온도에서 쉽게 휘발되어 대기와 혼합되고 불이 붙기 쉬운 물질 | 4 | 대기압과 대기 온도에서 폭발, 분해와 반응이 쉽게 일어나는 물질 |
| 3 | 의학적 치료를 하지 않으면 짧은 노출에도 심각한 부상이 초래되는 물질 | 3 | 거의 모든 외기 온도하에서 점화되는 고체나 액체 | 3 | 물과 폭발적으로 반응하거나 열과 같은 개사인자에 의해 폭발하는 물질 |
| 2 | 의학적 치료를 하지 않으면 강력하고 지속적인 노출로 장애나 부상을 입히는 물질 | 2 | 적당히 가열되거나 높은 주변 대기 온도하에서 점화되는 물질 | 2 | 스스로 폭발하지 않지만 불안정하고 폭발적 화학 변화를 일으키는 물질, 물과 격렬하게 반응하거나 잠재적으로 반응할 수 있는 물질 |
| 1 | 노출에 자극을 받을 수 있지만 치료하지 않을 경우에만 부상을 입히는 물질 | 1 | 점화가 일어나기 전에 예열이 필요한 물질 | 1 | 자체적으로는 인정하지만 높은 온도와 압력에서 불안정하거나, 불과 반응하여 에너지를 방출하지만 폭발하지 않는 물질 |
| 0 | 화재에 노출되어도 가연성 물질 이상의 위험을 유발하지 않는 물질 | 0 | 불에 연소되지 않는 물질 | 0 | 불에 노출되어도 안정하고 물과 반응하지 않는 물질 |

그림 11-10. 국제화상방지협회의 화재위험 경고 표시

## 2. 병원균 검체의 운송

**병원성 인자(etiological agent) 또는 검체를 처리하거나 동정하기 위해 외부 또는 표준 실험실로 보내야 할 때**가 있다. 누출 위험성이 있기 때문에 잠재적 감염성 물질의 운송은 국제민간항공기구(International Civil Aviation Organization), 국제 민간항공 수송협회(International Air Transport Association) 그리고 미국 교통부에 의해 엄격하게 규제된다. 이러한 물질들의 포장과 수송에 관한 정보는 CLSI 문서 M29-A3와 http://hazmat.dot.gov 그리고 http://www.asm.org/에서 확인할 수 있다. 감염성 물질들을 운반하는 직원들은 반드시 이러한 규칙을 숙지하고 있어야 하며 적절한 훈련 과정을 이수해야 한다. CLSI M29-A3에 다음과 같이 명시되어 있다.

**포장의 요건은 빈틈이 없도록(watertight) 1차, 2차 포장을 사용하는 세 가지 컨테이너 시스템에 따른다**(그림 11-11). 1차, 2차 포장 사이에는 사고로 인한 케이스의 파손이나 누출에 대처하기 위해 흡수제(absorbent material)를 넣어야 한다. **세균이 배양된 배지를 운반하는 경우 등에는 2차 컨테이너가 온전해야 하며 충격에 강해야 한다.** 외부 포장은 일반적으로 견고한 섬유판으로 되어 있으며 라벨이나 외부 마킹을 한쪽면에 할 수 있는 충분한 크기로 포장되어야 한다. **특정한 유엔국제연합의 번호(예: UN 2814는 사람에게 영향을 끼치는 감염성 물질의 라벨이다)와 감염성 물질에 대한 국제적인 표기는 적절한 안전 라벨을 표기한다.** 만약 드라이아이스가 냉각제로 사용되었다면 이에 대한 정보가 반드시 표시되어야 한다.

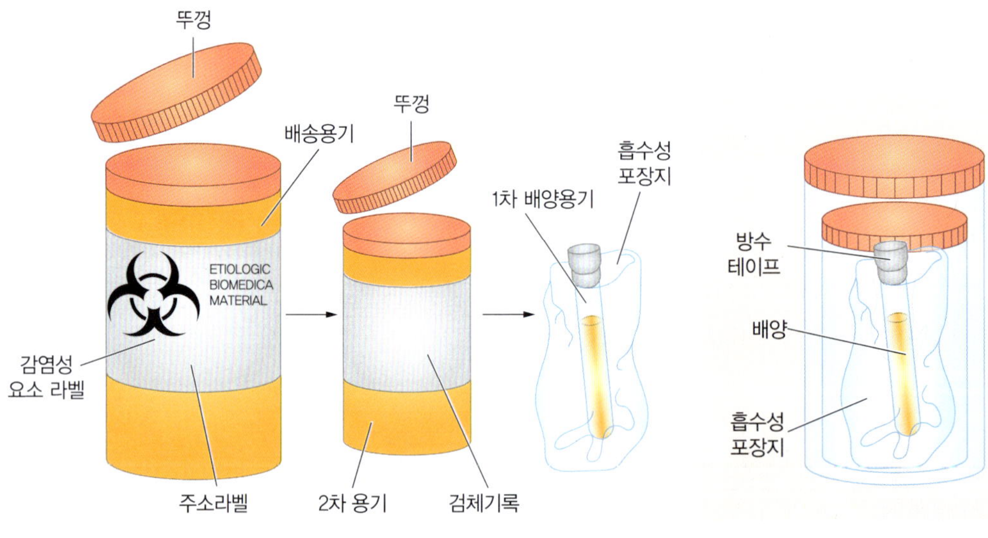


그림 11-11. 검체, 배양물질 및 생물학적 위험물질의 수송을 위한 포장방법(KDCA)

## 핵심용어

**개인보호구(personal protective equipment, PPE):** 감염 예방을 위하여 의료종사자가 착용하는 장갑, 마스크, 가운, 캡, 앞치마, 고글 등으로 근무자가 몸에 직접 착용하는 보호구

**고성능미립자 제거필터(high efficiency particulate air, HEPA filter]:** 병원체를 여과하는 필터로 외부 및 내부 공기 내 잔류하는 병원체를 여과하는 데 사용됨. 주로 수술실, 무균실, BSC 내부에 사용됨.

**물질안전 보건자료(material safety data sheet, MSDS):** 화학물질에 대한 유해 위험성, 응급조치요령, 취급 방법 등 16가지 항목에 대하여 상세하게 설명해주는 자료를 말함. 산업안전보건법관련 지침.

**물리적 밀폐(physical containment):** 오염 위험으로부터 주변 환경과 시설 내부 작업자를 보호할 수 있도록 감염성 미생물이 실험실 내부에 안전하게 격리되도록 설계된 시설 또는 장치.

**생물안전등급(biological safety level, BSL):** 특정 병원체를 취급하는 검사실에서 안전한 검사를 진행하기 위해 병원체의 종류에 따른 검사지침, 시설기준 등을 지정하여 안전한 검사과정을 하기 위해 분류됨. 생물학적 안전등급은 총 네 가지 등급(BSL 1~4)으로 분류됨.

**생물안전상자(biological safety cabinet, BSC):** 병원체 등 감염성 물질을 다루는 검사실에서 취급물질, 검사자 안전이나 환자를 보호하기 위해 사용하는 물리적 봉쇄장치. 장비 내 유입 및 배출공기의 형태와 속도에 따라 Class I, II, III으로 분류됨.

**생물위험(biohazard):** 세균, 바이러스 등 미생물이 질병을 일으킬 수 있는 재해의 전반적인 위험인자.

**표준예방지침(standard precaution):** 혈액, 접촉, 비말, 공기 감염의 가능성이 있다는 전제하에 가장 기본적인 근무자의 안전보호 조치 등의 일반적 행동 지침을 말한다.

## 핵심문제

### 1. 생물안전상자의 특징이 아닌 것은?

① HEPA filter를 사용한다.
② Class I, II, III로 크게 구별된다.
③ Class I은 에어 커튼에 의해 오염비산의 유출을 방지한다.
④ Class II는 작업공간에 청정공기가 필요한 경우에 사용한다.
⑤ Class I은 작업공간에 청정공기가 필요 없는 경우에 사용한다.

**해설** Class II는 에어 커튼에 의해 오염 비산의 유출을 방지한다.
Class I은 전면의 개구부로 유입되는 기류가 오염 비산의 유출을 방지한다.

### 2. 생물안전상자 class III를 사용해야 하는 미생물은?

① HBV
② Ebola virus
③ Enterovirus
④ *Salmonella* Typhi
⑤ *Mycobacterium tuberculosis*

**해설** 그밖에 탄저균과 같은 바이오 테러에 사용되는 균들도 포함된다.

### 3. BSL(Biosafety level)의 이름과 특징에 대한 설명은?

① BSL 1: 사람과 동물에게 주요한 질병을 일으키지 않는다.
② BSL 2: 사람, 동물에게 병원성이 있어 실험실 내에서 위독한 감염을 일으킨다.
③ BSL 3: 사람에게 위독한 질환을 일으키지 않는다.
④ BSL 4: 사람에게 위독한 질환을 일으키고 다른 개체에 전파될 가능성이 크다.
⑤ BSL 5: 환자로부터 다른 개체에 직접 또는 간접 전파되기 쉽다.

**해설** ① BSL 1: 사람에게 질병을 일으키지만 동물에게는 주요한 질병을 일으키지 않는다.
③ BSL 3: 사람에게 위독한 질환을 일으키지만 다른 개체에 전파될 가능성은 낮다.
④ BSL 4: 사람 또는 동물에 위독한 질환을 일으킨다. 이환자로부터 다른 개체에 직접 또는 간접 전파되기 쉽다.
⑤ BSL 5: BSL은 1~4까지만 있다.

## 4. BSL-3에 대한 내용은?

① 사람 또는 동물에 위독한 질환을 일으킨다.
② 다른 개체에 직접 또는 간접 전파되기 쉽다.
③ 위험도가 개체에서 낮고 지역사회에서 높다.
④ 유효한 치료법, 예방법이 있어 전파 가능성은 낮다.
⑤ 사람에게 위독한 질환을 일으키지만 다른 개체에 전파될 가능성은 낮다.

**해설** ① BSL-4의 설명이다.
② BSL-4의 설명이다.
③ 위험도가 개체에서 높고 지역사회에서 낮다.
④ BSL-2의 설명이다.

## 5. 임상검사실에서 생물학적 위험과 그 대책은?

① 감염사고의 대부분은 접촉감염이다.
② 인체에 끼치는 영향은 노출량으로 판단한다.
③ 설비 구조의 미비나 보수 관리의 실수와는 상관없다.
④ 위험한 병원미생물은 개방된 공간에서 취급해도 된다.
⑤ 사람, 에어로졸, 기구, 검사 재료에 의한 오염전파의 방지책을 강구한다.

**해설** ① 감염사고의 대부분은 접촉감염과 에어로졸 감염이다.
② 인체에 끼치는 영향은 위험도로 판단한다.
③ 설비 구조의 미비나 보수 관리의 실수와 안전조작법의 실수에서 기인한다.
④ 위험한 병원미생물은 제한된 공간에서 취급한다.

## 6. 생물안전상자의 구조와 종류에 대한 설명은?

① Class I은 작업자 보호의 개념이 없다.
② Class I은 무균조작이 포함되지 않는다.
③ Class I은 작업공간에 청정공기가 필요한 경우에 사용한다.
④ 생물안전상자는 공기 차단벽의 구성에 의해 양압으로 유지된다.
⑤ Class II는 밀폐되어 BSL-4의 위험성 높은 병원체를 취급할때 사용한다.

**해설** ① 모든 Class가 작업자 보호를 기본으로 한다.
③ 청정공기가 필요 없는 경우에 사용한다. 필요한 경우는 II를 사용한다.
④ 음압으로 유지된다.
⑤ Class III의 설명이다.

**7. 임상검사실의 표준 예방법이 아닌 것은?**

① 직접 입에 닿는 피펫은 조작하지 않는다.
② 모든 임상 검체는 감염성 검체로 인식한다.
③ 검체를 만질 때는 모두 개인보호구를 착용한다.
④ 검체는 오픈식이어야 하며 튼튼한 용기에 담아 이송한다.
⑤ 오염물은 멸균 후 메뉴얼에 따라 감염성폐기물로 폐기한다.

해설 검체는 폐쇄식이며 튼튼한 용기에 담아 이송한다.

**8. 주요 혈액 매개 감염증의 설명이 아닌 것은?**

① HCV는 예방접종이 없다.
② AIDS는 HIV에 의해 일어난다.
③ HBV의 가장 강한 전염성지표는 HBe-Ab이다.
④ HIV의 검사방법에는 EIA, Western blot법이 있다.
⑤ 주요 혈액 매개 감염증으로는 HBV, HCV, HIV가 있다.

해설 HBV의 가장 강한 전염성지표는 HBe-Ag이다. 제 10장 임상미생물실험실의 생물학적 안전관리

정답 1. ③ 2. ② 3. ② 4. ⑤ 5. ⑤ 6. ② 7. ④ 8. ③

Chapter

# 12 감염병 환자의 확인을 위한 진단검사

학습목표

1. 병원감염 환자의 파악에 대하여 설명할 수 있어야 한다.
2. 감염 감시의 기초지식과 시스템화에 대하여 설명할 수 있어야 한다.
3. 의료진에 대한 감염병 보고와 대응에 대하여 설명할 수 있어야 한다.
4. 감염병의 진단을 위한 접근에 대하여 설명할 수 있어야 한다.
5. 감염병 진단을 위한 기본검사에 대하여 설명할 수 있어야 한다.
6. 감염병의 병을 위한 추가검사에 대하여 설명할 수 있어야 한다.

## I 개요

미국의 경우는 병원감염관리의 시스템화가 일찍부터 확립되었으며 감염관리위원회(Infection Control Committee)와 감염관리팀(Infection Control Team)이 조직되어, 감염관리의사(Infection Control Doctor, ICD)나 감염관리 간호사(Infection Control Nurse, ICN), 감염관리 임상병리사(Infection Control Technologist, ICT) 등이 중심이 되어 적극적인 병원감염관리 활동이 이루어지고 있다.(제2장 의료관련감염 조직과 역할 참조) 국내에서도 1980년대 후반부터 MRSA에 의한 병원감염이 사회적인 문제로 대두됨에 따라 각 병원에서 감염관리위원회의 설치나 병원감염관리 지침의 작성 등이 행해지기 시작했다. 그러나 이들 중에서 당시 실제로 활발한 활동을 하고 있는 시설은 아직 제한적이다. 대학 부속병원에서 행해지고 있는 병원감염관리의 한 예를 소개하고 어떻게 실제 활동이 이루어지고 있는지에 대해서 설명한다.

## II 병원감염 환자의 파악

일반적으로 대학부속병원의 병원감염관리위원회는 병원장 등을 포함한 최종 의사 결정기관으로써 각 진료과의 병원감염관리위원을 포함한 약 10여 명으로 구성되어 있다. 그 아래에 병원감염관리소위원회가 설치되어 있으며, 일반적으로 이 소위원회가 병원감염 실무관리팀으로 활동하고 있다. 소위원회의 위원장은 감염병 전문의(혹은 임상미생물학을 전공한 진단검사의학 전문의)와 미생물검사실 임상병리사, 약제과(부), 간호과(부)에서 각각 1명이 참여하여 활동하고 있다.

일반적으로는 병원감염관리의 중심 조직인 병원감염관리위원회의 하부조직이며 실제적인 감염관리를 담당하는 감염관리팀이 설치된다(표 12-1).

표 12-1. 이상적인 감염관리 팀 구성원의 한 예

| |
|---|
| ① 감염질환 전문의(감염학 혹은 임상미생물학을 전공한 전문의) |
| ② 임상미생물학자/역학전문가(임상미생물학이나 병원 역학의 전문가) |
| ③ 간호사(병동, 외래, ICU, ICN) |
| ④ 진단검사의학과(감염관리 임상병리사, ICT) |
| ⑤ 약제과(감염관리 약사를 통한 소독약·항균제의 사용상황의 파악) |
| ⑥ 중앙공급실 |
| ⑦ 영양과 |
| ⑧ 총무과 |

의사, 간호사, 약사, 임상병리사 뿐만이 아니라 총무과, 영양과 등에서도 팀원을 참여시켜 병원감염의 대한 중요성을 이해하고 목표를 갖고, 병원 각과의 유기적인 연락체제와 업무의 협력 강화를 이루도록 구성하는 것이 바람직하다.(제2장 참조)

## 1. 진단검사의학과에서 역학정보의 파악과 제공

병원감염관리에서 **병원감염의 발생을 보다 빠르게 확인하는 감염 감시시스템은 매우 중요**하며, 환자의 검체에서 원인균의 분리나 동정을 하는 진단검사의학과 미생물검사실의 역할은 매우 중요하다.

감염관리팀은 주치의나 병동의 담당 간호사는 물론 병원감염관리위원회나 감염관리팀, 기타 병원내의 각과에 감염관리 정보를 전달하는 정보센터로서의 중심적 역할을 담당하고 있다.

진단검사의학과에서는 미생물 배양검사 혹은 MRSA, VRE, CRE 등의 선별 감시배양의 결과에 근거하여 MRSA, VRE, CRE 등의 분리 상황을 주치의에게 매일 단위로 보고하고 있다. 이와 함께 각 병동에서의 MRSA, VRE, CRE 등의 의료감염관리 대상 미생물의 검출 상황을 주 단위로 각 병동 수간호사에게 전달한다.

MRSA의 선별 감시배양에는 MRSA용 선택배지와 혈액우무평판을 이용하며, 검체 접수 다음날에 임시 보고한다. 또 반코마이신, 알베카신, 미노사이클린, 이미페넴 등의 디스크를 이용하여, 분리 배양 시에 직접 약제감수성시험을 하여 이를 보고한다(그림 12-1). 그리고 주 단위의 분리결과를 한 달 간격으로 정리된 시점에서, 각 진료 과장과 각 병동 수간호사에게 전달한다(그림 12-2).

**병원 전체의 MRSA, VRE, CRE의 분리 결과에 대해서는 매월 개최하는 감염관리위원회에 보고하고 문제점이나 상담 상황 등에 대하여 서로 논의한다.** 또 병원 전체의 MRSA, VRE, CRE의 분리 결과 및 감염관리위원회에서 나온 토의 사항에 대해서는 임상교수 회의 및 의국장 회의에서 보고하여야 한다(그림 12-3). 이러한 **일상검사에서 새롭게 MRSA, VRE, CRE가 검출된 환자에 대해서는 주치의가 「MRSA, VRE, CRE 검출 환자보고서」를 진단검사의학과에 제출하도록 의무화한다**(그림 12-4). 이를 통해서 환자의 배경이나, 입원 시에 이미 MRSA, VRE, CRE를 보균하고 있었는지 아니면 입원 후에 새로운 병원감염인지에 대한 대략적인 파악이 가능하다.

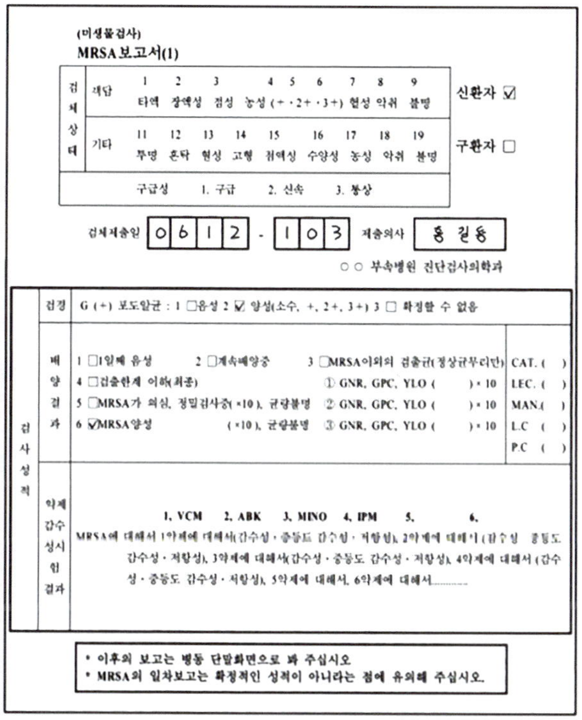
(미생물검사)
MRSA 보고서(1)

검체상태 — 객담: 1 타액 2 장액성 3 점성 4 농성 5 (+·2+·3+) 6 혈성 7 악취 8 불명 9
기타: 11 투명 12 혼탁 13 혈성 14 고형 15 점액성 16 수양성 17 농성 18 악취 19 불명
구급성 1. 구급 2. 신속 3. 통상

신환자 ☑
구환자 □

검체제출일 0612 - 103 제출의사 홍길동

○○ 부속병원 진단검사의학과

검사성적
검경: G (+) 포도알균 : 1 □음성 2 ☑ 양성(소수, +, 2+, 3+) 3 □ 확정할 수 없음
배양결과: 1 □1일째 음성 2 □계속배양중 3 □MRSA이외의 검출균(정상균무리만)
4 □검출한계 이하(최종) ① GNR, GPC, YLO ( )×10
5 □MRSA가 의심, 정밀검사중(×10), 균량불명 ② GNR, GPC, YLO ( )×10
6 ☑MRSA양성 (×10), 균량불명 ③ GNR, GPC, YLO ( )×10
CAT. ( ) LEC. ( ) MAN.( ) L.C ( ) P.C ( )
약제감수성시험결과: 1. VCM 2. ABK 3. MINO 4. IPM 5. 6.
MRSA에 대해서 1약제에 대해서(감수성·중등도 감수성·저항성), 2약제에 대해서(감수성·중등도 감수성·저항성), 3약제에 대해서(감수성·중등도 감수성·저항성), 4약제에 대해서(감수성·중등도 감수성·저항성), 5약제에 대해서, 6약제에 대해서........

• 이후의 보고는 병동 단말화면으로 봐 주십시오
• MRSA의 일차보고는 확정적인 성적이 아니라는 점에 유의해 주십시오.

그림 12-1. MRSA 환자 보고서(1)〈미생물검사〉

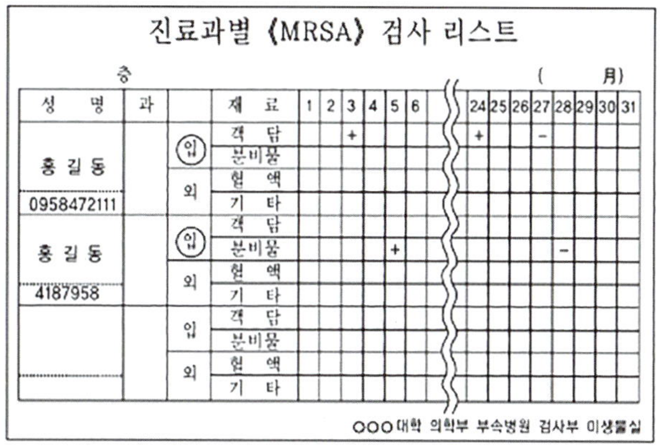
진료과별 《MRSA》 검사 리스트

층 ( 月)

| 성명 | 과 | | 재료 | 1 | 2 | 3 | 4 | 5 | 6 | 24 | 25 | 26 | 27 | 28 | 29 | 30 | 31 |
|---|---|---|---|---|---|---|---|---|---|---|---|---|---|---|---|---|---|
| 홍길동 | | 입 | 객담 | | | + | | | | + | | | | | | | |
| | | | 분비물 | | | | | | | | | | | | | | |
| 0958472111 | | 외 | 혈액 | | | | | | | | | | | | | | |
| | | | 기타 | | | | | | | | | | | | | | |
| 홍길동 | | 입 | 객담 | | | | | | | | | | | | | | |
| | | | 분비물 | | | | | + | | | | | | – | | | |
| 4187958 | | 외 | 혈액 | | | | | | | | | | | | | | |
| | | | 기타 | | | | | | | | | | | | | | |
| | | 입 | 객담 | | | | | | | | | | | | | | |
| | | | 분비물 | | | | | | | | | | | | | | |
| | | 외 | 혈액 | | | | | | | | | | | | | | |
| | | | 기타 | | | | | | | | | | | | | | |

OOO대학 의학부 부속병원 검사부 미생물실

그림 12-2. 진료과별 MRSA 검사리스트

$$\frac{\text{MRSA}}{\text{MRSA+MSSA}} = \frac{31\text{명}}{58\text{명}} = 53.4\%$$

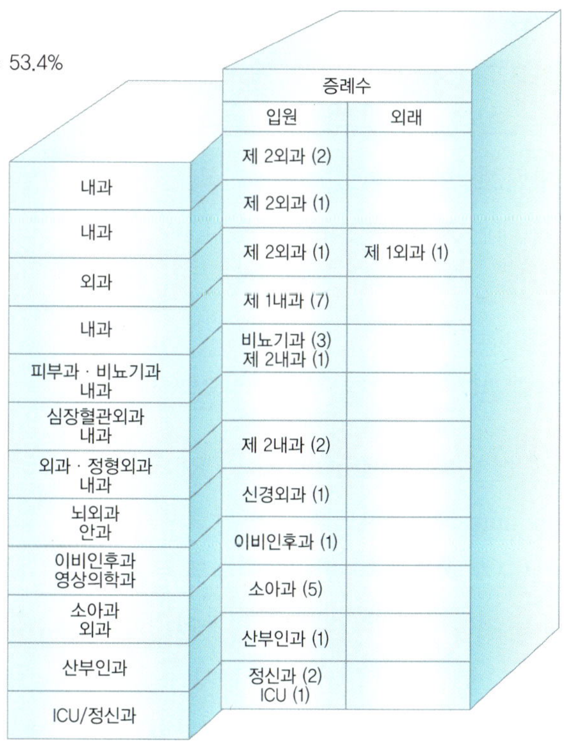


그림 12-3. 진료과별 MRSA 검출상황(예)

**MRSA 검출환자 보고서**

| |
|---|
| 검출일 년 월 일 주치의명 |
| 입원병명 병실 ICU · 격리실, 일반 ( )호실 |
| 분리재료 객담 · 인두 · 비강 · 개방 농 · 비개방 농 · 혈액 · 요 · 변 · 기타 ( ) |
| 기초질환 · 합병증 · 체내삽입 등의 리스크 팩터<br>有 ( )<br>無 |
| MRSA검출까지의 항균제 투여<br>페니실린계 · 제1세대 세팜계 · 제2세대 세팜계 · 제3세대 세팜계 · 카바페넴 · 뉴키놀론계 · 마크롤라이드계 · 테트라사이클린계 · 아미노배당체계 · 기타 ( ) |
| 본환자는 MRSA의 a. 감염자로 생각됨<br>감염질환 진단명 ( )<br>감염질환상 ( )<br>염증소견 ( )<br>b. 보균자로 생각됨 |
| 감염경로 a. 당병원에서 감염된 것으로 생각됨<br>b. 전의( )로부터 가지고 온 것으로 생각됨<br>c. 불명 |
| 환자 및 가족에 대한 설명 a. 했음<br>b. 예정<br>c. 하지 않았음 |
| 감염관리 a. 병실에서 1인용 병실로 격리함<br>b. 사전에 1인용 병실 등을 소독 · 가운테크닉을 실시함<br>c. 병실에서 커튼으로 격리함<br>d. 기타 ( ) |

• 이 보고서를 진단검사의학과 미생물검사실로 제출하여 주십시오.

그림 12-4. MRSA 검출환자 보고서(2)

또, 검출된 MRSA, VRE, CRE가 집락화(colonization)인지 감염을 일으키고 있는 것인지를 임상 증상과 염증 소견 등의 검사 결과를 근거로 주치의가 판정해 주어야 한다. 이와 동시에 환자의 기초병과 감염위험 요소, 검출 전 항균제 투여상황을 파악하고, 주치의의 수고를 가능한 한 덜기 위해, 환자 속성을 좌측 위에 ID 카드로 인쇄하여 손으로 쓰는 부분을 최대한 적게 한다. 이러한 보고서를 주치의 자신이 입력함으로써 병원감염에 대한 인식을 높이고, 집락화와 감염과의 판단을 일상적으로 행함으로써 과도한 항균제 사용에 대한 억제를 기대할 수 있다. 각 병원의 규모와 특성에 맞는 최적의 상황을 만드는 것이 바람직하다.

## 2. 병동 혹은 감염관리 간호사에 의한 병원감염 감시(병동 감시보고 시스템)

진단검사의학과에서 실시하는 MRSA, VRE, CRE의 검출 보고를 근거로 하여, 각 병동에서는 감염관리 링크 간호사(link nurse)를 중심으로 담당 간호사와 주치의가 협력하여 **분리 환자의 이름 · 병실 · 검체 · 감염병, 혹은 보균자 여부의 구별 · 격리 유무 등을 기록한 MRSA, VRE, CRE 감염 보고서를 감염관리팀에게 제출하는 것이 이상적**이다. 각 병동에서의 병원감염 발생상황의 파악과 보고는 대단히 중요하며, 감염관리 팀은 보고를 통해서 보다 구체적인 감염관리를 할 수 있게 된다. 반면, 전임 감염관리간호사(ICN)이 없는 국내 소형 병원에서는 이러한 병동 내에서의 감시보고 시스템을 정확하게 실시한다는 것이 용이하지 않다. **현재 상황에서는 병동의 수간호사, 혹은 병동마다 감염관리 담당의사와 간호사를 선임하여, 각 병동의 병원감염 발생상황을 파악하는 것이 보다 실제적이다.**

## 3. 입·퇴원 시의 체크

**병원 전체 환자의 입 · 퇴원 시 또는 타 의료기관에서 전원시, 중환자실에 입실 또는 일반 병동으로 옮길 시에 MRSA, VRE, CRE에 대한 보균 유무의 대한 감시배양을 하는 것을 권장**한다.

일반적으로 MRSA의 병원소로서 비강은 중요한 부위로 알려져 있다. 입원 시에 실시한 비감염자인 폐암 환자의 비강, 인두, 가래에 대한 동시 검토결과에서도 MRSA의 검출률은 비강이 가장 높게 나타난다. 그러나 인두나 가래에서만 MRSA가 분리되는 증례도 있고, MRSA 이외의 기회감염균이나 상기도 정상균무리의 비교적 병원성이 높은 균종을 포함한 잠재성 병원체의 검출률도 가래에서 가장 높게 나온다. 또한 3일 연속하여 채취한 검체로부터 세균분리 결과도 반드시 일정하지 않기 때문에, 같은 미생물이 연속해 검출되지 않는 일도 있다. 따라서 **보균 혹은 제균(除菌)의 확인을 위해서는 한 차례의 검사만으로는 불충분하며 여러 번의 검사가 필요하다.**

## 4. 감염경로의 파악

앞에서 언급한 것처럼, **신규 VRE, CRE 및 MRSA 검출 환자에 대해서는 주치의의 보고서를 통해 병원 밖에서 가지고 온 것인지 병원 내에서 새롭게 획득한 것인지에 대해서 파악**한다. 감염경로의 분석을 위해서는 분리된 균주의 형(type)별 분류가 필요하다. MRSA의 역학적 형(type)별 분류로 진단검사의학과에서는 주로 약제 내성 유전자 분류법이 적용될 수 있지만, 항균제 감수성 패턴에 기초하여 감염경로를 추정하는 경우에는, 해당 항균제에 대한 감수성 분포가 감수성과 내성과의 이상성(二相性)으로 되는 것이 바람직하다. 최근의 MRSA는 대부분의 항균제에 대해서 고도의 내성을 나타내기 때문에 감염경로 추정에 응용 가능한 항균제는 gentamicin이나 minocycline 등으로 한정되어 있다. **최근에는 펄스장 겔 전기영동(pulse field gel electrophoresis, PFGE)이나 중합효소연쇄반응법(polymerase chain reaction, PCR)을 응용한 유전학적 형별 분류(genotyping)를 이용한 분자역학적 검사가 이용**되고 있다. 그러나 이들 유전학적 형별 분류에는 특수한 장비나 기술이 필요하다. 진단검사의학과에서도 필요에 따라 PFGE에 의한 유전학적 형별 분류를 하고 있지만, 이 방법은 결과의 해석에 수 일~1주일 정도가 소요되기 때문에 일상 업무에서 분리되는 모든 균주에 대한 적용과 해석은 어렵다(그림 12-5).

## 5. 병동 순회

대부분의 종합병원에서는 감염병을 전문으로 하는 임상 진료과(예, 감염내과)가 있으며 **병원감염관리 위원들이 정기적인 병동 순회를 실시하고 있고, 임상의로부터의 상담이나 환경조사 등, 필요에 의해 병동을 순회**하고 있다. 감염병을 전문으로 하는 임상 진료과가 없거나 비교적 규모가 작은 병원에서는 감염관리 의사가 병원 전체를 순회한다면, **환자 동향의 파악과 각 병동에서의 문제점을 파악할 수 있는 등의 장점**이 있다.

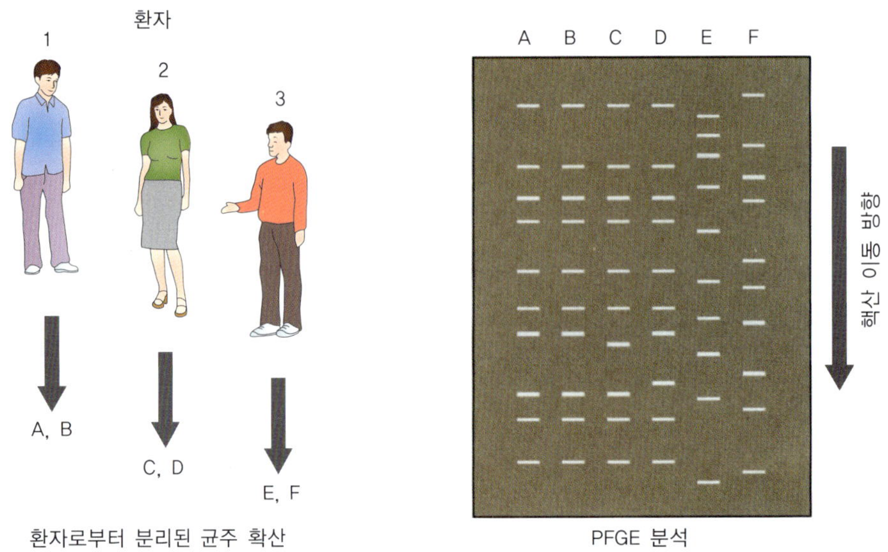


그림 12-5. PFGE에 의한 MRSA의 감염역학조사를 위한 핵산 분석결과
A와 B는 같은 특성을 가지는 균주를 보균하고 있는 것으로 판단한다.

## III 감염 환자의 진단을 위한 접근

감염병을 정확히 진단하고 올바르게 치료하기 위해서는 환자의 감염유무, 감염부위, 원인 병원체 등을 밝히고 적절한 항균제를 선택하여 어떻게 치료할 것인지 등을 결정할 필요가 있다. 특히 감염병을 진단하는 과정에서 기본 검사로 중요한 검사 항목에 대해서 그 특징과 임상적 의의 등을 설명함과 동시에 감염부위의 진단이나 감염된 병원체를 동정하기 위해 추가하여야할 검사 항목에 대해서 설명한다.

### 1. 감염병의 확인을 위한 접근

감염병 진단을 위한 접근과정에 첫걸음인「감염 유무」의 판단은 먼저 임상증상을 파악하는 것이다(그림 12-6). **감염병일 때의 임상증상은 권태감, 탈진감, 식욕부진, 두통 등의 일반 증상과 함께 대부분의 경우 발열이 전신증상**으로 나타나는 경우가 많다. 또한 **국소 증상으로는 발적, 종창, 열감, 통증 및 분비물의 증가** 등이 나타나며, 바이러스 감염병에서는 전형적인 발진이 출현하기 때문에 우선 이들의 전신증상이나 국소 증상 등이 있는지를 주의 깊게 관찰하는 것이 감염병 진단의 전제가 된다. 이 경우 발열은 감염병에 특유한 것이 아니라 **악성종양, 교원병(diffuse collagen disease), 알레르기, 대사이상성질환 등에서도 보이기 때문에 이들 질병 그룹과의 감별이 필요**해진다. 이와 같이 임상 증상을 파악한 후에 다음의 몇 가지 기본검사의 결과를 해석한다. 즉, **백혈구 수의 증가, 염증 이상반응 물질(CRP 등)의 증가는 감염병이라는 것을 강하게 시사하며 이들 임상 증상이나 검사 소견으로 "감염유무"를 확정한다.**

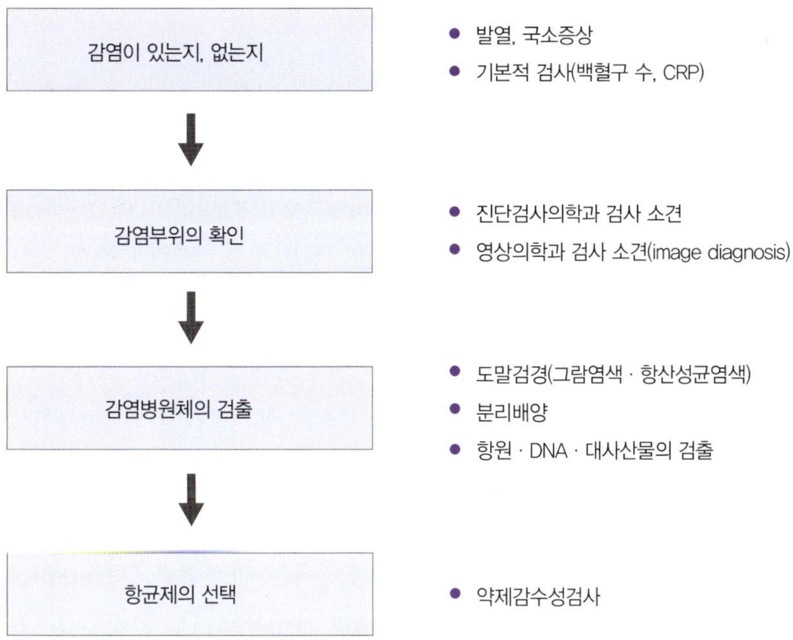


그림 12-6. **감염질환 진단을 위한 접근방법**

다음으로 “감염여부의 판단을 하는데 있어 진찰 시에 진단검사의학과 검사 소견이나 영상의학과 검사 소견은 감염부위의 확인 이외에 염증의 확산이나 정도를 아는 데 있어서 유용성이 높다. 더욱이 감염병은 미생물이 체내에 침입, 증식한 결과로 일어나는 것이기 때문에, 최종적으로 감염병의 병인(病因)을 진단한다. 즉 **“감염원인 병원체가 무엇인가?”의 판단**을 해야 한다. 병원체를 분리하여 동정한 다음, 약제감수성검사 결과를 모두 종합하여 최종적으로 **“어떠한 항균제를 투여해야 하는가?”를 결정하고 치료**를 해 나가게 된다.

## IV 감염병 진단을 위한 기본검사

병원체는 인체에서는 이물질(異物質)이기 때문에 체내에 침입하여 증식하면, 당연히 생체 방어반응이 일어나게 된다. 기본적 검사는 이 생체 방어 반응의 결과로 나타나는 생체의 이상 변화를 보는 것으로, 감염의 여부를 결정하고 또 감염병의 중증도를 파악하고 치유의 판단을 하는 데 중요한 의미를 가지기 때문에 그 결과를 올바르게 판단하여야 한다. 감염 여부를 판단할 때에 반드시 실시하는 기본 검사로는 백혈구 수와 그 백분율 및 CRP 검사가 있다. 병원체의 종류에 따라서 이 생체반응이 조금씩 달라지기 때문에 **혈액검사 소견 중에서도 백혈구의 수와 백분율 검사, CRP 등의 양성 정도를 보면 감염병원체를 추정하는 것도 가능**해진다.

## 1. 백혈구 수 및 백분율 검사

백혈구 수의 증가는 대부분의 미생물 감염병에서 나타나는 현상이다. 이 중 호중구의 증가는 일반적으로 미생물에 의한 급성 국소성 또는 전신 감염에서 나타난다. 이때 대부분은 백혈구 핵의 좌방 이동(shift to left of WBC)을 동반하고, 간상 핵 백혈구(stab cell or band form)나 후골수구(metamyelocyte)가 증가한다. **미생물성 패혈증이나 속립결핵, 복막염, 장티푸스, 파라티푸스, 브루셀라증, 야토병(tularemia) 등의 중증 미생물 감염병에서는 백혈구 수가 감소**하기 때문에 주의가 필요하다. 진균감염증에서도 백혈구 수의 증가를 보이지만 일반적으로는 세균성 감염증에 비해서는 약하다. 이 밖에 미코플라스마, 클라미디아, 리케차, 바이러스 및 원충감염증(예, 말라리아) 등에서는 백혈구 수의 증가가 경미하거나 불변, 혹은 약간 감소하는 경우도 있다. **백혈구 수 증가의 주체가 림프구에 의한 경우는 바이러스 감염증, 특히 엡스타인-바 바이러스(Epstein-Bar virus, EBV)나 거대세포 바이러스(cytomegalovirus, CMV)감염에 의한 감염성 단핵구증에서는 비정형림프구(atypical lymphocyte)의 증가를 나타내고, 백일해, 결핵, 매독, 브루셀라 등의 세균 감염증**에서도 나타난다. **호산구의 증가는 여러 가지 기생충 감염증(예, 선충증, 조충증, 흡충증)이나 원충 감염증(예, 말라리아, 톡소플라스마)에서 보이는 경우가 많다.** 단핵구의 증가는 미생물 감염증(예, 결핵, 매독, 아급성 심내막염)이나 리케차 감염증에서 나타난다(표 12-2). 또한, 혈액학적 소견은 고령자, 신생아, 혈액병환자 등에서는 뚜렷한 이상치를 나타내지 않는 경우가 있기 때문에 주의가 필요하다.

표 12-2. 백혈구 수 및 백분율 검사에 대한 기본 소견

| 백혈구 수의 증가 | 관련 질병 |
|---|---|
| 백혈구수의 증가(10,000/μL 이상) | 세균감염병, 진균 감염병 |
| 호중구의 증가(8,000/μL 이상) | 세균감염병 |
| 림프구의 증가(성인: 4,000/μL 이상) | 바이러스 감염병, 백일해, 결핵, 매독, 브루셀라 |
| 호산구의 증가(450/μL 이상) | 기생충 감염증, 원충감염증, 알레르기 |
| 단핵구의 증가(500/μL 이상) | 세균감염병(결핵, 매독, 아급성세균성, 심내막염, 리케차) |
| 백혈구 수의 약간증가 · 불변 · 감소 | 정상범위는 4,000~10,000/μL 이다. |

중증 세균감염병(세균성 패혈증, 속립결핵, 복막염, 장티푸스, 파라티푸스, 브루셀라, 야토병)
미코플라스마 감염증, 클라미디아 감염증, 리케차 감염증, 바이러스 감염증, 원충 감염증

## 2. C-반응성 단백(C-reactive protein, CRP)

감염병에서는 이상반응물질이 거의 대부분 증가하지만, 그중에서도 특히 CRP는 발병 초기부터 높은 빈도로 양성화하기 때문에 감염병 진단에 유용성이 높다.

일반적으로 미생물 감염병인 경우에는 강한 양성을 나타내고, 바이러스 감염증에서는 그 반응이 중등도이거나 비교적 약하다. **CRP는 감염의 확장이나 중증도와 잘 반응하여 병소가 전신적인 경우에는**

**강한 양성**을 나타내지만, 병변이 국한되어 있는 경우나 간병변이 있는 기저질환자의 경우에는 반드시 양성을 보이지 않는 경우도 있기 때문에 주의가 필요하다.

이러한 경우와 고령자, 신생아, 면역 부전환자의 염증을 추적하는 경우는 과거의 정성분석법 또는 반정량법을 추가하고 필요에 따라서는 미량 정량법을 실시한다. CRP가 정량에서 10 mg/dL 이상이 되는 경우는 일반적으로 미생물 감염병인 경우가 많다. 전신성진균증에서도 10 mg/dL이 이상이 되기도 하지만, 바이러스 감염증에서는 10 mg/dL 이하인 경우가 많다.

미코플라스마나 클라미디아 감염증, 리케차 감염증에 있어서도 10 mg/dL 이상이 될 수 있지만, 역시 세균성 감염병에 비하면 증가의 정도는 낮다. 또한 **CRP는 악성종양, 교원병, 알레르기 등에서도 양성을 나타내므로 주의**가 필요하다(표 12-3).

## 3. 기타 검사항목

백혈구 수 및 CRP 이외의 검사 항목으로는 **적혈구 침강속도**(erythrocyte sedimentation rate, ESR)와 혈액의 당단백질인 시알산(sialic acid) 측정 등이 있다. **적혈구 침강속도는 급성염증뿐 만이 아니라 만성병에 있어서도 수치증가**가 나타나며, 증상의 만성정도의 측정과 관련이 있지만 적혈구나 섬유소, 면역글로불린 등의 영향을 받을 수 있기 때문에 고려하여 판단한다. 증상이 악화되고 있는데도 불구하고 적혈구 침강속도의 급격한 개선이 인정될 경우에는 **파종성 혈관내 응고증후군**(disseminated intravascular coagulation syndrome, DIC) 등을 생각해 볼 필요가 있다. 한편, **시알산은 당단백질 등의 급성 이상반응물질(α1-산성 당단백, α1-안티트립신)을 종합적으로 반영**하는 것이므로 효소학적으로 정량을 할 수 있고, 또 CRP와의 상관관계도 높기 때문에 염증성 지표로서 유용성이 높다.

표 12-3. CRP 검사의 판정

| CRP강양성(10 mg/dL 이상) | 세균감염질환 |
|---|---|
| CRP 중등도 양성<br>(10 mg/dL이상이 될 수 있음) | 진균 감염증(심재성 진균증)<br>미코플라스마 감염증<br>클라미디아 감염증<br>리케차 감염증 |
| CRP 약양성(10 mg/dL 이하) | 바이러스 감염증 |

# V 감염병의 진단을 위한 추가 검사

기본적인 검사의 결과, 감염병이 강하게 의심될 경우에는 다시 추가검사를 시행하고, 감염부위의 확인 및 감염병원체의 검출 등을 위한 검사를 한다.

## 1. 감염부위의 확인을 위한 검사

감염부위의 확인에는 흉부, 복부 X-선 검사나 각종 CT 영상검사, 초음파검사, 혈액의 생화학적검사(담도계 효소 등), 오줌검사 등의 추가검사를 하고, 호흡기감염, 담도감염, 요로감염 등의 감염부위 진단을 실시한다.

## 2. 병원체 검출을 위한 검사

병원체의 검출은 감염병 진단에서 가장 중요한 검사이다. 병원체의 검출은

1) 도말검경에 의한 병원체의 확인
2) 병원체의 분리배양
3) 병원체, 항원(DNA를 포함) 및 대사산물의 검출 등에 의해 이루어지고 있다.

이들 검사 중에서 **병원체의 분리 배양으로 확정 진단되지만, 일반적으로 배양할 24~48시간이 필요하다는 점과, 바이러스, 리케차, 클라미디아와 같이 분리배양이 어려운 병원체도 있다는 점**에서 감염병의 신속진단법으로는 반드시 유용하지 않은 경우도 많다. 이에 비해서 검체의 도말검경에 의한 병원체의 확인은 침상에서도 신속하고 손쉽게 실시할 수 있어, 병원체를 신속하게 추정하는 방법으로 실용성이나 유용성이 뛰어나다. 이 도말검경 검사법은 각종 검체를 여러 염색법을 이용하여 실시하고 있으며, 이 중 가장 일반적으로 널리 이용되고 있는 것은 그람염색법이다. 이 **그람염색법은** 일반미생물을 염색하는 방법으로, 그람양성세균 및 그람음성세균의 구분에 도움이 될 뿐만 아니라 **감염 병원체를 크게 세균성과 비세균성으로 대별(大別)해 추정하는 데 도움**이 된다. 특히 검체에 호중구가 많이 존재하고, 호중구에 포식되어 있는 현상이 확인된다면 더욱 원인 병원체로서의 가능성이 높아지게 된다. 이 밖에, **결핵균과 같은 항산성 세균의 검출에는 항산성염색법(Ziehl-Neelsen 염색법)** 등이 이용되고 있다. 이들 그람염색법이나 항산성염색법은 병동에 있을 감염증 환자의 파악과 감염관리를 추진해 나가는 데 매우 유용한 검사법이다(표 12-4). 또 병원체, 항원, 대사산물의 검출법은 분리 배양 검사에 비해서 신속성이 뛰어난 것이 많고, 신속진단법으로서 유용성도 높다. 특히 **최근에는 DNA 등의 유전자를 이용한 진단법이 개발되어 임상 진단에까지 이용되게 되었고, 높은 특이성으로 감염병의 병인 진단법으로 의의가 높은 것으로 기대되고 있다.**

이 밖의 감염병의 병인 진단법으로 혈청 중 항체가 측성에 의한 **혈청학적 진단법**(serological test) 또는 **면역학적 진단법**(immunological test)이 있다. 감염 초기와 **발병 후 약 4주째의 환자 혈청의 항체가와 비교에서 4배 이상의 상승이 인정되면 감염병에 걸린 것으로 판단**한다.

기본검사와 감염증 진단을 위한 추가검사를 모두 실시하여 확정 진단을 해 나가는 것이 이상적이지만, 실제 임상에서는 감염병일 가능성이 강하게 의심됨에도 병원체를 확정할 수 없는 경우도 많다. 이러한 경우에는 가능한 한 임상 증상이나 기본 검사의 소견을 참고로 가능한 범위에서 감염병의 진단이

나 병원체의 추정을 시도해 나가야 한다. 이러한 의미에서도 기본적 검사는 대단히 중요하고, 그 한계를 명확히 한 후에 검사 결과를 올바르게 해석하여 진단에 활용하는 것이 필요하다. 「감염여부」의 판단은 감염관리를 추진해 나가는 데 가장 기본적이고 중요한 것이기 때문에, 평상시부터 항상 환자의 상태를 잘 관찰하고 파악하는 것과 동시에 다양한 검사 소견을 주의 깊게 해석하고, 감염병을 최대한 정확하게 진단할 수 있도록 노력하는 자세가 요구된다.

표 12-4. **그람염색 및 항산성균 염색의 특징**

| 그람염색 | 항산성균 염색 |
|---|---|
| 일반세균의 염색 | 항산성균(결핵균 · 비결핵성 항산균)의 염색 |
| 세균성인지 비세균성인지 구별이 가능 | 항산균은 적색으로 염색되어 구별이 가능 |
| 그람양성 · 음성의 판별<br>항균제 선택의 유용한 지표가 된다 | 신속진단<br>항산성균의 분리배양은 특히 시간을 필요로 하기 때문에 신속진단을 위해 유용 |
| 호중구의 식균세포관찰 | 감염관리 |
| 감염 원인 균주일 가능성이 높다 | 결핵증의 병원 감염관리에 유용 |

## 3. 미생물 배양검사의 정보

병원감염 환자로부터 분리된 병원성 세균의 검사 결과에 대한 내용이다. **병원감염의 진단 일에 가장 가까운 날짜의 검체에서 분리된 병원감염 세균 동정 및 감수성검사 결과만을 입력**한다(그림 12-7). 만약 한 환자로부터 2개 이상의 병원성 세균이 분리된 경우 검체의 종류, 균종, 균주별 항생제 감수성검사 결과를 모두 입력하고 보고한다. 즉, **1개의 검체에서 여러 종의 세균이 분리되거나, 여러 검체에서 각각 세균이 분리되는 경우, 분리된 세균 수만큼 미생물검사 결과를 반복 작성한다.**

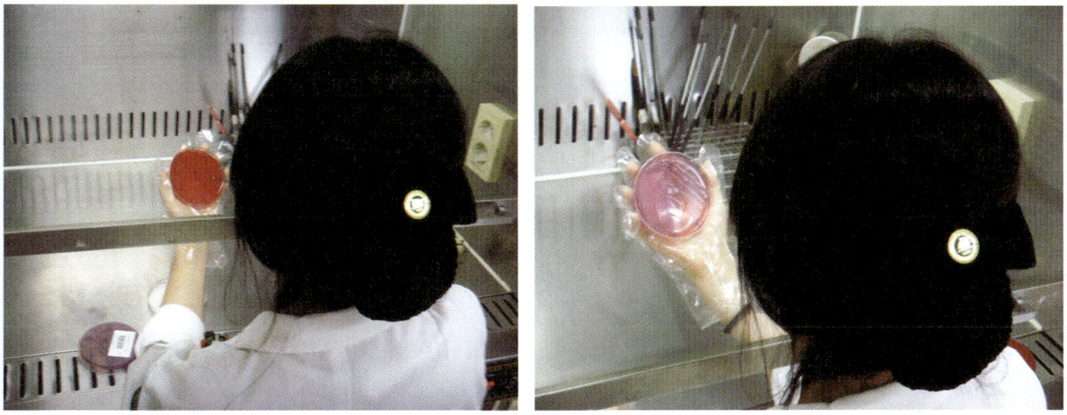

그림 12-7. **분리 배양된 세균의 관찰**

# VI 감염 감시의 기초 지식과 시스템화

## 1. 병원감염 감시

미국에서는 병원감염의 전국적인 감염 감시가 1970년대부터 행해져 왔으며, 상세한 해석과 그것에 기초한 관리가 행해지고 있다. 특정 병원과 환자집단에 대한 조직적이고 지속적인 병원감염의 발생과 분포의 관찰 및 감염률에 영향을 미치는 요인이나 상황변화의 관찰, 즉 **어느 병원, 어느 병동의 병원감염의 감염률을 지속적이고 정기적으로 관찰하여 병원감염관리에 필요한 검사 결과를 제공하는 것을 병원감염 감시라고 한다.**

## 2. 감염 감시의 목적과 방법

감염 감시의 목적은 병원감염의 발생률을 최소한도로 억제하는데 있다. 이를 위해서는 아래의 세 가지가 기본이 된다.

1) 병원감염의 표준 감염률의 파악
2) 병원감염의 집단 발생(outbreak)의 인지
3) 병원감염관리에 필요한 정보의 수집 및 감염관리의 평가

병원감염은 환자와 의료종사자를 매개로 한 외인성감염 뿐만 아니라, 환자 자신이 보유하고 있는 미생물에 의한 내인성감염도 중요하다. **예방 가능한 병원감염은 한정되어 있으며, 집단 발생을 정확하고 민첩하게 막기 위해서는 표준적인 감염률을 파악해 두어야 한다.** 일반적으로 표준이 되는 감염률보다 2~3표준 편차 치(±2~3SD) 정도가 높아졌을 때, 집단 발생으로 판단한다. 감염률의 산출에는 다양한 방법이 있다. 종종 분자에는 감염 환자 수 혹은 감염수가 이용된다. 복수의 병원감염을 가지고 있는 환자가 있기 때문에, 감염수를 이용하는 것이 권장된다. 분모에는 입원 혹은 환자 수, 입원일수, 기구 장착일수 등이 이용되고 있다. 미국에서는 매우 세분화된 감염 분류 방법을 이용하고 있으며, 분류 방법이 세분화될수록 정확한 현상을 파악할 수 있기 때문에 관리계획을 세우기 쉽다. 이렇게 상세한 검사 결과를 모든 병원감염에 대해서 수집하는 것은 전임 감염관리간호사가 없거나 인력이 부족한 대부분의 병원에서는 모든 병원이 적용하기는 곤란하다. 그러나 이러한 방법을 참고로 각 병원에서 가능한 것부터 조금씩 시작해 병원감염 전체의 감염 감시를 구축해 가는 노력이 필요하다.

구체적으로는 앞에 설명과 같은 방법을 이용하여 주 단위 혹은 월 단위의 VRE, CRE 및 MRSA검출 환자 수의 파악부터 시작하는 것이 실제적이다. **매월 VRE, CRE 및 MRSA 검출 환자수의 검사 결과를 축적함으로써 병원 전체 및 각 병동에서의 평균적인 환자 수를 이해할 수 있고 이와 동시에 특정 병동에서의 집단 발생의 인지가 가능**해진다.

## VII 의료진에 대한 감염병 보고와 대응

위에서 설명한 것 같이 진단검사의학과에서는 일일 단위로 주치의에게 보고하고, 주 단위로 각 병동에 보고한 후 다시 월 단위로 병원 전체에 VRE, CRE 및 MRSA의 검출 상황을 보고한다. 그러나 이러한 보고가 진단검사의학과나 병원감염관리팀에서만 이루어지는 일방적인 보고가 되지 않도록 주치의 혹은 각 병동에 보고서의 제출을 의무화하는 것이 바람직하다. 이러한 피드백(feedback) 시스템을 마련함으로써 단순한 미생물의 분리 상황뿐만 아니라, 환자의 배경을 포함한 병원감염의 전체적인 상황을 파악할 수 있다. 또한 의국장회의나 임상과장회의 등에서 정기적인 보고를 함으로써 충실한 활동 상황을 "어필"하는 것도 중요하다. **매년 주요 미생물의 분리결과, VRE, CRE 및 MRSA의 비율과 분리 환자 수의 추이, 약제감수성 패턴, PFGE 등의 유전학적 분류 및 생물학적 분류의 결과도 수시로 업그레이드하고 각종 회의, 원내 세미나, 신입 직원의 오리엔테이션, 학생 강의 등에 보고하여, 병원감염에 대한 관심을 높이는 것도 필요**하다.

## VIII 주치의와의 연계

환자로부터 VRE, CRE 및 MRSA가 분리된 경우에는 격리 등의 특별한 처치가 필요한 경우가 대부분이며, **주치의는 환자 및 가족에게 감염 정보를 소개(informed consent)하도록 한다.**

1) 황색포도알균은 본래 사람의 정상균무리라는 사실,
2) 건강한 보통 사람에게는 일반적으로 질병을 일으키지 않는 다는 점,
3) 반코마이신 등의 감수성인 약제가 있다는 사실,
4) 손 씻기 등을 철저히 함으로써 사전에 예방할 수 있다는 점 등을 설명하여 과장된 공포심을 주지 않도록 하는 배려가 필요하다.

주치의의 설명만으로는 불충분한 경우 감염관리팀의 멤버도 입회시켜 충분한 설명을 듣도록 한다. 앞서 언급한 주치의가 제출하는 VRE, CRE 및 MRSA 검출 보고서 안에 환자가족에 대한 설명의 유무를 기록하는 항목을 마련해 놓는 것도 좋을 것이다.

## IX 향후 감염관리 임상병리사의 역할

미생물검사실(임상병리사)은 임상 검사를 통해 감염병 환자의 진단과 치료, 나아가 병원감염 예방에 유용한 검사정보를 임상의사에게 제공해야 할 의무가 있다.

우리는 **임상미생물학검사 분야의 전문가로서 감염병 검사를 하고 있다는 자부심을 가져야 하며, 감염병의 진단과 치료에 대한 정보 제공은 물론, 감염 예방에 대해서도 폭넓은 지식과 최신 지견을 가지고 업무에 전념해야 한다.** 또한 다른 부서와 다른 직종에서는 실행하기 어려운 분야를 솔선해 담당함으로써, 다른 직종으로부터의 신뢰를 얻으며 확고한 지위를 쌓아 올리도록 노력하는 것이 중요하다.

그런 의미에서 대한임상병리사협회에서는 임상미생물전문병리사 제도와 함께, 임상미생물검사학회는 실무적으로 의료기관 내의 감염관리에 적극적으로 임하고 있는 임상미생물전문병리사 중 필요 조건을 충족한 자에게 감염관리 임상병리사(Infection Control Microbiological Technologist, ICMT) 자격을 인정하여 각 의료기관에서의 **임상미생물전문병리사에 대한 인지도를 높임과 동시에, 감염관리 의사, 감염관리 간호사, 감염관리 역학자와 협조하여 감염관리 임상병리사 자격제도를 양성화하여 자격 취득자 한 사람, 한 사람이 양질의 효율적인 감염관리를 실행하는 책무를 완수할 수 있기를 기대**하고 있다. 병원감염 예방에서 완수해야 할 역할은 많지만, 이를 충분히 이해한 후 감염병 검사 전문가로서의 열의를 가지고 연구를 하며 의료팀 안에서 활약할 수 있기를 기대한다.

12

## 핵심용어

**선택배지(Selective culture medium):** 배지 안에 특정 미생물의 증식을 억제시키는 억제제를 넣어 원하는 미생물만 선택적으로 배양하는 데 사용되는 배지이다.

**집락화(colonization):** 같은 유형의 미생물이 모여 촘촘하게 집단을 형성하는 것으로 미생물의 증식이 있지만 숙주와 미생물 사이에 임상적 발현이나 면역 반응 없는 상태

**펄스장 겔 전기영동(pulse field gel electrophoresis, PFGE):** 주기적으로 방향을 바꾸는 전기장을 겔 매트릭스에 적용하여 큰 DNA 분자를 분리하는 데 사용되는 기술로 DNA의 큰 분절을 분리하는 데 사용되는 방법이다.

**중합효소연쇄반응법(polymerase chain reaction, PCR):** DNA의 원하는 부분을 복제·증폭시키는 분자생물학적인 기술로 사람의 게놈(유전체)과 같이 매우 복잡하며, 양이 지극히 미량인 DNA 용액에서 연구자가 원하는 특정 DNA 단편만을 선택적으로 증폭시킬 수 있다.

**적혈구 침강속도(erythrocyte sedimentation rate, ESR):** 염증, 외상, 암 등의 진단적 참고 조사에 널리 이용되는 혈액학적 비특이적인 검사이다.

**파종성 혈관내 응고증후군(disseminated intravascular coagulation syndrome, DIC):** 감염, 악성 종양, 심한 외상 및 출혈 등의 질환이 있을 때, 손상된 조직이 혈액에 노출되어 조직 내의 물질에 대한 반응으로 혈액 내에서 응고가 일어나는 증후군이다.

**호중구 좌방이동(shift to left of neutrophile):** 감염, 면역매개성질병, 조직손상, 괴사, 종양 등 질병이 심하거나, 오래되면 백혈구 수와 백분율 검사에서 골수세포와 미성숙 호중구가 나타나 진단에 이용된다.

**항산성염색법(acid-fast stain, 抗酸性染色法):** 결핵균이나 나균 등 항산성균을 염색하는 염색법으로, 항산균은 염색되기 어려우나, 일단 염색이 되면 산이나 알코올 등에 의해 탈색되기 어려운 성질을 지니고 있는 것을 이용한 염색법이다. Ziehl-Neelsen법이 가장 흔히 사용되고 있다.

**혈청학적검사(serological test, immunological test):** 항체검사라고도 하는 혈청학적검사는 특정 질병과 관련하여 특이적으로 나타나는 항체를 이용하여 자가면역질환 및 면역결핍질환, 알레르기질환과 같은 특정 면역계 질환을 진단하는 데 사용된다. 응집시험, 중화시험, 적혈구응집소 억제 시험, ELISA (enzyme-linked immunosorbent assay) 및 화학발광 면역분석 등이 있다.

**_C. difficile_ 관련 질병(_C. difficile_ associated diseases, CDAD):** *Clostridioides difficile* 또는 *C. difficile*의 감염으로 인해 발생하는 설사와 대장염(결장의 염증)을 유발하는 질병이다.

**C-반응성 단백 시험(C-reactive protein):** 일반적으로 CRP와 함께 ESR(적혈구침강속도) 검사는 모두 염증반응시 증가하는 소견을 보이지만 CRP는 급성 반응에서 수치가 증가하였다가 정상범위로 돌아오는 경향이 있지만, ESR은 만성적인 염증의 추이를 보여주므로 수치가 증가되어 있을 수 있다.

## 핵심문제

**1. 역학표지자로서의 세균해석법 가운데 최근 분자생물학적 방법을 이용한 해석법은?**

① 생물형
② 혈청형
③ phage형
④ genotype
⑤ phenotype

해설 최근에는 분자생물학적 방법을 이용한 유전자형(genotype)에 의한 방법이 채용되고 있다.

**2. 표현형별 분석 중 생화학적 성상(생물형)에 관한 설명이 아닌 것은?**

① 식별능력, 재현성, 안정성 면에서 우수하다.
② 해당 균종의 성상 양성률이 50% 정도인 것이 좋다.
③ 각종 동정 키트의 균종명 코드도 하나의 생물형이다.
④ 재현성이 떨어지고 동일 균주에서도 불균형을 보인다.
⑤ 가장 일반적으로 이용되는 동정의 연장선상에 있는 방법이다.

해설 식별능력, 재현성, 안정성 면에서 단점이 있다.

**3. 분자생물학적 기법에 대한 설명이 아닌 것은?**

① 중대한 감염에서는 반드시 실시되는 검사이다.
② 유전자형별 방법으로 PFGE, AP-PCR 법이 있다.
③ 분자생물학적방법은 일반 검사실에서 널리 실시되고 있다.
④ 감염증의 신속하고 효과적인 진단, 치료, 역학조사를 위해 이용된다.
⑤ 최근에 특히 *Serratia marcescens*에 의한 분자생물학적 반응이 크게 다뤄진다.

해설 일반적인 검사실에서 널리 실시할 수 없는 실정이나, 수요가 늘고 있다.

## 4. 감염병 유행분석을 실시할 때, 표현형별 유행분석이 아닌 것은?

① 독소형별
② 생화학적 성상
③ 균제 감수성 양상
④ DNA 염기배열 결정
⑤ SDS-PAGE에서의 세포 해석

해설 DNA 염기배열 결정은 유전자형별 유행분석에 속한다.

## 5. 보균자 조사 방법이 아닌 것은?

① MRSA는 공기감염이다.
② *C. difficile*의 배양 검체는 가래이다.
③ *C. difficile*은 호흡기를 통해 전파된다.
④ VRE 감시배양은 비강 스왑으로 한다.
⑤ MRSA는 비강이나 인후배양을 대상으로 한다.

해설 ① MRSA는 접촉감염이다.
② *C. difficile* 배양 검체는 대변이다.
③ *C. difficile*은 분변-경구를 통해 전파된다.
④ VRE 감시배양은 대변이나 직장 검체로 한다.

정답 1. ④ 2. ① 3. ③ 4. ④ 5. ⑤

# Chapter 13 의료환경의 위생과 폐기물관리

학습목표

1. 병원 환경의 위생관리에 대해 설명할 수 있어야 한다.
2. 병원 환경 감염관리의 중요항목에 대해 설명할 수 있어야 한다.
3. 의료폐기물의 정의와 그 종류에 대해 설명할 수 있어야 한다.
4. 의료폐기물의 분리와 관리에 대해 설명할 수 있어야 한다.

## I 의료환경의 위생관리

의료관련시설에는 병원, 진료소는 물론, 요양원 등의 보건간호시설도 포함된다. 이런 시설의 **공통적인 환경은 모두 위생적이며, 청결하고 안전하며, 쾌적한 주거 환경 제공을 요구**하고 있다. 1860년 Florence Nightingale은 미생물의 개념이 확립되기 약 150년 전에 그녀의 저서 Notes on Nursing에서 **"간호의 목표는 자연이 환자에게 작용하듯이 환자가 가장 편한 상태로 있을 수 있게 하는 것이다"라고 하였으며, 환자가 가장 편한 상태란 아래의 6가지를 지킬 것을 강조하고 있다.**

병원환경의 청결

① 청결한 공기(환기와 공간)

② 깨끗한 물

③ 효과 적인 배수

④ 청결(오물 제거)

⑤ 태양광(따뜻함과 자외선 소독)

⑥ 조용함을 적절히 부여해 환자의 생명력 소모가 최소화될 수 있도록 환경을 정비하는 것

병동에서의 오염 확산방지 관리에서 가장 중요한 것은 일상적인 위생관리이다(표 13-1). **병동 환경관리에서 가장 기본적인 청결과 청소를 철저히 한다면, 오염 확산의 가장 큰 요인들을 제거할 수 있다.** 또한 일상적인 청소와 동시에 병동의 출입관리와 청결상태를 유지해야 하는 영역을 명확하게 구분하기 위하여 병동 출입자의 동선(動線)에 대한 연구 및 오염 영역 내에서의 먼지 발생을 막기 위한 환경정비가 일차적으로 실시되어야 한다. 또한 **병동 청소의 목적은 오염을 제거하는 보조적인 수단이 아니라, 감염 예방관리의 차원에서 명확한 기준에 근거하여 행해져야 하고, 오염 확산방지를 적극적으로 실천함으로써 청결이 유지된다는 것을 유념해야 한다.**

청소의 기본 개념은 오염물질을 제거하는데 있기 때문에 살균제와 소독제에 너무 의지하는 것은 부적절한 환경정비나 소독을 하게 되어 그 결과 오염 확산을 방지하는 데 도움이 되지 않을 뿐만 아니라 환경오염과 소독제 내성균을 양산할 수 있다는 점을 유의해야 한다. 또한 의료종사자는 물론, 환자 본인도 감염 원인의 하나가 될 수 있다는 것을 항상 고려하여야 한다.

표 13-1. **의료환경 미생물의 특징**

① 의료환경에는 다양한 세균과 진균이 존재한다.
② 원충류나 해충 등의 병원체 매개체의 침입으로 의료환경 오염
③ 의료행위에 의해 증식한 각종 내성균(MRSA, CRE, VRE, ESBL, MRPA, MDRTB) 발생
④ 항균제에 의한 설사 유발로 의료환경에 오염(*Clostridioides dificille*, 효모 등)
⑤ 감염증 환자로부터 기인한 미생물이 의료환경 오염
⑥ 공기감염으로 보이는 미생물의 비말핵 부유, 비말감염의 확산
⑦ 접촉감염으로 보이는 바이러스의 환경오염(로타바이러스, 아데노바이러스 등)
⑧ 드물지만 의료시설과 지역사회에 광범위한 감염(크립토스포리듐 원충 등)

MRSA: methicillin-resistant *Staphylococcus* aureus(메티실린내성 황색포도알균), VRE: vancomycin-resistant *Enterococcus*(반코마이신내성 장알균), ESBL: extended-spectrum β-lactamase(확장형 β-락타마아제), MRPA: multi-drug resistant *Pseudomonas aeruginosa*.(다제내성녹농균), MDRTB: multi-drug resistant *Mycobacterium tuberculosis* (다제내성결핵균), CRE: carbapenem resistant enterobacteriaceae.

## 1. 감염 예방을 위한 위생관리

의료관련감염 예방관리에서 병동의 일상적인 위생관리 업무와 역할은 매우 크며, 항상 병동을 청결하게 유지하여 쾌적한 상태를 유지하는 것과 동시에 미생물, 특히 의료감염 원인균에 의한 오염 확산을 방지하여야 한다.

수술실의 환경 청소 기본 사항 1, 2

## 2. 병동 위생관리의 목적

병동의 위생관리를 위해서 준수해야할 사항은 다음과 같다.

1) 오염의 원인을 차단하여 미생물의 영양원을 제거한다.
2) 오염물질의 퇴적과 확산을 방지한다.
3) 정기관리와 특별관리를 적절히 조합하여 상승효 과를 나타낸다.
4) 간호부와 연계하여 병동 전체의 감염관리에 대한 의식을 높인다.
5) 근무환경을 개선한다.

## 3. 병동 내 관리용 영역(zoning)의 설정

병동내 청결을 유지하기 위해 병동의 구역에 따라 영역을 구분하여 관리하는 것이 필요하다.
예를 들면 다음과 같다(표 13-2).

### 1) 청결구역: 격리병실, 특별병실

(1) 전용 청소용 도구를 사용해야 하며(그림 13-1), 청소 용액은 필요할 때마다 혹은 매일 준비하고, 병원 규정과 절차에 따라 정기적으로 깨끗한 청소 용액으로 교체한다.

(2) 자루걸레와 걸레는 사용 후 세탁하고 다시 사용하기 전에 건조시키고, 혈액이나 체액이 다량으로 쏟아진 것은 소독 후 청소한 후에 교체한다.

(3) 주 · 야간 마지막 수술이 끝난 후 수술실 바닥은 습식 진공청소기 또는 일회용 자루걸레와 공인된 기관의 허가받은 소독제로 시행한다.

(4) 면역저하 환자(예: 장기이식환자)의 치료영역은 매일 젖은 걸레로 수평 표면을 청소하며, 먼지를 분산시키는 청소법(예: 먼지털이개를 이용한 청소)은 피하고 먼지 분산을 최소화하기 위해 연마기로 복도를 청소하거나, 왁스칠을 하거나, 진공 청소를 할 때 병실 문을 닫아두는 등 적절한 먼지 제거방법을 사용한다.

(5) 감염관리 영역이나 수술실 입구 바닥에는 점착성 매트(tacky mats)를 사용하지 않고, 고위험 환자 치료 영역에서는 헤파필터가 장착된 진공청소기를 사용한다.

(6) 환경 표면에 잔류하는 소독제에 신생아들이 불필요하게 노출되는 것을 피하고 신생아가 머무르는 동안 인큐베이터나 요람을 소독하지 않는다.

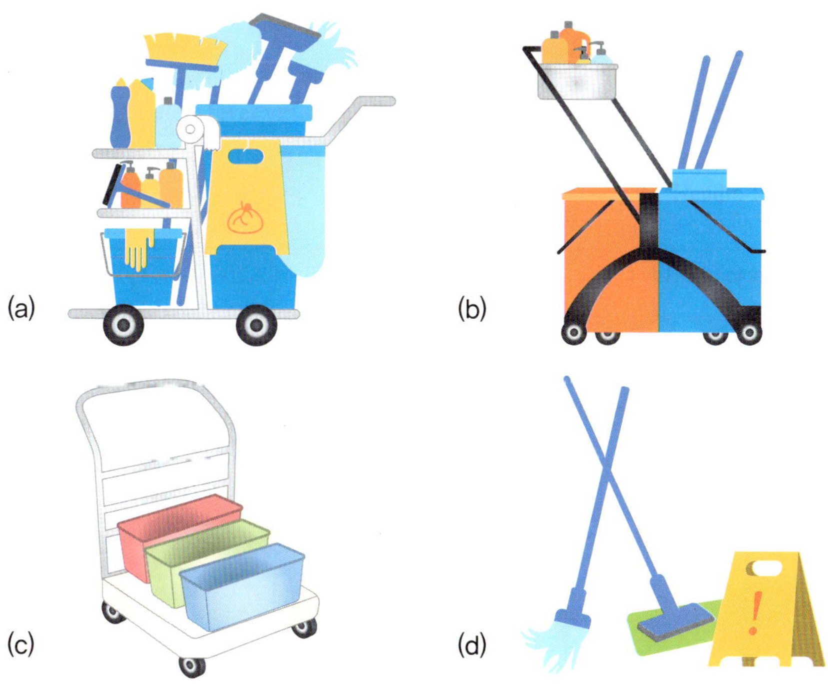
(a) (b) (c) (d)

그림 13-1. (a) 다양한 환경 세척 용액(예: 소독제, 세제)을 위한 색상으로 구분된 버킷을 포함한 세척 카트 (b) 양동이 걸레질 시스템 (c) 3통 걸레질 시스템 (d) 면 걸레(왼쪽), 극세사 바닥 천(가운데) 및 바닥 안전 표지판(오른쪽)(CDC)

표 13-2. 병원 구역별 환경관리

| 구분 | | 대상항목 | 실시 개요 |
|---|---|---|---|
| 청결구역 | 격리병실 | • 바닥면<br>• 창틀<br>• 문틀<br>• 지정비품<br>• 쓰레기 처리<br>• 세면기 | 입실 기준, 행동 규범을 따라 필요한 순서를 밟는다. 먼지 제거용 헝겊으로 침대 밑과 바닥의 먼지를 구석구석 제거하고, 전용걸레(소독제 처리 걸레)로 복도면 청소, 소독된 와이핑 클로스로 문틀, 창, 팬코일의 외면 및 지정 비품류의 외면을 청소한다. 세면기의 세정은 살균 세제를 사용한 후, 마른 걸레로 수분을 제거한다. 폐기물은 감염성, 비감염성으로 구분하여 처리한다(전용용기 사용). |
| | 특실병실 | • 바닥면<br>• 창틀<br>• 문틀<br>• 세면기<br>• 쓰레기 처리 | 정해진 방법으로 쓰레기를 처리한 후, 먼지제거용 헝겊으로 침대밑과 바닥의 먼지를 구석구석 제거하고, 병실 전용 마른 걸레로 닦는다. 창, 문틀, 팬 코일의 외면도 와이핑 클로스로 먼지를 제거하고, 마른 걸레로 닦는다. 세면기는 닦은 후 마른 걸레로 가능한 한 수분을 제거시켜 건조 상태를 유지한다(순회 · 점검시도 실시). |
| 준청결구역 | 일반병실 | • 바닥면<br>• 세면기<br>• 쓰레기 처리 | 정해진 방법으로 쓰레기를 처리한 후, 먼지 제거용 헝겊으로 작업대 아래, 바닥면의 먼지를 구석구석 청소하고 준청결구역 전용 걸레로 닦는다. 병동 측 작업구역 중에서도 오염확산 방지 구역은 순회시에도 점검을 하고 물 걸레 등으로 닦는다. |
| | - 처치실<br>- 간호사 대기 전용실<br>- 공용복도 | • 바닥면<br>• 쓰레기 처리<br>• 라운지 테이블 이외 | 쓰레기 처리 후, 먼지 제거용 헝겊으로 마루면의 먼지를 제거하고, 복도 부분은 자동 세정기로 청소를 실시한다. 라운지 테이블, 의자, 비품 등은 와이핑 클로스로 청소를 한다. |
| 오염확산 방지구역 | 병동화장실 | • 바닥, 벽면<br>• 칸막이<br>• 세면기<br>• 변기<br>• 쓰레기 처리 | 정해진 방법으로 쓰레기 처리를 실시. 벽면(칸막이), 문틀, 바닥면은 먼지 제거 후, 마른걸레로 닦고 변기, 도기, 세면기 등의 비품류는 잘 닦은 후, 마른 걸레로 닦는다(화장실 전용 용구류). |
| | 오물처리실 | • 바닥면<br>• 칸막이<br>• 오물조<br>• 쓰레기 처리 | 정해진 방법으로 쓰레기 처리를 실시한다. 칸막이, 문틀, 바닥면은 먼지를 제거한 후, 청소를 실시한다. 오물조 등은 닦은 후 청소를 실시한다(오염처리실 전용용구류). |
| | 병동욕실 | • 바닥면<br>• 배수구<br>• 벽면<br>• 욕조 | 욕조는 닦는 것을 중심으로 하여 실시하고, 벽면, 바닥면, 배수구 등의 순으로 닦도록 한다. 작업 후에는 가능한 한 수분을 제거해 둔다. 또 탈의실은 먼지를 제거 후 청소를 실시한다(욕실전용 용구류). |

### 2) 준청결 구역: 일반병실(1인용, 다인용), 처치실, 간호사 대기실, 각 전용실, 병동 복도

**일반병실의 경우, 표준적인 청소 기준을 설정함으로써 관련된 격리 병실, 퇴원 시 청소를 명확하게 할 수 있다.** 병동 혹은 병실에 따라서 청소 방법을 바꿀 필요성이 있는 병동별 일반 병실 바닥면 부착 미생물 수의 예를 그래프에 나타내었다(그림 13-2).

병동별 전체 바닥면의 평균치 비교에서는 각 병동의 특성이 잘 나타나 있다. 호흡기계 병동은 세균수가 산부인과 병동에 비해서 반수 이하인데 비해, 병실 내 침대 주위의 바닥면은 반대로 세균수가 많다. 병동 영역이 불분명한 경우에는 그 특성에 관계없이 동일한 청소 방법으로 청소가 이루어지고 있기 때문에 그래프에 나타난 것처럼 병실 내의 오염도가 높은 결과로 되는 경우도 있기 때문에 다음과 같은 권고를 따르도록 한다.

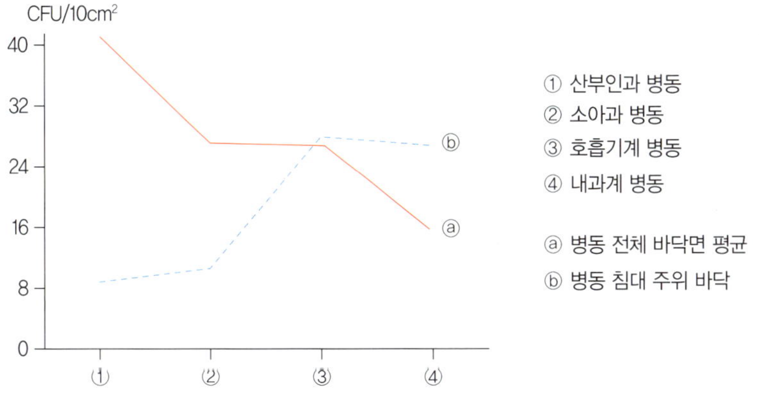


그림 13-2. **병동별 · 일반병실 바닥면 부착 세균수**

(1) 청소나 환경 소독 직원은 감염 예방교육을 받아야 하며, 청소나 환경소독 시 적절한 개인보호구를 착용한다(그림 13-3).

(2) 비위험기구나 장비 또는 환경 표면의 소독을 위해 높은 수준의 소독제나 화학멸균제를 사용하지 않고 세제나 소독제로 닦는다.

(3) 비위험 의료장비 표면에 적절한 보호 덮개를 사용할 경우 환자마다 교체하며, 눈에 보이는 오염이 있거나 손상되면 즉시 보호 덮개를 제거하고 환경 표면을 소독한다.

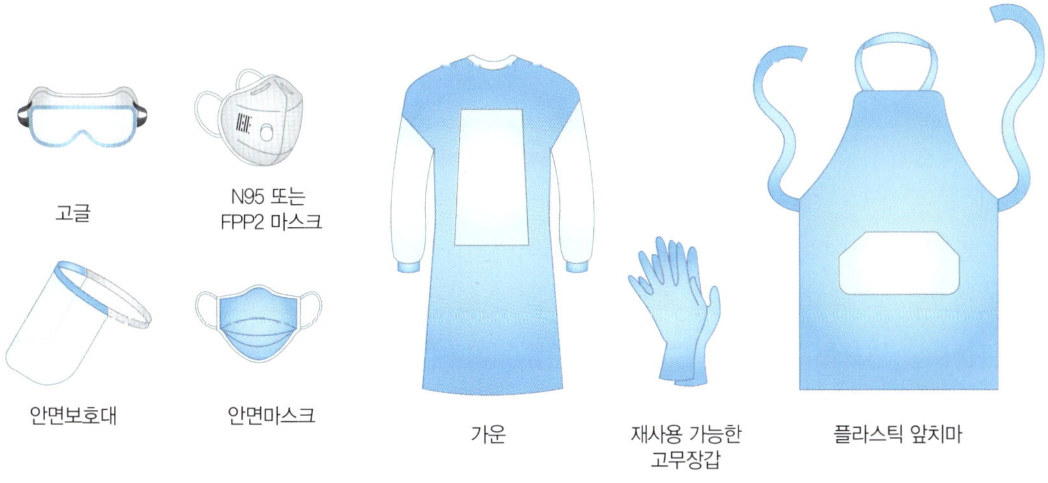


그림 13-3. **병원 환경 청소 작업 및 특정 환자 영역 청소에 권장되는 개인 보호 장비(CDC)**

(4) 환자 처치 도중에 장갑을 착용한 손으로 자주 접촉하게 되는 표면, 혈액이나 체액으로 오염될 가능성이 있는 표면, 세척하기 어려운 컴퓨터 키보드, 일상적인 환경 표면(예: 마루바닥, 벽, 탁자)은 공인된 기관의 허가받은 소독제로 정기적으로 청소 및 소독을 하고, 눈에 보이는 오염이 있을 때는 즉시 시행한다(그림 13-4, 그림 13-5, 그림 13-6).

(5) 환자 치료 영역 내의 벽, 블라인드, 커텐은 눈에 보이는 더러움이나 얼룩이 있을 때 청소와 소독을 하고 격리실은 격리 대상 환자의 미생물에 유효한 소독제를 사용하여 매일 소독한다.

(6) 수술실, 고위험 시술실, 중환자실, 검체를 다루는 검사실 등은 매일 소독제를 이용하여 청소한다. 투석 환자의 경우, 침대, 투석기계 표면 및 투석에 사용된 물품은 각 환자의 투석이 끝난 후에 소독한다.

병실청소

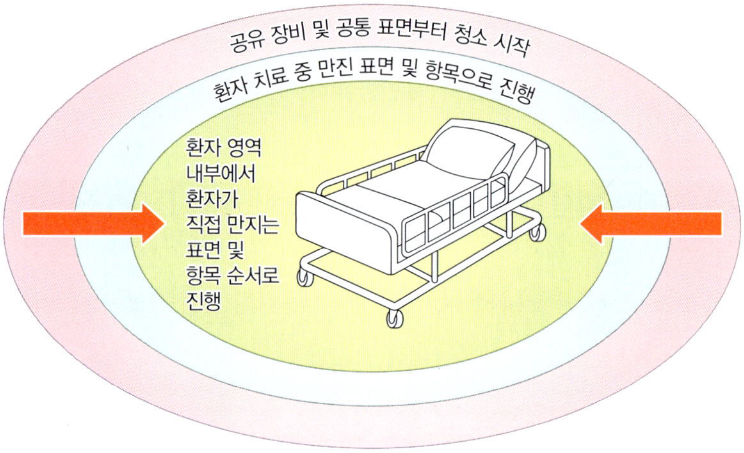


그림 13-4. 깨끗한 곳에서부터 더러운 곳으로의 청소(CDC)
지정된 병실 내에서 터미널 청소는 공유 장비 및 공통 표면에서 시작한 다음 환자 영역 외부에 있는 환자 치료 중 만진 표면 및 항목으로 진행해야 하며, 마지막으로 환자 영역 내부에서 환자가 직접 만지는 표면 및 항목 순서로 진행해야 한다.

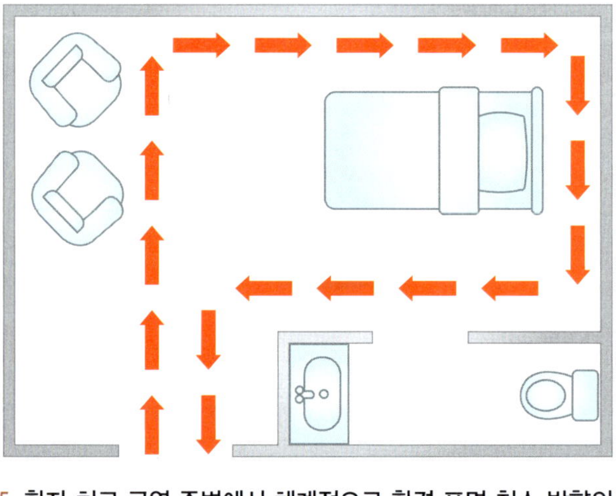

그림 13-5. 환자 치료 구역 주변에서 체계적으로 환경 표면 청소 방향의 예(CDC)

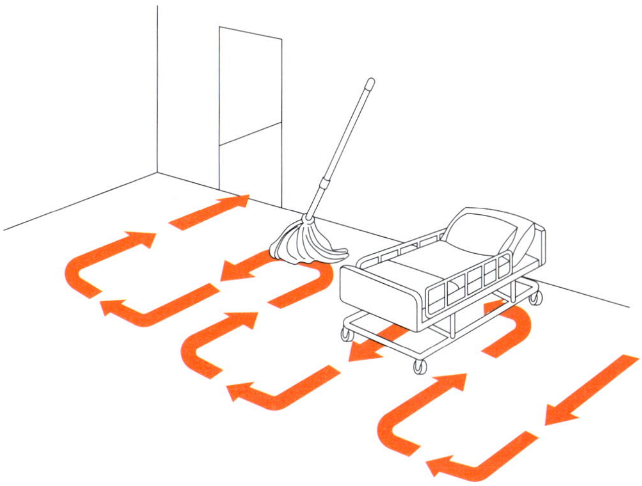

그림 13-6. 출구를 향해 작업하는 걸레질의 방향(CDC)

(7) 환자 치료영역에 연무(mists) 또는 에어로졸(aerosols)을 생성하거나 먼지를 분산시키는 청소나 소독방법은 피한다.

### 3) 오염 확산 방지구역: 화장실, 오물처리실, 욕실

병원환경청소

(1) 화장실, 오물처리실, 욕실을 대상으로 한다.

(2) 사용하는 청소도구는 각각 전용으로 사용한다.

또한 각 단위마다 작업의 순서는 깨끗한 쪽에서 부터 더러워진 쪽으로 순서를 정하는 것을 원칙으로 한다.

(3) 섭촉이 빈번한 환경 표면(예: 문손잡이, 전등스위치, 침대 사이드레일, 병실 내 화장실 주변의 표면들)은 일상적인 환경 표면들보다 더 자주 청소하고 소독한다. 오물처리실은 병동 화장실과 인접해 있는 경우가 많으며, 기능상 출입 빈도도 높다. 바닥면도 병동 내의 다른 영역에 비해서 더러워지기 쉬우므로 확산을 억제할 수 있는 청소방법을 검증해 나갈 필요가 있다. 또, 욕실은 사용 빈도에 따라서 청소 횟수를 고려하고, 동시에 환기 불량에 의한 곰팡이의 발생 방지, 탈의실의 청소 기준을 정할 필요가 있다(표 13-3, 표 13-4).

세탁실

표 13-3. 병동별 · 오물처리실 부착 일반균수(예)

| 대상장소 | 외과 | 호흡기계 | 내과 | 소아과 | 소화기 |
|---|---|---|---|---|---|
| 바닥면 | 71 | 32 | 22 | 38 | 60 |
| 세면대 | 9 | 8 | 11 | 5 | 13 |

(CFU/10 $cm^2$)

표 13-4. 병동별 · 오물처리실 부착 일반균수(예)

| 대상장소 | 외과 | 호흡기계 | 내과 | 소아과 |
|---|---|---|---|---|
| 문틀 | 10 | 1 | 0 | 1 |
| 그릇 건조대 | >100 | >100 | >100 | >100 |
| 욕실 | >100 | 16 | >100 | 9 |
| 바닥면 | >100 | >100 | >100 | >100 |

(CFU/10 $cm^2$)

## 4. 특수 환경의 소독과 관리

### 1) 혈액 및 체액에 오염된 환경관리

**혈액이나 체액을 엎지른 경우는 항상 HBV (Hepatitis B Virus)나 HIV (Human Immunodeficiency Virus) 같은 고위험 미생물이 있다고 간주하고 장갑이나 적절한 보호 구를 착용하고 주의하여 제거**한다. 10 mL 미만의 혈액이나 체액이 쏟아진 환경에는 낮은 수준의 소독제를 이용하여 혈액이나 체액이 완전히 닦이도록 한다. 차아염소산나트륨을 사용할 경우 염소계열 소독제를 1:100(소독제 원액 5% 기준)으로 희석하여 사용하고, 10 mL 이상이 쏟아진 경우에는 먼저 흡수성이 있는 티슈나 일회용 타월 등으로 혈액이나 체액을 흡수시켜 방수 비닐에 넣어 폐기하고, 그 부위는 중간 수준 소독제를 이용하여 혈액이나 체액이 완전히 닦이도록 한다. **차아염소산나트륨을 사용할 경우 염소계열 소독제를 1:10(소독제 원액 5% 기준)으로 희석하여 만든다. 만약 혈액이나 체액이 흡수되는 환경 표면이라면 먼저 소독제를 적용한 후 닦아내도록 한다.**

### 2) 카페트와 천으로 된 가구

의료기관의 공용 장소의 카페트는 진공 청소하도록 하고, 먼지나 에어로졸의 분산을 최소화하도록 고안된 장비로 정기적으로 청소한다. **환자 치료영역 또는 혈액이나 체액 유출이 빈번한 영역(예: 화상병동, 수술실, 검사실, 중환자실 등)은 카페트의 사용을 피한다.** 카페트의 타일 위에 엎질러졌다면 혈액과 체액에 오염된 카페트 타일은 교체한다. 곰팡이의 번식을 예방하기 위해 젖은 카페트는 완전히 건조시키고, 72시간 이후에도 젖어 있다면 교체한다. **면역저하 환자의 입원실과 복도에서는 카페트를 사용하지 않는다.** 체액에 오염될 가능성이 높은 영역(예: 소아과 병동)과 고위험 환자 치료영역의 가구와 비품은 천을 씌운 가구 사용을 금한다. **면역저하 환자 치료 영역에서는 화분, 생화, 조화 등을 허용하지 않는다.**

### 3) 청소 작업에 사용하는 소독제

청소 작업에 사용하는 소독제는 **대상으로 하는 미생물, 소독제의 농도, 작용시간, 작용 온도 등을 고려한 안전성과 효과적인 사용법이 필수적이다**(표 13-5).

병동, 병실에서의 포름알데하이드 가스를 이용한 실내 훈증은 실내를 완전하게 밀폐하는 것이 불가능하기 때문에, 훈증가스 누출에 의한 자극성 냄새가 확산될 위험성이 있어 사용을 금지하고 있다. 글루타르알데하이드 분무도 같은 이유로 실시하지 않는 편이 좋다. 이러한 특수한 살균-소독법에 대해서는 반드시 살균-소독에 적합한 조건하에서 병동의 고유 사정을 우선해서 고려하여야 한다. 병동 감염 예방을 위해 실시되는 일상적인 청소는 우선 오염을 제거한다는 의미를 가지며, 관리된 청소용 도구를 사용하여 먼지의 제거, 세정, 마른 청소를 확실하게 마무리하는 것이다.

표 13-5. 각종 환경소독제의 살균력

| 소독제 | 살균효과 | | 주의사항 |
|---|---|---|---|
| | 그람양성알균 | 그람음성알균 | |
| 차아염소산나트륨 | 효과적 | 효과적 | 자극성, 금속 부식성이 있음 |
| 알코올 | 효과적 | 효과적 | 휘발성이므로 농도 저하에 주의 |
| 포름알데하이드 | 효과적 | 효과적 | 발암성과 자극성이 있음 |
| 글루타르알데하이드 | 효과적 | 효과적 | 멸균에 가까운 효과가 있음. 단, 부작용 많음 |
| 4급 암모늄염 | 효과적 | 효과적 | 환경소독제로서 효과적 |
| 클로르헥시딘 | 효과적 | 효과적 | 수술 시, 손 씻는 데 가장 효과적 |

## 5. 의료환경 미생물의 관리

환자가 이용하는 의료환경에는 병실이나 침대 등의 실내 설비환경의 기류나 공기의 질과 같은 공기환경 및 의료종사자의 손이나 의료기구 등이 있다. 감염관리실 활동의 일환으로 환경정비나 손 씻기의 장려 등을 지도하기 위해서는 우선 실제 오염상황을 올바르게 파악해둘 필요가 있다. 환경 여건을 평가하는 검사법이나 미생물 분리방법 등에 대해서 정확한 지식이 없는 경우에는 이 평가를 통해 부적절한 청소나 소독이 행해져 오히려 오염이 확대되는 경우도 있다.

### 1) 병원 환경 관리대상 주요 미생물

#### (1) 다제내성균

**환자가 자주 접촉하는 주변 환경 표면(침상, 상두대, 의료기기 표면)과 병실 바닥을 공인된 기관의 허가받은 소독제로 닦는다.** 환자 퇴원 후에는 환경 표면 전반의 소독을 시행하고(terminal cleaning), 리넨(linen)이나 가운은 주변 환경을 오염시키지 않도록 사용 후 오염세탁물 함에 분리수거하고 이동이나 세탁하는 과정에서 주변 환경을 오염시키지 않도록 주의한다. **취급자는 마스크, 장갑(필요시 가운 또는 앞치마)을 착용한다.**

### (2) 로타바이러스(Rotavirus)

로타바이러스는 **유아들에게 전파력이 강하기 때문에 유아 환자의 간호에 필요한 물품(기저귀, 배변 후 처리를 위한 물휴지 등)과 침구 등도 각 환자 침상마다 구비하여 구분하여 사용함으로써 물품에 의해 전파될 수 있는 기회를 차단한다**(p 185 로타바이러스 참조). 모든 환경 표면은 청결한 수준의 청소를 유지하고, 청소과정에서 모아진 환자의 분변이나 구토물은 다른 환경 표면이나 사람들을 오염시키지 않는 방법으로 즉시 폐기한다. 로타바이러스는 환경 표면에서 최소 10일간 생존할 수 있으며, 효과적인 소독제로는 알코올(95% 에탄올, 70% 이소프로판올), 염소계 소독제(800 ppm 이상)와 검증된 4급암모늄제제 등이 유효하므로 환경에 적용 가능성을 확인하여 사용한다. 침상을 닦는 걸레와 기타 주변기기를 닦는 걸레는 구별되어야 하며 하나의 걸레로 모든 표면을 닦지 않도록 한다. 오염구역에 소독제를 분무하는 것은 작업자가 소독 성분을 흡입할 위험성이 높고 효과적이지 않으므로 적용하지 않는다.

### (3) 노로바이러스(Norovirus)

**노로바이러스 위장관염 유행이 발생하면 전파력이 강하기 때문에 변기, 수도꼭지, 전화기, 문손잡이 등 손이 많이 닿는 모든 물품이나 환경 표면은 정기적으로 청소와 소독한다.** 공용물품은 반드시 중간 수준 이상의 소독제를 이용하여 소독한 후 다른 환자에게 사용한다(p 186 노로바이러스 참조).

증상이 발생하기 이전부터 감염력이 있으며, 증상이 호전된 후에도 2주 또는 그 이상 바이러스가 변에서 분리될 수 있기 때문에 효과적인 소독제인 알코올(75% 이상 에탄올), 염소계 소독제(1,000 ppm 이상, 나무나 흡수성이 있는 표면의 경우는 5,000 ppm)를 적용하고, 사멸력이 검증된 4급암모늄제제 등이 효과적이므로 환경에 적용 가능성을 확인하여 사용한다. 오염도가 낮은 부위에서 높은 부위로 청소와 소독을 하며, 대변이나 토물은 가능한 한 일회용 걸레로 닦아낸다. 사용한 걸레를 재사용할 경우 염소계 소독제를 이용하여 소독하여 사용한다.

### (4) 클로스트리디오이데스 디피실레(*Clostridioides difficile*)

*C. difficile*로 오염된 환자의 병실을 청소할 때 화학물질로부터 직원을 보호하고 **아포의 확산을 예방하기 위해 반드시 장갑과 가운을 포함한 개인보호구를 착용하고 청소한다**(p 187 *C. difficile* 참조). 아포를 제거할 수 있는 염소계열 소독제 1:10(소독제 원액 5% 기준)으로 희석하여 유효 염소 농도를 5,000 ppm으로 사용하며, 금속 제품의 부식과 가구의 변색, 호흡기와 피부에 자극이 있으므로 사용과 보관 시 주의한다.

### (5) 크로이츠펠트 야콥병(Creutzfeldt-Jakob Disease, CJD)

**감염 위험성이 높은 인체조직(중추신경계 조직 및 뇌척수액 등)에 오염된 표면은 개인보호구를 착용하고 눈에 보이는 조직을 제거한 후 한 시간 이상 수산화나트륨(1N NaOH)이나 차아염소산나트륨(10,000~20,000 ppm) 으로 덮어두고 이후 물로 세척하고, 흡수물질로 제거한다**(p 398 Creutzfeldt-Jakob

Disease 참조). 수산화나트륨이나 차아염소산을 사용할 수 없는 표면은 개인보호구를 착용한 후 철저하게 닦아낸다. 조직이나 혈액, 체액 등이 기기에 붙은 채 건조되는 것을 막기 위해 가능한 한 빨리 기기를 닦아내고, 세척에 사용한 물품들은 모두 의료폐기물로 처리한다. 중추신경계 조직 및 뇌척수액에 의한 환경오염이 없는 경우 CJD 의심 환자, 확진 환자 입원 병실의 일상적인 청소와 종결 소독을 위해 수산화나트륨(2N NaOH)이나 아주 강한 차아염소산나트륨(50,000~60,000 ppm)의 사용은 필요하지 않다. 부검 테이블과 표면은 일회용 커버 등을 사용하여 체액으로 오염되는 것을 최소화한다.

## II 의료폐기물의 분류와 관리

의료기관에서 배출되는 폐기물에는 감염성 폐기물, 화학 폐기물, 약제 폐기물, 압력용기 폐기물, 방사선 폐기물 등이 많이 포함되어 있다. 이들 중 의료폐기물에 대해서는 의료종사자의 의료관련감염 사망사고 등에 의해 사회적인 문제로 대두될 수 있기 때문에, 환경부에서는 2019년 의료폐기물 분리 배출 지침을 발표하였고, 이 지침에 근거하여 **의료기관에 의료폐기물의 적정 처리를 의무화하도록 하였으며, 의료기관 내에서 발생하는 의료폐기물의 안전한 처리를 위하여 폐기물관리법에서 정한 의료폐기물의 기준 및 방법에 의한다**고 되어 있다(그림 13-7). 그러나 폐기물 배출지침이 발표된 후에도 일부 의료기관에서는 불법투기, 위탁기준 위반 등 의료폐기물의 부적절한 처리가 행해지고 있는 사례가 있어 의료기관이 사회적인 신뢰를 잃어버리는 경우들이 발생하고 있다. 따라서 의료종사자는 폐기물관리법 관련 규정을 충분히 숙지하고 처리절차를 준수하여 안전한 폐기물 처리를 위해 노력해야 한다.

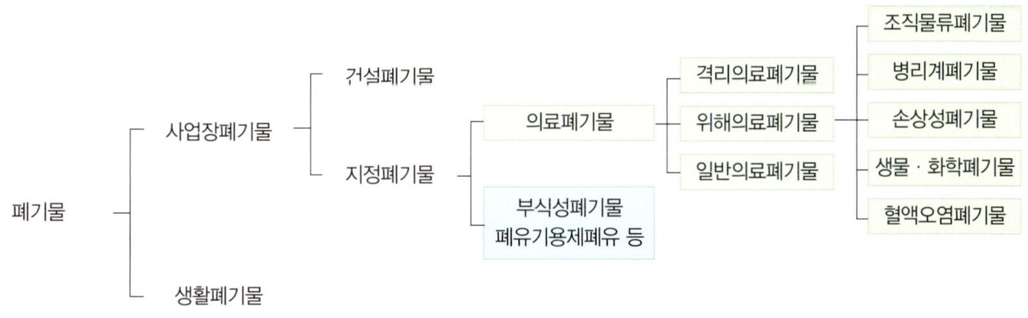


그림 13-7. 폐기물의 분류(환경부, 의료폐기물 분리배출 지침)

### 1. 지정폐기물

사업장폐기물 중 폐유 · 폐산 등 주변 환경을 오염시킬 수 있거나 의료폐기물 등 인체에 위해를 줄 수 있는 유해한 물질을 말한다.

## 2. 의료폐기물

인체 조직물, 탈지면 등 의료기관 및 시험검사기관에서 배출되는 인체에 위해를 줄 수 있는 물질을 말한다.

## 3. 의료폐기물의 정의와 종류

폐기물관리

### 1) 의료폐기물의 법률적 정의

**의료폐기물이란 보건 · 의료기관, 동물병원, 시험 · 검 사기관 등에서 배출되는 폐기물 중 인체에 감염 등 위해를 줄 우려가 있는 폐기물과 인체 조직 등 적출물, 실험동물의 사체 등, 보건 · 환경보호 상 특별한 관리가 필요하다고 인정되는 폐기물**로서 폐기물관리법 시행령에서 정하는 폐기물(폐기물관리법 제2조제5항)이라고 정의하고 있으며, 의료폐기물은 전용용기로 배출, 밀폐 상태로 보관, 전용 차량으로 수집 및 운반되어 전용 소각시설 또는 멸균시설에서 처분하도록 법률로 정해져 있다(그림 13-8). **의료폐기물은 크게 격리 의료폐기물, 위해 의료폐기물 및 일반 의료폐기물 3가지로 구분**하며, 자세한 사항은 아래와 같다.

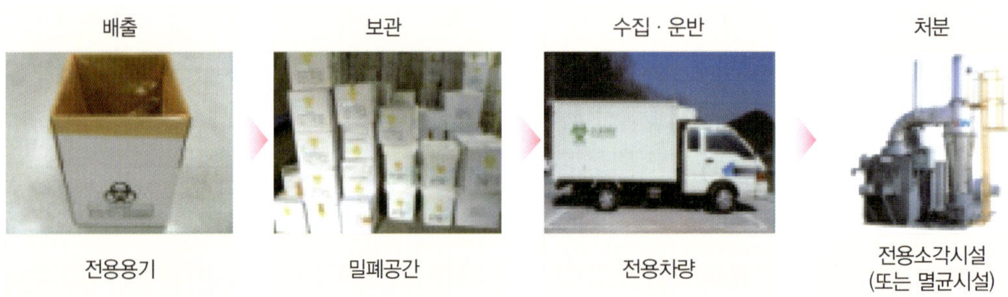


그림 13-8. 의료폐기물의 배출부터 보관, 운송, 처리과정(환경부, 의료폐기물 분리배출 지침)

#### (1) 격리 의료폐기물

감염병의 예방 및 관리에 관한 법률 제2조제1항에 따른 감염병으로부터 타인을 보호하기 위하여 격리된 사람에 대한 의료행위에서 발생한 일체의 폐기물을 말한다.

#### (2) 위해 의료폐기물

① **조직 물류폐기물:** 인체 또는 동물의 조직 · 장기 · 기관 · 신체의 일부, 동물의 사체, 혈액 · 고름 및 혈액 생성물(혈청, 혈장, 혈액제제)

② **병리계 폐기물:** 시험 · 검사 등에 사용된 배양액, 배양용기, 보관균주, 폐 시험관, 슬라이드, 커버글라스, 폐 배지, 폐 장갑

③ **손상성폐기물:** 주삿바늘, 봉합바늘, 수술용 칼날, 한방 침, 치과용 침, 파손된 유리재질의 시험기구

④ **생물 · 화학폐기물:** 폐 백신, 폐 항암제, 폐 화학치료제

⑤ **혈액오염폐기물:** 폐 혈액백, 혈액투석 시 사용된 폐기물, 그밖에 혈액이 유출될 정도로 포함되어 있어 특별한 관리가 필요한 폐기물

**표 13-6. 의료폐기물의 종류와 관리(환경부, 의료폐기물 분리배출 지침)**

| 종류 | | 보관시설 | 전용용기 | 도형색상 | 배출자 보관기간 |
|---|---|---|---|---|---|
| **격리 의료폐기물:** 「감염병의 예방 및 관리에 관한 법률」 제2조제1호의 감염병으로부터 타인을 보호하기 위하여 격리된 사람에 대한 의료행위에서 발생한 일체의 폐기물 | | • 조직물류 폐기물과 성상이 같은 폐기물<br>- 전용 냉장시설(4℃ 이하)<br>• 그 밖의 폐기물<br>- 밀폐된 전용 보관창고 | 상자형(합성수지) | 붉은색 | 7일 |
| 위해 의료폐기물 | **조직물류폐기물:** 인체 또는 동물의 조직 · 장기 · 기관 · 신체의 일부, 동물의 사체, 혈액 · 고름 및 혈액생성물(혈청, 혈장, 혈액제제) | • 전용 냉장시설(4℃ 이하)<br>※치아 및 방부제에 담긴 폐기물은 밀폐된 전용 보관창고 | 상자형(합성수지)<br>※치아 제외 | 노란색 | 15일<br>※치아: 60일 |
| | 조직물류<br>(재활용하는 태반) | • 전용 냉장시설(4℃ 이하) | 상자형(합성수지) | 녹색 | 15일 |
| | **병리계폐기물:** 시험 · 검사 등에 사용된 배양액, 배양용기, 보관균주, 폐시험관, 슬라이드, 커버글라스, 폐배지, 폐장갑 | • 밀폐된 전용 보관창고 | 봉투형 | 검정색 | 15일 |
| | | | 상자형(골판지) | 노란색 | |
| | **손상성폐기물:** 주삿바늘, 봉합바늘, 수술용 칼날, 한방침, 치과용침, 파손된 유리재질의 시험기구 | • 밀폐된 전용 보관창고 | 상자형(합성수지) | 노란색 | 30일 |
| | **생물 · 화학폐기물:** 폐백신, 폐항암제, 폐화학치료제 | • 밀폐된 전용 보관창고 | 봉투형 | 검정색 | 15일 |
| | | | 상자형(골판지) | 노란색 | |
| | **혈액오염폐기물:** 폐혈액백, 혈액투석 시 사용된 폐기물, 그 밖에 혈액이 유출될정도로 포함되어 있어 특별한 관리가 필요한 폐기물 | • 밀폐된 전용 보관창고 | 봉투형 | 검정색 | 15일 |
| | | | 상자형(골판지) | 노란색 | |
| **일반 의료폐기물:** 혈액 · 체액 · 분비물 · 배설물이 함유되어 있는 탈지면, 붕대, 거즈, 일회용기저귀, 생리대, 일회용 주사기, 수액세트 | | • 밀폐된 전용 보관창고 | 봉투형 | 검정색 | 15일 |
| | | | 상자형(골판지) | 노란색 | |

1. 의료폐기물이 아닌 폐기물로서 의료폐기물과 혼합되거나 접촉된 폐기물은 혼합되거나 접촉된 의료폐기물과 같은 폐기물로 본다.
2. 채혈진단에 사용된 혈액이 담긴 검사튜브, 용기 등은 제2호 가목의 조직물류폐기물로본다.

### (3) 일반의료폐기물

혈액 · 체액 · 분비물 · 배설물이 함유되어 있는 탈지면, 붕대, 거즈, 일회용 기저귀, 생리대, 일회용 주사기, 수액 세트 또한, 기관에서 발생하는 인체, 환경 등에 질병을 일으키거나 감염 가능성이 있는 감염성 물질에 대해서는 소독 및 멸균을 실시하여 오염원을 제거한 후 폐기물에 따라 폐기하는 것이 권장된다(표 13-7).

표 13-7. 의료폐기물의 종류와 관리(환경부, 의료폐기물 분리배출 지침)

| 구분 | 용기 사진 | 해당 의료폐기물 |
|---|---|---|
| 합성수지류 상자 용기 | 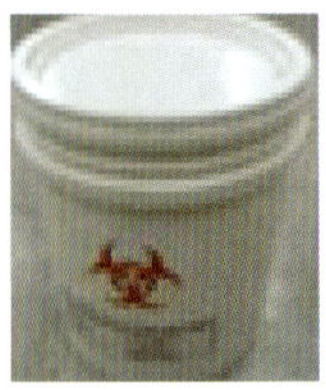 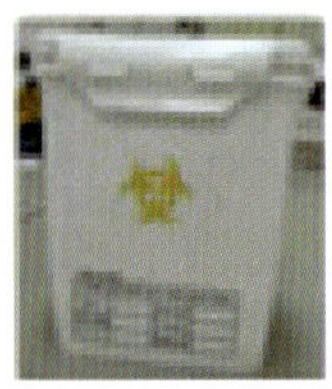 | 격리의료폐기물, 조직물류폐기물(치아 제외), 손상성폐기물, 액체상태 폐기물 |
| 봉투형용기 또는 골판지류 상자 용기 | 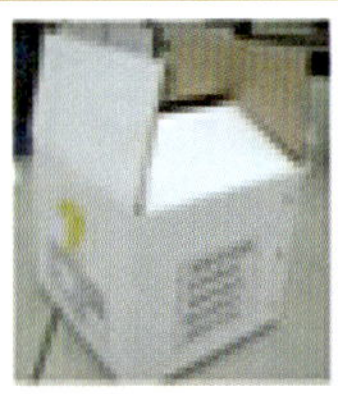 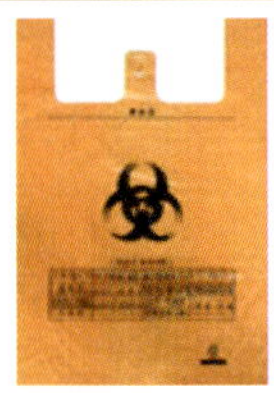 | 그 밖의 의료폐기물 |

### (4) 참고사항

① 의료폐기물이 아닌 폐기물로 의료폐기물과 혼합 되거나 접촉된 폐기물은 혼합 또는 접촉된 의료폐기물과 같은 폐기물로 본다.

② 채혈 진단에 사용된 혈액이 담긴 검사튜브, 용기 등은 조직물류폐기물로 본다.

### (5) 손상성 폐기물

주삿바늘 · 수술용 칼날 · 한방 침 또는 치과용 침

### (6) 혼합 의료폐기물

제(1) 내지 제(5)의 의료폐기물과 혼합되거나 접촉된 폐기물로서 다른 의료폐기물로 분류되지 아니한 폐기물(표 13-8)

## 4. 의료폐기물 발생기관

1) 의료법 제3조의 규정에 의한 의료기관

① 종합병원: 입원환자 100인 이상 수용, 9개 이상의 진료과목에 필요한 전문의를 보유한 의료기관

표 13-8. 의료폐기물의 분류 시 유의사항(환경부, 의료폐기물 분리배출 지침)

**1. 의료폐기물은 병 · 의원, 동물병원 등의 의료 · 진료 · 치료 · 검사행위 및 시험연구과정 등에서 발생되는 폐기물을 의미한다.**

1) 수술 시 발생한 신체의 일부와 콩팥 투석 과정에서 발생한 분비물, 이비인후과에서 귀 · 코 등에서 흡입한 분비물은 조직물류에 해당된다.
2) 동물병원에서 발생한 동물사체는 조직물류에 해당된다.
3) 수액세트 중 줄(주삿바늘과 캡 포함)은 의료폐기물의 폐합성수지류, 자연적으로 분리된 수액백은 일반폐기물로 분류된다.
4) 배양용기, 시험관, 슬라이드, 커버글라스, 수술용 칼날, 한방 침, 치과용 침은 1회용 이외에는 자체 소독 · 멸균 등을 거쳐 재사용은 가능하나, 최종적으로 버릴 경우 의료폐기물로 처리한다.
5) 의료기관 세탁물 관리규칙을 적용 받는 의료기관 세탁물(침구류, 의류, 리넨류 등)과 오염된 세탁물(수술용 장갑 등)을 재사용하기 위해 세탁하는 세탁물은 의료폐기물이 아니나, 사용 중 찢어지거나 훼손되어 재사용이 불가능한 세탁물은 혼합의료폐기물로 처리한다.
6) 치과 병 · 의원에서 발생되는 치아는 조직물류, suction용 튜브는 폐합성수지류, 치과용 아말감은 혼합의료폐기물로 분류한다.
7) 의료행위에 따라 발생된 액상의 혈액 · 고름, 분비물은 의료폐기물 처리시설에서 처리하여야 하나 수질환경보전법 제2조제6호에 의한 수질 오염방지시설에 유입 처리하는 경우로서 배출시설의 설치 허가권자 등이 인정하는 경우는 예외로 처리방법을 인정한다.

**2. 위의 행위 및 과정 등에서 발생되더라도 다음의 폐기물은 의료폐기물에 해당되지 않는다.**

1) 약병 · 수액병 · 앰플병 · 바이알 및 석고붕대 등
2) 임신 4개월 이상 된 사산아는 장사 등에 관한법률을 적용하여 화장장에서 처리한다.
3) 재택(在宅)환자로부터 발생되는 탈지면류, 폐합성수지류 및 손상성 폐기물 등은 생활폐기물로 처리한다.
4) 치아 교정용 보철물 및 혈액 · 고름 · 분비물이 묻어 있지 아니한 인상제(알지네이트, 루버 등)는 의료폐기물이 아니다.
5) 동물병원이 아닌 장소에서 발생되는 동물사체(애완동물 · 경마장 등에서 발생되는 폐사동물. 단, 감염병 등에 의한 폐사동물은 가축감염병예방법 적용)는 발생량에 따라 생활 또는 사업장 일반폐기물로 분류한다.
6) 동물병원에서 발생되는 것이라도 미용을 위해 깍은 동물의 털, 손 · 발톱이나 건강한 동물의 배설물 제거용으로 사용된 1회용기저귀, 패드, 휴지 등은 의료폐기물이 아니다.

② 병원, 치과병원, 한방병원: 입원환자 30인 이상 수용 의료기관

③ 요양병원: 요양환자 30인 이상 수용 의료기관

④ 의원, 치과의원, 한의원: 진료에 지장이 없는 시설을 갖춘 의료기관

⑤ 조산원: 조산사가 보건 및 양호지도를 행하는 곳

2) 지역보건법 제7조 및 제10조에 의한 보건소 및 보건지소

3) 농어촌 등 보건의료를 위한 특별조치법 제15조의 규정에 의한 보건진료소

4) 혈액관리법 제2조 제3호의 규정에 의한 혈액관리 업무를 행하는 혈액원

5) 검역법 제30조의 규정에 의한 검역소 및 가축감염병예방법 제30조의 규정에 의한 동물검역기관

6) 수의사법 제2조 제4호의 규정에 의한 동물병원

7) 국가 또는 지방자치단체의 시험 · 연구기관(의학 · 치과의학 · 한의학 · 약학 및 수의학에 관한 기관을 말한다)

8) 대학 · 산업대학 · 전문대학 및 그 부속 시험 · 연구기관(의학 · 치과의학 · 한의학 · 약학 및 수의학에 관한 기관을 말한다)

9) 학술연구 또는 제품의 제조 · 발명에 관한 시험 · 연구를 하는 연구소(의학 · 치과의학 · 한의학 · 약학및 수의학에 관한 연구소를 말한다)

10) 장사 등에 관한 법률 제25조의 규정에 의한 장례식장('02. 8. 7 개정) 카. 기타 환경부장관이 정하여 고시하는 기관

11) 「형의 집행 및 수용자의 처우에 관한 법률」 제11조의 교도소 · 소년교도소 · 구치소 등에 설치된 의무시설

12) 「의료법」 제35조에 따라 설치된 기업체의 부속 의료 기관으로 면적이 100제곱미터 이상인 의무시설 13) 「국군의무사령부령」에 따라 사단급 이상 군부대 에 설치된 의무시설

14) 「노인복지법」 제34조제1항제1호에 따른 노인요양 시설

15) 의료폐기물 중 태반을 대상으로 법 제25조제5항제5호부터 제7호까지의 규정 중 어느 하나에 해당하는 폐기물 재활용업의 허가를 받은 사업장

16) 「인체조직 안전 및 관리 등에 관한 법률」 제13조제1항에 따른 조직은행

## 5. 의료폐기물의 보관 및 처리방법

### 1) 의료폐기물의 전용용기

의료폐기물의 분류작업은 의료종사자들이 의료현장에서 직접 해야 하는 작업이기 때문에, 분류 방법을 확실히 익혀두어야 한다(그림 13-9). 분류 이후의 운반이나 보관 등의 처리작업은 대부분이 전문 처리업자가 하고 있는 것이 일반적이다. 의료폐기물의 발생장소에 분류의 종류에 맞는 수납용기를 설치할 필요가 있다. 이 수납용기의 재질이나 용량은 발생하는 의료폐기물의 성질, 형태, 수량 및 의료폐기물의 처리법인 멸균법을 고려해서 결정하는 것이 중요하다. 그리고 **의료폐기물용 용기라는 것을 식별할 수 있도록 색으로 분류한 "biohazard mark" 를 보기 쉬운 위치에 잘 보이도록 한다**(그림 13-10).

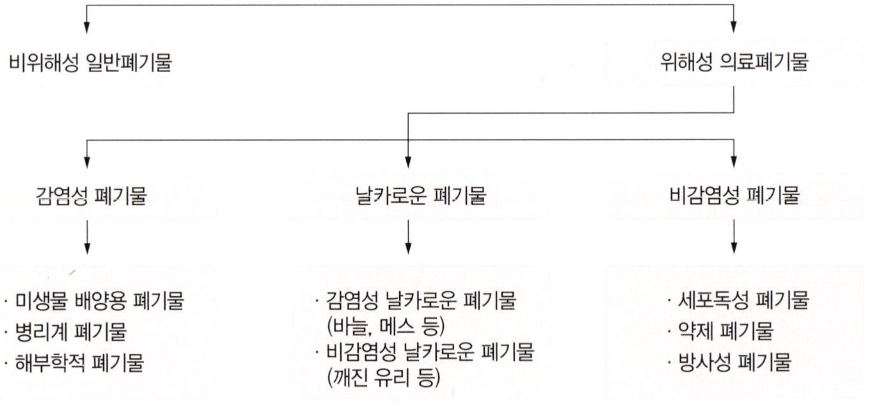


그림 13-9. **의료폐기물의 분류**

출처: www.iosrjournals.org. Vol17-issue7/Version-10/E1707102939.

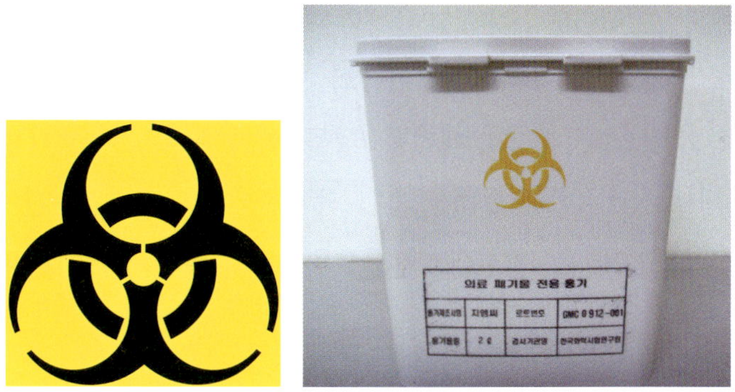

그림 13-10. Biohazard 마크와 의료폐기물 처리 용기

## 2) 전용용기의 도형색상

수납용기의 관리는 발생장소의 책임자에 의해 관리되어야 한다. 책임자는 전문 처리업자가 용기를 수집하러 올 때까지 용기의 관리를 해야 한다. 특히, 분류가 정해진 대로 이루어지고 있는지, 폐기물이 용기에 넘치고 있지 않는지, 용기 이동 시 뚜껑이 덮여 있는지, 용기가 소정의 설치장소에서 마음대로 운반되고 있지 않은지 등을 중점 관리하여야 한다. **전용용기의 바깥쪽에 도형과 취급 시 주의사항을 표시하고, 도형의 색상은 의료폐기물 종류별에 따라 폐기물 용기에 표시하는 마크는 국제적으로 통일되어 있다**(그림 13-11).

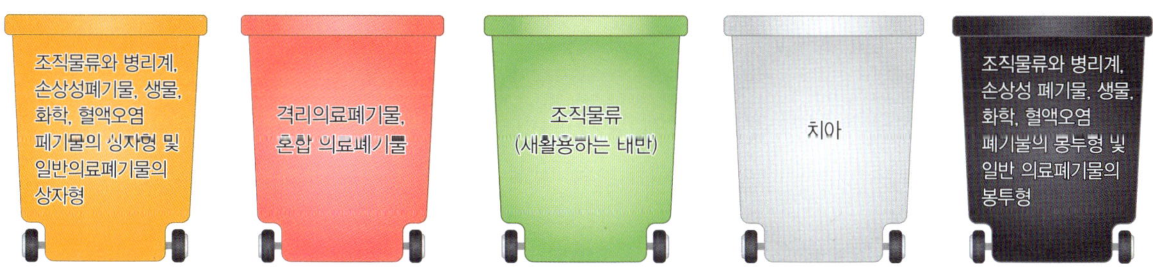


그림 13-11. 의료폐기물의 배출 및 보관용기

### (1) 전용용기의 도형색상의 중요성

생물의학적 폐기물 용기를 색상으로 구분하면 다음과 같은 이점이 있다(표 13-6 참조).

첫째, 의료진의 부상 위험을 줄인다.

둘째, 의료 폐기물 분리가 더 쉬워진다.

셋째, 폐기물 흐름이 적절하게 처리되도록 보장한다.

넷째, 의료 폐기물 처리 비용을 저렴하게 유지한다.

**격리의료폐기물은 빨간색**으로 하고, 위해의료폐기물 중에서 **조직물류와 병리계, 손상성폐기물, 생물, 화학, 혈액오염 폐기물의 상자형 및 일반의료폐기물의 상자형은 노란색**이며, **조직물류(재활용하는 태반)는 녹색**이다. **조직물류와 병리계, 손상성 폐기물, 생물, 화학, 혈액오염 폐기물의 봉투형 및 일반의료폐기물의 봉투형은 검정색**으로 표시하여야 하고, 의료폐기물을 혼합 보관할 때에는 빨간색으로 표시하며, 의료폐기물의 배출 및 보관 용기는 종류에 따라 전용용기에 넣어 보관한다(표 13-9).

### 3) 의료폐기물의 취급

(1) 사용 중인 전용용기는 내부의 폐기물이 새지 아니하도록 관리한다.

(2) 투입이 끝난 전용용기는 밀폐 포장하고, 한번 사용한 전용용기는 재사용을 금지한다.

(3) **봉투형 용기는 의료폐기물을 그 용량의 75% 이상이 되도록 넣어서는 안되며, 위탁처리 시 상자형 용기에 담아 배출하며, 상자형 용기는 75% 이상으로 넣을 수 있다.**

(4) 골판지류 상자형 용기의 내부에는 봉투형 용기 또는 내부 주머니를 붙이거나 넣어서 사용해야 하며, 봉투형 용기만을 사용하여 담고 이를 골판지류 상자형 용기에 옮겨 담아 배출하는 것은 가능하다.

(5) 봉투형 용기에 별도 거치대를 사용하고, 거치대는 봉투형 용기의 파손을 방지할 수 있는 견고한 재질로 하며, 내부를 확인할 수 있는 투명 플라스틱통 등이 바람직하고 사용 후 소독한다(그림 13-12).

(6) 의료폐기물을 담은 봉투형 용기를 이동할 때는 뚜껑이 있고 견고한 전용 운반구를 사용해야 하며, 사용한 전용 운반구는 감염병의 예방 및 관리에 관한 법률 시행규칙에 따른 약물 소독방법으로 소독하여야 한다.

(7) 대형 조직물류폐기물과 같이 전용용기에 넣기 어려운 의료폐기물은 내용물이 보이지 않도록 개별 포장하여 내용물이 새어 나오지 아니하도록 밀폐 포장하고 의료폐기물 도형 및 취급 시 주의사항을 표기한다.

(8) 전용용기에 서로 다른 의료폐기물을 혼합 보관이 가능하지만, 봉투형 용기 또는 골판지류 상자형 용기에는 합성수지류 상자형 용기를 사용해야 하는 의료폐기물을 혼합하여 보관은 금지한다.

(취급 시 주의사항)

| 이 폐기물은 감염의 위험성이 있으므로 주의하여 취급하시기 바랍니다. | | | |
|---|---|---|---|
| 배출자 | | 종류 및 성질과 상태 | |
| 사용개시 연월일 | | 수거자 | |

(9) 전용용기 취급 시 주의사항의 '종류 및 성질과 상태' 란에는 혼합 보관하는 의료폐기물의 종류별로 기재하고, 가장 많은 비중을 차지하는 의료폐기물 종류로 전자태그를 발행하여 배출한다. 치아는 조직물류이지만 합성수지류 또는 골판지류 용기에 다른 의료폐기물과 혼합 보관이 가능하다.

(10) 전용용기는 환경부장관이 지정한 검사기관이 별도의 검사기준에 따라 검사하여 합격한 제품만 사용한다.

(11) 재활용 태반은 발생한 때부터 흰색의 투명한 합성수지 내부 주머니에 의료기관명, 중량(g), 발생일자, 담당의사명을 기재한 후 1개씩 포장하여 전용용기에 넣어 냉장시설에 보관한다.

(12) 격리 의료폐기물을 넣은 전용용기는 용기를 밀폐하기 전에 용기의 내부를, 처리하기 위하여 보관 시설 외부로 반출하기 전에 용기의 외부를 각각 약물 소독하여야 한다.

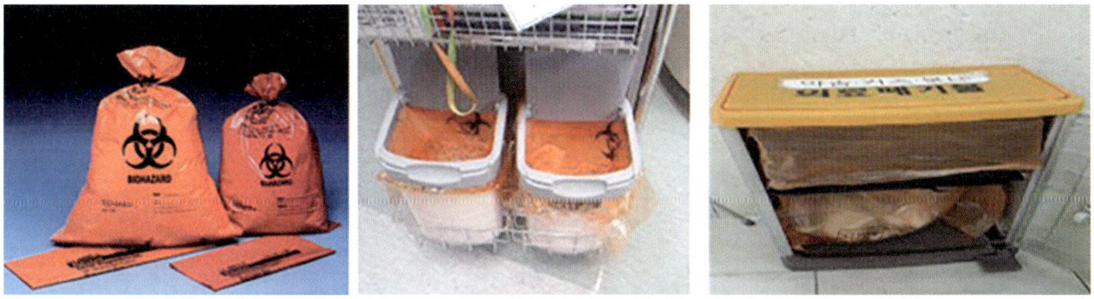

그림 13-12. 생물학적 폐기물의 고압증기 멸균을 위한 포장용기(환경부, 의료폐기물 분리배출 지침)

## 4) 예리한 감염성 폐기물의 관리

(1) 의료폐기물을 분류할 때 주삿바늘, 메스 등 예리한 의료폐기물에 의한 자상사고가 많이 발생하고 있기 때문에, 자상사고를 막기 위해서는 분류작업에 신중을 기해야 한다.

(2) 주사기 전용 폐기 용기의 설치장소는 사용 후 즉시 폐기할 수 있도록 의료현장에서 가까운 곳에 설치해야 하며, 폐기용기의 입구를 볼 수 있고, 버리기 쉬운 높이에 설치해야 한다. 일시적으로 주사기 전용 폐기 용기를 바닥에 두어야 할 경우에는 걸려 넘어지지 않도록 주의해야 한다.

(3) 주사기는 사용 후 캡을 씌우지 말 것, 또 주사기에서 바늘을 빼려고 하지 말아야 한다.

(4) **리캐핑을 하지 않는 캡은 의료폐기물이 아니기 때문에, 산업폐기물로 분류할 수 있으며, 의료폐기물의 수거 용기와 구별할 수 있다.** 그러나 작업의 안전성이나 능률성을 생각한다면 주사기와 함께 의료폐기물과 같은 수거 용기에 버리는 것이 바람직하다(그림 13-13).

(5) 예리한 의료폐기물을 수거 용기에 버릴 경우에는 예리한 면이 몸을 향하지 않도록 하여 수거 용기에 버리고, 수거 용기의 입구까지 차고 넘칠 때까지 주사기 등을 넣지 않는다.

(6) 주사기 전용 수거 용기가 의료현장 근처에 없는 경우에는 트레이 등의 용기에 담아 수거 용기까지 옮긴 후에 버리고, 트레이 등의 용기에는 주사기 이외의 쓰레기를 절대 넣으면 안 된다.

(7) 튜브로부터 바늘을 분리하는 것은 혈액이나 수액 등의 튀거나 날릴 수 있기 때문에 원칙적으로는 하지 않는 것이 좋다. 만약, 수액세트에서 바늘을 분리할 경우는 튜브 안의 오염 상황을 고려하여 바늘로부터 먼 곳에서 잘라낸다.

(8) 혈액에 오염되어 있지 않은 사용이 끝난 주사기, 예를 들면, 약제조제에 사용한 주사기도 의료폐기물로 처리한다.

(9) 개봉하여 사용하지 않은 주사기는 산업폐기물로 버리는 것이 좋다. 그러나 원형 그대로 폐기하면 의료폐기물로 처리하는 것이 좋다.

(10) 예리한 의료폐기물의 수납 용기의 재질은 단단한 합성수지 통을 사용한다. 슬라이드 유리 등을 투명한 비닐 봉투에 일시적으로 수거하는 경우를 제외하고 예리한 의료폐기물을 절대로 비닐봉투나 플라스틱 봉투에 버려서는 안 된다.

(11) 수거 용기 안에 손을 절대로 넣지 않는다.

(12) 수거 용기를 취급할 경우 절대로 용기를 발로 누르거나, 압축을 하지 않는다.

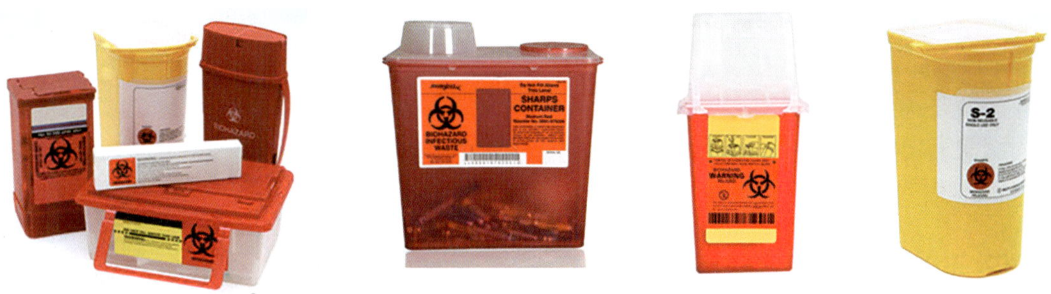


그림 13-13. FDA 승인을 받은 다양한 크기의 날카로운 물건 처리 용기

출처: https://www.fda.gov/medical-devices/safely-using-sharps-needlesand-syringes-home-work-and-travel/sharps-disposal-containers

### 5) 미생물 시험 과정에서 발생한 폐기물

원칙적으로 진단검사의학과의 미생물검사실이나 미생물학 실험실에서는 병원성의 유무에 상관없이 미생물에 오염되어 있다고 생각되는 모든 폐기물을 실내에 설치해 둔 고압증기 멸균장치를 이용해 멸균 처리하여야 한다.

(1) 수납 용기로 스테인리스 용기나 내열성 봉투를 사용한다.

(2) 발생한 의료폐기물은 매일 멸균 처리한다.

(3) 검사가 종료된 배양접시, 배양병 등을 실험대 위에 오랫동안 방치해 두지 않는다.

### 6) 그 밖의 혈액 등이 부착된 폐기물

분류에 있어서 문제가 적은 폐기물이긴 하지만, 다음과 같은 점을 준수한다.

(1) 혈액의 오염이 있는 경우에는 의료폐기물로 처리한다.

(2) 일회용 시트 등은 더러운 면을 안쪽으로 하여 수거 용기에 넣는다.

### 7) 오염물

가장 배출량이 많은 폐기물이기 때문에, 폐기물 처리방법을 충분히 고려하지 않으면 막대한 폐기물 처리 비용이 들게 된다. 그러므로 오염물 중 무엇이 의료폐기물인지를 정확하게 분류해 두는 것이 필요하다. 또, 오염물의 대부분은 의료기관 내에서 소각 처리하기 쉬운 폐기물이므로 소각 처리를 염두에 둔 분류, 수집 등의 처리 방법을 생각하는 것이 중요하지만 현재 법률적으로는 자체 소각이 금지되어 있다.

## 6. 의료폐기물의 수집·운반 및 처리기준

### 1) 공통사항

폐기물은 적정히게 처리 또는 보관할 수 있는 장소 외의 장소로 운반이 금지되고, 폐기물처리자의 보관시설은 폐기물 처리 시설과 동일한 사업장에 위치한다.

(1) 수집 · 운반업자가 작은 차량으로 수집 운반하여 큰 차량으로 옮겨 싣기 위해 행정기관의 승인을 받은 보관 장소로 운반하는 경우

(2) 폐기물 재활용신고자가 시 · 도지사로부터 승인을 얻은 보관시설에 태반을 보관하는 경우에는 예외로 인정한다.

(3) 수집 · 운반업체, 처리업체의 수집 · 운반차량에 의료폐기물을 실은 채 승인받은 보관 장소 이외의 다른 장소에 수집 · 운반 차량을 장시간 세워두는 행위(숙박행위)는 위법 행위이다.

(4) 폐기물을 중간처리 후 발생하는 폐기물은 새롭게 폐기물이 발생한 것이므로 법 제24조 제2항에 의한 배출자 신고 또는 법 제24조 제2항에 의한 처리 증명 등의 조치를 하고 적정 처리한다.

① 멸균 분쇄시설에서 처리 후 발생된 잔재물은 사업장 일반폐기물로서 배출자 신고대상

② 태반 재활용업체에서 발생된 태반 잔재물(해동, 세척, 멸균과정을 거친 것)은 사업장 일반 폐기물로 배출자 신고대상, 태반을 담았던 전용용기 등은 의료폐기물이므로 해당 시 · 군 · 구에 처리증명 대상이다.

### 2) 수집·운반 기준

#### (1) 의료폐기물은 전용 용기에 넣어 밀폐 포장된 상태로 전용 운반 차량으로 수집·운반한다.

① 수집 · 운반업자 및 처리업자는 의료폐기물을 처리 방법별(소각대상, 멸균 분쇄대상, 재활용 대상)로 구분하여 성상별(액상, 고체상)로 수집 · 운반한다.

② 다만, 태반을 재활용하기 위하여 배출자, 폐기물 수집 · 운반업자, 폐기물 재활용신고자가 태반을 인계 · 인수하는 경우에는 전용 용기를 풀어서 수량, 중량(kg)을 확인한 후 그 내용을 폐기물(간이)인계서에 기록한 후 인계 · 인수한다(그림 13-14).

<배출자용>

| | 의료폐기물 보관표지 | |
|---|---|---|
|  | ① 폐기물 종류: | ② 총 보관량(1kg) |
| | ③ 보관기관: | ④ 관리책임자: |
| | ⑤ 취급 시 주의사항<br>보관 시:<br>운반 시: | |
| | ⑥ 운반장소: | |

<처리업자용>

| | 의료폐기물 보관표지 | | |
|---|---|---|---|
|  | ① 폐기물 종류: | ② 총 보관량(1kg) | |
| | ③ 보관기관: | ④ 관리책임자: | |
| | ⑤ 업소별 수탁량 | | |
| | 업소명 | 수탁일자 | 수탁량 |
| | | | |
| | | | |
| | | | |

<취급 시 주의사항>

| **이 폐기물은 감염의 위험성이 있으므로 주의하여 취급하시기 바랍니다** | | | |
|---|---|---|---|
| 배출자 | | 종류 및 성질과 상태 | |
| 사용개시 연원일 | | 수거 연월일 | |
| 수거자 | | 중량(kg) | |

그림 13-14. 의료폐기물의 보관 및 취급 시 주의사항의 표지(환경부, 의료폐기물 분리배출 지침)

### (2) 운반차량기준

① 0°C 이하의 냉동설비 설치(운반 중에는 반드시 냉동 설비를 가동)한다.

② 차량에는 밀폐된 적재함을 설치하고, 적재함 내부는 내수성 자재로서 소독이 쉬운 구조로 설치한다. 적재함에 온도계 및 소독에 필요한 약품 · 장비 비치 및 이를 보관할 수 있는 설비 보유한다.

③ 적재함은 사용할 때마다 약물소독의 방법으로 소독을 실시한다.

④ 차량의 차체는 백색으로 도색(부분 도색 불가)하고, 차량의 적재함 양쪽 옆면에는 의료폐기물의 도형, 회사명 및 전화번호를, 뒷면에는 의료폐기물의 도형을 부착 또는 표기한다.

Ⓐ 크기는 가로 100 cm 이상, 세로 50 cm 이상 (뒷면은 가로 · 세로 50 cm 이상)

Ⓑ 도형 및 글씨의 색깔은 녹색

## 3) 보관 기준 및 방법

의료폐기물의 종류별로 정해진 보관 기간을 초과하여 보관할 수 없다. 다만, 천재지변, 휴업, 시설 보수 및 그 밖의 부득이한 사유로서 시도지사 및 지방 환경관련 기관장의 인정을 받은 경우 예외가 가능하다. 의료폐기물의 종류별로 적정한 아래의 보관 시설에 보관하여야 하며, 보관 시설은 전용의 냉장시설, 밀폐된 전용의 보관창고로 구분한다.

의원, 보건지소, 보건진료소, 혈액원, 검역소, 동물검역기관, 동물병원, 국가나 지자체 시험 · 연구기관, 학술 연구나 제품의 제조 · 발명에 관한 시험 · 연구소, 장례식장, 교도소 · 소년교도소 · 구치소 등에 설치된 의무시설, 기업체 부속 의무시설(100 $m^2$ 이상), 사단급 이상 군부대에 설치된 의무시설, 노인요양시설은 밀폐된 전용 보관 창고가 아닌 별도의 보관 장소에 보관이 가능하다.

〈의료폐기물 보관표지판〉

| | 의료폐기물 보관표지 | |
|---|---|---|
|  | ① 폐기물 종류: | ② 총 보관량: 킬로그램 |
| | ③ 보관기관: | ④ 관리책임자: |
| | ⑤ 취급 시 주의사항<br>보관 시:<br>운반 시: | |
| | ⑥ 운반장소: | |

### 4) 보관기간, 보관시설 및 보관기준

#### (1) 보관기간

① 자가처리 또는 처리업자: 5일 이하

② 위탁처리자: 10일 이하(의원 · 보건지소 등 소규모 배출자는 15일 이하), 다만, 치아의 경우 60일까지 보관 가능하다.

③ 천재지변, 휴업, 시설의 보수 기타 부득이하여 관할 행정기관이 인정하는 경우에는 그 이상 보관 가능하다.

#### (2) 보관시설

① 부패 · 변질의 우려가 있는 폐기물은 전용의 냉동 시설에 보관, 그 외의 폐기물은 밀폐된 전용 보관 창고에 보관한다. 단순히 피, 고름이 묻어 있는 탈지면은 전용의 냉동시설에 보관할 필요는 없다.

② 소규모 배출자는 조직물류 이외의 부패 · 변질의 우려가 없는 폐기물을 별도의 보관 장소에 보관이 가능하다.

Ⓐ 조직물류와 부패 · 변질의 우려가 있는 폐기물은 전용용기에 넣어 냉동실(가정용 냉장고의 냉동실 활용가능)에 보관하되 냉동실에는 의료목적 이외의 물건 등을 혼합보관은 안 된다.

Ⓑ 소규모 배출자는 별도의 보관 장소(자체에서 일정한 장소를 지정)를 마련하여 밀봉된 전용용기를 보관한다.

Ⓒ 보관창고의 바닥 및 내벽은 내수성 자재(타일, 콘크리트 등)로 설치하되 세척이 쉽고 항상 청결 상태를 유지한다.

### (3) 설치요령

① 출입구 또는 출입문에 각각 부착한다.

② 규격: 가로 60 cm 이상, 세로 40 cm 이상(냉동시설은 가로 30 cm 이상, 세로 20 cm 이상)

③ 색깔: 흰색 바탕에 녹색 선 및 녹색 글자로 표시 한다.

## 5) 기본적 처리증명(최초) 확인 시기

(1) 배출자는 배출한 폐기물의 자료를 운반자 및 처리자로부터 제출받아 폐기물정산서를 제출하거나 목록형 대장을 제출한다.

(2) 배출자의 처리증명 확인 시기: 의료폐기물을 처리하기 전 (3) 배출자는 사업개시 전에 배출되는 폐기물의 종류 · 양 · 성상 등의 정보 외에 처리자(수집 · 운반업 자는 제외)로부터 당해 폐기물의 처리가능여부에 대한 수탁확인서를 제출하고 행정기관은 5일 이내에 적정 여부를 확인한다.

① 배출자 감독청은 제출받은 최초증명서류 사본 1부를 처리자 감독청에 송부한다. 공동운 영기구를 구성하여 기본적 처리 증명확인을 수리한 경우로서 다른 지역에 소재한 업소에 대하여는 해당지역 행정기관으로 통보하고, 관할 행정기관은 배출자 신고업소에 준하여 관리한다.

## 6) 의료폐기물에 해당하지 않은 폐기물

(1) **포도당, 영양제 등이 담겨져 있던 바이알병, 앰플 병, 수액팩, 링거병 · 혈액 등 의료폐기물과 혼합되거나 접촉되지 않은 링거병, 수액팩, 바이알병 등**은 의료폐기물에 해당되지 않는다.

(2) 혈액 등 의료폐기물과 혼합 또는 접촉되어 의료폐기물에 의해 오염된 경우에는 일반의료폐기물로 분류해야 한다.

(3) 백신, 항암제, 폐화학치료제 성분을 담고 있는 용기는 생물 · 화학폐기물(의료폐기물)로 분류해야 한다.

(4) 혈액 · 채액 · 분비물 · 배설물과 접촉되지 않은 석고 붕대, 의료기기 등

(5) 건강검진을 위해 수집한 소변 묻은 종이컵

(6) 폐기물관리법 시행규칙 별표3의 기관이 아닌 기관이나 가정에서 발생하는 주삿바늘, 거즈, 솜 등

(7) 치과치료 후 환자의 치아를 세척하는 과정에서 발생되는 세척수와 의료기기 등을 세척한 세척수

(8) 구강 내 혈액이나 분비물을 닦아낸 탈지면 등은 의료폐기물이며, 의료기기 등에 묻어 있는 혈액 등을 닦아낸 탈지면 등은 의료폐기물이다.

(9) 치료과정에서 환자의 분비물, 혈액 등이 포함되어 있는 석션기로 흡입된 액상의 폐기물은 의료폐기물이다.

(10) 동물병원이 아닌 장소에서 발생되는 동물사체는 발생량에 따라 생활 또는 사업장일반 폐기물로 분류한다.

(11) 전염병 등에 의한 폐사 동물은 가축전염병예방법을 적용한다.

(12) 동물병원에서 발생되는 것이라도 미용을 위해 깍은 동물의 털, 손 · 발톱, 건강한 동물의 배설물 제거용으로 사용된 일회용기저귀, 패드, 휴지 등

(13) 피부 관리 후 단순히 얼굴에 올려놓는 물이 묻어 있는 거즈나 솜

(14) 신생아실에서 배출되는 아기 기저귀 중에서 의료행위 없이 배출되는 기저귀

(15) 노인요양시설에서 요양 노인에게서 배출되는 일회용 기저귀 중에서 의료행위 없이 배출되는 기저귀

(16) 의료기관 세탁물 관리규칙에 의해 적정하게 세탁한 후 폐기한 환자복

| 구분 | 기본적처리증명<br>(최초증명) | 배출·운반·처리 시 증명<br>(매 반출시) | 연도말증명<br>(연말실적보고) |
|---|---|---|---|
| 종합병원 | 폐기물처리계획서, 폐기물분석결과서, 폐기물수탁확인서 제출 | 폐기물인계서(6매) 작성 · 교부 | 폐기물정산서 제출 |
| 그 외의 배출기관 | 상동 | 폐기물간이인계서(4매) 작성 · 교부 | 폐기물정산서, 목록형대장 제출 |

※ 폐기물정산서 및 목록형 대장을 폐지하기 위해 법령 개정 중에 있다.

*배출자 및 수집 · 운반자 유의사항

- 배출자는 폐기물정보가 담긴 전자태그를 전용용기에 부착하여 배출해야 한다(전용용기 1개당 전자태그 1개).
- 배출자가 인계내역을 확인 후, 운반자는 휴대용 리더기에 인식된 비콘태그 정보를 선택해야 한다.

※ 비콘태그: 배출자의 서명을 대신하는 인증용 태그(2022. 10. 1부터 시행)

- 배출자 및 수집 · 운반자는 폐기물 인계 · 인수 당일 폐기물 인계 · 인수 전송내역을 올바로시스템을 통하여 확인해야 한다.

※ 한국환경공단 올바로시스템(www.allbaro.or.kr)

## 핵심용어

**건식 청소(dry sweeping):** 마른 바닥을 청소할 때 빗자루를 사용

**리넨(linen):** 매우 강하고 흡수성이 높으며, 면보다 빨리 건조된다. 이러한 특성 때문에 리넨은 더운 날씨에 편안하게 착용할 수 있으며 의류용으로 가치가 있다.

**마른걸레질(dry mopping):** 마른 걸레를 사용하여 마른 바닥을 청소하는 것

**세척액(cleaning solution):** 제조업체가 지정한 비율로 물과 세척 제(예: 세제)의 조합

**세척제(cleaning products, cleaning agents, 세정제라고도 함):** 표면 에서 유기물질(예: 먼지, 체액)을 제거하고 그리스(grease) 또는 오일을 부유시키는 액체, 분말, 스프레이 또는 과립. 액체 비누, 효소 세척제 및 세제가 포함됨

**에어로졸(aerosols):** 연무질이라고도 하며, 대기 중에 부유하는 매우 작은 고체 입자 또는 매우 작은 액체 방울

**연무(mists):** 가벼운 비 또는 안개와 같은 공기 중의 아주 작은 물방울 모음

**오염(contamination):** 물질, 신체, 자연 환경, 작업장 등에 손상, 부패, 감염, 부적합 또는 열등하게 만드는 구성 요소, 불순물 또는 기타 바람직하지 않은 요소의 존재

**일상적인 청소(routine cleaning):** 유기물질을 제거하고 미생물 오염을 줄이며, 시각적으로 깨끗한 환경을 제공하기 위한 정기적인 청소(표시된 경우 소독)으로 환자 구역 내의 표면에 중점을 둔다.

**전문화된 환자 영역(specialized patient areas):** 의존도가 높은 환자(예: ICU), 면역 억제 환자(예: 골수 이식, 화학 요법), 침습적 절차를 받는 환자(예: 수술실)를 위한 입원 병동 또는 병동(예: 약물 준비 영역) 또는 정기적으로 혈액이나 체액에 노출되는 사람들(예: 분만실)

**접촉 시간(contact time):** 적절한 소독이 이루어졌는지 확 인하기 위해 소독제가 표면이나 장치와 접촉해야 하는 시간. 대부분의 소독제의 경우 표면이 필요한 접촉 시간 동안 젖은 상태를 유지해야 한다.

**정기적 청소(scheduled cleaning):** 일상적인 청소와 동시에 발생 하는 청소(및 표시된 경우 소독)는 접촉이 적은 표면의 먼지와 오염을 줄이는 것을 목표로 한다.

**종결 청소(terminal cleaning):** 사용한 후 병실이나 대상을 철저히 청소하는 것으로 의료환경에서 감염 확산을 제어하는 데 사용 된다.

**청결(cleanliness):** 깨끗하고 세균, 흙, 쓰레기 또는 폐기물이 없는 추상적인 상태이며, 청결은 종종 청소를 통해 달성된다.

**청소(cleaning):** 더러운 곳을 깨끗이 하는 일로 가구나 장롱 위나 바닥, 환풍기, 욕실, 화장실 등의 더러운 곳을 깨끗이 하는 것

**청소 세션(cleaning session):** 정의된 환자 치료 영역에서 정의된 기간 동안 수행되는 지속적인 환경 청소 활동. 청소 세션에는 일상적인 청소 또는 최종 청소가 포함될 수 있다.

**청소 카트(cleaning cart):** 환경 청소 용 품 및 장비를 운반하는 전용 카트, 처분 또는 재처리를 위해 세탁과 같이 더러워진 물질을 담을 수 있는 가방이나 쓰레기통

**파리 석고(Plaster of Paris, POP casts):** 캐스트(석고)는 골절 고정, 수술 전 보호 및 통증 완화수단으로 응급실에서 종종 적용하는 절차이다.

**환경 청소(environmental cleaning):** 환경 표면(예: 침대 난간, 매트리스, 통화 버튼, 의자) 및 중요 하지 않은 환자 치료 장비(예: IV 기둥, 청진기) 표면의 청소및 소독(위험 수준에 따라 필요한 경우)

**환경 청소 서비스 영역(environmental cleaning services areas):** 청소 제품 및 개인보호장비를 포함 하여 깨끗하거나 새로운 환경 청소 용품 및 장비를 준비, 재처리 및 보관하기 위한 전용 공간으로 접근은 청소 직원과 승인된 직원으로 제한된다.

**환자 영역(patient zone):** 환자와 환자의 즉각적인 주변 환경. 해당 환자에 대해 일시적으로 독점 적으로 지정된 모든 표면을 포함한다.

**환자 진료 구역(patient care areas):** 환자 진료가 직접적(예: 검사 실) 및 간접적(예: 약물 준비 구역)으 로 제공되는 모든 구역으로 주변 의료 환경(예: 환자 화장 실)을 포함한다.

## 핵심문제

### 01. 감염병과 관련하여 오염이라는 용어의 정의는?

① 항상 보균자 상태를 의미한다.
② 비감염성 환경오염물질을 포함한다.
③ 신체 표면과 무생물에 있는 감염성 입자가 유입 되는 것이다.
④ 식품 및 액체의 감염원에는 적용되지 않는다.
⑤ 감염성 물질을 의도적으로 적용하는 것이다.

**해설** 미생물 오염은 세균, 효모, 곰팡이, 바이러스, 프리온, 원생동물 또는 이들의 독소 및 부산물과 같은 감염물질이 의도하지 않거나 우발적으로 유입되는 것을 말한다. 감염병 보균자는 감염원에 의해 오염될 수 있지만 오염이 반드시 보균자 상태를 의미하지는 않는다. 감염원에 의해 오염된 것으로 간주되는 물질에는 식품, 물 또는 우유와 같은 액체 또는 표면에 감염원이 있을 수 있고, 감염성 입자를 포함할 수 있는 물체/물질이 포함된 다. 후자에는 오염된 장난감, 침구 또는 외과용품과 같은 의료 환경에서 흔히 볼 수 있는 품목이 포함될 수 있다. 비감염성 환경오염 물질은 자극적이거나 침습적이거나 유해할 수 있지만 감염관리 모니터링 및 감시 목적의 오염물질로 간주되지 않는다.

### 02. 미생물 오염상황 감시 대상이 아닌 것은?

① 수질의 오염
② 병실환경의 오염
③ 공기 중 부유균과 낙하균의 오염
④ 손 및 수술 부의 피부의 미생물 오염
⑤ 환자를 이송하는 응급차의 오염

**해설** 1~4번 외에 멸균 기자재, 의료기구의 오염, 바닥, 설비, 의복, 시트 등의 표면 오염, 병원 내 식당에서 사용하는 식기구의 오염이 있다.

### 03. 감염 예방관리를 위한 병동의 위생관리에 대한 설명이 아닌 것은?

① 수술기구나 주삿바늘은 고압증기 멸균한다.
② 열에 약한 품목은 EtO 가스멸균한다.
③ 화학멸균제를 사용 시에는 멸균할 물건을 완전 하게 세척한다.
④ 아포검사에서 양성이면 멸균기는 문제가 되지 않는다.
⑤ 멸균용 화학적 지시제는 감염 발생 시 중요한 자료이다.

**해설** 멸균기의 아포검사에서 양성이 나올 시 소독기의 사용을 중지하고 점검한다.

## 04. 청소관련 살균제 및 소독제에 대한 설명이 아닌 것은?

① 차아염소산나트륨은 바닥에 떨어진 바이러스 오염혈액 등을 소독한다.
② 글루탈알데히드는 거의 모든 미생물을 사멸시킬수 있는 강력한 소독력을 가지고 있다.
③ 클로르헥시딘과 염화벤잘코늄은 항균범위가 넓은 소독제이다.
④ 계면 활성제인 4급 암모늄염은 주로 병실이나 복도바닥, 가구표면, 벽 청소에 사용한다.
⑤ 포비돈요오드와 에틸알코올은 아포형성세균을 제외한 모든 미생물에 살균력을 나타낸다.

**해설** 클로르헥시딘과 염화벤잘코늄은 일반 미생물(MRSA 등)과 효모형 진균(칸디다 등)의 소독에 사용되며, 거의 냄새가 없어 사용하기에는 편하지만 양성이온 계면활성제와 더불어 항균범위가 좁은 소독제이다.

## 05. 병원 환경 감염관리의 중요 항목에 대한 설명이 아닌 것은?

① 환자 진료에 사용한 기구는 멸균할 필요 없이 세척으로만 가능한 경우도 있다.
② 적절한 소독방법의 선택, 올바른 소독과 멸균방 법을 준수하여야 한다.
③ 병원감염을 예방하기 위한 가장 중요한 요소는 소독과 멸균이다.
④ 병원은 기구의 사용목적이나 진료상황에 따라 세척, 소독, 멸균의 지침을 마련해야 한다.
⑤ 과잉 멸균이나 소독은 확실한 병원감염 예방을 위해서 필요하다.

**해설** 적절하지 못한 소독방법이 문제가 되지만 과잉의 멸균이나 소독도 비용과 시간의 낭비, 환경의 오염 등과 같은 문제가 발생하므로 적절한 소독과 멸균이 중요하다.

## 06. 병동 위생관리의 목적으로 옳지 않은 것은?

① 오염의 원인을 차단하여 미생물의 영양원을 제거한다.
② 오염물질의 확산을 방지한다.
③ 정기관리와 병동 위생관리는 상승효과를 나타 낸다.
④ 근무환경의 개선을 도모한다.
⑤ 간호부서와 연계하여 병동 전체의 위생의식을 높인다.

**해설** 정기관리와 특별 관리를 적절히 조합하여야 상승효과를 나타낸다.

## 07. 환경에서 가장 많이 분리되는 진균은?

① Absidia ② Aspergillus
③ Enterococcus ④ Mucor
⑤ Rhizopus

해설 Candida와 Aspergillus는 의료환경에서 가장 많이 분리되는 진균이다.

## 08. 위해 의료폐기물에 대한 설명으로 옳은 것은?

① 병리계 폐기물: 인체 또는 동물의 조직, 장기, 기관, 혈액생성물
② 손상성 폐기물: 폐 혈액 백, 혈액투석 시 사용된 폐기물
③ 혈액오염 폐기물: 주삿바늘, 봉합바늘, 수술용 칼날
④ 생물화학폐기물: 폐 백신, 폐 항암제, 폐 화학치 료제
⑤ 조직물류 폐기물: 시험, 검사 등에 사용된 배양 액, 배양 용기, 폐 배지

해설 ① 조직물류 ② 혈액오염 ③ 손상성 ⑤ 병리계

## 09. 의료폐기물 도형 색상으로 옳은 것은?

① 격리 의료 폐기물: 노란색
② 조직물류(재활용하는 태반): 빨간색
③ 손상성: 노란색
④ 생물, 화학: 녹색
⑤ 혈액오염: 빨간색

해설 ① 빨간색 ② 녹색 ④ 검정, 노란색 ⑤ 검정, 노란색

## 10. 수집 및 운반차량에 대한 설명으로 옳은 것은?

① 섭씨 4도 이하의 냉장설비를 갖추고 운행 중에는 가동한다.
② 밀폐되지 않은 적재함을 설치한다.
③ 차량의 차체는 검정색으로 칠한다.
④ 적재함 외부에 물에 견디는 성질의 소독이 쉬운 구조로 온도계를 붙인다.
⑤ 적재함의 양쪽 옆면에는 의료폐기물의 도형을 붙이거나 표기한다.

해설 ② 밀폐된 적재함을 설치한다.
③ 차량의 차체는 흰색으로 칠한다.
④ 적재함의 내부에 장치한다.
⑤ 적재함의 양쪽 옆면이 아니고 뒷면이다.

## 11. 입원 환자 30인 이상 수용하는 의료기관은?

① 종합병원
② 병원, 치과병원, 한방병원
③ 조산원
④ 요양병원
⑤ 의원, 치과의원, 한의원

해설 ① 입원환자 100인 이상 수용
③ 조산사가 보건 및 양호지도를 행하는 곳
④ 요양 환자 30인 이상 수용 의료기관
⑤ 진료에 지장이 없는 시설을 갖춘 의료기관

## 12. Biohazard mark에 대한 설명으로 옳은 것은?

① Biohazard mark는 나라마다 다르다.
② 빨간색은 주삿바늘 등 예리한 물질을 나타낸다.
③ 노란색은 혈액 등이 부착한 고형물질을 나타낸다.
④ 빨간색은 혈액 등의 액상물질은 나타낸다.
⑤ 오렌지색은 주삿바늘 등 예리한 물질은 나타낸다.

해설 Biohazard mark는 국제적으로 통일. 빨간색: 혈액 등의 액상물질, 오렌지색: 혈액 등이 부착한 고형물질, 노란색: 주삿바늘 등 예리한 물질

## 13. 다음 중 보관기간이 가장 긴 의료폐기물은?

① 치아 제외한 조직물류 폐기물
② 손상성 폐기물
③ 병리계 폐기물
④ 생물화학 폐기물
⑤ 혈액오염 폐기물

해설 나머지는 15일, 손상성 폐기물은 30일, 치아는 60일이다.

## 14. 미국 보건국에서 권장하는 간호가운의 세탁 온도는?

① 가능한 가장 낮은 온도
② 가능한 가장 높은 온도
③ 30℃
④ 40℃
⑤ 50℃

해설 미국보건부(Department of Health released guidance in 2010)는 2010년에 간호가운을 직물에 적합한 최고 온도에서 세탁해야 하며, 60°C에서 10분 세탁하면 대부분의 미생물을 제거할 수 있다는 지침을 발표했다.

정답 1. ③ 2. ⑤ 3. ④ 4. ③ 5. ⑤ 6. ③ 7. ② 8. ④ 9. ③ 10. ① 11. ② 12. ④ 13. ② 14. ②

Chapter 14

# 의료관련감염 역학조사 및 통계

학습목표

1. 의료관련감염 감시를 위한 역학 및 통계적 방법에 대해 설명할 수 있어야 한다.
2. 의료관련감염 발생 감시의 실제 및 유행의 조사에 대해 설명할 수 있어야 한다.
3. 의료관련감염 감시에 대한 산출 및 조사에 대해 설명할 수 있어야 한다.
4. 의료관련감염 위험요인의 조사에 대해 설명할 수 있어야 한다.
5. 의료관련감염 미생물 배양검사의 정보에 대해 설명할 수 있어야 한다.

## I 개요

본 장에서는 의료종사자로서 의료관련감염관리를 실천하는 데 반드시 이해해야 하고 활용되어야 할 역학 및 통계에 대한 기본적 지식과 관리방법을 기술한다. **역학이란 인구집단 내에서 발생하는 모든 생리적 상태 및 이상 상태의 빈도와 분포를 기술하고 이들의 분포를 결정하는 요인들을 규명하여 효율적 예방법을 개발하는 학문으로 정의**한다. 따라서 역학에서는 자료 수집과 수집된 자료의 분석과 기술적인 실무에 중점을 두어 쉽게 응용할 수 있도록 하였다. 여기에서 다루는 통계학은 의료관련감염관리 분야에 직접 응용이 가능한 기본적인 통계지식 및 기법만을 소개한다. 통계학에 쓰이는 공식이나 그 공식이 유도된 수식을 암기할 필요는 없으며, 단지 그 공식의 개념적 의미와 공식을 활용할 줄 알고, 의료관련감염자료 분석에 이용할 수 있는 몇 가지 공식이 있다는 사실만 기억하고 있으면 통계교과서에서 쉽게 찾아 볼 수 있다. 더불어 의료관련감염관리를 실천하는 데 반드시 이해해야 하고 활용되어야 감염병의 발생을 설명하는 몇 가지 모형과 감염병 발생에 관여하는 여러 요인들을 정리함으로써 의료관련감염에 관한 이론적 배경과 실질적인 문제를 연결할 수 있어야 한다.

### 1. 의료관련감염관리를 위한 역학

#### 1) 의료관련감염관리에 역학적 조사의 필요성

의료관련감염의 효율적 관리를 위해서는 역학적 지식 및 기법의 활용은 필수적이다. 그 이유는 다음과 같이 몇 가지로 정리할 수 있다.

**첫째, 역학의 개념에서 개발되는 예방 전략들은 의료 관련감염병원체의 전파 위험을 방지 또는 줄일 수 있다.** 즉 의료관련감염의 상당부분은 예방 가능하다. **둘째, 인구가 노령화되므로 보건의료 수요를 예측하는데 있어 노인들의 건강문제 중 이들의 감염관리를 위한 업무가 확대될 전망**이다.

**셋째,** 병원직원들의 근무지로서의 병원은 감염에 노출될 수 있는 위험한 환경이므로 이들의 **체계적인 건강관리사업을 위해서도 역학적 조사방법이 활용**되어야 한다.

**넷째, 입원 혹은 통원하는 환자 중에는 만성질환자들의 비율이 점차 늘어나 의료관련감염의 위험이 증대**되고 있으며, 가장 빈번하게 활용되고 있다.

## 2) 감염관리사업의 평가에 활용되는 측정지표

### (1) 의료관련감염률의 변화

의료관련감염관리 사업은 궁극적으로 의료관련감염률을 감소시키기 위한 것이므로 감염관리사업 후 의료 관련감염률의 변화는 감염관리사업의 목표달성 여부를 측정하는 것이다.

### (2) 의료인들의 태도 변화

의료관련감염을 감소시키는 데 필수적인 중간단계의 목표가 된다. 즉 의료인들의 의료관련감염에 대한 인식 변화와 의료관련감염을 감소시키기 위한 협동적 노력이 실천으로 옮겨져야 되기 때문이다.

### (3) 의료인들의 의료관련감염관리를 위한 역량

의료관련감염을 감소시키기 위한 노력의 하나로 집단적으로 교육된 역량이 실제로 얼마나 활용되고 있는가를 측정 평가하는 것이다. 이것은 의료인들의 태도와도 관련되어 있는 것으로 의식적인 참여가 문제된다.

### (4) 의료기관의 정책 및 실행의 변화

간접적 목표 중에 가장 중요하고 의료관련감염 관리 사업의 성패를 결정하는 항목이다. 병원 당국의 의지가 없으면 의료관련감염 관리사업 자체가 존립하기 어렵기 때문이다.

### (5) 감염관리 사업을 위한 우선순위의 변화

감염관리 사업을 수행하기 이전에 수립되었던 우선순위가 사업 수행과정에서 수립된 여러 가지 자료에 근거하여 바뀌는 것은 당연하다. 즉 감염관리사업의 우선순위가 바뀌었다는 것은 그만큼 사업이 활발히 진행되었을 뿐 아니라 병원 당국과 의료인들의 긍정적인 호응을 받았음을 의미한다. **감염관리 사업의 성과를 이루기 위한 유용한 업무들은 다음과 같다.**

① 감염위험에 대한 직원들의 현장교육 및 신입직원들의 오리엔테이션 프로그램,

② 병원 당국의 정책 결정에 도움을 주는 감염관리 사업효과에 대한 평가 및 관리전략에 관한 관계자들의 교육과 보고서 작성,

③ 의료 관련감염 발생이 건물 구조와 관계가 있다고 고려될 때에는 설계도를 참조,

④ 특정 병원체, 특히 어떤 항생제에 내성 있는 병원체가 반복된 의료관련감염이 문제될 때에는 병원 전체적으로 이들 항생제 사용을 중단하고, 새로운 항생제로의 변환,

⑤ 병원의 질적 향상을 위해 관련 학회 등이 주관하는 시범 의료관련감염관리 프로그램에 참여하는 것 등이다.

## 2. 통계에 주로 사용하는 용어

통계학소개

### 1) 모집단과 표본

모집단이란 연구자가 관심 있는 모든 관찰치의 집합인데 이들은 개체일 수도 있고 방법, 또는 어느 종류의 측정치일 수도 있다. **모집단은 표본을 뽑은 집단의 전수를 의미**하는데, 예를 들어 모든 입원 환자와 모든 화상 환자 등일 수 있다. 한편 **표본이란 주어진 모집단으로부터 뽑은 관찰치의 소집단**으로, 예를 들면 100명이나 되는 입원 환자 전체를 대상으로 의료관련감염조사를 할 수 없을 경우, 무작위로 1/3 환자만을 뽑아 조사대상으로 할 때를 의미한다.

정규분포

### 2) 정규분포

우리가 이용하는 많은 관찰 수치들의 집합은 측정치를 계급별 또는 간격별로 분류하여 그 빈도의 분포를 볼 때 중앙 집중적 경향을 가지고 대칭을 이루는 분포를 하고 있다. 이를 이론화한 연속성, 이론적 빈도, 분포는 다음과 같은 특성을 가지므로 확률의 적용이 가능해진다.

즉, **연속성 측정치가 평균치를 중심으로 대칭을 이루어 종형곡선(bell-shaped curve)이며, 중앙 위치는 평균치에 의해 분산은 표준편차에 의해 결정된다.** 따라서 전체 측정치의 집합을 100%로 했을 때 측정치의 약 68%는 평균치의 1×표준편차 안에 들어가고, 약 95%는 1.96×표준 편차 안에, 그리고 측정치의 99%는 평균치의 2.58×표준 편차에 들어간다. 이러한 특성을 가진 곡선을 **정규분포 또는 가우스분포(normal distribution or Gaussian distribution)라고도 하며, 모수통계는 모집단의 분포가 근사적으로 정규분포를 한다는 가정을 근거로 한다**(그림 14-1).

백분율

### 3) 백분율과 백분위

**백분율이란 어떤 사건의 발생총수에 대한 상대빈도**, 예를 들면 요로감염자÷전체의료관련감염자×100은 전체감염자 중 요로감염자의 백분율을 의미한다.

한편 **백분위란 주어진 집단의 모든 측정치 중 어떤 개별 측정치의 상대적 위치**인데 예를 들면 50명이 시험을 치를 때, 어떤 사람이 다른 40명보다 더 우수한 점수를 얻었다면, 그 사람은 80 백분위이거나 상위 20%에 속한다고 표현된다.

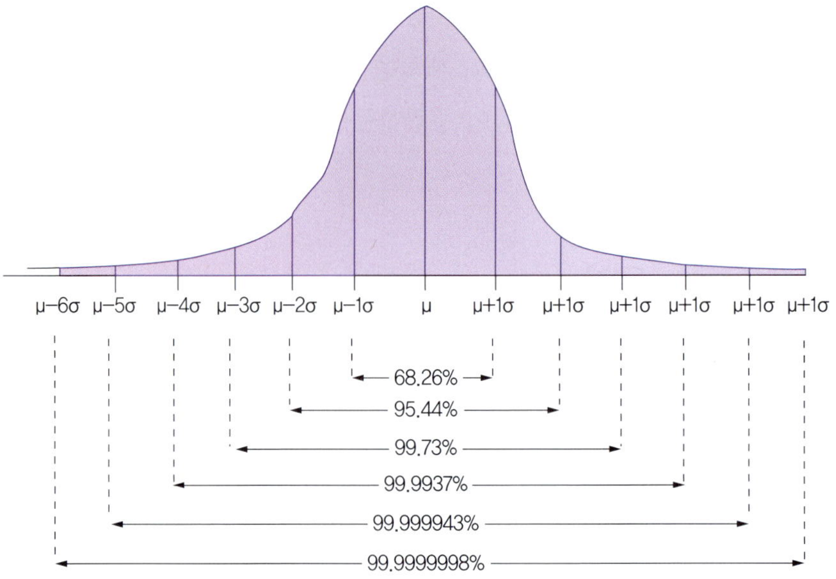


그림 14-1. 정규분포 곡선

## 3. 자료의 도식방법

**자료를 요약해서 한눈에 전체를 쉽게 파악할 수 있도록 도식적으로 제시하는 방법은 크게 세 가지는 표, 그래프, 차트이다.**

가장 효과적인 도식을 하려면 정보의 양을 중요한 것만 간추려 이해하기 쉽도록 하고 도식된 표나 그림 자체만 보아도 내용을 알 수 있도록 사건의 주제, 인적, 지역적, 시간적 특성을 상세하게 표시해야 된다. 예를 들면 구체적인 표의 제목을 표시하려면 "2022년 7월 서울소재 k병원 중환자실에 집단 발생한 레지오넬라증의 근무 시간대별 발생률"이라고 하는 제목만 보고도 독자가 무엇에 유의해서 자료를 보아야 할지 금방 알 수 있다. 또한 **제시하고자 하는 정보는 알아보기 쉬운 형식으로 정리해야 되는데 가장 보편적인 방법은 다음과 같다.**

1) 해당 사건은 인적, 지역적, 시간적 특성에 대한 변수별로 분석하여 단위 인구당 빈도로 제시하여 비교 가능하도록 한다.
2) 그래프를 그릴 때는 종축과 횡축은 의미있는 계량적 간격으로 눈금을 만든다. 눈금의 크기를 확대하거나 축소시킴으로써 비교집단 간에 별 차이가 없거나 차이가 큰 것처럼 보이는 오류가 발생할 수 있으므로 적절한 눈금 간격을 만들어야 한다.
3) 사건 빈도의 차이를 명확하게 제시한다. 그리고 또 하나 명심해야 될 것은 유행조사에 대한 표, 그래프, 차트를 만들 때는 그때마다의 날짜를 명시해서 동일 유행의 다른 기간에 만든 도표들과 혼동하지 않도록 유의해야 한다. 한편 **다른 사람이 만든 도표를 인용할 때에는 반드시 자료 출처 (data source) 를 표기하는 것이 원칙**이다.

### (1) 역학 자료를 도표화하는 데 알아두어야 할 용어

① **셀:** 자료가 들어가는 표, 그래프와 차트 내의 공간이다.

② **분류 간격:** 주어진 역학변수를 분류하기 위한 일정한 간격을 의미한다. 예를 들면 사람집단의 연령군 분류 간격을 0~4세, 5~9세, 10~14세 등 5세 간격으로 분류한다거나 1년 봄, 여름, 가을, 겨울로 분류할 수도 있고, 1~2월, 3월~4월 등 2 개월 간격 등 목적에 따라 그 간격을 조절할 수 있다.

③ **빈도의 분포:** 각 분류별 사건의 수이다.

④ **상대빈도:** 전체 수를 100으로 보았을 때, 각 분류 간격별 사건 수의 비율로 위험인구 100명당 사건 수로 표시는 되는 발생률과는 구별해야 된다.

### (2) 표의 작성법

표는 행과 열을 정리해 놓은 자료의 집합을 의미하며 표의 주요 활용도는 어떤 발생된 사건의 빈도를 제시하는데 서로 다른 변수별로 필요한 정보를 제시함으로써 그 사건의 상황을 명확히 파악할 수 있게 한다. **가장 모범적인 표의 기준은 다음과 같다.**

① 단순하고 명료하다.

② 인적, 지리적, 시간적 특성별로 명시된 분명하고 정확한 제목이다.

③ 각 행렬의 의미가 명시되어 있다.

④ 기호, 생략어, 부호는 표 아래에 주를 달아 설명되어 있다.

⑤ 행과 열의 명확히 구분을 위해 줄을 긋는다.

그래프작성

### (3) 그래프의 작성법

그래프란 좌표 체계를 이용한 계량치의 제시방법을 의미하는데, **모범적인 그래프의 기준은 다음과 같다.**

① 90° 각도로 그어진 종축과 횡축선

② 각 축은 측정단위별 눈금과 명칭이 명시되어 있다.

③ 대부분의 경우 수평축(X－축)은 시간, 용량, 독립 변수를 의미한다.

④ 수직축(Y－축)은 사건 빈도의 종속변수를 의미한다.

⑤ 한 가지 이상의 변수를 동일 그래프에 그려 넣을 때는 각 문제에 대한 의미를 명시해야 한다.

Ⓐ 막대그래프: 유행곡선과 같아 일별발생수를 막대로 그린 그래프이다(그림 14-2).

Ⓑ 빈도다각형: 막대로 표시하는 대신 점과 점을 선으로 연결한 그래프로 한 개 이상의 자료를 동일 그래프상에 그려 넣어 비교할 때 유용하다(그림 14-3). 이 예는 그래프를 작성하는 요령이 중요해서 어느 특정군에서 혈당치에 따른 분포를 비교 작성한 그래프이다.

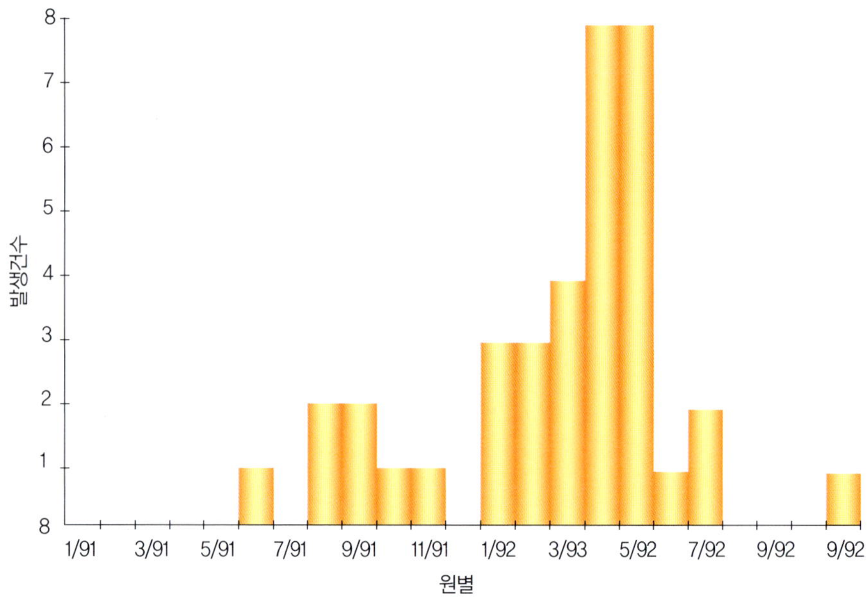


그림 14-2. Vancomycin-resistant Enterococci(VRE)의 감염 발생 빈도

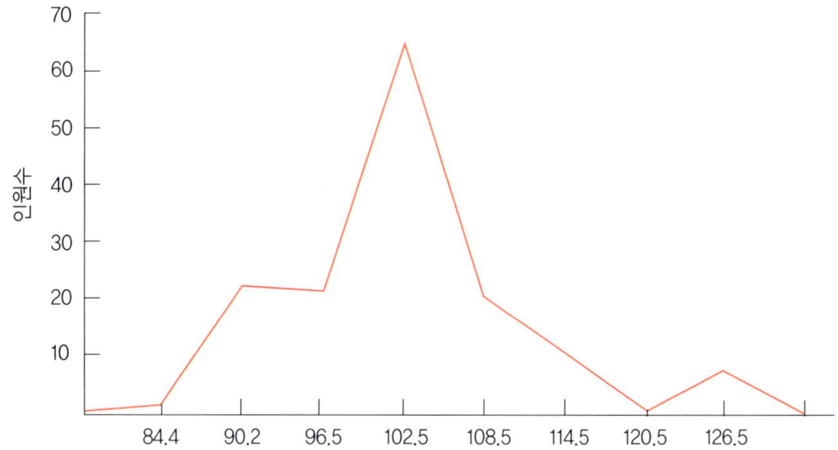


그림 14-3. A 양로원 60대 노인의 혈당치 분포

### (4) 차트의 작성법

**차트는 단 한 가지 좌표만을 이용하여 정보를 도해하는 방법으로 서로 다른 사건을 비교할 때 그리고 전체 모양의 각 부분을 비교할 때 유용**하다. 차트에는 두 가지 종류가 있다. 그 하나는 **막대차트로 사건을 설명하는데 막대를 이용한 것**으로 막대 사이에 공간이 있으면 사건의 크기를 비교할 때 유용하고 시간적으로 연결된 자료를 제시하는 데 이용하고 빈도 분포를 표시할 때 쓴다(그림 14-4).

다른 하나는 **그래프식 도표 차트인데 지도를 이용하여 사건 발생을 표시한 차트**로, 지점도는 사건이 발생한 위치를 지도 위에 점을 기호로 그려 넣은 것이고 지역도는 어떤 상황의 분포를 부여하기 위해 지도상의 지역을 색칠하거나 부호를 넣어 그린 것이다. 또한 통계 그림은 자료를 표현하는 일련의 작은 부호를 이용해서 그린 막대차트의 변형이다. 예를 들면 통계그림의 일종인 파이 차트는 원의 분할 부분을 이용한 비율차트이다(그림 14-5). 경우에 따라서는 지점도에 발생일자 및 인적 특성을 동시에 표시하여 유행의 근원을 추적할 수도 있다.

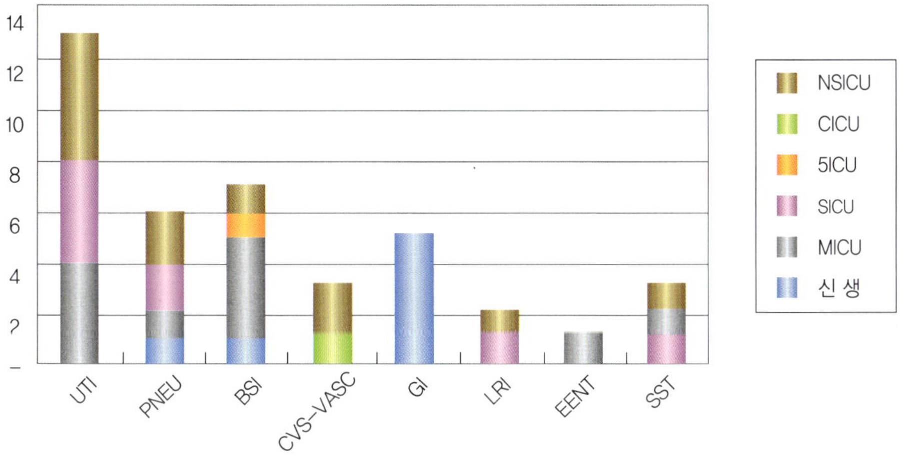


그림 14-4. 중환자실별 감염분포 빈도

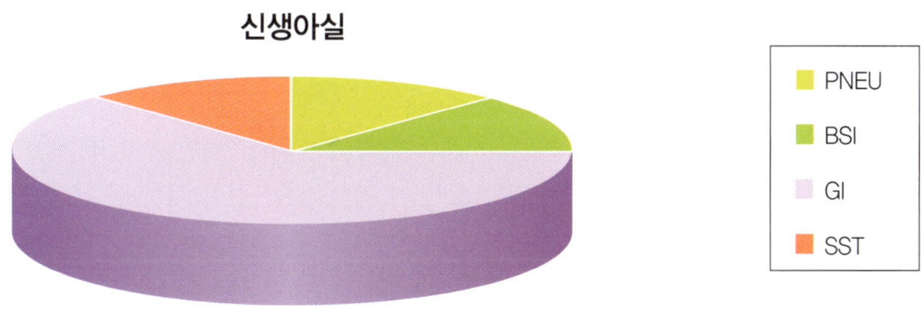


그림 14-5. 신생아실에서 각종 감염의 분포

PNEU: 폐염, BSI: 혈류감염, GI: 소화기 감염, SSI: 창상감염

## II 감염발생감시의 실제

### 1. 감염발생감시(surveillance)의 정의

**의료관련감염발생감시란 의료관련감염의 발생과 분포, 발생위험의 증감요인이 되는 조건이나 상황을 체계적으로 계속 관찰하는 것**을 말한다. 또한 이렇게 수집된 자료를 정기적으로 분석하여 감염발생의 문제 해결에 적절한 행동을 취할 수 있는 사람에게 보고하는 과정까지 포함된다. 이러한 과정을 수행하기 위해 **의료관련감염발생감시에는 다음과 같은 요소가 필수적으로 갖추어져야 한다.**

감염감시의 이해

1) 조사하려는 상황(events)이 상세하고 구체적으로 정의되어 있어야 한다.

2) 관련 자료를 체계적인 방법으로 수집한다.

3) 자료를 의미 있는 배열로 정리하고 표로 만든다.

4) 자료를 분석하고 설명을 한다.

5) 자료가 변화를 초래하는 데 이용된다.

과거에는 의료관련감염발생감시는 자료를 수집하고 분석하는 것을 말하며, 감염발생감시 자체가 실제 감염 관리까지도 포함한다는 개념 하에서 실시되고 있다.

## 2. 의료관련감염발생감시의 목적

1) 기본적인 감염발생률(baseline rates)을 조사한다.

2) 감염의 유행(epidemic, outbreak)의 원인을 밝혀낸다.

3) 의료진과 병원행정가에게 의료관련감염의 문제점을 인식시킨다.

4) 감염관리의 방법을 평가한다.

5) 감염 예방의 실제(practice) 적용을 강화시킨다.

6) 병원평가기관의 기준에 부합된다.

7) 법정에서의 의료과실 주장(malpractice claims)에 대비한다.

8) 임상연구를 수행한다.

9) 의료관련감염 발생률을 감소시킨다.

10) 병원과 병원 간 감염 발생률을 비교할 수 있다.

## 3. 감염발생감시 방법

### 1) 자료수집

#### (1) 조사하려는 상황(또는 감염)에 대한 정의

가능한 한 상세하고 정확하게 정의한다. 미리 병원의 관련 부서와 정의에 대하여 합의가 있으면 더욱 좋다. 정의는 조사기간 중 일관성 있게 그리고 지속적으로 적용되어야 한다. 1988년 미국 CDC의 의료관련감염 정의를 이용하는 병원이 95%이었다. 요로감염과 도뇨관과의 관계를 조사하고자할 경우 무엇이 '요로감염'인지 '도뇨관'인지에 대하여 구체적인 기술이 있어야 한다.

#### (2) 필수적으로 수집되어야 하는 자료

**병원이나 진료과, 감염부위와 위험요인에 따라 다양하지만 아래와 같은 자료는 기본적으로 필요하다.**

① 환자 이름, 연령/성별, 병원등록번호, 병동, 진료과, 입원일자

② 감염발생일, 감염부위, 감염에서 분리된 미생물과 항생제 감수성

③ 진단명, 중증도, 의사 이름, 특별한 처치(수술, 항생제, 면역억제치료, 스테로이드, 인체 내 삽입 기구 등), 항생제 치료, 감염으로 인한 사망자료 등

④ 위험요인(요로감염과 요로카테터, 호흡기감염과 호흡기계 치료기구, 일차 균혈증과 정맥주사, 중심 정맥관, 동맥혈관카테터 등)

#### (3) 분모(denominator)로 이용되는 자료

감염 자체에 대한 자료만 수집한 뒤 분모는 입원(퇴원)환자 수나 연 환자수(모든 환자의 입원일수를 더한 것, 즉 재원기간의 합)를 구해서 계산하는 방법을 사용자 제공 분모(user-supplied denominator)라고 한다. 이런 경우에는 진료과별, 병동별, 병원 전체 환자 수에 대한 감염 발생률만을 구할 수 있게 된다. 최근 컴퓨터의 발달과 함께 많이 사용하게 된 방법은 분모를 감염발생의 위험에 노출된 모든 환자 수로 하여 계산하는 것인데 이런 경우 **위험요인별 감염발생률의 계산이 가능하므로 '표적감시(targeted surveillance)'의 방법에 적용하여 유용한 감염률 얻을 수 있게 된다.**

### 2) 감염발생감시의 자료 출처(data sources of Infection)

#### (1) 수동적인 자료 수집과 능동적인 자료 수집

병동을 조사자가 방문하여 의료진과의 상담 등을 통하여 직접 문제를 파악하는 능동적인 방법이 있고, 담당 의사나 간호사에게 감염발생을 조사하여 보고하게 하는 수동적인 조사방법이 있는데, 후자의 경우 극히 적은 감염만이 조사되므로 신뢰도가 낮다.

#### (2) 미생물 배양검사 결과

매일 아침 병동 방문 이전에 미생물검사 결과지를 검토하는 것으로 미국병원에서 가장 많이 적용되는 방법이다. 조사자의 미생물에 대한 지식이 필요하므로 훈련과 정기적인 재교육도 필요하며, **미생물 검사 결과지의 검토는 감염발생감시에 참고할 자료이지 절대적이 아닌 이유는 다음과 같다.**

① 감염 발생 시 모두 배양검사를 의뢰하지 않으며, 방법이 정확하지 않을 수 있다.

② 병원에 따라서 검사를 실시하지 않는 경우도 있다(예: 바이러스 검사).

③ 병원성 미생물의 존재가 감염을 의미하지 않는 경우도 있고, 이때는 임상적인 자료가 필요하다(예: 수술창상감염이나 하기도감염).

#### (3) 병동 방문

가능하면 매일 병동을 방문하는 것이 중요하다. 이때 새로운 감염을 발견하거나, 이전에 발생한 사례를 재검토할 수 있고, 의료진에게 감염관리 정책과 방법을 상의할 수 있다. 새로운 감염은 의료진과의 면담, 발열, 미생물검사 결과, 위험성이 높은 처지를 받은 환자가 있는 지, 격리를 하고 있는 환자가 있

는지 등을 보고 발견할 수 있다. **병동 방문 시에는 감염상황을 직접 관찰하는 것이 가능하기 때문에 조사된 자료의 신뢰도를 높일 수있다.**

### (4) 퇴원 후 조사

입원기간이 점차 짧아짐에 따라 퇴원 후 조사도 중요시되고 있다. **요로감염이나 일차 균혈증, 폐렴보다는 수술창상감염의 경우에 더 중요하다.** 퇴원 후에 수술창상 감염이 발생하는 경우가 20~60% 정도인 것으로 조사되었다. 다른 감염의 경우에도 감염발생감시의 정확도와 완성도를 높이기 위해서 퇴원 후에도 조사가 필요한 경우도 있다.

### (5) 기타 자료 출처

**흉부 X선 검사 결과를 정기적으로 검토하거나 외래방문기록, 부검결과 등을 참고**로 할 수 있다. 그러나 후향적인 방법으로 퇴원 후에 의무기록만을 조사하여 감염 발생을 찾거나 다른 의료진에게 감염발생을 보고하도록 하는 수동적인 방법은 감염관리 측면에서 적절하지 않다. 퇴원 후 의무기록 검토 시는 감염관리를 위한 시간적 여유가 없으며, 후자의 경우에는 감염에 대한 기준이 불일치하거나 개인별 차이로 인하여 자료가 부정확해지기 때문이다.

## 3) 조사 자료의 정리

**빈도를 나타내는 표를 만들거나 다양한 분할표를 만들어서 분석할 수 있다.** 이러한 분석은 언제 어디서 누구에게서 발생하였는지 이해를 돕기 위해 만든 것이므로, 먼저 수집된 자료를 잘 검토한 뒤 어떤 표를 만들 것인지 결정하면 된다.

모드, 중앙값, 평균, 범위 및 표준 편차

## 4) 감염발생률의 계산

### (1) 유병률(prevalence)

어느 특정 기간 동안(period prevalence)이나 시점(point prevalence)에 특정 환자군에 존재하는 의료관련감염의 수를 말한다.

### (2) 발생률(incidence)

특정 환자군에게 특정한 기간 동안에 발생하는 새로운 감염의 수를 말한다.

유병률과 발생률

### (3) 발병률(attack rate)

특정한 인구가 제한된 기간 내에(보통은 짧은 기간 동안 유행발생과 같은 경우) 특정한 위험요인에 노출되어 발생하는 감염률을 말한다. 발생률이 일정한 기간 내에 발생한 것을 보통 말하고, 노출률은 기간 중심보다는 노출된 요인을 기준으로 하는 차이점이 있다.

### (4) 감염발생률 계산 시 분자와 분모의 선택

① 감염률(infection ratio)

일정한 기간 내에 감염 위험에 노출된 환자수가 분모이고 이를 감염수로 나눈 것이다. 계산하기 쉬우며 보통 'infection rate'라고 한다.

Ⓐ 감염률 = 감염건수/입원(혹은 퇴원) 환자 수 × 100

② 감염 발생비(infection proportion)

분모는 감염률(infection ratio)과 같고 분자는 감염(한 가지 또는 두 가지)이 발생한 환자수가 된다.

Ⓐ 감염률 = 감염(한 건 이상)된 환자 수/입원(혹은 퇴원) 환자 수 × 100 감염률 계산 시는 감염률인지 감염발생비인지 반드시 구분해 주어야 한다.

③ 평균발생률(incidence density)

감염 위험에 노출된 환자수를 기준으로 하는 감염률(infection rate)은 환자들이 감염 위험에 노출되는 기간에 따라서 크게 영향을 받는다. 즉, 평균 재원기간이 길어질수록 감염률도 증가하며, **감염발생의 위험요인이 되는 침습적 기구(invasive device) 삽입 시 이러한 삽입기구의 보유기간이 길어질수록 감염발생률이 증가한다. 이러한 점을 고려한 감염발생률이 평균발생률**(incidence density)이며, **분모는 관찰기간의 합이 된다. 즉 감염발생감시 기간 동안 위험에 노출된 환자의 연 환자일(patient-days) 혹은 연 침습적 기구일(device-days)로 계산한다.**

연 환자일은 조사 기간 중 대상 병동에 입원한 모든 환자의 재원 일수를 더한 것이며 연 침습적 기구일은 모든 환자의 재원일수 대신에 이러한 기구를 삽입하고 있는 환자수를 매일 세어서 이를 전부 더한 것이다.

Ⓐ 연 환자감염률(Patient-days infection rate) = 모든 부위에서 감염수(Number of infections at all site)/연 환자수(Number of patient-days) × 1,000

Ⓑ 연 침습적 기구일(Device-days infection rate) – 부위에서 감염관련기구의 수(Number of device-associated infections for a site)/연 침습적 기구일(Number of device-days) × 1,000

예) 중심정맥관과 관련된 일차 균혈증 발생률 = 중심 정맥관과 관련된 일차균혈증 수/중심정맥관 연 삽입 일수 × 1,000

④ 유치기구 이용률(device utilization ratio)

단순한 감염률 혹은 연환자 감염률은 대상 병동에서 의료관련감염의 직접적인 위험요소가 되는 여러 침습적 기구의 사용 빈도에 따라서 크게 영향을 받게 된다. 그러므로 그 병동의 감염률을 비교할 때는 각 병동에서 이러한 기구가 얼마나 자주 쓰이는지를 아는 것이 도움이 된다.

예) 중심정맥관 사용률 = 중심정맥관 연 삽입 일수/연 환자일 × 1,000

모든 삽입기구 사용률 = [중심정맥관 연 삽입 일수 + 요로카테터 연 삽입 일수 + 인공호흡기 연 사용 일수]/연환자일 × 1,000

### 5) 자료의 분석과 해석

#### (1) 여러 환자 그룹 간의 감염률 비교

여러 환자 그룹의 감염발생률을 조사할 경우 어느 그룹에서 감염발생률이 더 높은지 비교하려면 단순히 백분율의 차이를 비교하는 것보다 이러한 차이가 통계적인 의미가 있는지(우연히 발생한 차이가 아님을 증명하기 위해) 검증(significance testing)해야 한다. **보통 사용되는 방법은 chi-square test와 Fisher's exact test(cross table의 경우)이고, 평균을 비교하기 위해서는 Student t-test가 이용된다.**

예) 산과병동의 요로감염 발생률: 8예/20명의 입원환자 = 40% 일반외과 병동의 요로감염 발생률: 8예/100명의 환자 = 8% 이 경우 8%와 40%가 통계적으로 유의한 차이인지 Fisher's exact test로 계산하면 $p<0.001$로 나타났다. 즉 우연히 8%와 40%로 차이가 날 수 있는 확률을 1/1,000이므로 산과병동과 일반외과 병동의 요로감염 발생률은 통계적으로 유의한 차이가 있음을 알 수 있다.

그러나 병원별 혹은 병동별 감염률의 비교는 신중을 요한다. 병원에 따라서 질병의 심각도가 다르고 감염의 직접적인 위험요소가 되는 여러 침습기구의 사용 빈도도 다르기 때문에 엄격한 의미에서의 병원별 월별 혹은 연도별 감염률의 비교는 허용된다. **병원별 감염률을 비교하기 위해서는 직접적인 위험요소를 포함해서 계산된 device-days infection rate를 쓸 수 있다.** 이러한 감염률은 일명 'Risk-adjusted infecton rate'로도 불리며 각 병동의 위험요소에 따라 조절된 감염발생률이기 때문에 직접 비교가 가능하다.

T-test, ANOVA and Chi Squared test

#### (2) 시간 간격이 있는 감염발생률의 비교

감염발생감시를 여러 달 계속하면 월별로 차이가 있음을 발견하게 된다. 이러한 감염발생의 증감이 기본적인 감염발생률(baseline rates)과 차이가 있는 것인지 조사해야 한다. 미국 NNIS에서 적용한 방법의 예를 보면 다음과 같다.

예) NNIS에서의 비교방법

① 여러 해 동안의 감염발생률을 조사한 뒤 각 월별로 기본발생률(baseline rate 또는 predicted rate)을 설정한다.

② 이 기본발생률을 이용하여 역치(threshold rates)를 계산한다. 보통 기본발생률에 2 또는 3 × 표준편차를 더하여 설정한다.

③ 현재 조사한 달과 비교하여 이보다 높은 경우 감염발생률이 의미있게 높아진 것으로 결정한다.

높아진 이유를 조사하고 문제가 있으면 해결할 수 있게 된다. 그 예로 *Legionella pneumophila*인 경우에서 알 수 있다(그림 14-6).

④ 이러한 비교치는 병동별, 진료과별, 부위별, 미생물별로 각각 설정이 가능하며, 조사가 계속되면서 새로운 자료를 포함하여 새로운 역치를 계산한다. 이러한 비교방법의 단점이 있는데

Ⓐ 많은 수의 비교를 해야 하므로 전산처리나 특별한 프로그램이 필요하다.

Ⓑ 역치(threshold rates)의 설정에 따라 감염발생률이 의미있게 높아진 것을 찾는 민감도(sensitivity: 실제로 감염발생이 유의하게 높아진 것을 찾는 정도)와 특이도(specificity: 실제로 유의하게 높아지지 않았는데도 높아진 것처럼 찾는 정도)가 달라진다.

즉 **역치를 높이면 민감도는 낮아지고 특이도는 높아진다. 반대로 역치를 낮추면 민감도는 높아지고 특이도는 낮아진다.**

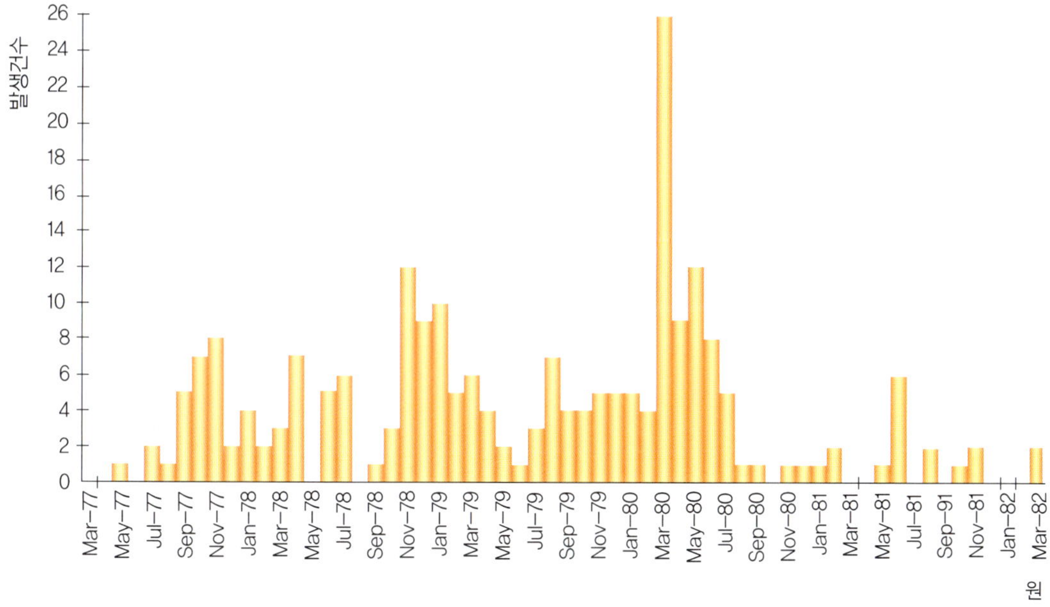


그림 14-6. **월별 *Legionella pneumophila* 발생빈도**

### (3) 집단(clusters)

어느 특정 병동이나 진료과에서 같은 미생물이 십난석으로 분리되는지 확인할 수 있으면 감염의 유행(outbreaks)을 찾는 데 유용한 자료가 된다.

### (4) 환자 진료의 적절성

감염발생감시의 자료는 감염발생률뿐만 아니라 환자 진료의 적절성 또는 과다 정도를 평가하는 데도 이용이 가능하다. 의료관리를 향상시키기 위한 참고자료로도 이용할 수 있다.

예) 중환자실과 병동 간 중심정맥과 사용 빈도에 차이가 있는 경우 중심정맥관이 적절하게 사용되고 있는지 평가할 수 있다.

## 6) 조사 자료의 보고

조사된 자료는 적절한 관리를 취할 수 있는 사람에게 보고해야 하고, 기록도 원내에 계속 보존되어야 한다. 보고 시에는 다음과 같은 주의가 필요하다.

(1) 도표와 이를 분석하고 해석을 첨부하여 감염관리위원회에 정기적으로 보고한다. 유행 발생 시는 매일 또는 주간 보고할 수도 있다.

(2) 각 감염 예를 line listing하는 것은 적절한 자료 제시의 방법이 아니다.

(3) 매달 자료를 제시하는 것보다 여러 달의 자료를 합하여 한 번에 요약하여 제시하는 것이 더 유용한 경우도 있다.

(4) 병원의 행정가나 다른 의료진에게 보고할 때는 그래프로 그려서 보고하는 것이 더 효과적이다.

(5) 조사 자료는 가능하면 병원 내 의료진에게 널리 배포한다.

(6) 감염 환자나 환자의 의료진에 대한 자료는 특별한 사유가 없는 한 비밀과 안전을 보장해야 한다. 자료를 보고하는 경우 잠금장치가 있는 장소에 보관한다.

## 4. 감염발생감시의 종류

여러 가지 방법이 있는데 보통 조사 가능한 인력과 조사범위, 예산범위 내에서 적절한 방법을 선택하게 된다.

감시의 개념

### 1) 감염발생감시종류의 선택 시 고려사항

#### (1) 감염발생감시의 범위(scope of surveillance)

감염관리 프로그램의 범위에 따라 병원 전체의 모든 환자를 대상으로 모든 감염을 조사하거나(hospital-wide surveillance), 또는 조사 목적을 정하고 중요도의 우선순위에 따라 실시하는 방법(surveillance by objective/priority directed surveillance), 제한된 또는 집중적인 조사방법(targeted surveillance)을 선택할 수 있다.

#### (2) 수동적인 조사방법과 능동적인 조사방법

감염관리사가 직접 조사하는 능동적인 방법이 있고 의사나 간호사에게 감염관리사가 직접 조사하게 하거나 보고하도록 하는 수동적인 조사방법이 있다. 능동적인 조사방법의 민감도가 0.85~1.0인데 비하여 수동적인 방법의 경우에는 0.14~0.34의 낮은 민감도를 보인다.

#### (3) 전향적(prospective) 조사방법과 후향적(retrospective) 조사방법

환자가 입원해 있는 동안 조사하는 전향적인 방법과 퇴원 후 의무기록을 검토하여 조사하는 후향적인 방법이 있다. 또는 두 가지를 함께 적용할 수도 있다. 입원 시부터 퇴원 후까지 모두 조사하는 것은 전향적인 조사 방법으로 분류된다. 미국의 CDC 조사에서는 두 가지 방법 모두 0.76, 0.74의 비슷한 민감도를 나타내었다. 전향적인 조사방법은 아래와 같은 장점이 있다.

① 감염관리사가 병동을 자주 방문하게 되므로 전시 효과가 있다.

② 적절한 시기에 자료의 분석이 가능하고 진료에 적용할 수 있다.

③ 감염관리팀과 환자 담당 의료진 사이에 신뢰감과 협동체계의 구축이 가능하다.

후향적인 조사방법도 감염을 찾아내는 민감도가 높기 때문에 효과적이나 감염관리사의 자체훈련과 정도관리에 주의해야 조사 자료의 신뢰도를 높일 수 있다.

전향적조사와 후향적조사

### (4) 환자기준 또는 미생물 검사기준 조사

환자기준의 조사방법을 택할 경우 감염발생감시의 결과를 바로 평가할 수 있고 감염관리 측면에서 적절한 진료가 시행되는지 확인 가능하며, 감염관리사가 자주 병동을 방문함으로써 전시효과가 증대된다. 또한 의료진에게 적절한 시기에 의미있는 자료 제공이 가능하며, 미생물 검사기준 조사법에서 발생 가능한 의양성(false positive) 감염을 찾는 문제점이 해결될 수 있다. 반면 미생물 검사기준 조사방법의 경우에는 감염의 유행과 풍토병적 미생물을 찾아낼 수 있으며, 역치(threshold rates) 분석과 기간별 경향(secular trend)의 측정이 가능하게 되는 장점이 있다.

## 2) 감염발생감시 방법의 종류와 특성

### (1) 병원 전체 감염발생감시(hospital-wide surveillance)

모든 환자를 대상으로 지속적으로 모든 부위에 발생하는 감염을 조사하는 방법이다. 전체적인 감염발생의 양상 파악이 가능하고 clusters를 일찍 발견할 수 있다. 그러나 시간과 노력이 많이 들며, 자료처리에도 시간이 많이 소요되어 다른 감염관리 업무에 할애할 시간이 감소된다. 1년만 실시하거나 1년 중 몇 개월 시행한 뒤 이자료를 다른 감염발생감시 방법에 이용하는 것도 한 방법이다.

### (2) 목적에 따른 감염 감시(surveillance by objetives (SBO) priority directed surveillance)

병원 전체 감염발생감시의 경우 다량의 자료가 조사되지만 실제로 감염 예방에는 이용되지 않는 경우가 많다. 따라서 조사 목적을 미리 정하여 자료를 감염관리에 활용해야 한다. 궁극적인 목적은 감염발생의 감소에 있지만 각 조사별로 그때마다 구체적인 목적을 정하게 된다. SBO의 방법은 다음과 같다.

① 감염발생감시의 비중이 각 종류별로 우선순위에 따라 선정된다. Unit이나 rotating 감염발생감시가 어느 특정 지역의 감염발생의 감소에 목적이 있다면, SBO는 예방해야 할 감염 자체에 중점을 두고 시행되며 이러한 감염문제가 심각한 정도에 따라서 감염발생감시에 소요되는 시간과 투자를 배분하게 된다.

② 여러 가지 감염 중 상대적으로 심각한 것이 어느 종류인지 결정해야 한다. 기준은 이전의 조사 자료나 참고문헌, 병원 내에서 제기된 문제점 등이 될 수 있고, 감염으로 인한 사망률과 유병률, 치료에 소요되는 비용, 재원기간, 발생연도, 예방 가능한 범위 등을 고려할 수도 있다.

예) 사망률과 유병률 감소에 목적이 있는 경우에는 균혈증과 하기도감염의 조사가 우선이며, 재원

기간의 감소라는 측면에서 보면 수술창상감염발생 감시가 중요하다. 그러나 SBO는 아래와 같은 단점도 있다.

Ⓐ 각 병원 내의 토착감염(endemic infection)에 대한 기본 감염발생률(baseline rates)의 자료가 없다.

Ⓑ 조사 대상이 되는 감염 이외에는 감염의 유행을 찾지 못한다.

Ⓒ 조사 대상이 아닌 다른 지역의 감염관리에 대한 문제점을 발견하지 못할 수 있다.

### (3) 목표별 감시(targeted surveillance)

이의 종류에는 site-specific surveillance, unit-specific surveillance, rotating surveillance, outbreak surveillance 등이 있는 데 각각의 특성과 방법은 다음과 같다.

#### ① 부위별 감시(site-specific surveillance)

요로감염이나 하기도감염과 같이 어느 한 종류의 감염만을 조사하는 것이다. 그러나 구체적인 management objective가 없는 것이 SBO와의 차이점이다.

#### ② 지역별 감시(unit-directed surveillance)

감염발생의 위험이 높은 지역이나 병동을 대상으로 조사한다. 감염관리사의 수가 적을 경우에 유용하다. 적은 수의 인원으로 어느 한 곳에 대한 집중적인 감염발생 감시가 가능하다.

예) 보통 균혈증은 전체 중 75%가 중환자실에서 발생하고 나머지 25%가 다른 내·외과 병동에서 발생한다.

균혈증 조사 시 중환자실만 대상으로 하면 unit & site specific surveillance를 동시에 실시하는 것이 된다. 이 방법은 경우에 따라서 전체 의료관련감염의 많은 수를 발견할 수 있지만, 적은 수의 환자와 특정 부서에만 적용된다는 단점이 있다.

예) 중환자실에서 전체 병원감염의 25~40%가 발생하고 대부분의 유행 감염도 중환자실에서 발생하지만 전체 입원환자의 8%만이 중환자실에 있다.

#### ③ 순환감시(rotating surveillance)

일정 병동을 대상으로 특정 기간 동안 주기적으로 순환하면서 조사하는 방법이다. 시간이 적게 소요되고 비용이 효과적이나 clusters를 찾을 수 없는 등의 단점이 있다.

#### ④ 유행 감시(outbreak surveillance)

비정상적으로 증가하는 clusters가 있으면 보고하게 하거나, 역치가 넘는 것을 조사하는 방법 등을 말한다.

### (4) 기타 감염발생감시 방법

여러 가지 방법들이 있다. 위에 열거된 몇 가지 방법을 조합해서 실시할 수도 있다. 예를 들면 3개월 중 1개월은 병원 전체를 대상으로 감염발생감시를 실시하고 다른 2개월은 목표별 감시를 실시한다거나, 감염발생의 위험이 높은 지역은 지속적으로 조사하고 다른 병동은 순환감시를 실시하는 등의 방법이다.

### 5. 감염발생감시에 대한 전산 프로그램의 이용

자료를 처리하기 위해 전산 프로그램을 이용하면 편리하고 시간 절약과 효과적인 보고 자료의 생성이 가능하다. 병원 전체의 전산화가 되어 있으면 컴퓨터를 이용하면서 대형 컴퓨터의 프로그램을 사용할 수 있다. 병원의 주전산기를 이용할 경우 주로 행정이나 병원업무용에 대한 프로그램이므로 감염관리에 적합하지 않은 경우가 있다. 개인용 컴퓨터에 사용하기 위한 상업용 프로그램 구입 시는 아래와 같은 사항이 고려되어야 한다.

1) 여러 병원에서 실시하는 각각 다른 감염발생감시 프로그램에 적용 가능하도록 변경 범위가 넓어야 한다.
2) 사용자가 이용하기 편리해야 하며, 자료 입력과 처리에 소요되는 시간이 짧아야 한다.
3) 목적에 따른 감염 감시(SBO)를 실시하기 위해서는 특별 감염발생감시 프로그램을 만들어야 하므로 새로운 파일의 설정이 가능해야 한다.
4) 통계 처리가 가능해서 위험요인의 분석 등을 시행할 수 있어야 한다.
5) 테이블과 그래프 등을 만들 수 있어야 하며 방법이 간편해야 한다.
6) 감염발생감시만을 위한 것인지 임상연구에도 사용할 것인지를 결정하여 선택한다.

아웃브레이크 조사

## III 감염발생 유행의 조사

### 1. 유행(epidemic, outbreak)의 정의

**유행성 감염**(endemic infection)이란 어떤 지역(병원) 내에서 항상 발생하는 정도의 수준으로 발생하는 감염을 말하며, **유행**(epidemic, outbreak)이란 질병이나 감염이 어떤 환자 집단에서 이전에 발생하던 것보다 통계적으로 유의하게($p < 0.05$) 증가하여 발생하는 것을 말한다. 그러나 이 기간 중 감염의 정의나 사례 발견방법, 미생물검사 방법에 변화가 없어야 한다는 것을 전제로 한다. 매우 특이한 경우(예를 들면 botulism)에는 한 예의 감염도 유행발생이라고 할 수 있다. 유행발생 시 한 종류의 감염이 한 가지 또는 여러 가지 미생물에 의하여 발생할 수도 있고, 한 가지 미생물이 여러 부위에 동시 감염을 발생시키는 것도 가능하다. **유행이 발생하면 병원성 미생물의 특별한 저장소(reservoir)가 있는지 전파기전이 무엇인지 즉시 조사를 실시하여 감염 발생을 근절시켜야 한다.** 명심해야 할 것은 유행에 의한 감염은 대부분이 예방 가능한 것이라는 사실이다.

## 2. 유행의 역학

보통 입원환자 10,000명당 1예 정도 발생한다. 중환자실에서 많이 발생되며, 흔히 균혈증이 포함되는 경우가 많아 위중한 상황으로 발전하는 경우가 많다. 전체 병원 감염 중 10%가 유행에 의해서 발생된다고 하는데, 이중 4%는 통계적으로 유의한 차이가 있는 경우(outbreak)이고 나머지 6%는 통계적으로 차이가 없거나 증명되지 않았지만 증가한 경우(clusters)를 말한다. 또한 전체 균혈증의 8%는 유행에 의한 것이라고 한다.

역학적 연구

## 3. 유행발생 조사 시 주의사항

유행의 발생은 의료적인 문제점 뿐만 아니라 정치적, 경제적, 법적인 문제를 야기할 수 있다. 이러한 상황은 조사자에게 부담이 될 수도 있는데, 이런 경우 조사과정 중에 병원행정가와 부서장들에게 상황을 자주 알려 주고, 주간 보고서나 전화 등으로 계속 연락을 취하는 것이 중요하다. 또한 조사를 책임자를 미리 한 사람 정해 두고 시작해야 한다. 법적인 문제에 당면할 경우 해결책으로 자세한 기록을 유지해야 하는 것도 중요하다. 이때 기록해 두어야 할 것은 직원과의 면담 날짜, 면담 내용, 조사 내용을 비롯하여 사소한 것까지도 모두 포함하는 것이 좋다.

## 4. 유행발생에 민감한 환자

면역기전 저하 환자의 경우 유행발생 시에 노출되기 쉽다. 신생아, 노인환자, 중환자 등이 해당된다. 중환자실의 경우 침상 수는 전체 병원의 5~10%에 불과하지만 MRSA에 의한 유행이나 그람음성 막대균에 의한 균혈증의 대부분이 발생한다. 따라서 정기적으로 조사가 꼭 필요한 지역이다. 면역기전이 저하된 콩팥이식 환자나 혈액종양내과 환자의 경우에는 *Legionella pneumophilia*, Varicella-Zoster virus(VZV), *Nocardia* species, Norovirus에 의한 유행이 발생될 수 있다. 신생아실이나 소아과 병동에서는 *Salmonella, Streptococcus pyogenes*, Rotavirus, respiratory syncytial virus(RSV)에 의한 유행이 자주 보고되고 있다.

역학적 조사

## 5. 유행조사 방법

유행은 여러 가지 경로를 통하여 발견하게 된다. 정기적인 감염발생감시의 시행 중에 발견할 수도 있고, 의사, 간호사, 다른 직원의 보고로 발견하는 경우도 있다. 유행조사는 시간과 비용이 많이 소요되므로 조사를 시작하기 전에 유행인지를 확인해야 한다. 어떤 경우에는 유행발생의 양상이 매우 복잡하여 특별히 역학, 통계학적인 기술이나 미생물검사가 필요한 경우도 있다. 통계표나 그래프를 보면 '기초조사(basic investigation)'만으로 충분한지 아니면 정식으로 모든 조사와 절차를 거쳐야 하는 '전체조사(major investigation)'가 필요한지를 결정하는데 도움이 된다. 단순 기초조사는 대부분 원내 감염관리 프로그램으로 해결이 가능하지만 전체조사의 경우 문제가 매우 복잡하고 심각하므로 병원 외부의 도움이 필요한 경우도 있다. 그러나 초기의 조사과정은 두 경우 모두 비슷하다.

### 1) 초기의 평가단계(intial evaluation)

#### (1) 각 사례를 검토한다.

임상적, 역학적으로 각 사례들을 살펴볼 때 처음에는 모든 사례를 찾기 어려우므로 현재 알려져 있거나 손쉽게 얻을 수 있는 자료를 먼저 검토한다. 그러나 이 경우 많은 사례를 알지 못하게 되므로 추후에 다시 검토해야 함을 기억해야 한다.

예) 신생아실에서의 포도알균 감염의 경우 잠복기가 약 1주일이므로, 유행조사 시 이미 퇴원한 경우도 많이 있을 수 있다.

#### (2) 임상적으로 심각한지 평가한다.

유행이 있어도 임상적으로 실제 질병을 일으키지 않는 경우가 있는데 이런 경우 감염발생감시의 방법이나 미생물검사 방법에 문제가 있는 경우도 있다. 그러나 질병이 아닌 균 정착상태라 하여도 심각한 감염관리의 문제가 있을 수도 있다. 예를 들면 항생제 내성균주인 경우 이러한 정착균이 후에 전파되어 감염을 일으킬 수 있기 때문이다. 또는 이런 균 집락상태가 기본적인 감염관리 수기의 부족에서 초래될 수 있다. 이런 경우 조사를 실시함으로써 감염의 전파를 예방할 수 있게 된다.

#### (3) 기초조사를 실시할 것인지 전체조사를 계획할 것인지 결정한다.

감염 환자수가 적거나 심각한 결과를 초래하지 않고, 기본적인 감염관리 문제가 있다고 여겨지지 않을 경우에는 일시적인 관리 방법을 적용하거나 계속 감염발생감시를 실시하면서 추이를 지켜볼 수도 있다. 그러나 심각한 질환이거나 다수의 환자가 관련된 경우에는 즉시 조사를 시작한다. 감염관리 방법이 잘 알려져 있고 이전에도 발생하였던 사례이면 기초조사를 실시하고, 특이한 경우이면 전체조사를 적용하도록 한다.

### 2) 기초조사(basic investigation)

**기초조사는 복잡한 유행이나 심각한 질환이 아닌 경우에 적용한다.** 잘 알려져 있고 평가가 시행된 사례인 경우에는 효과적이라고 알려진 관리방법을 적용하면 해결되는데 대부분의 경우 이에 속한다. 이런경우 역학적인 조사방법까지 적용할 필요는 없다. 조사가 시행된 후에 과학적인 자료를 제시하지 못하게 되므로 연구가 계속 필요하거나 조사자가 발표하기 원하는 경우에는 이러한 기초조사의 방법은 사용하지 않는 것이 좋다. 기초조사의 각 단계별 방법은 다음과 같다.

### (1) 중요한 자료와 검체를 수집하고 모아 둔다.

**유행발생과 관련된 자료를 보관하고 필요한 검체를 수집하여 미생물검사실에 보관해 두어야 한다.** 조사 초기에는 중요한 감염원이 되는 물품들이 보관되지 않고 처리(소독 등)되어 버리는 경우가 많다. 초기부터 이런 자료를 수집하여 따로 보관한다. 흔히 환자와 직원, 주변 환경에 대하여 광범위한 배양검사를 실시하는 경우가 많은데 이는 매우 비경제적이고 원하는 결과가 나오지 않는 경우가 대부분이어서 신중하게 판단하여 의심되는 것을 잘 선정하여 배양검사를 해야 한다.

### (2) 경험적인 관리방법을 적용한다.

**이미 발표된 자료나 조사자의 경험으로 우선 관리방법을 적용한다.** 그러나 이러한 관리방법이 찾기 어렵다거나 여러 가지 잠재적인 문제들이 존재할 경우 관리방법을 적용하기 어려우므로 전체조사를 시행해야 한다. 대부분의 경우에는 이미 알려진 자료들이 많이 있어 적절한 관리방법을 찾을 수 있다.

### (3) 감염사례를 확인한다.

가능하면 모든 사례가 다 포함될 수 있도록 유행사례의 정의를 정하고, 이 범위에 해당되는 것을 모두 수집한다. 감염발생감시 자료와 미생물검사 결과를 참고로 하여 사례를 찾도록 한다.

### (4) 대표가 되는 사례의 특성을 검토한다.

유행과 관련된 사례의 수가 많지 않으면 모든 사례의 임상적, 역학적 특성을 검토한다. 50예 이상의 대규모인 경우에는 모두 검토하기 어려우므로 샘플을 추출하여 조사한다. 무작위 추출(random sampling)이나 전체적 추출(systemic sampling)의 방법이 좋다. 적당히 편리한대로 선택(sampling of convenience)해서 조사하는 것은 피하는 것이 좋다. 이렇게 선정된 사례를 **시간(time), 장소(place), 환자(person)의 개념으로 구분하여 각각 정리한다.**

① **시간(time)**: 발생시기별로 구분하면 유행시기와 전파된 양상을 나타낸다. 길거나 다양한 잠복기를 가진 감염일 경우에는 잠재적인 감염원에 노출된 시기를 정하여 그림을 그려보면 유용할 경우가 있다.

② **장소(place)**: spot maps을 그려서 같은 장소에서 발생하였는지 살펴본다. 이런 경우는 접촉에 의한 교차감염인지 공기전파인지, 병원 전체에 퍼진 경우에는 오염된 감염원이 있거나 환자 진료 시 감염관리 지침을 지키지 않았는지 등을 구분하여 절차경로를 밝혀 준다.

③ **환자(person, patient):** 사례가 되는 환자들의 특성을 각각 구분해 본다. 나이, 성별, 영양상태, 기저질환의 종류, 면역상태, 항생제나 면역억제제의 투여 기록, 무위산증(gastric achlorhydria, 이질이나 장질환에 쉽게 노출됨) 여부 등의 특성을 살펴본다. 대장균과 같이 내인성 미생물에 의한 감염 유행인 경우에는 각 사례 환자가 접촉한 사람이 누구인지 조사하는 것도 유용하다(사람, 특히 직원이 감염원일 수 있다).

항생제 치료 유무는 저항성 있는 세균에 의한 것일 경우 중요하다. 정맥 카테터나 요로 카테터 등이 위험요인이 될 수도 있다.

#### (5) 수집된 자료를 관련요인에 따라 정리한다.

각 사례의 모든 특성을 전부 정리할 필요는 없고 관련요인만 잘 선정한다. 일반적인 특성(나이, 성별, 기저질환 등)과 선별된 위험요인(지역적, 의료진, 투약, 처치 등)을 선택하여 line-listing form을 작성하여 정리하는 것이 일반적이다.

#### (6) 각 사례의 정의를 재정립한다.

모든 사례를 검토함으로써 현재의 문제에 대한 일반적인 특성을 정립할 수 있게 된다. 감염이 병원에서 발생한 것인지 원외 감염인지, 어느 부위에 발생한 것인지, 어느 종류의 미생물인지 등을 알 수 있게 된다. 또한 각 사례가 맞는지도 검토하여 제외시키거나 추가하거나 한다. 불확실한 경우에는 '가능성이 있는(probable)' 사례로 표시하여 통계처리 시 고려(제외시키거나 포함하거나)해서 계산한다.

#### (7) 전체조사가 필요한 상황인지 다시 고려한다.

이전에 이러한 사례가 있었는지의 여부와 적절한 관리방법이 있는지를 검토해 본다. 사례가 불분명한 경우에는 전체조사를 시작해야 한다.

#### (8) 적절한 관리방법을 시행한다.

문제가 심각한 경우에는 조사 초기에도 바로 관리방법을 적용해야 한다. 비용이나 효과, 방법의 간편성 등에서 선택의 여지가 있으면 문제의 심각성을 고려하여 적용한다.

#### (9) 관리방법이 효과적인지 평가한다.

평소대로 감염발생감시를 시행하면서 평가하거나, 특별한 추후조사나 배양검사 등을 실시할 수도 있다. 어떤 경우이든 감염발생률이 적절한 수준으로 감소해야 효과적이라고 평가할 수 있다. 만일 감소되지 않거나 다시 유행이 발생하면 전체조사를 실시해야 한다.

### 3) 전체 역학조사(major epidemiologic investigation)

**사례가 특이하고 복잡하거나 과학적인 연구가 필요할때 또는 기초조사가 성공적이지 못할 때 시행하게 되며, 더 정밀하고 과학적인 조사방법을 지칭한다.** 시작단계는 기초조사와 비슷하다. 경험적인 관리방법을 적용하는 대신 case-control의 연관과 분석을 적용하며, 문제 원인을 밝히려고 시도한다는 점에서 기초조사와 차이가 있다.

기초조사가 되어 있는 경우 중복되는 단계를 되풀이할 필요는 없지만 이미 지난 단계에서 잘못된 것이 없었는지 확인하기 위해 **사례의 정의, 사례 발견방법, 임상적, 역학적인 특성을 재검토**하는 것이 좋다.

(1) 사례의 정의를 재검토하여 정리한다.

(2) 사례 발견방법을 재검토하고 모든 잠재적인 사례를 재수집한다. 가장 초기의 사례까지도 모두 수집한다.

(3) 각 사례의 특성을 재검토한다. 이전에 인식하지 못한 관련된 특성이 있는지 다시 살펴본다.

(4) 외부기관이나 병원, 전문가의 상담이나 도움이 필요한지 결정한다.

(5) 잠정적인 가설을 설정한다. 한 가지 사정일 경우에도 여러 가지의 가설 설정이 가능하다. 모든 환자에게 공통사항이 아니어도 원인으로 고려해볼 수 있다.

예 ) *Providencia rettegeri*에 의한 요로감염의 유행

① 특성: 한 병동에서 요로 카테터를 가진 환자에게서만 발생하였다.

② 가설 설정: 한 병동이라는 요인을 고려하여 다음과 같은 가설이 가능하다.

가설 Ⓐ 이 병동의 요배양검사 의뢰방법에 문제가 있다.

가설 Ⓑ 오염된 약이나 감염된 의료진이 있어서 전파하였다.

가설 Ⓒ 감염된 한 환자가 계속 전파하였다.

③ 요로 카테터 유치요인에 의하여 다음과 같은 가설을 만들 수 있다.

가설 Ⓓ 카테터와 관련되었다.

가설 Ⓔ 카테터 삽입 시 어떤 요인에 의하여 발생하였다.

가설 Ⓕ 방광 세척과 관련되어 있다.

④ 만일 이 병동의 모든 환자가 카테터를 유치하고 있다면, 카테터는 관련요인이 아닐수 있다.

(6) 가설을 검토한다. 가설 검증에 사용되는 방법은 보통 다음과 같다.

① Dase-control study: 사례에 대한 control의 선정에 주의해야 한다.

② Cohort study(prospective)

③ Prospective intervention study(clinical trial)

④ Microbiologic study

⑤ 관리방법을 적용하고 평가한다.

### 4) 조사 자료를 보고하고 배부한다.

(1) 문제의 배경과 조사를 실시하게 된 동기를 기록한다.

(2) 조사방법을 서술한다.

① 역학조사 또는 미생물검사

② 사례의 정의와 발견방법, 진단과정

③ 자료수집 방법

Ⓐ 가설 검증의 방법

Ⓑ 연구방법(통계처리, 연구의료인 등)

(3) 결과를 기술한다. 그래프나 테이블을 이용한다. 자료 분석결과와 통계적 결과도 기록한다.

(4) 토의사항을 적는다.

① 결과, 관리방법, 중요한 발견사항(새로운 감염 원이나 보유소, 전파방법, 관련된 법적인 문제점 등)이 있으면 함께 서술한다.

(5) 참고문헌을 적는다.

(6) 관련부서에 배부한다.

### 5) 조사 자료를 발표하여 결과를 공유할 수있도록 한다.

### 6) 자료의 수집

(1) 중환자실 의료관련감염 환자의 발견을 위해 감염관리사는 중환자실을 직접 방문하여 감염 판단 및 감시에 필요한 자료를 전향적으로 수집한다.

(2) 감염 여부를 판단하기 위한 가장 중요한 자료원인 환자 의무기록지를 우선적으로 검토한다. 의무기록지 검토 이외에 각 병원에서 이용 가능한 모든 자료원(임상적 감염 증세 관찰, 카덱스 검토, 미생물검사 결과 확인, 진단방사선과 자료 확인, 담당 의료진과의 면담 등)으로부터 의료관련감염 단서가 되는 자료를 수집하여 감염 여부를 판단한다.

(3) 중환자실 환자들에서는 폐렴, 혈류감염, 요로감염이 가장 흔하게 발생한다. 각종 자료원으로부터 **다음 사항을 집중적으로 검토하여 감염 여부를 판단한다.**

① 열이 있는가?

② 설사를 하고 있는가?

③ 새로 투여되는 항생제가 있는가?

④ 수혈을 받았는가?

⑤ 정맥관 부위에 부종, 발적 등의 비정상적인 증상이 있는가?

⑥ 가래 섞인 기침을 하는가?

⑦ 소변의 색 변화, 악취 등이 있는가?

⑧ 창상의 배액 또는 부종이 있는가?

⑨ 어떤 임상 검체를 채취하여 검사 의뢰를 하였는가?

(4) 의료관련감염 감시는 반드시 의료관련감염 감시 조사자로 선정된 전문인력(감염관리사)이 실시한 다. 다른 의료인이나 병원 직원이 의료관련감염 자료를 조사하여 보고하는 경우 의료관련감염 정의를 적용한다. 민감도의 차이를 가져와 감시 결과의 신뢰도 및 정확도의 문제가 야기될 수 있다.

(5) 의료관련감염 환자를 발견하기 위한 중환자실 방문 빈도는 전향적인 의료관련감염 환자 발견 및 자료를 수집하는 데 지장이 없도록 한다. 중환자실 입원 및 퇴원 환자 수, 삽입 기구 일수 등을 매일 확인해야 하며, 각종 처치나 시술 등에 대한 자료를 참고해야 하므로 해당 중환자실을 매일 방문하는 것을 원칙으로 한다.

### 7) 자료의 보고

(1) 1개월간 감시 활동을 수행하여야 하며, 감시 후 7일 이내에 질병관리청에 보고하도록 한다.

(2) 보고 서식이 포함되어 있는 질병관리청 의료관련 감염 감시 홈페이지를 통해 보고하거나 보고 서식을 직접 작성하여 우편 및 FAX 등을 통해 보고 하도록 한다.

### 8) 자료의 분석

(1) 각 병원의 자료를 취합하여, 각 지표들의 평균 값, 중앙 값을 산출하며, 각 지표들의 분포를 그려 25%, 50%, 75%를 분석한다.

(2) 의료관련감염세균의 분포 및 내성률을 분석한다.

### 9) 자료의 환류

자료의 분석 결과 중 각 병원의 개별적인 자료를 제외한 총괄적인 의료관련감염 정보 즉, 중환자실 종류별 의료관련감염률, 기구 사용률, 평균 재원일, 기구사용관련 의료관련감염률, 의료관련감염 균주 분포 및 항균제 내성률 등을 국립보건원 의료관련감염과 홈페이지에 올린다. 각 병원의 자료는 대외비로 하며, 해당 병원의 결과는 각 병원에 직접 또는 e-mail을 통해 환류한다.

## 핵심용어

**모집단(母集團, population 또는 universe):** 정보를 얻고자 하는 관심 대상의 전체 집합을 말한 다. 모집단의 개체인 사람은 성별, 지역정당 등과 같은 범주적 특성과 나이, 소득, 키, 몸무게 등과 같은 수량적인 특성을 띄고 있다. 모집단은 우리가 무엇을 알려고 하느냐에 따라 다르게 정의되기 때문에 모집단을 명확하게 정의하는 것은 매우 중요하다.

**민감도(sensitivity):** 진정으로 양성인 것을 조건으로 하 는 양성 테스트의 확률을 나타낸다.

**발생률(incidence):** 지정된 기간 내에 인구에서 주어진 의학적 상태가 발생할 확률의 척도이다. 단순히 일정 기간 동안의 새로운 사례의 수로 느슨하게 표현되기도 하지만 분모가 있는 비율이나 비율로 표현하는 것이 더 좋다.

**역치 또는 임계값(threshold rates):** 0.05 미만의 P-값은 1차 결과에 대한 통계적 유의성에 대한 임계값으로 선택될 수 있으며, 이는 표본 크기 계산에서 0.05가 제1종 오류의 허용 가능한 위험으로 사용되었고 표본 크기에 도달한 경우에만 가능하다.

**위양성(false positive):** 검사 결과가 질병의 존재를 잘못 나타내는 이진 분류의 오류(예: 실제로 질병이 없는 경우이지만 실험적으로는 양성인 경우)

**위음성(false negative):** 검사 결과가 부정확한 상태를 나타내는 반대 오류(예: 실제로 질병이 존재하지만 실험적으로는 음성인 경우)

**유병률(prevalence):** 역학에서 특정 시간 에 질병의 영향 을 받는 특정 개체수의 비율이다. 연구 대상인 총 사람 수와 질환이 있는 것으로 밝혀진 사람 수를 비교함으로써 도출해내며 보통 백분율, 10,000명 또는 100,000명당 사례 수 등의 단위를 사용한다. 설문지 연구에 자주 사용된다.

**의료과실(medical malpractice):** 환자가 자신의 의료 의무를 적절 하게 수행하지 않는 의사(또는 기타 의료 전문가)에 의해 피해를 입었을 때 발생

**전향적 연구(prospective study):** 전향적 코호트 연구(prospective cohort study)라고도 하며, 연구자가 정보를 수집하고 결과의 발전을 기록하기 위해 일정 기간 동안 피험자 그룹을 추적 하고 관찰하는 일종의 종단적 연구이다.

**정규 분포(normal distribution):** Gaussian, Gauss 또는 LaplaceGauss 분포라고도 하며, 평균에 대해 대칭인 확률 분포로, 평균에 가까운 데이터가 평균 에서 멀리 떨어진 데이터보다 발생 빈도가 더 높음을 보여준 다. 그래프 형태에서 정규분포는 종형곡선으로 나타낸다.

**종형곡선(bell-shaped curve):** 종형곡선은 종 모양을 연상시키는 정규분포를 나타내는 그래 프이다. 곡선의 상단에는 수집된 데이터의 평균, 최빈값 및 중앙값이 표시되고, 표준편차는 평균 주위의 종형곡선의 상대적 너비를 나타낸다.

**특이성(specificity):** 진정으로 음성인 것을 조건으 로 하 는 음성테스트의 확률을 나타낸다.

**표적 감시(targeted surveillance):** 감시의 한 형태로, 특정 이해 관계자를 대상으로 하며 대량 감시와 구별된다.

**피쉬본 다이어그램(fishbone diagram):** 문제의 잠재적 원인을 분류하기 위한 시각화 도구이다.

**후향적 연구(retrospective study):** 연구 중인 질병이나 상태가 있는 사람들(사례)과 질병이나 상태가 없는 매우 유사한 사람들(대조군)을 대상으로 두 그룹의 사람들을 비교하는 연구로 각 그룹의 사람들의 의학적 및 생활양식 기록을 연구한다. 예를 들어, 한 그룹은 다른 그룹이 아닌 특정 물질에 노출되었을 수 있다. 사례 대조 연구라고도 한다.

## 핵심문제

**01. 감염 감시를 위해 데이터 수집이 필요하다고 판단한 후 첫 번째 단계로 결정하는 사항은?**

① 누가 이미 데이터를 가지고 있는가?
② 누가 데이터를 검토 할 것인가?
③ 어떤 자원이 데이터를 수집하는 데 필요한가?
④ 얼마나 빨리 데이터를 수집할 수 있는가?
⑤ 얼마나 많은 데이터를 수집할 수 있는가?

해설 감염 감시를 위해 데이터 수집이 필요하다고 판단한 후 첫 번째 단계는 누가 이미 데이터를 보유하고 있는지 확인하는 것이다. 데이터는 다양한 용도로 다양한 영역에서 수집된다. 예를 들어, 데이터 수집에 다중 약물에 내성이 있는 미생물이 포함된 경우, 데이터 검색을 시작할 수 있는 논리적인 장소는 실험실이될 것이다. 실험실에서는 미생물 배양 결과와 항생제감수성 시험 결과에 대한 기록을 유지하거나 IT 부서의 도움을 받아 정보에 쉽게 액세스할 수 있다.

**02. 정규분포 곡선에서 결과의 몇 퍼센트가 평균 위와 아래의 첫 번째 표준편차 내의 비율은?**

① 32%
② 50%
③ 68%
④ 75%
⑤ 97%

해설 벨(bell) 곡선이라고도 하는 정규분포 곡선에서 결과의 68%는 평균 위와 아래의 첫 번째 표준편차 내에 있어야 한다. 평균 아래의 두 표준 편차에서 평균 위의 두 표준 편차까지의 간격은 결과의 95%를 포함해야 한다. 3 표준편차로 확장할 때 결과는 결과의 99.7%를 포함해야 하며, 결과의 무시할 수 있는 백분율을 구성하는 이상 값을 포함해야 한다.

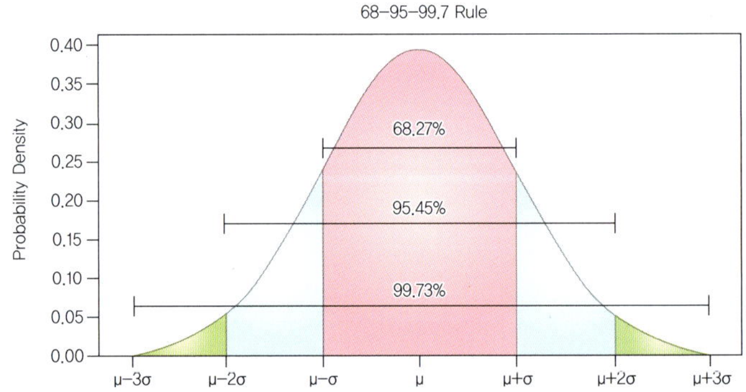

## 03. 정규분포에 가까운 유행곡선(종형곡선)에서 가장 자주 발생하는 것은?

① 전파된 감염원, 지속적인 노출
② 전파된 감염원, 간헐적 노출
③ 공통 감염원, 간헐적 노출
④ 공통 감염원, 집중 노출(point exposure)
⑤ 공통 감염원, 직접적 노출

**해설** 정규분포에 가까운 유행곡선(종형곡선)은 공통 감염원인 집중 노출에서 가장 자주 발생한다. 이는 확인된 모든 사례가 동일한 병원소(항목, 사람, 재료)에서 감염되었음을 의미한다. 공통 감염원의 노출이 간헐적이라면 정규분포 대신 불규칙한 간격의 피크가 여러 개 나타난다. 공통 감염원 사례는 감염이 사람에서 사람으로 이어지는 전파된 감염원(propagated source) 사례보다 짧은 기간 안에 일어난다.

## 04. 감염 감시 프로그램을 평가할 때 평가자는 프로그램이 어떤 것을 효과적으로 수행했는지 주목해야 하는 것은?

① 감염 발견, 경향확인, 감염 위험인자 확인만 해당
② 비용 절감만 해당
③ 감염 위험인자 확인만 해당
④ 경향 확인만 해당
⑤ 감염 발견, 경향 확인만 해당

**해설** "비용 절감은 항상 시설의 관심사이지만 감염 감시 프로그램 평가의 주요 고려사항은 아니다. 효과적인 감염 감시 프로그램은 다음을 수행할 수 있어야 한다.
① 감염 및 부상 감지
② 경향 확인
③ 감염 또는 기타 유해사례와 관련된 위험요소 확인
④ 발병 및 사용자 감지
⑤ 감염관리 및 예방 프로그램의 전반적인 효율성 평가
⑥ 환자에게 더 나은 결과로 이어지는 행동 및 절차의 변경 입증

## 05. 6개월 단위의 카테터관련 요로감염(catheterassociated urinary tract infections, CAUTI) 비율을 계산할 때 분모에 포함해야 하는 것은?

① 모든 환자
② 요도카테터를 사용하는 모든 환자
③ 모든 CAUTI 환자
④ 요도 카테터를 사용하는 모든 환자에서 CAUTI를 뺀 환자
⑤ 요도 카테터를 사용하는 일부 환자에서 CAUTI를 뺀 환자

**해설** 6개월 단위의 CAUTI 비율을 계산할 때는 분모는 위험에 처한 항목만 포함해야 한다. 이 경우 분모는 요도 카테터가 있는 모든 환자를 포함하고 다른 모든 환자는 제외한다. 분자는 발생한 사건 수 또는 CAUTI의 수치이다. 비율은 사건 수가 발생할 확률을 측정하며, 다른 모집단을 비교하는 데 사용될 수 있다. 비율에는 발생률, 유병률, 포인트 유병률 및 공격이 포함된다.

## 06. 관리도에서 중심선이 나타내는 것은?

① 데이터 포인트의 평균
② 기간
③ 카운트/비율
④ 데이터의 하한
⑤ 데이터의 상한

**해설** 관리도에서 중심선은 데이터 포인트의 평균을 나타내며, X축은 사용된 기간(일, 월, 년, 십년)을 나타내며, Y축은 속도 또는 카운트를 나타내며, 데이터 점은 실제 값을 나타낸다. 또한 관리 상한, 평균에서 +3 표준편차를 나타내는 선, 관리 하한에서 -3 표준편차를 나타내는 선이 있을 수 있다.

## 07. 감염관리 프로그램의 연간 정리에 대한 설명으로 옳은 것은?

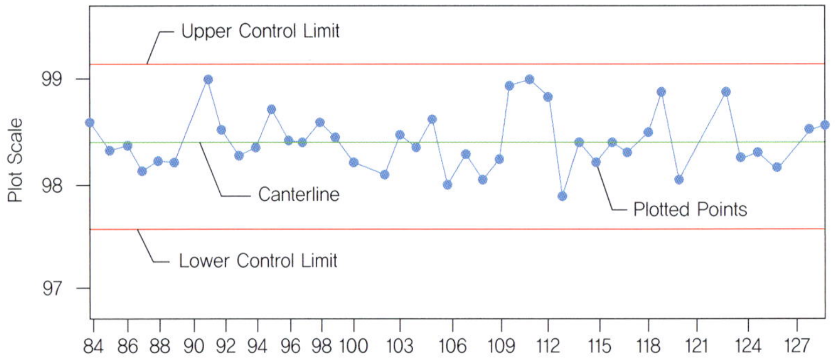


① 사건이 발생하지 않은 경우 제출할 필요가 없다.
② 직업적 노출을 요약하는 것을 목적으로 하는 문서이다.
③ 비용 편익 비율을 결정하는 데 사용되는 예산 문서이다.
④ 결과 및 목표에 특정한 감염 통제 프로그램의 목표 준수를 문서화한다.
⑤ 감염관리 프로그램 연간 요약에 포함된 보고서는 종결된다.

**해설** 향후계획 및 현재 절차의 적절성 평가에서 최대한의 유용성을 위해 기관의 감염관리 프로그램 일반 계획의 목표 및 절차 지침과 관련된 특정 정보가 포함되어야 한다. 수술 감염률과 같은 특정 목표에 적용되는 수치 및 통계적 예는 매우 유용하다. 사고가 발생하지 않았더라도 감염관리 프로그램 계획의 각 목표와 목적을 요약하여 제출해야 한다. 직무 중 감염 노출은 노출 통제 계획에 포함되며, 감염관리 프로그램 연간 요약에 포함될 수 있지만 보고서는 이러한 사건으로 끝나면 안된다. 비용 편익 및 비용 효율성의 재무 요약은 요약의 일부로 강조 표시될 수 있지만 문서는 회계 또는 예산 수단으로 설계되지 않았다.

## 08. 병원의 전반적인 감염관리 프로그램에서 식품서비스의 역할은 무엇인가?

① 종이 냅킨, 접시, 식기 같은 일회용 재료의 사용이 필요하다.
② 배달원이 음식 쟁반을 보관할 수 있도록 물품을 한쪽으로 치우도록 요구한다.
③ 의료종사자가 공기주의 조치에 따라 환자에게 트레이를 배달해야 한다.
④ 체액으로 오염된 음식 트레이를 제거하며, 영양학적으로 해당 부위를 즉시 정화한다.
⑤ 식품서비스 직원은 의료팀의 필수적인 요원이 아니다.

**해설** 식품서비스 직원은 의료팀의 필수적인 부분이다. 그들은 지속적인 감염관리 전략에 포함되어야 한다. 그들은 공기 중 병원체와 관련된 예방조치를 제외하고 모든 환자에게서 트레이를 전달하고 제거하는 것이 허용된다. 일부 기관에서는 급식 서비스를 위해 일회용품을 선택할 수 있지만 종이와 일회용 품목은 필수가 아니다. 식품 서비스 직원은 식품 트레이를 보관할 수 있도록 플립 트레이 또는 표면에서 잠재적으로 오염된 항목을 이동해서는 안 된다. 대신, 의료 담당자에게 알려서 항목을 안전하게 폐기하고 트레이 또는 표면을 적절하게 세척해야 한다. 의료기기나 체액으로 오염된 트레이를 제거해서는 안 되며, 스스로 해당 부위를 만지거나 청소하기 보다는 의료진에게 알려야 한다.

## 09. 다음 중 감염발생 감시체계의 특징은 무엇인가?

① 사례 정의의 낮은 민감도와 높은 특이도
② 실험실 소견으로 입증되는 임상 진단에 기초한 발병의 신속한 발견
③ 시간에 따른 의심 사례 정의의 고정 매개 변수
④ 광범위한 일반 기술용어(예: 인플루엔자 유사 증상) 및 단기 통계 분석 사용
⑤ 특이도는 질병이 없는 환자와 같은 실험에서 진정한 양성을 확인하는 것

**해설** 잠재적 발병의 원인과 범위를 조사하기 위해 감염관리전문가는 진단 테스트 데이터보다 증후군 감시를 사용하여 상황 정보를 수집하고 광범위한 임상적 특징을 검토한다. 그것은 큰 정보망 역할을 하기 때문에 해당 질병에 실제로 양성인 많은 환자로부터 데이터를 얻기 위해 그러한 감시는 고감도로 설계되어야 한다. 특이도는 질병이 없는 환자와 같은 실험에서 진정한 음성을 확인하고 테스트 결과 또는 평가에서도 질병이 없는 것으로 나타나기 때문에 낮은 특이도도 바람직하다. 더 많은 정보가 수집됨에 따라 매개변수를 수정하고 조정해야 할 수 있기 때문에 감시시스템은 사례 정의와 "인플루엔자 유사 증상"과 같은 임상적 특성 또는 시간이 지남에 따라 다른 매개변수에 유연성을 제공해야 한다. WHO에 따르면 팬데믹의 6단계는 다음과 같다.

Ⓐ 1단계: 사람의 경우 발병 위험이 낮다.
Ⓑ 2단계: 사람의 경우 발병 위험이 더 높다.
Ⓒ 3단계: 사람에서 사람으로의 전파가 존재하지 않거나 낮다.
Ⓓ 4단계: 일부 사람에서 사람으로 전파되는 것이 분명하다.
Ⓔ 5단계: 사람에서 사람으로의 상당한 전파가 발생하고 있다.
Ⓕ 6단계: 효율적이고 사람 대 사람 간의 전파가 지속되고 있다.

팬데믹은 일반적으로 6~8주 지속되는 파고로 지역사회를 강타하므로 완전한 팬데믹이 분명해지는 데는 오랜 시간이 걸릴 수 있다.

## 10. 세계보건기구(WHO)에서 팬데믹의 6단계 중 5단계에서 발생하는 것은 무엇인가?

① 사람의 경우 더 높은 위험
② 사람에서 사람으로의 중대한 전파의 증거
③ 사람 간 전파 증가의 증거
④ 사람 간 전파 제한
⑤ 사람의 경우 발병 위험이 낮음

해설 WHO에 따르면 팬데믹의 6단계는 다음과 같다.
Ⓐ 1단계: 사람의 경우 발병 위험이 낮다.
Ⓑ 2단계: 사람의 경우 발병 위험이 더 높다.
Ⓒ 3단계: 사람에서 사람으로의 전파가 존재하지 않거나 낮다.
Ⓓ 4단계: 일부 사람에서 사람으로 전파되는 것이 분명하다.
Ⓔ 5단계: 사람에서 사람으로의 상당한 전파가 발생하고 있다.
Ⓕ 6단계: 효율적이고 사람 대 사람 간의 전파가 지속되고 있다.
팬데믹은 일반적으로 6~8주 지속되는 파고로 지역사회를 강타하므로 완전한 팬데믹이 분명해지는 데는 오랜 시간이 걸릴 수있다.

## 11. 대규모 사상자가 발생한 재난의 4단계는 무엇인가?

① 준비, 이벤트, 개입, 여파
② 준비, 영향, 대응, 복구
③ 완화, 준비, 대응, 복구
④ 준비, 이벤트, 반응, 대응
⑤ 준비, 이벤트, 반응, 영향, 대응

해설 대규모 사상자가 발생한 재난의 4단계는 다음과 같다.
Ⓐ 대비: 재해 전 시간으로, 경고단계(토네이도, 허리케인)를 포함하거나 포함하지 않을 수 있다(지진, 비행기 추락).
Ⓑ 영향(impact): 대규모 사상자 발생. 갑자기 또는 천천히 발병할수 있으며 발병 시 명백할 수도 있고 그렇지 않을 수도 있다.
Ⓒ 대응: 재해유형 및 재해가 발생하고 있다는 인식에 따라 영향단계 또는 그 이후부터 시작될 수 있다.
Ⓓ 회복: 이벤트 종료가 선언되었으며, 추가 희생자는 회복되지 않을 것이다.

## 12. 집단발병(outbreak) 발생 시 근본 원인 분석의 초점은 무엇인가?

① 비난하기
② 프로세스의 오류 확인
③ 예방노력 촉진
④ 책임 경감
⑤ 오류를 확인하여 사후 조치를 취함

**해설** 근본 원인 분석이 발병의 원인을 나타낼 수 있지만, 그 목적은 책임을 전가하는 것이 아니라 적절한 손 위생을 사용하지 않는 것과 같이 발병을 초래한 과정의 오류를 확인하여 사전 조치를 취하도록 하는 것이다. 위험을 줄이기 위해 취할 수 있다. 근본 원인 분석(root cause analysis, RCA)은 인터뷰, 설문조사, 의무기록 검토 및 관찰을 포함할 수 있는 후향적 분석이다. Ishikawa(fishbone) 다이어그램은 피쉬본 다이어그램(fishbone diagram)이라고도 하며, 원인과 결과에 대한 데이터 분석을 위한 도구로 자주 사용된다.

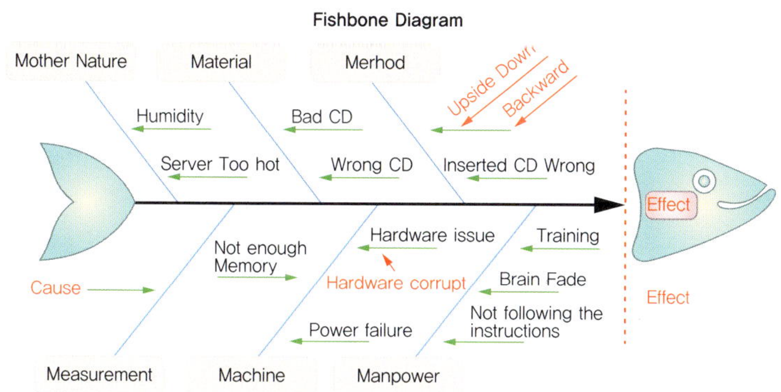

피쉬본 다이어그램

**정답** 1. ① 2. ③ 3. ④ 4. ① 5. ② 6. ① 7. ④ 8. ③ 9. ④ 10. ② 11. ② 12. ②

Chapter 15

# 신종감염병과 재출현 감염병

**학습목표**

1. 신종감염병과 재출현감염병을 정의할 수 있어야 한다.
2. 신종감염병의 종류와 특성을 설명할 수 있어야 한다.
3. 재출현감염병의 종류와 특성을 설명할 수 있어야 한다.
4. 감염병의 새로운 진단법을 설명할 수 있어야 한다.
5. 항미생물제 내성 출현에 대해 설명할 수 있어야 한다.

## I 개요

페니실린이 개발되면서 많은 사람들은 감염병과 사람의 오랜 싸움이 사실상 끝났고 인류가 승리했다고 믿었다. 그러나 지난 50여 년간 AIDS, *Legionella* 감염증, 한타바이러스 콩팥증후군 출혈열, 라사열 등 적어도 10여 개의 새로운 감염병이 발생하였으며, 감염력이 줄어들고 있는 것으로 보였던 전통적 감염병인 말라리아 및 결핵이 다시 증가하고 있다. 더욱 심각한 것은 항균제 내성 미생물의 출현과 증가 추세가 인류를 위협하고 있다.

최근 세계적 대유행을 하고 있는 COVID-19를 포함한 전 세계적으로 산발적으로 또는 범세계적으로 유행하고 있는 감염병은 여전히 주요 사망의 원인이 되고 있어 인류와 감염병과의 전투는 지금도 진행중이며, 인류는 이 전쟁에서 승리하지 못하고 있다.

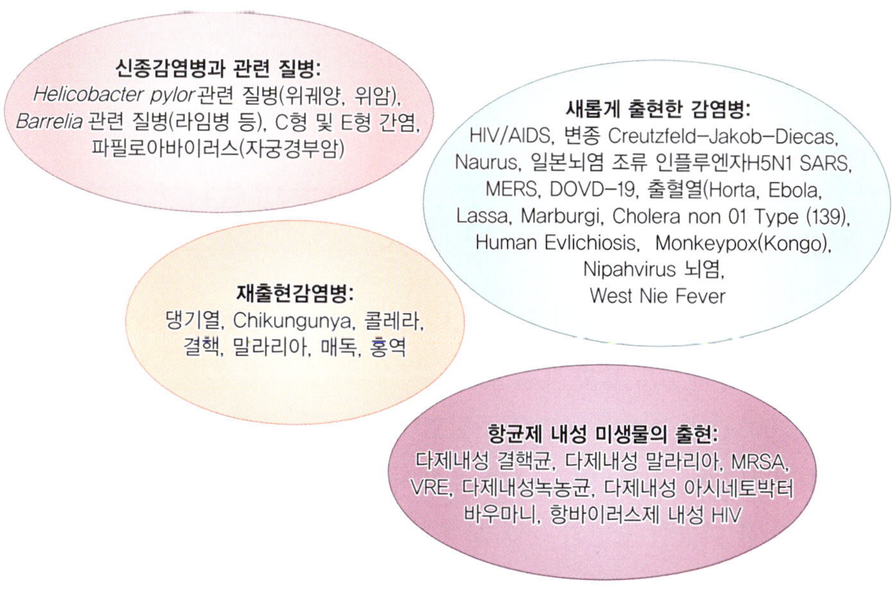


그림 15-1. 출현 감염병의 범주와 관련 감염병

**새롭게 출현하는 신종감염병**(emerging infectious diseases, EIDs)이란 지난 수 십 년 동안 과거에 없었던 새로운 감염병이 발생하거나 발생이 증가되고 있는 감염병을 의미한다. 반면에 **재출현 감염병**(reemerging infectious diseases, RIDs)이란 한때 전 세계적으로 또는 특정 국가에서 유행했던 오래된 감염병이었지만 공중보건학적 관리로 급격히 감소한 후 감염병에 대한 공중보건 조치의 붕괴로 인해 재출현이 발생할 수 있으며, 병원체의 새로운 변종이 나타날 때도 발생하고 있는 감염병을 의미한다(그림 15-1, 표 15-1).

새롭게 출현하는 신종감염병

표 15-1. 지난 수십 년 동안 감염병으로 분류되었던 오래된 질병의 새로운 병원체

| 병원체 | 발견 연도 | 감염병 |
|---|---|---|
| *H. pylori*<br>(헬리코박터) | 1983 | 위염<br>소화성 궤양<br>위암<br>MALT lymphoma |
| *B. burgdorferi*<br>(보렐리아) | 1982 | 라임병(보렐리아증)<br>만성 홍반<br>편두통<br>관절염<br>신경보렐리아증 |
| Hepatitis C virus (HCV) | 1989 | Hepatitis C |
| Hepatitis E virus (HEV) | 1983/1990 | Hepatitis E |
| *Chlamydia pneumoniae*<br>(클라미디아) | 1986 | 지역사회획득폐렴<br>관상동맥심장질환 |
| *Tropheryma whipplei* | 1992 | 휘플병(Morbus whipple) |
| *Bartonella henselae*<br>(바르토넬라) | 1994 | 고양이 할퀌병<br>세균성 혈관종증 |
| Human papillomavirus (HPV) | 1983 | 자궁경부암 |

## II 신종감염병의 출현에 기여하는 요소

미생물의 생태계를 변화시키는 사람들의 활동은 1992년 IOM (Institute of Medicine) 보고서에 언급된 거시적 및 미시적 수준의 감염병 출현에 대한 중요한 요소는 삼림 벌채, 대기의 질 변화 및 기후 변화이다. 이 보고서는 2003년에 추가된 요인으로 **감염에 대한 사람의 감수성(HIV, 인구 고령화), 생태계 변화, 빈곤과 사회적 불평등, 전쟁, 기근, 정치적 의지의 부족(예: 공중보건의 붕괴), 고의적 피해(생물테러) 등이 있다.** 이러한 다양한 요인의 수렴 모델은 환경적 요인이 경제적 요인뿐만 아니라 유전적 및 생물학적 요인, 사회적 및 정치적 요인과 상호작용함을 보여준다(그림 15-2).

최근 1940년에서 2004년 사이에 335개의 신종감염병(EID)이 출현하였으며, 전 세계적 패턴에서는 신종출현 감염병이 HIV 감염병과 동시에 1980년대에 시간이 지남에 따라 크게 증가하는 것을 보여주었다. **신종출현감염 병의 60% 이상이 인수공통감염병이며, 대부분 야생동물에서 발생하는 것으로 보고**되었다.

인수공통감염병의 거의 72%는 야생 등줄쥐를 통해 감염되는 한타바이러스 감염이었으며, **신종출현감염병의 54%가 다제약물내성미생물을 포함하여 리케차에 의해 유발**되었음을 보여주었다. 신종출현감염병이 사회경제적, 환경적 및 생태학적 요인과 유의하게 연관되어 있음을 증명하였다. 특히 적도 아래 지역에서 야생동물 인수공통감염병 및 매개체 감염의 위험이 높다는 것을 보여주었다.

**거시적 수준의 원인**

- 세계화: 이민/여행/무역, 사회적 불평등, 치쿤구니야 바이러스 병, 원포자충 감염증(*Cyclospora cayetanensis*), 결핵
- 기후 변화: 폭우, 말라리아, 뎅기열, 라임병, 진드기매개뇌염

**중간적 수준의 원인**

- 인구밀도의 증가: 도시화–콜레라, 뎅기열
- 대규모 축산 산업: 조류인플루엔자, 캄필로박터
- 환경오염: 식수 오염–콜레라
- 고령화: 노로바이러스, 위스트 나일열
- 면역력 약화: 말라리아
- 공중보건의 약화: 디프테리아 재출현

**미시적 수준의 원인**

- 면역력: HIV 감염자와 치료적 면역억제 환자의 기회 감염
- 병원체의 특성 변화: 다제내성 결핵균, MRSA, VRE, CRE
- 개인의 행위: HIV, 간염( B형, C형)
- 나이: 노로바이러스, 웨스트나일열

그림 15-2. **신종 및 재출현감염병의 거시적 수준, 중간 수준 및 미시적 수준에 영향을 미치는 다양한 요인**

**인수공통 야생동물 및 비야생동물 전파, 약물 내성 및 매개체에 의한 전파방법에 대한 최근의 추세를 요약하면 다음과 같다.**

① 다른 감염원에 비해 바이러스성 질병의 비율이 높다.

② 인수공통감염병을 유발하는 야생동물 감염 전파 비율이 높다.

③ 절지동물 또는 동물매개체에 의한 전파방법비율이 높다.

④ 비약물 내성 병원제는 과거에 비해 신종출현감염병의 발생 비율을 증가시켰다.

**신종출현감염병의 4가지 주요한 요소는**

① 야생동물,

② 비야생동물,

③ 약물 내성,

④ 절지동물 및 동물매개

로 인한 야생동물에서 유래한 인수공통감염병은 전 세계적으로 인구 밀도가 높은 지역에 모여 있었다(예: 인도). 주로 영국을 포함한 서유럽과 인도, 중국, 일본에서 야생동물 이외의 인수공통감염병에서 발견되었다. 새로운 매개체 매개 감염병 사례는 주로 인도, 인도네시아, 중국, 사하라 사막 이남의 아프리카 및 중앙아메리카의 인구 밀도가 높은 아열대 및 열대 지역에 집중되어 있다(그림 15-3).

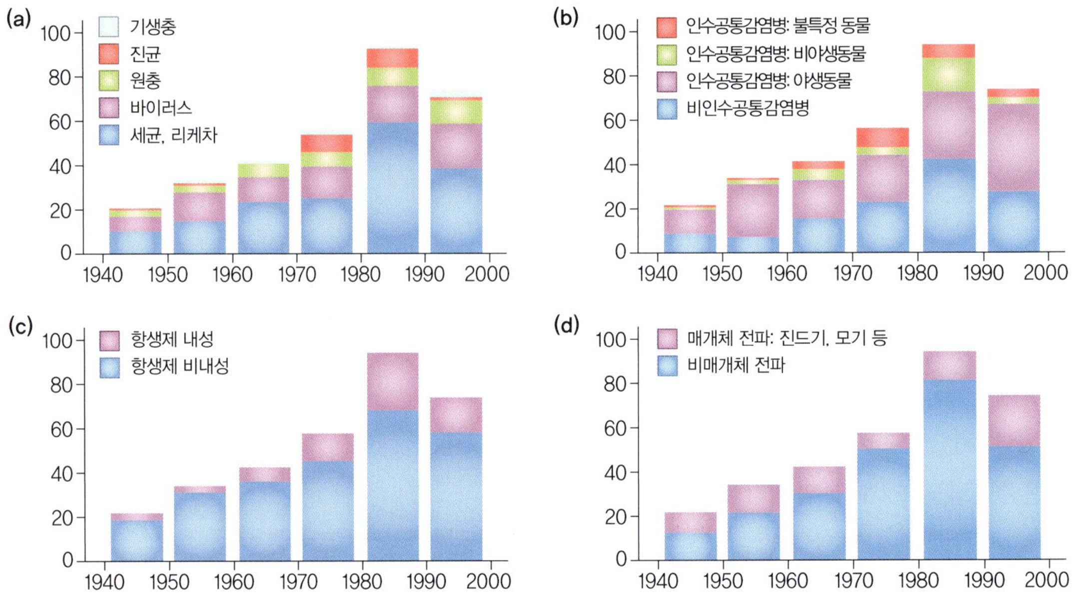


그림 15-3. **매 10년 단위로 발생한 신종출현 감염병의 변화(Adapted from Nature 451, 990-993, 2008)**

## III 최근의 신종출현감염병(Newly emerging Infectious Diseases)

병인이 알려지지 않은 오래된 질병에서 새로운 감염원의 식별은 여전히 많은 역학 연구의 기초가 된다. **지난 수십 년 동안 새로 발견된 세균과 바이러스는** HIV, 크로이츠펠트-야콥병의 새로운 변종(vCJD), 장출혈성 대장균에 의한 출혈성 요독증후군(hemorrhagic uremic syndrome, HUS), 출혈열(Hanta, Lassa, Ebola, Marburg fever), Nipah virus 뇌염, 원숭이두(monkey pox), 사람 에를리히증(human ehrlichiosis), 중증급성호흡기증후군(코로나바이러스감염, SARS), 조류인플루엔자(H5N1), 중동 호흡기증후군(Middle East Respiratory Syndrome, MERS-CoV), 제2형 중증급성호흡기증후군코로나바이러스감염증(Severe acute respiratory syndrome coronavirus 2, SARS-CoV-2)이 있다.

**이러한 감염병들은 대부분 야생동물(예: 조류 인플 루엔자바이러스, 원숭이두창바이러스, 한타바이러스, 니파 바이러스, 필로바이러스, 코로나바이러스) 또는 가축(예: vCJD)에서 기원하였다.** 사람에게서 이러한 감염의 확산을 촉진하는 요인은 야생동물과의 접촉, 동물 기원의 대량 식품 생산, 세계 화(이주(이민), 국가 간 여행, 상품 및 매개체의 무역)이다. 또한 판톤발렌틴류코시딘(Panton-Valentine leukocidin, PVL)을 발현하는 *Clostridioides difficile* ribotype 027과 *Staphylococcus aureus*와 같이 독성이 증가하거나 잘 알려진 병원체의 새로운 균주 또는 변이체가 나타났다(표 15-2).

표 15-2. 신종감염병의 분류

| 병원체 | 발견 연도 | 감염병 | 주요 집단 발생(빈도) |
|---|---|---|---|
| Hantaan virus | 1976 | 신증후출혈열(HFRS) | 1951년 한국전쟁 당시 미군 3,000건 이상, 치사율 5% |
| Puumala virus | 1980 | HFRS | 중부 및 북부 유럽(최대 3%의 혈청 유병률), 2007년 독일에서 발생 |
| Dobrava virus | 1985 | HFRS | 중부 및 남동부 유럽(독일 브란덴부르크의 제재목에서 혈청 유병률 2.4%) |
| 한타바이러스(Muerto Canyon, Sin Nombre, Louisiana 등 다양한 타입) | 1993 | 한타바이러스 폐 감염(HPS) | 만성감염 사슴쥐 개체군에게 유리한 기후조건을 통해 미국 최초 발병, 2007년까지 465건, 치사율 35% |
| Nipah virus (Hendra virus) | 1999 | 뇌염 | 1997/1998 말레이시아 도축업 종사자 265건, 치사율 40%, 돼지 감염병 전파, 인도 2001년 66건, 2001년 이후 방글라데시 발병 |
| West Nile virus | 1999 | 뇌염 | 1999년부터 미국 동해안에서 4년 만에 전국으로 확산 |
| *V. cholerae* 0139 Bengal | 1992 | 콜레라 | 인도, 방글라데시 발원, 아시아 7개국 20만 명 감염 |
| *Cyclospora cayetanensis* | 1993 | 오래 지속되는 설사 | 1996/1997년 미국에서 수입딸기 오염으로 1,465개 질병 발생 |
| PrPSc(Prion, 광우병바이러스와 동일한 것으로 추정 | 1996 | 크로이츠펠트-야콥병(vCJD)의 새로운 변종 | 1994/1995년 영국에서 첫 발병, 2008년 6월까지 영국에서 163명 사망 |
| *Ehrlichia chaffeensis*, *E. ewingii*, etc. | 1986, 1994, 1999 | 인간 단세포 생성 및 과립구 생성 에를리히증 | 여러임상사례, 2000년 독일 브란덴부르크(Brandenburg)의 제재목에서 혈청 유병률 6.2% |
| Coronavirus (SARS-CoV) | 2002 | 중증급성호흡기증후군(SARS) | 2002년 11월에서 2004년 사이에 8097건(중국, 홍콩, 대만, 싱가포르, 캐나다), 치사율 9.6% |
| Influenza virus H5N1 | 1996 중국 농상 거위, 2003년 사람에서 처음 발견, 중국 | 조류인플루엔자 | 2003년부터 2008년 6월까지 중국, 베트남, 태국, 인도네시아, 캄보디아, 아제르바이잔, 지부티, 이집트, 이라크, 터키, 라오스, 미얀마, 나이지리아, 파키스탄, 방글라데시에서 385명의 인간 사례가 확인되었으며 243명이 사망 |
| Influenza virus A H1N1 | 2009년 멕시코의 어린이 및 대부분 젊은 성인 | 신종인플루엔자 A H1N1 | 2009년 이후 멕시코에서 발생하여 이웃 국가, 북미 및 남미, 유럽, 아시아 및 아프리카로 추가 확산(2009년 6월 말까지 전 세계적으로 56,000건) |
| Coronavirus (MERS-CoV) | 2012 | 중동호흡기증후군 | MERS-Coronavirus 유행 사우디아라비아에서 최초 발견. 2014년까지 30% 사망률을 보임. 중동호흡기증후군(MERS)으로 알려짐 |
| Coronavirus (SARS-CoV-2) | 2019 | COVID-19(corona virus disease 19) | 신종 코로나바이러스 감염 증후군(COVID-19) 팬데믹 2022년 1월 20일 현재 WHO 기준으로 세계적인 치명률은 약 1.64%이다. |

## 1. 크로이츠펠트-야콥병(CreutzfeldtJakob Disease)의 새로운 변종

1995년, 영국에서 광우병(Bovine spongiform encephalopathy, BSE)이 정점에 달한 지 3년 후인 24개월 이상 된소 100만 마리당 연간 발병률이 6.636인 크로이츠펠트-야콥병의 새로운 변종으로 인한 사람의 첫 사망 영국에서 관찰되었으며, 2007년까지 다른 21개 유럽 국가에서 토착소에서 BSE 사례의 발생률이 더 낮다고 보고했다.

2004년 아일랜드에서는 백만 마리당 43,000마리 이상으로 증가했다. 1999년부터 BSE는 스위스와 포르투갈에서, 2004년부터는 스페인에서 증가하기 시작했으며 최근에는 동유럽 국가로 확산되었다. 감염원은 자가 복제 단백질인 "프리온(prion)"이다. 소의 감염원은 감염성 동물 사료이다. **사람에게 감염되는 것은 소 제품의 경구 섭취, 덜 익힌 육류 및 신경조직, 각막 이식, 경막, 오염된 수술 기구 또는 동물조직에서 추출한 뇌하수체 호르몬 치료를 통해 발생한다.** 반추동물에서 추출한 단백질을 반추동물에 공급하는 것을 법적으로 금지하고 모든 영국산 젖소 제품의 수출을 금지한 후, 2004년 이후 영국의 소에서 BSE의 유행과 사람감염의 발생이 감소하였다. 2008년 6월까지 영국에서 vCJD의 확정/예측 사례의 총 사망자 수는 163명이었다(National Creutzfeldt-Jakob Disease Surveillance Unit 2008). 다른 유럽 국가와 미국에서는 소수의 vCJD만이 보고되었다(WHO 2008).

## 2. 니파바이러스 뇌염(Nipah Virus Encephalitis)

니파바이러스 뇌염은 1997/1998년 말레이시아에서 처음 관찰되었다. 이 질병은 돼지를 통해 도축장 노동자에게 감염되었으며, **치사율은 40%**에 달했다. 감염원은 1999년에 검출되었다. 그 이후 1999년 싱가포르, 2001년 인도, 2003년 이후 방글라데시 등 아시아 국가에서 Nipah 바이러스 감염의 여러 발병이 관찰되었다(WHO 2004). **바이러스는 다양한 종의 과일박쥐(fruit bats)로부터 반복적으로 분리되었으며, 이는 자연 보균소인 것으로 보인다.**

## 3. 웨스트 나일 뇌염(West Nile Encephalitis)

웨스트 나일은 1937년 우간다에서 열성 질환을 앓는 여성에게서 처음으로 분리된 **모기 매개 플라비바이러스(flavivirus)이다.** 1950년대부터 웨스트 나일 열병의 풍토병과 감염병이 아프리카와 중동에서 보고되기 시작했다. 심한 신경학적 증상은 드물다고 생각되었으며, **최근 북아프리카의 감염병, 동유럽과 러시아에서는 4~13% 의 치사율로 수막뇌염의 유병률이 더 높은 것으로 나타났다.**

1999년에 웨스트 나일 바이러스는 미국 동부 해안에서 유행하는 뇌염의 원인으로 확인되었다. 2007년 미국에서 약 35,000건의 열성 질환과 1,200건 이상의 뇌염 또는 수막염 사례와 함께 북미에서 매년 여름 동안 감염병이 발생했다. 50세 이상의 연령은 중증 질환 발병의 주요 위험요소이다.

이 바이러스는 주로 *Culex* 모기에 의해 감염되지만 흡혈 모래파리(sandflies) 및 진드기에 의해서도 감염되며, 조류를 보유숙주로 하고 고양이, 개, 말과 같은 동물은 우발적 숙주이다. 개인 보호를 위해 모기의 개체수를 줄이고 모기에 물리지 않도록 노력 하고 있으며, 선별검사를 통해 헌혈을 통한 감염을 방지하기 위해 노력하고 있다.

## 4. 중증급성호흡기증후군(Severe Acute Respiratory Syndrome, SARS)

사스는 2002년 11월 중국 광동성에서 첫 발병하여, 2003년 7월까지 중국과 홍콩에서 7,082명(전세계 8,096명)이 발생하였으며, 치사율은 9.6%이었다. **신종 코로나바이러스(SARS-CoV)가 원인 병원체로 확인되었으며, 야자수 사향고양이와 같은 동물에 감염된 후 사람에서 사람으로 감염된다.** 일부 사례는 다른 국가로 유출되어 발병을 일으키기도 했다. 캐나다는 감염 통제가 유효하기 전에 251건으로 아시아 이외의 가장 큰 영향을 받은 국가였다. 2003년 7월까지 전 세계적으로 8,096명의 감염 사례가 보고된 후 추가 감염이 중단되었으며, 2004년에 한 건의 실험실 감염 사례 외에는 없었다. 이는 질병 통제에 대한 효율적인 국제협력을 나타낸다.

최근에는 SARS-CoV가 말굽박쥐에서 발견되었는데, 이는 이 바이러스의 자연 보균소인 것으로 보인다.

## 5. 한타바이러스(Hantavirus)

한타바이러스로 인한 콩팥증후군 출혈열(hemorrhagic fever with renal syndrome, HFRS) 사례는 매년 전 세계적으로 약 150,000~200,000건이 보고되며, 절반 이상이 중국, 러시아 및 한국, 일본, 핀란드, 스웨덴, 불가리아, 그리스, 헝가리, 프랑스, 발칸 반도에서 다수 발생한다. 원인 바이러스에 따라 사망률이 다르며, **Puumala 바이러스의 0.1%에서 Hantaan 바이러스의 5~10%까지 다양하다.**

**한타바이러스는 설치류에서 설치류로 체액과 배설물을 통해 감염되며, 때때로 사람에게 감염된다.** 다른 유형의 한타바이러스는 유럽과 동반구에서 순환하는 3가지 신종 및 재출현 감염병이며, 주로 푸말라 바이러스, 도브라바 바이러스 및 툴라 바이러스가 서로 다른 마우스종에 적응한다. 바이러스 유형에 따라 사례 **치사율은 1~50%로 다양하다.**

사람의 감염 증가의 원인은 매우 온화한 겨울로 인해 숙주 설치류 개체수가 증가했기 때문이다. 2006/2007년 봄에 따뜻한 기온이 일찍 시작되어 인구역학에 영향을 미치는 생쥐에게 유리한 영역에서 전파를 촉진하는 사람의 실외 활동이 많아졌기 때문이다. 1993년 이후, 이전에 알려지지 않은 한타바이러스 그룹(Sin Nombre, New York, Black Creek Canal, Bayou)은 미국 및 캐나다, 남미의 안데스 산맥에서 치명률이 높은(약 35%) 급성 호흡기 질환인 한타바이러스 허파증후군(hantavirus pulmonary syndrome, HPS)의 원인으로 등장하여 새롭고 중대한 공중보건 문제를 야기했다.

## 6. 필로바이러스와 라싸바이러스(Filoviruses and Lassa Virus)

Lassa Virus는 1969년 나이지리아 라싸의 한 선교병원 에서 간호사들에게 발병 당시 처음으로 발견되었지만이 질병은 이전에 1950년대에 기술되었다. 라싸바이러스는 만성적으로 감염되어 소변과 침으로 바이러스를 배출하는 서부아프리카의 일반적인 가정 주변 설치류인 다포유동물 쥐인 *Mastomys natalensis*에 의해서 발생하는 **동물지방병성**(enzootic)이다. 쥐 또는 쥐의 배설물과의 직접 또는 간접 접촉을 통한 사람 감염은 일부 서아프리카 국가에서 비교적 일반적이며, 혈청역학 및 임상연구의 추정치는 연간 수십만 건의 사례가 있음을 시사한다.

그러나 소수의 감염자만이 입원한 경우 **치사율이 5~30%인 중증출혈성감염병**으로 진행되는 것으로 보인다. 이 바이러스는 **사람과 사람의 긴밀한 접촉을 통해 감염될 수 있으며, 열악한 위생조건에서 병원내 전파가 관찰되었다.** 1967년과 1975년 발병 당시 처음 발견된 마부르크(Marburg)바이러스와 에볼라(Ebola)바이러스는 사하라 사막 이남 아프리카의 특정 국가에서 몇 차례 제한된 발병과 소수의 격리된 사례에서만 관찰되었다. 그러나 **매우 높은 치사율(25~90%)**과 자원이 부족한 환경에서 통제하기 어려운 질병의 발생과 이러한 바이러스의 불분명한 기원은 전 세계적으로 상당한 대중의 관심을 끌고 있다. **최근에 Marburg바이러스와 에볼라바이러스가 속해 있는 필로바이러스과(family filoviridae) 바이러스의 자연 보균소로 특정 종의 박쥐에서 발생한다는 증거가 발견되었다**(Towner et al. 2007). 비록 이러한 바이러스성 출혈열의 질병 부담은 낮을지라도

① 높은 치사율과 사람대 사람 감염 위험,

② 선진국으로 유입된 여러 사례,

③ 생물테러를 위한 사용에 대한 두려움 때문에 상당한 국제적 관심을 받게 되었다.

결과적으로 비풍토병 국가에서도 방역을 위한 특별 기구를 설치하여 실험실 진단 서비스와 환자 치료와 간호를 위해 사용하는 높은 수준의 격리 시설을 설치하는 데 상당한 자원이 투자하게 되었다.

## 7. *Clostridioides difficile* Ribotype 027

*C. difficile*의 고독성 균주인 Ribotype 027은 세포독소 A와 B를 모두 발현하며, 추가로 ADP-ribosyl transferase인 toxin A, toxin B의 발현을 증가시켜 중증 질환을 야기하는 CDT를 발현한다. tcdC 조절 유전자의 결실로 인해 독소 A와 B의 합성 속도는 각각 16배 및 23배 증가한다. 이 균주는 2000년 미국 피츠버그에서 처음으로 검출되었다. 그 이후로 캐나다로 퍼졌고 2003년에는 유럽에 전파되어 병원과 요양원에서 여러 차례 발병했다(Warny et al. 2005). ***C. difficile* 027 관련 대장염은 높은 사망률(10~22%)과 재발률의 증가를 보여준다.** 병원 및 기타 기관에서 발병을 억제하려면 환자 또는 집단을

격리하고 엄격한 위생 조치를 취해야 한다.

## 8. 신종 인플루엔자

**신종 인플루엔자는 인플루엔자바이러스의 일종으로 사람, 조류, 돼지 인플루엔자바이러스의 유전물질이 혼합되어 나타난 새로운 종류의 바이러스이다.** 인플루엔자바이러스는 1931년 Shope에 의해 돼지에서 처음 분리되었고, 사람 인플루엔자는 1933년 Smith, Andrews 그리고 Laidlow에 의해 처음으로 분리되었다. 신종 인플루엔자의 확산속도는 빠르지만, 대다수 환자들에서 경미한 증상만이 나타나고 계절인플루엔자와 비슷한 수준의 치명률을 보이고 있다. 대부분 전형적인 인플루엔자 유사 감염병(influenza-like illness, ILI)의 양상으로 건강한 사람의 경우 7일 이내 회복되는 것이 보통이며, 임상양상은 전형적 ILI를 포함하여 중증 폐렴, 패혈증, 다발성 장기부전에 이르기까지 다양한 증상을 나타내기도 하며, 열이 없는 경우도 있다.

**신종 인플루엔자 확진환자는 발열, 오한, 두통, 상기도 증상(기침, 인후통, 콧물, 호흡곤란), 근육통, 관절통, 피로감, 구토 혹은 설사 등의 증상을 나타낸다.** 신종 인플루엔자 환자의 경우 계절인플루엔자와는 다르게 약 25%의 환자에서 구토 또는 설사 등의 소화기 증상을 동반하는 것으로 나타난다.

## 9. 조류인플루엔자

**조류인플루엔자바이러스에 감염된 가금류(닭, 오리, 칠면조 등)와의 접촉 또는 감염된 조류의 분비물에 오염된 사물과의 접촉을 통해 발생**하며, 매우 드물게 사람 간의 전파가 보고되고 있으나 바이러스의 변이 등을 통해 사람 간의 전파가 용이해질 가능성도 있다.

**잠복기는 보통 3~10일이며, 임상증상은 발열, 기침, 근육통 등 전형적인 인플루엔자와 유사한 증상**(influenza-like illness)에서부터 안구감염, 폐렴, 급성호흡기 부전 등 중증호흡기감염병까지 다양하며, **사망률은 약 56% 정도**인 것으로 알려졌다.

비강, 인후의 검체에서 바이러스의 항원을 검출하거나 PCR을 이용하여 유전자를 검출한다. 항체검사는 발 증 후 7일 이내에 채취한 급성기 혈청과 회복기 혈청에 대한 A/H5N1형 중화시험 결과 회복기 혈청의 중화항체 가가 1 : 80 이상이면 진단적 의미가 있다.

## 10. 코로나바이러스감염증-19(COVID-19)

중증급성호흡기증후군 코로나바이러스 2(Severe acute respiratory syndrome coronavirus 2, SARS-CoV-2)는 Coronaviridae에 속하는 RNA 바이러스로 코로나바이러스감염증-19(coronavirus disease 2019, COVID-19)의 세계적 대유행(pandemic)의 원인이 되는 코로나바이러스의 변종바이러스이다(그림 15-4). 2019년 12월 31일 세계보건기구(WHO)는 중국 후베이성 우한에서 원인을 알 수 없는 바이러스성 폐렴 집단 사례에 대한 보고를 받고 2020년 1월 초에 조사가 시작되었으며, 1월 30일 19개국에서

7,818명의 확진 사례가 있어 WHO는 이 질병을 **국제적 우려의 공중보건 비상사태**(Public Health Emergency of International Concern, PHEIC)로 선언하였다. **SARS-CoV-2는 Coronaviridae에 속하는 RNA 바이러스로 현재까지는 비말(침방울), 접촉을 통한 전파**로 알려졌으며, 기침이나 재채기를 할 때 비말을 통한 전파와 코로나19 바이러스에 오염된 물건을 만진 뒤 눈, 코, 입을 만짐으로써 감염되며, **잠복기는 1~14일(평균 4~7일) 정도** 되는 것으로 알려졌다. 검체에서 바이러스가 분리되고 특이 유전자가 검출된 진단을 위한 검사기준에 따라 감염병 병원체 감염이 확인된 사람을 환자로 정의한다(그림 15-5).

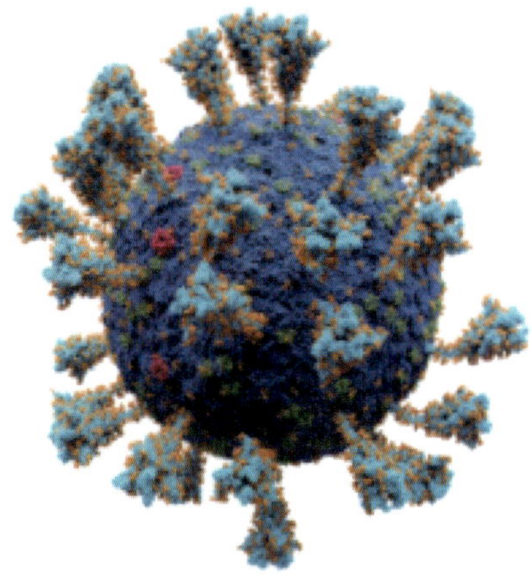

**그림 15-4. 코로나바이러스의 외부 구조 모형**
바이러스 외부에 불규칙한 돌기를 스파이크라고 하며, 그 형태가 왕관(태양의 코로나)을 닮아 코로나바이러스라는 이름을 붙이게 되었다. 군청색-바이러스 외피, 파란색-당 단백스파이크, 빨간색-E 단백질, 녹색-M 단백질, 오렌지색-포도당
출처: https://commons.wikimedia.org/wiki/File:Coronavirus._SARS-CoV-2.png

2021년 12월 전 세계 인구에 확산되고 있는 SARS-CoV-2의 5가지 지배적 변이종은 런던과 켄트에서 처음 발견된 알파변이(이전에 영국 변이라고 불림), 베타변이(이전에 남아프리카 변이라고 불림), 감마변이(이전에 브라질변이라고 불림), 델타변이(이전에 인도 변이라고 불림) 및 Omicron 변이는 남아공 등 아프리카 남부 지역에서 확산되어 전 세계적으로 확산되고 있다. 2022년 1월 20일 현재 WHO 기준으로 **세계적인 치명률은 약 1.64%**이며, 국가별, 연령별

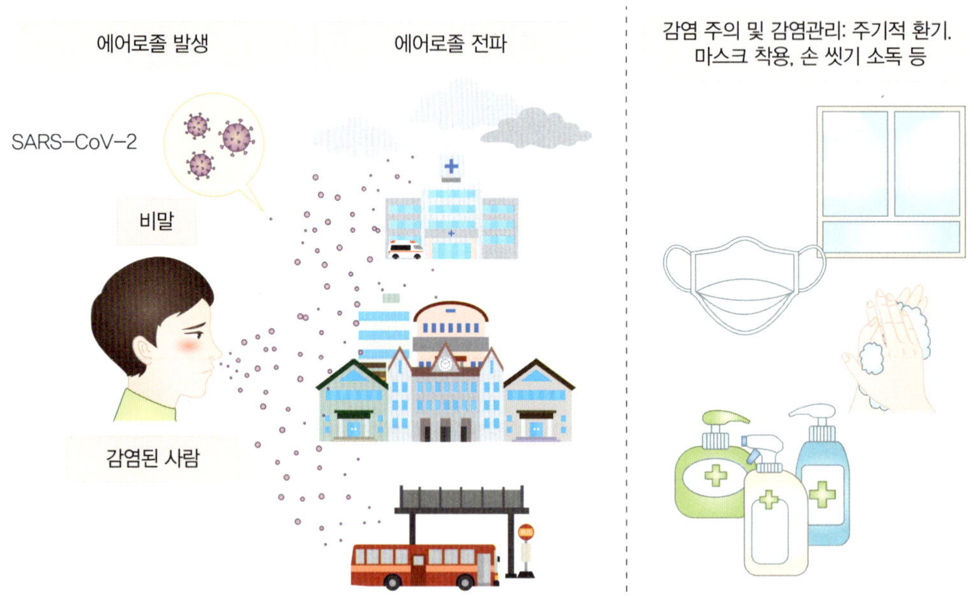


그림 15-5. 감염된 사람에 의한 더 큰 비말 및 에어로졸 입자 생성으로 인해 전파된다.

치명률 수준은 지역에 따라 매우 다른 것으로 알려졌다.

감염에 취약한 대상은 주로 고령자, 면역기능이 저하된 환자, 기저질환을 가진 환자가 주로 중증과 사망을 초래하는 것으로 알려 졌다.

## 11. 중동호흡기증후군(MERS)

중동호흡기증후군 코로나바이러스(Middle East respiratory syndrome coronavirus, MERS-CoV)는 2012년 9월 이집트의 바이러스학자 알리 모하메드 자키(Ali Mohamed Zaki) 박사에 의해 발견되었다. 그는 사우디아라비아 지다에서 최초로 급성폐렴 및 급성신부전 증상을 보이는 60세 남성의 허파에서 이전까지 알려지지 않았던 의문의 코로나바이러스를 분리하여 이 신종 코로나바이러스를 국제 감염병 기구 소식지인 프로메드메일(ProMED-mail)에 보고하였다. 초기 보고에서는 이 바이러스를 급성중증호흡증후군(SARS)과 유사하다는 이유로 '사우디아라비아의 SARS 유사 바이러스'라고 불렀다.

MERS-CoV는 SARS와 유사한 여섯 번째 새로운 코로나바이러스이지만 SARS 및 보통 감기 코로나바이러스와는 증상이 뚜렷이 다르며, **주된 임상증상으로 콩팥부전과 중증 급성폐렴을 동반하여 치명적 결과를 초래할 수 있다. 최초 감염자는 1주일간 발열, 기침, 가래, 가쁜 숨을 쉬는 증상을 보이며, 잠복기는 약 12일로 추정된다. WHO의 추정 치명률은 34.3% 정도이다.**

# IV 재출현감염병(Reemerging Infectious Diseases)

**최근 수십 년 동안, 널리 알려진 다양한 감염병이 공중보건 관련성과 함께 지역적 또는 전 세계적으로 재출현되었다**(표 15-3). 전 세계적으로 결핵은 아마도 가장 대표적인 재출현감염병일 것이다. 개발도상국에서 결핵 감염은 여전히 매우 높으며, HIV 대유행의 여파로 현성 감염병이 발병하는 비율이 극적으로 증가하였으며, 전 세계적으로 결핵은 AIDS 환자에게 가장 흔한 기회감염이다. 일부 감염병의 재출현은 개발도상국의 교외 슬럼가와 난민 수용소에서 볼 수 있는 기본적인 기반 시설의 부족 또는 붕괴 및 전쟁의 결과, 시민 사회의 붕괴 또는 자연의 파괴 및 사람에 의해 만들어진 재난과 밀접한 관련이 있다. 콜레라는 이러한 조건에서 재출현감염병과 감염병 확산 모두에 강력한 예이다. **재출현감염병의 또 다른 중요한 그룹은 말라리아, 뎅기열, 결핵, 콜레라, 백일해, 임질, 폐렴알균성 폐렴, 황열과 같은 다양한 매개체 감염에 의해 유발된다.** 또한 다양한 아르보바이러스(절지동물 매개 바이러스) 감염병은 말라리아 이외의 **일부 원생동물 감염병인 리슈만편모충증, 아프리카 트리파노소마증 등이 있다. 여러 매개체 매개 질병의 출현의 이유는 기후적 요인(예: 지구 온난화, 강우), 통제 부족 또는 실패, 농장의 확장 및 사람 행동의 변화(예: 야외활동)에 이르기까지 다양하다.** 이러한 요인들은 감염병 각각에 대해 매우 특이적이며, 병원체와 매개체 및 보균소의 특정 생태계에 크게 의존한다.

표 15-3. 재출현 감염병의 세계적 대유행에 대한 간략한 사례

| 감염병 | 역학적 특성 |
|---|---|
| 결핵, 말라리아, 콜레라, 뎅기열 | 호흡기계, 위장관계, 절지동물 매개 감염병 참조 |
| 황열 | 아프리카와 남미에서 발생한 수많은 발병. 2008년 브라질 남부, 아르헨티나, 파라과이에서 새로운 발병 사례 아마존 지역에서 금광 노동자 단일 사례; 2007~2008년 브라질 남부, 파라과이, 아르헨티나에서 새로운 발병; 선진국(독일, 미국 등)의 단일 유입 사례 |
| 일본 뇌염 | 동남아시아의 농촌 지역에서 증가하여 서쪽으로 확산(인도 북부, 네팔, 스리랑카의 감염병); 1995년 이후 토레스 제도(호주)의 일부 사례 |
| 콩고출혈열 | 2001년 작은 진드기 매개 또는 사람 간 전파 감염병(코소보, 알바니아, 이란, 파키스탄, 남아프리카공화국), 2002년 이후 터키에서 소규모 발병, 2006년에 438건(27명 사망)이 보고됨 |
| 수막알균성 수막염 | 1996년 이후 서아프리카에서 범세계유행성; 여러 유럽 국가에서 유입 및 접촉 감염과 함께 메카 2000 및 2001 순례자에서 혈청 그룹 W135의 감염병 |
| 페스트 | 1990년대 인도, 탄자니아, 마다가스카르에서 여러 감염병(알려진 인수공통감염병에서 유래, 증가된 쥐 개체수 및 빈민가 및 열악한 위생으로 인해 촉진됨) |
| Rift 계곡열 | 북아프리카와 사하라 사막 이남 아프리카의 사람과 생산적인 가축의 감염병; 1997~1998년, 케냐와 소말리아에서 발병(폭우, 엘니뇨); 2000년 사우디아라비아와 예멘에서 아프리카 이외의 지역에서 처음 발생; 2006~2007년, 케냐와 탄자니아에서 발병 |
| 로스리버열 수면병 | 호주 및 오세아니아주로 확산, 일부 감염병 정치적 불안정, 사망률이 높은 지역에서 재출현(앙골라, 콩고, 남수단) |
| 내장 리슈만편모충증 | 수단 남부, 인도 북동부, 중국 서부에서 증가하는 수; 주로 남서부 유럽(i.v. 마약 사용자)과 브라질 북동부에서 HIV 감염자의 기회 감염으로 발생 증가 |
| 공수병 | 인도, 네팔, 중국(개 농장에서 발병) |
| 콜레라 | 탄자니아, 잔지바르 |
| 치쿤구니야열 | 2007~2008년에 인도 스리랑카로 추가 확산된 라 레위니옹 및 기타 인도양 섬에서 대규모 발병, 2007년 이탈리아에서 자생적 발병 |

## 1. 콜레라

대변으로 오염된 물과 음식에 의해 감염되는 급성설사감염병인 콜레라는 19세기에 갠지스(Ganges)강과 브라마푸트라(Brahmaputra) 삼각주에서 수세기 동안 풍토병이었으며, 다른 세계로 퍼지기 시작하였다. **1817년 이후로 *Vibrio cholerae*의 고전적 생물형(classical biotype)으로 인한 6건의 감염병이 기록**되어 유럽, 아프리카 및 아메리카 전역에서 수백만 명이 사망했다. 이를 계기로 위생 개선과 안전한 물공급을 위한 주요 원동력이 되었다.

**일곱 번째 대유행은 1906년 시나이반도의 El Tor 검역소에서 순례자들로부터 처음으로 분리된 El Tor** 생물형에 의해 발생했다. 1961년 남아시아에서 시작되어 1971년 아프리카에 도달하여 여전히 진행중이다. 100년이 넘는 기간 동안 콜레라는 1991년 아메리카 대륙으로 퍼졌고, 페루를 시작으로 수많은

라틴아메리카 국가를 강타한 대규모 감염병이 6년 이내에 보고된 140만 건의 사례와 10,000명 이상의 사망자를 기록했다. *V. cholerae* 의 139개 혈청군 중에서 O1과 O139만이 감염병을 일으킬 수 있다. 1992년 방글라데시에서 처음 확인된 혈청군 O139는 O1과 동일한 독성 인자를 갖고 유사한 임상 양상을 나타낸다. 현재 O139의 존재는 동남아와 동아시아에서만 감지되고 있지만 *V. cholerae* O139가 다른 지역으로 확산될지는 아직 미지수다. 2005년 이후, **콜레라의 재출현은 비위생적인 환경에서 생활하는 취약한 인구의 계속 증가하는 규모와 병행하여 주목되었다. 콜레라는 여전히 공중보건에 대한 세계적인 위협이자 사회 발전의 주요 지표 중 하나이다.** 이 질병은 최소한의 위생기준이 충족되는 국가에서는 더 이상 문제가 되지 않지만, 거의 모든 개발도상국에서 여전히 위협이 되고 있다. 2006년에 WHO에 보고된 콜레라 사례의 수는 급격히 증가하여 1990년대 후반 수준에 도달했다. 52개국에서 총 236,896명의 환자가 보고되었으며, 사망자는 6,311명으로 2005년 보고된 사례 수에 비해 전체적으로 79% 증가했다. 이러한 증가된 사례 수는 사례가 빌생한 국가에서 빌생한 여러 주요 빌병의 결과이다. 수단과 앙골라와 같은 나라에서는 몇 년 동안 보고되지 않았으며, 보고된 사례는 10% 미만인 아주 작은 비율에 불과한 것으로 추정된다. 따라서 콜레라에 대한 진정한 평가는 크게 과소평가되고 있다. 일반적으로 열악한 환경에서 안전한 물과 충분한 위생시설의 부재 또는 부족이 질병 확산의 주요 원인이 된다.

일반적인 위험 지역에는 기본 기반 시설을 이용할 수 없는 교외 슬럼가와 깨끗한 물과 위생에 대한 최소 요구 사항이 충족되지 않는 난민을 위한 캠프의 대규모 인구 이동과 같은 재난의 결과는 감염의 위험을 증가시킬 것이다.

## V 절지동물 매개 재출현 감염병

### 1. 치쿤구니야 열(Chikungunya Fever)

**알파바이러스(alphavirus) 그룹에 속하는 아르보바이러스(절지동물매개바이러스)인 치쿤구니야 바이러스는 다양한 모기에 의해 감염**된다. 이 바이러스는 1952년 탄자니아에서 처음 분리되었으며, 그 이후로 사하라 사막 이남의 아프리카와 아시아 일부 지역에서 공중보건에 미치는 영향이 낮은 소규모 감염병을 일으켰다. 2005년에 기록된 가장 큰 감염병은 동아프리카에서 시작되어 레위니옹(Réunion)과 인도양의 다른 일부 섬으로 퍼진 다음 아시아로 더 퍼졌다. 지금까지 인도에서만 150만 명이 넘는 사례가 발생했다. 이 감염병의 특징은 고열과 쇠약하게 하는 다발성관절염이며, 주로 일부 환자에서 수개월 동안 지속될 수 있는 작은 관절이다. 처음으로 감염병 균주의 특정 돌연변이로 인한 심각하고 치명적인 사례가 관찰되었다.

아시아 호랑이 모기 *Aedes albopictus*는 대도시에서 높은 감염률을 유발하고 공중보건에 높은 영향을 미치는 감염병으로 이어지는 최근 감염병에서 매우 효과적인 매개체임이 입증되었다. 이 동남아 모기 종은 1990년부터 *Aedes albopictus*의 유충으로 오염된 물이 고여 있는 폐타이어와 오염된 식물을 운송하여 다른 대륙으로 운송되었다. *Aedes albopictus*는 이탈리아와 남유럽의 다른 지역에 성공적으로 확산되었다. 2007년 8월 이탈리아 북부에서 치쿤구니야 열병이 발생하여 200명 이상의 확진자가 발생했다. 사례는 감염병에 걸린 인도의 방문자가 한 마을의 친척을 방문하는 동안에 계절적 동시성의 결과로 그 기간 동안 모기 개체수의 증가에 의해 추가 전파가 촉진되었다.

## 2. 로스 리버 열(Ross River Fever)

**로스 리버 바이러스(RRV)는 발열 및/또는 발진이 있거나 없는 급성 감염병을 유발**하는 알파바이러스 그룹의 또 다른 아르보바이러스이다. **대부분의 환자는 주로 손목, 무릎, 발목 및 사지의 작은 관절에 영향을 미치는 관절염 또는 관절통(감염성 다발성 관절염)을 경험한다.**

환자의 약 1/4은 1년까지 지속되는 류마티스 증상을 가지고 있다. 이 질병은 수개월 동안 일을 할 수 없게 하거나 불가능하게 할 수 있다. 매년 평균 거의 5,000건의 보고 사례가 있는 호주에서 가장 흔한 아르보바이러스 감염병이다. RRV는 다양한 모기 종에 의해 감염되며 캥거루, 왈라비, 박쥐 및 설치류를 포함하는 1차 모기-포유 동물 주기로 순환한다. 사람-모기 순환은 호주와 오세아니아 일부 지역에서 여름철에 불규칙적으로 발생하는 폭발적인 발병에서 나타날 수 있다. 폭우와 증가하는 여행 및 야외 활동은 RRV 감염병의 출현에 기여하는 중요한 요인으로 간주된다.

## 3. 일본뇌염(Japanese Encephalitis)

플라비바이러스(flavivirus)속에 포함된 일본뇌염바이러스는 **특정 *Culex* 모기에 의해 감염되며,** 매년 30,000~50,000건의 임상 사례가 보고되는 **아시아에서 바이러스성 뇌염의 주요 병원체이다.**

동쪽으로는 서태평양의 섬들에서 서쪽으로는 파키스탄 국경까지, 북쪽으로는 한국에서 남쪽으로는 파푸아뉴기니까지 발생한다. 50~200건의 감염 중 1건만이 뇌염으로 이어지지만, **치사율이 5~30%이고 신경학적 후유증의 발생률이 높은 경우가 많다.**

효과적인 백신이 있음에도 불구하고 일본뇌염은 대규모 감염병을 유발하고 최근 수십 년 동안 새로운 지역으로 퍼졌다(예: 인도, 스리랑카, 파키스탄, 토레스해협 섬 및 호주 북부의 분리된 사례). 일본뇌염은 홍수가 난 논이 물새와 다른 새들을 자연보균소로 끌어들이고 사람에게 바이러스를 감염시키는 *Culex tritaeniorhynchus*와 같은 모기의 풍부한 번식지를 제공하는 지역에서 발생한다. **돼지는 중요한 증폭 숙주 역할을 하기 때문에 일본뇌염모기의 분포는 돼지 사육과 결합된 관개시설과 매우 밀접하게 관련되어 있다.** 돼지의 중요한 역할 때문에 이슬람 국가에서 일본뇌염의 존재는 낮다.

## 4. 크림-콩고 출혈열(Crimean-Congo Hemorrhagic Fever, CCHF)

**크림-콩고 출혈열 바이러스는 급성 열성 감염병을 유발하는 부냐바이러스(bunyavirus)로 광범위한 간염을 동반하여 경우에 따라 황달을 유발한다.** 환자의 약 4분의 1이 심각한 출혈을 보이며, **입원 환자의 치사율은 7.5~50%로 보고되었다.** CCHF는 아시아, 유럽 및 북아프리카에서 흔히 볼 수 있는 딱딱한 진드기의 일종인 Hyalomma 진드기에 의해 조류를 포함한 다양한 가축 및 야생동물에게 감염된다. 사람 감염은 진드기에 물리거나 감염된 진드기를 손으로 죽이거나 바이러스 혈증을 일으키는 감염된 동물의 혈액이나 조직과의 접촉에 의해 감염된다. 또한 병원 내 전파가 가능하며 일반적으로 광범위한 혈액 노출 또는 바늘 찔림과 관련이 있다. 아프리카, 아시아, 유럽 남동부 및 중동의 30개 이상의 국가에서 사례가 보고되었다.

최근 몇 년 동안 러시아, 남아프리카, 코소보, 그리스와 같은 여러 국가에서 진드기 시즌에 사례 수가 증가하는 것으로 관찰되었다. 2002년 이전에 사람 CCHF 사례가 관찰되지 않았던 터키에서는 2002년과 2008년 6월 사이에 133명의 사망을 포함하여 총 2,508건의 확인 사례가 보고되었다. **CCHF의 출현은 기후적 특징(온도, 습도 등), 매개체 개체군, 지리적 조건, 식물군, 야생 동물 및 축산 부문의 변화 등과 연관되어 있다.**

## 5. Rift Valley Fever (RVF)

**RVF는 사하라 사막 이남 아프리카의 많은 지역에서 발생하는 모기 매개 부냐바이러스(bunyavirus) 감염병이다.** 주로 양, 소, 염소를 감염시키고 Aedes 모기의 난소에서 서식하는 바이러스에 감염된 모기 알은 물웅덩이에서 휴면상태로 남아 있다가 폭우 후에 부화하여 **모기-가축-모기의 순환 감염을 시작하여 대규모 감염병을 유발**하는 것으로 알려졌다.

가축의 혈액 및 양수에 대한 직접 및 에어로졸 노출을 통해서도 사람에게 전파될 수 있다. 대부분의 사람 감염은 합병증이 없는 열성 질환으로 나타나지만 심각한 출혈성 질환, 뇌염 또는 망막 혈관염이 발생할 수 있다. 1977년에 RVF는 감염된 낙타에 의해 이집트로 옮겨져 수십만 명의 사람이 감염되는 주요 감염병을 일으켰다. RVF의 도입은 아시아 및 아메리카의 일부와 같은 잠재적으로 수용 가능한 다른 지역에 위험이 될 수 있다고 제안되었다.

**1997년 엘니뇨현상으로 동아프리카에서 발생한 홍수는 이후 대규모 감염병을 일으키고 아라비아 반도로 확산되었다.** 가장 최근의 감염병은 2006년과 2007년에 케냐, 소말리아, 수단에 폭우가 내린 후 발생하여 수백 명이 사망했다. 모기 방제 외에도 감염병은 가축의 예방 접종으로 예방하는 것이 가장 좋은 방법으로 추천된다.

## 6. 리슈마니아증(Leishmaniasis)

Sandfly에 의해 감염되는 원생동물인 리슈마니아에 의해 발생하는 리슈마니아증은 지난 10년 동안 기록된 사례 수가 급격히 증가했으며, 새로운 풍토병 지역으로 퍼졌다. 현재 전 세계적으로 88개국에서 약 1,200만 건의 사례가 발생했다. 아프가니스탄, 브라질, 볼리비아, 이란, 페루, 사우디아라비아 및 시리아에서 발생하는 사례의 90%와 함께 치명적이지는 않지만 쇠약해지는 질병인 피부 및 점막 피부 리슈만편모충증의 새로운 사례가 약 150만 건이 있다. 치료하지 않을 경우 **사망률이 높은 질병인 내장 리슈만편모충증**(visceral leishmaniasis, VL)의 발병률은 연간 약 500,000명으로 추산된다. 현재 상황은 **새로운 약물 내성과 VL/HIV의 동시 감염의 치명적인 시너지 효과**로 인해 더욱 악화되고 있다. **일반적으로 인구의 가장 가난한 지역에 영향을 미치며, 최근 방글라데시, 브라질, 인도, 네팔 및 수단에서 발생했다.** 수년 동안 리슈만편모충증이 공중보건에 미치는 영향은 과소평가되었으며, 사회경제적 진보를 심각하게 방해하고 수많은 개발 프로그램의 시행을 상당히 지연시켰다. **리슈만편모충증의 확산은 삼림 벌채, 댐 건설, 새로운 관개시설 계획, 기후 변화와 같은 매개체를 선호하는 요인과 관련이 있을 뿐만 아니라 도시화, 면역이 없는 사람들의 풍토병 지역으로의 이주, 빈곤, 영양실조 및 공중보건의 붕괴와도 관련**이 있다.

## VI 항미생물제 내성 미생물의 출현

**역학적 관련성이 있는 항균제 내성은 많은 감염병의 치료에서 주요 문제로 등장했다**(표 15-4). 항균제 내성은 더 이상 세균 감염의 화학요법에 주로 영향을 미치는 문제가 아니다. **내성은 기생충 및 진균 감염병에서 점점 더 중요해지고 항바이러스 화학요법의 짧은 역사에도 불구하고 이미 HIV 감염 및 기타 바이러스 질병의 치료에서 중요한 역할을 하고 있다.**

내성은 또한 일부 신종 감염의 문제이며, 치료와 관리를 더욱 복잡하게 만들 것이다. 세균의 내성은 병원감염, 특히 ICU 및 외과 병동에서 일반적인 현상이 되었다. 현재 대부분의 병원에서 가장 큰 문제는 메티실린에 대한 *S. aureus*의 내성(MRSA)이다. 그러나 내성의 일반적인 문제는 장알균, 다양한 그람음성 장내세균 및 슈도모나스 종과 같은 다른 주요 세균으로 확장되고 있다. 내성은 표준 항생제인 페니실린, 세팔로스포린, 아미노글리코사이드, 마크로라이드 또는 퀴놀론 뿐만 아니라 카바페넴, 글리코펩타이드 및 최신 퀴놀론을 포함한 2차 항생제에도 발생했다. 그러나 상당한 지리적 편차가 있는데, 2006년에 국가 감시시스템 네트워크인 유럽 항미생물내성 감시시스템(European Antimicrobial Resistance Surveillance System, EARSS)에 따르면 장알균 중 반코마이신 내성 비율은 아이슬란드, 노르웨이, 루마니아, 불가리아, 덴마크 및 헝가리에서 전무한 것으로부터 그리스의 경우 *Enterococcus faecium* 균주의 42%까지 다양하다.

표 15-4. 항생제 및 화학요법제에 대한 병원체의 중요한 내성

| 병원체/감염병 | 내성 병원체의 특성과 빈도 |
|---|---|
| *Staphylococcus* | Penicillin, methicillin, glycopeptides |
| *Enterococcus* | Glycopeptides, 다제내성 |
| 장내세균<br>(*E. coli*, *Klebsiella*, *Enterobacter* 등) | 광범위 항생제 penicillins, cephalosporins (ESBL)[a], quinolones, 마지막 선택 항생제에 대한 다제 내성 |
| *Pseudomonas* spp. | 다양한 항생제에 내성 |
| *Salmonella* Typhi | 태국, 라오스, 베트남의 최후 선택 항생제, 클로람페니콜, 암피실린, 코트리목사졸, 퀴놀론, 다내성 등 수많은 항생제 |
| *Shigella* | Ampicillin, tetracycline, cotrimoxazole, quinolones |
| *Campylobacter* | Quinolones |
| 폐렴알균 | Penicillin, cephalosporins, macrolides |
| 수막알균 | Penicillins |
| 임질균 | Penicillins, tetracycline, quinolones |
| *Helicobacter pylori* | Nitroimidazoles |
| 콜레라 | Tetracycline, cotrimoxazole, quinolones (아직은 드묾) |
| 미코박테리아 | INH, 리팜피신, 기타 항진균제, 다제내성 및 극도의 내성 |
| *Mycobacterium leprae* | Dapsone |
| 플라스디움(말라리아) | Chloroquine, sulfa/pyrimethamine, mefloquine, quinine, atovaquone, multiresistance |
| 리슈마니아 | Antimony drugs (수단과 인도 지역) |
| 트리파노조마 | Pentamidine, suramin, melarsoprol (동아프리카) |
| 주혈흡충 | Praziquantel (Senegal, Egypt) |
| 진균 | Azol derivates, flucytosine, amphotericin B (아직은 드묾) |
| HIV(Human immunodeficiency virus) | 모든 항바이러스제 |
| HSV(Herpes simplex virus) | Acyclovir |
| CMV(Cytomegalovirus) | Ganciclovir 등 |
| HBV(Hepatitis B virus) | Lamivudine, adefovir, 백신회피 돌연변이주 |

[a]Extended-spectrum beta-lactamases

1995년부터 2002년까지 미국 병원에서 수행된 감시 연구에 따르면 병원 내 혈류 감염의 9%가 장알균에 의해 유발되었으며 *E. faecalis* 균주의 2%와 *E. faecium* 균주의 60%가 반코마이신에 내성인 것으로 나타났다.

*E. coli* 및 기타 그람 음성 장내세균의 항균제 내성 비율과 스펙트럼은 병원마다 상당히 다를 수 있다. *Klebsiella, Enterobacter* 및 *Pseudomonas* 종과 같은 병원감염의 일부 중요한 병원체에서 거의 모든 사용 가능한 항균제에 대한 내성이 관찰되었다. 이것은 효과적인 초기 화학 요법의 선택을 상당히 복잡

하게 할 수 있다. 따라서 각 병원은 적어도 **포도알균, 장알균, 그람음성 장내세균, 슈도모나스 등 병원 내 감염을 일으키는 가장 중요한 세균에 대해 내성의 역학 상황을 정기적으로 모니터링해야 한다.** 지역사회 감염에서도 내성 문제가 상당히 증가했다. 현재 **미국에서 분리된 폐렴균의 약 15%는 페니실린에 내성이 있고 20%는 중간 내성을 보인다.** 내성률은 전통적으로 항생제 사용이 보수적인 국가(예: 네덜란드, 독일)에서 더 낮고 사용이 보다 자유로운 국가(예: 프랑스)에서 더 높다. 홍콩과 한국에서는 내성률이 80%에 육박한다. 또한 미국에서 분리된 모든 폐렴균의 약 4분의 1이 마크로라이드에 내성이 있다.

이 비율은 페니실린에 대한 내성이 높은 균주에서 훨씬 더 높으며, 세팔로스포린과 같은 다른 항생제에 대한 다제내성이 점점 더 많아지고 있다. 페니실린에 대한 감수성이 감소된 수막알균의 유병률이 증가하고 있으며, 일부 국가(예: 스페인, 영국)에서 높은 수준의 내성이 보고되었다. 고용량 페니실린이 중간 내성 균주 감염 치료에 효과적이지만 대부분의 국내 및 국제 지침에서는 세프트리악손(ceftriaxone)과 같은 광범위한 세팔로스포린을 1차 약제로 권장한다. 그러나 대부분의 개발도상국에서는 페니실린과 클로람페니콜은 유일하게 저렴한 약물이다. 최근 몇 년 동안 다형핵백혈구(PMNs), 대식세포, 단핵구를 용해하는 독소(Panton-Valentine leukocidin)를 생성하는 메티실린에 내성을 가지는 지역사회 획득 *S. aureus*의 특정 균주(community-acquired *S. aureus* with resistance to methicillin, cMRSA)가 관찰되었으며, 이는 지역사회 획득 사례 및 피부 또는 점막을 침범한 괴사성 병변이 발생하고 일부 환자의 경우 사망률이 높은 괴사성 출혈성 폐렴을 일으킨다.

### (1) 내성의 발달은 주로 두 가지 요인에 의해 결정된다.

① 특정 병원체의 유전적 잠재력, 즉 플라스미드, 트랜스포존 또는 박테리오파지와 같은 이동 요소, 내성을 암호화하는 유전자 및 돌연변이율

② 항균약물의 치료적 또는 준치료적 적용으로 인한 선택의 압력

### (2) 병원에서 항균제 선택적 압력의 원인은 아래와 같다.

① 병원 환경에 고도로 적응된 미생물 균주(예: 환자의 빠른 집락화, 소독제 내성)

② 고령, 복합 상병, 면역억제, 수술시간의 지연 및 침습적 시술로 인해 감염에 매우 취약한 환자 비율의 증가

③ 광범위한 항생제 또는 항균 약물의 병용요법의 빈번한 사용 등

내성 세균의 또 다른 근원은 대량 동물 생산 및 성장 촉진제(예: 글리코펩티드 아보파르신, 스트렙토그라민 버지니아마이신) 또는 치료 또는 감염 예방의 대량 치료로 항균제를 사용하는 것에서 확인되었다. 항생제의 부적절한 사용은 지역사회 획득 감염의 내성 발달에 책임있는 중요한 요소이기도 하다.

그 예로는 제한된 범위의 항생제만 사용할 수 있고, 약물 부족으로 인해 종종 과소 투여되거나 너무 짧은 치료로 이어지며, 항생제의 통제되지 않은 판매 및 사용이 일반적인 개발도상국에서 빈번하게 발생한다. 그 결과 **동남아에서는 임균에 대한 내성이 매우 흔하고 표준 항생제에 대한 *Salmonella* Typhi, *Shigella, Campylobacter*에 대한 내성이 흔하다.** 여전히 효과적인 2차 항생제 중 일부는 비경구적으로 투여해야 하거나 너무 비싸기 때문에 구할 수 없는 실정이다.

순응 부족 및/또는 약물 사용 불가능으로 인한 불충분한 화학요법의 결과의 전형적인 예는 결핵의 다제 내성 및 극도의 내성의 놀라운 증가이다. 말라리아, 리슈 마니아증 또는 아프리카 트리파노소마증과 같은 기생충 질환에서도 문제가 된다. **열대열말라리아(*Plasmodium falciparum*)은 광범위한 규모로 사용되자마자 모든 주요 항말라리아 약물에 대한 내성을 나타낸다.** 내성은 많은 풍토병 지역에서 관찰되는 말라리아 관련 이환율 및 사망률 증가에 크게 기여했다. 태국-캄보디아 국경에서 *P. falciparum* 말라리아에 대한 새로운 아르테미시닌 조합 치료의 실패에 대한 최근 보고서는 현재 가장 유망한 계열의 약물에 대한 내성 발달에 대한 두려움을 뒷받침한다.

**항바이러스제에 대한 내성은 항바이러스 화학요법 초기부터 거의 발달했다. HIV 감염 치료에서 다양한 작용 기전을 가진 여러 약물의 조합으로 내성 발병 위험이 크게 감소했다.**

그러나 HIV의 치료를 위한 약물 내성은 **고활성 항레트로바이러스 요법**(highly active antiretroviral therapy, HAART)의 아킬레스건으로 남아 있으며, HAART를 개발도상국으로 확대할 상당한 위험에 처할 수 있다. 오늘날 우리는 항균 약물을 개발함에 따라 미생물이 반격 전략을 개발할 것임을 인식해야 한다. 항생제 내성은 모든 종류의 병원체 중에서 놀라운 속도로 발생한다.

부유한 국가에서도 불과 몇 년 전만 해도 쉽게 치료할 수 있었던 감염관리에 있어 실제 임상 문제를 야기한다. 패혈증, 병원감염 및 열대열말라리아와 같은 생명을 위협하는 감염에서는 초기 화학요법이 효과적이지 않을수 있는 상당한 위험이 있다. 또한 부적절한 치료로 인한 지연은 다른 사람에게 전파되는 데 유리하고 내성 병원체(예: 다제내성 결핵)의 확산을 지원할 수 있다. 마지막으로, 감시 및 통제, 값비싼 2차 약제 또는 항균제의 조합을 사용해야 하는 필요성이 막대한 비용 요소이다. 개발도상국의 경우 이는 내성 약제로 인한 감염의 치료및 통제에 있어 주요 제한 사항이다. 따라서 여러 면에서 새로운 내성은 감염병의 출현에 기여하고 있다.

# VII 신종감염병의 새로운 진단법 개발

## 1. 헬리코박터 파일로리 관련 질병

**1983년 헬리코박터 파일로리(*Helicobacter pylori*)가 발견된 이후, 이 감염은 위염 사례의 90%에서 원인 병원체로 확인되었다.** 십이지장 궤양의 위험은 헬리코박터 관련 위염 환자에서 4~25배 증가하였다. **WHO에서는 *H. pylori*가 장기간 감염 시 위암과 점막관련 림프조직**(mucosa-associated lymphoid tissue, MALT) **림프종의 위험을 증가시킬 가능성이 있기 때문에 1차 발암물질로 선언**했다.

*H. pylori*의 유병률이 높은 지역에서 위암의 빈도가 낮은 지역에 비해 상당히 높다. *H. pylori*의 동정은 대부분의 관련 질병의 치료를 용이하게 한다.

그러나 관련 질병에 대한 가장 중요한 역학적 영향은 젊은 연령 집단에서 *H. pylori* 유병률이 크게 감소하는 것은 산업화된 국가의 위생수준이 높아졌기 때문이다. *H. pylori*의 감염은 주로 어린 시절에 발생하며, **서구 선진국에서는 전체 유병률이 약 30%로 코호트 효과로 인해 노년층에서 더 높으며 이는 사회경제적 지위가 낮을수록 증가한다.** 위생 수준이 낮은 국가에서 유병률은 젊은 연령층에서 여전히 높으며 개발도상국에서는 90%에 이른다. 선진국에서 저개발 지역의 이주민 하위집단은 비이주 인구에 비해 훨씬 더 높은 유병률을 보인다.

## 2. 라임병, 진드기 매개 뇌염

20세기 초부터 특징적인 확장성 피부병변이 특징인 라임병은 이전에 진드기에 물린 것과 관련된 **유주성 홍반**(erythema migrans, EM) 및 관절염이 알려졌다. 보존된 진드기에 대한 분자생물학적 연구에 따르면 진드기는 수십 년 동안 *Borrelia*에 감염되어 있었다.

1970년대와 1980년대에 야외활동의 증가는 사람과 진드기간의 접촉을 촉진하고 북아메리카 북동부 해안에서 사람에게 보렐리아 전파를 증가하였으며, 1981년에 Willy Burgdorfer에 의해 *Borrelia burgdorferi*의 발견으로 이어졌다. 감염 단계와 다른 기관계의 침범을 설명하는 라임병의 세 가지 단계는 1단계 초기 국부 감염, 2단계 초기이지만 전신으로 전파, 3단계 지속적인 감염이 있는 말기로 이루어진다. **라임병은 미국 동부 해안과 미네소타, 동부 및 중부 유럽, 러시아에서 풍토병이다. 비임상 감염의 약 50%를 반영하는 혈청학적 유병률은 독일의 일반 인구에서 2~18%로 다양하다.**

독일의 산림 노동자와 같은 고위험 그룹에서 유병률은 25~29%에 이른다. 진드기(Ixodes)에서 유병률은 사용된 검사 방법인 면역형광 검사(IFT) 및 중합효소연쇄반응(PCR)에 따라 2~30% 사이로 나타난다. 대부분의 연구에서 감염의 주요 위험요소는 연령(어린이: 4~9세, 성인 35~60세), 야외활동, 덤불과 풀과의 피부 접촉, 가축의 진드기 존재이다. 독일에서 진드기에 물린 후 감염(혈청전환)의 확률은 3~6%이고 임상 질환의 확률은 0.3~1.4%이다. 감염성 진드기에 물렸을 때 숙주가 감염될 확률은

20~30%이다. 이것은 진드기가 인체에서 흡혈하는 시간에 따라 다르다. 1980년대 병인과 감염원의 발견, 이에 따른 실험실 진단 검사의 개발 이후 라임병의 보고 사례는 연간 0건에서 16,000건으로 증가하여 "신종감염병 진단"임을 나타낸다. 보고된 숫자는 진드기에 대한 숙주인 설치류의 번식과 사람과 자연 간의 접촉에 따라 다르다.

**진드기는 몇 년 동안 살 수 있으며, 그들의 생존, 번식률 및 활동은 식생 구역과 생물 다양성의 유도된 변화를 통해 계절 기후의 변화에 직접적인 영향을 받아 진드기 서식지의 국소적 변화를 일으키고 작은 설치류와 같은 매개체 동물의 출현을 유발한다.** 유럽의 여러 연구에 따르면 최근 수십 년 동안 라임 보렐리아증과 **진드기 매개 뇌염**(tick-borne encephalitis, TBE)을 전파하는 진드기 *Ixodes ricinus*가 고위도(예: 스웨덴)와 고도(예: 체코 공화국, 오스트리아)로 퍼졌으며 많은 곳에서 더욱 확산되고 있다. 이러한 변동은 최근 기후 변동과 관련이 있는 것으로 나타났다. 그 결과 최근 체코에서 두 질병의 새로운 위험 영역이 보고되있다.

유럽의 기후 변화는 라임 보렐리아증과 TBE가 더 높은 위도와 고도로 확산되는 것을 촉진하고 더 길고 더 강렬한 감염 시즌에 기여할 것으로 보인다. 현재 사용 가능한 가장 효과적인 적응 전략은 위험 인구에 대한 TBE 예방 접종과 일반 대중에게 신속한 예방 정보의 전달이다.

효과적인 백신은 1999년에 *B. burgdorferi*에 대한 허가를 받았다. *Borrelia*의 다른 변종은 대부분 *B. afzelii* 및 *B. garinii*이 존재하는 유럽에서는 이 백신이 보호적이지 않는다. 유럽용 3가 백신은 임상 시험 중이다.

## 3. 노로바이러스(Norovirus)

최근 몇 년 동안 노로바이러스 감염은 **겨울 유행병이 정점을 이루는 일반인, 학교 급식, 요양원, 병원, 유람선에서 설사병의 대규모 발생 원인으로 인식되고 있다.** 대변에서 바이러스에 대한 일상적인 PCR 검사의 필요성이 증가함에 따라 PCR 검사는 새로운 진단을 위한 방법으로 사용되고 있다. Noroviruses (Caliciviridae)는 1968년 오하이오주 노르워크에 있는 한 학교에서 위장염 발병으로 처음 기술된 단일 가닥 RNA 바이러스 그룹이다. 5개의 유전자 그룹이 알려져 있으며, 면역은 균주에 따라 다르고 제한된 기간 동안만 지속되기 때문에 평생 동안 개인이 반복적으로 감염될 가능성이 있다. **노로바이러스는 모든 식품 매개 위장감염의 약 50%의 원인으로 추정**된다. 몇 년 동안 이 비면역 집단에서는 이전에 알려지지 않은 새로운 유전자형의 드리프트 변종으로 인해 여러 유럽 국가에서 감염병이 계속 발생했다. 1997년과 2000년 사이에 미국에서 발생한 232건의 발병을 분석한 결과, **식품 취급자에 의한 식품의 직접 오염이 가장 흔한 원인이었고(57%), 사람 간 전파는 덜 빈번하였으며(16%), 수인성 전파는 3% 정도**였다. 구토는 노로바이러스 장염의 흔한 증상이며, 감염성 비말이나 에어로졸로 인해 공기 또는 접촉 전파를 유발할 수 있다.

**분변-구강 감염을 예방하기 위한 예방 조치에도 불구하고 병원, 요양원 및 이와 유사한 환경에서 발병**

**을 완전하게 막기에는 어려움이 있다.** 유람선에서도 사람 간 전파는 폐쇄된 환경에서 가장 가능성이 높으며 수돗물을 마시는 것도 위험요소이다.

## 4. E형 간염(Hepatitis E)

아시아와 세계의 여러 지역에서 장내로 감염되는 비 A형 간염(non-A hepatitis)의 대규모 발병을 일으키는 병원체를 찾기 위해 E형 간염 바이러스(HEV)가 1983년에 처음 기술되었고 1990년에 염기서열이 밝혀졌다(Reyes et al. 1990). 한편, HEV는 돼지 및 기타 동물에서 순환하는 인수공통바이러스인 것으로 밝혀졌다. 이것은 **개발도 상국에서 산발적인 급성 간염 사례의 약 50%와 관련이 있으며, 임신 3기(10~25%)의 높은 사망률과 관련이 있다.** HEV는 아시아에서 대규모 감염병의 주요 원인이며, 아프리카와 라틴 아메리카에서는 **집중 강우로 인한 범람으로 사람과 동물의 배설물에 의한 식수 오염을 통해 촉진**된다.

최근 HEV는 유럽 국가에서도 순환하며, 임신 중 뿐만 아니라 노인 및 만성 간질환 환자에서도 심각하고 치명적인 질병과 관련이 있는 것으로 보고되었다. **고형 장기 이식환자에서 HEV는 만성 간염과 간경화를 유발할 수도 있다.** 재조합 HEV 백신 후보는 네팔에서 임상시험 동안 약 95%의 높은 보호율을 입증했다.

## 5. 자궁경부암 및 사람유두종바이러스(Human Papillomavirus) 감염

**지난 30년 동안 특정 사람유두종바이러스는 특정 사람 암과 연관되어 악성 증식의 원인 물질로 확인되었다.** 1980년대에 자궁경부암 생검에서 유두종바이러스 DNA의 검출이 발표되어 HPV 16형과 18형이 가장 빈번함을 보여주었다.

## 핵심용어

**광우병(Bovine spongiform encephalopathy, BSE):** 일반적으로 광우병으로 알려진 소의 불치의 불가피한 치명적인 신경 퇴행성 질환이다. 증상으로는 비정상적인 행동, 보행 장애 및체중 감소가 있다.

**사람 에를리히증(human ehrlichiosis):** 에를리히증은 진드기에 물려 전파되는 세균 감염의 일종이 다. 국가의 특정 지역에서는 봄과 여름에 에를리히증에 걸릴 위험이 더 높다. 감염으 로 인한 증상이 없거나 경미하거나 매우 심각한 증상이 나타날 수있다. 항생제는 에를리히증의 핵심 치료법이다.

**신종감염병(emerging infectious diseases):** 최근 20~30년 내에 발생한 감염병으로 신종감염병은 HIV 감염, SARS, 라임 병, 대장균 O157:H7(대장균), 한타바이러스, 뎅기열, 웨스트 나일 바이러스 및 지카 바이러스가 포함된다.

**재출현 감염병(reemerging infectious diseases):** 이전에 알려진 감염이 일정 기간 사라지거나 발병률이 현저하게 감소한 후 다시 나타나는 것을 말하며, 재출현 감염 병에는 말라리아, 결핵, 콜레라, 백일해, 인플루엔자, 폐렴알균 폐렴 및 임질이 포함된다.

**출혈성 요독증후군(hemorrhagic uremic syndrome, HUS):** HUS는 감염자의 콩팥과 혈액 응고 기능에 영향 을 미치는 드물지만 심각한 질병이다. HUS는 설사 감염(보통 *E. coli* O157:H7 감염)의 합병증으로 발생한다.

**크로이츠펠트-야콥병(creutzfeldtJakob disease):** 뇌에 구멍이 뚫려 뇌 기능을 잃게 되는 질환으로, 변종 프리온에 의해 발생한다. 광우병에 걸린 소의 부산물을 섭취한 후 발생하는 것으로 알려져 있다.

**판톤-발렌틴 류코시딘(Panton -Valentine leukocidin, PVL):** 백혈구 용해 및 조직 괴사를 유발 하는 일부 균주에 의해 생성되는 독성 인자이다. PVL 관련 *S.aureus*(PVL-SA)는 주로 피부 및 연조직 감염(SSTI)을 유발하지만 괴사성 폐렴과 같은 침습성 감염을 유발할 수도 있다.

**프리온(prion):** 단백질과 비리온(바이러스 입자)의 합성어로, 바이러스처럼 감염력을 가진 단백질 입자라는 뜻이다. 프리온이 광우병뿐 아니라 알츠하이머병 등에서 주요한 역할을 하는 것으로 밝혀졌다.

**한타바이러스 폐 증후군(hantavirus pulmonary syndrome, HPS):** 한타바이러스라고 하는 바이러스가 일으키는 이 희귀한 질병은 1993년 미국 서남부에서, 1994년 캐나다 서부에서 처음 발견되었다. 한타바이러스로 인한 발병 사례는 연간 2~3건에 불과하다.

**아르보바이러스(arbovirus):** 절지동물 매개 바이러스(arthropod borne virus)의 약자로 모기, 진드기 등 절지동물이 옮기는 바이러스를 일컫는다. 대표적으로 웨스트 나일 바이러스(WNV), St. Louis 뇌염 바이러스, 일본뇌염 바이러스 및 농부 발 뇌염 바이러스가 있다.

**필로바이러스(filoviridae):** 사람과 비인간 영장류(예: 원숭이 및 고릴라)에서 심각한 출혈열을 일으킬 수 있으며 박쥐와 같은 다른 동물에 퍼질 수 있다. 대표적으로 Ebolavirus, Marburgvirus, Cuevavirus, Striavirus 및 Thamnovirus)이 있으며 여섯 번째 속인 Dianlovirus가 제안되었다.

**플라비바이러스(flavivirus):** flavus라는 단어는 라틴어로 '노란색'을 의미하며, 황열병은 피해자에게 황색 황달을 일으키는 경향에서 이름이 붙여졌다. 진드기와 모기에 의해 전파되고 대표적으로 뎅기열, 황열병, 일본 뇌염, 웨스트 나일 뇌염, 세인트루이스 뇌염, 진드기 매개 뇌염, 알쿠르마 출혈열, 지카 등이 있다.

**부냐바이러스(bunyavirus):** Bunyamwera orthobunyavirus가 처음 발견된 Bunyamwera에서 유래되었으며, Phenuiviridae, Arenaviridae, Nairoviridae 및 Hantaviridae가 포함된다. 출혈열 증상에는 두통, 고열, 등, 관절 및 복통과 눈, 얼굴, 목이 붉어지거나 입천장의 붉은 반점이 나타난다.

**칼리시바이러스(caliciviridae):** 고양이 칼리시바이러스(호흡기 질환), 토끼 출혈성 질환 바이러스(종종 치명적인 간염) 및 Norwalk 바이러스(위장염)이 있다. 자연적으로 척추동물을 감염시키며 사람, 소, 돼지, 고양이, 닭, 파충류, 돌고래 및 양서류와 같은 많은 유기체에서 발견되었다.

## 핵심문제

### 1. Adenovirus 감염과 관련되는 질병은?

① 인두결막염성 열
② 단핵구증
③ 홍역
④ 수두
⑤ 광우병

**해설** 어린이의 모든 호흡기 질병의 약 10%는 Adenovirus에 의한 것이다. Adenovirus에 의해 예상되는 징후는 어린이 여름 캠프에서 유행하여 발생하는 인두결막염이다. 특징은 결막염, 인두염, 비염 그리고 발열이다. Adenovirus는 또한 각결막염의 감염원이 되기도 한다.

### 2. HSV (herpes simplex virus)감염증에 대한 설명은?

① 바이러스가 장에 흡수됨으로써 발생한다.
② 정서적 불안이나 과로일 때 재활성 될 수 있다.
③ Type I의 HSV의 항문과 생식기와 관련된다.
④ Type II의 HSV의 구순염이나 눈과 관련된다.
⑤ 높은 항체 역가를 지니면 거의 재발되지 않는다.

**해설** 초기 HSV감염증은 종종 불분명하고 생식기, 인후, 눈의 점막이나 피부 등의 상처 난 부위를 통해서 일어난다. 잠복감염은 높은 항체가임에도 불구하고 초기의 상태로 지속한다. 재발은 온도 변화, 심리적 고민, 호르몬 등에 의해 일어날 수 있다.
Type I의 HSV의 구순염이나 눈과 관련된다.
Type II의 HSV의 항문과 생식기와 관련된다.

### 3. Deltavirus (D형 간염 바이러스)에 대한 설명은?

① 불완전한 B형 간염 바이러스이다.
② A형 간염과 관계있다.
③ B형 간염 돌연변이체이다.
④ 불완전한 RNA virus이다.
⑤ Non–A, Non–B형 간염의 원인체이다.

**해설** D형 간염바이러스는 1977년 처음 발견되었고 최근에는 복제 시에 HBs-Ag를 요구하는 불완전한 RNA virus를 가진 것으로 알려졌다. 그것은 비경구적 약제에 노출된 환자 즉, 정맥 내 약제 사용자, 혈우병 환자, 여러 번 수혈 받은 B형 간염환자와 함께 발견된다. 부모로부터 감염될 수 있으며, 증식에는 helper virus를 필요로 하며, B형 간염 바이러스의 복제를 억제하고 만성 간질환과 연관되어 있다.

## 4. Rotavirus에 대한 설명은?

① DNA 바이러스이다.
② 섬유사를 가진다.
③ 외피를 보유한다.
④ 주로 성인에 감염된다.
⑤ 수레바퀴 모양을 가진다.

해설 RNA바이러스로 유행성 설사증을 앓는 유아와 어린이의 분변에서 발견하였고 그 형태가 바퀴를 닮아 Rotavirus라 명명하였다. 대변에서 혈액이나 백혈구는 볼 수 없고, 일반적으로 3~9일 간 설사가 지속되며, 영유아에서는 때로 중증의 탈수가 생겨 사망하기도 한다.

## 5. Hantavirus에 대한 설명은?

① RNA형
② 외피 비형성
③ 에테르 저항성
④ 경구감염
⑤ 뇌에서 잘 증식

해설 이 바이러스의 매개체는 작은 설치류(쥐나 야생 등줄쥐)와 진드기이며, 사람에게 감염은 등줄 쥐의 타액과 소변 대변 등의 배설물에 의하여 호흡기로 감염된다. 신증후 출혈열의 잠복기는 7~40일(평균 2~3주)이며 대개 불현성으로 경과된다. 고열, 오한, 연구개, 액와 등의 점상출혈, 쇼크, 결막 출혈 및 안구통, 신부전증이 주요 증상이며 중증을 경우 사망률은 5~10%이다.

## 6. 한탄바이러스에 대한 설명은?

① 병원체는 한국에서 처음 발견되었다.
② Enterovirus에 속한다.
③ DNA바이러스이다.
④ 모기 등 절지동물이 전파한다.
⑤ 황열의 병원체이다.

해설 콩팥염을 동반한 급성출혈성 질환인 신증후 출혈열(hemorrhagic fever with renal syndrome)의 원인바이러스인 한탄바이러스는 Bunyavirrus과에 속하며, 1976년 한국의 이호왕 등에 의하여 처음 발견되었다.

## 7. 코로나 바이러스의 특징은?

① DNA바이러스이다.
② 외피 비보유바이러스이다.
③ 태양을 닮은 표면 스파이크를 가진다.
④ 37℃에서 잘 자란다.
⑤ 뇌염의 원인체이다.

해설 Coronavirus는 태양의 코로나를 닮은 왕관 모양의 표면 스파이 크를 가지는 외피 보유 RNA바이러스이다. 특히 청소년과 성인에게서 발생하는 감기의 원인체이지만 최근 변종의 발생으로 SARS, MERS, COVID-19 등을 일으킨다.

## 8. 인플루엔자의 전파방법은?

① 분변감염
② 매개체에 의한 감염
③ 접촉 감염
④ 비말 감염
⑤ 음식취급에 의한 감염

**해설** 인플루엔자는 대부분 비말감염에 의해 전파된다.

## 9. HIV에 대한 설명은?

① HIV는 단지 인간의 T-cell에만 감염된다.
② HIV는 Rhabdovirus속에 속한다.
③ HIV는 DNA 바이러스이다.
④ HIV는 B-cell에 감염된다.
⑤ HIV는 정액과 혈액에서 발견된다.

**해설** HIV는 사람의 T-cell과 macrophage에 감염되는 DNA 바이러스로 역전사효소를 가지고 있다.

## 10. 항미생물 화학치료에서의 항생제 사용 중 옳지 않은 것은?

① 선택적 독성을 지녀야 한다.
② 높은 희석에서도 활성을 지녀야 한다.
③ 재빨리 분해되고 배출되어야 한다.
④ 미생물 살균제여야 한다.

**해설** 이상적인 항미생물제는 신체조직과 체액에서 선택적 독성과 높은 약효, 안정성 및 용해력을 지녀야 하며 숙주의 면역체계나 인체 정상균무리를 파괴하지 않아야 한다. 체내에서 일정기간 동안 농도를 유지해야 하며, 항생제 내성을 유발하지 않아야 한다.

## 11. *Brucella*에 대한 설명은?

① 인수공통감염병(zoonosis)의 병원체이다.
② 보통우무배지에 잘 발육한다.
③ 카탈라아제 음성
④ 운동성 막대균이다.
⑤ X, V 인자를 요구

**해설** 브루셀라균속 중 최초로 분리 동정된 균은 파상열균(*B. melitensis*)이며, 브루스(Bruce, 1887)가 몰타(Malta)섬에서 환자의 시체의 간과 지라에서 분리한 병원체이다. 이 균속은 인수공통감 염병을 일으키며, 주로 산양과 면양의 병원균은 *B. melitensis*이며, 소의 병원균인 *B. abortus*, 돼지의 병원균인 *B. suis*, 개의 병원균인 *B. canis*가 있다.

## 12. 말에 비저병(glanders)을 일으키는 것은?

① *Stenotrophomonas maltophilia*
② *Burkholderia pseudomallei*
③ *Burkholderia mallei*
④ *Burkholderia cepacia*
⑤ *P. aeruginosa*

해설 *B. mallei*는 전에는 *Actinobacillus*라고 하였으며, 말 비저병의 원인균이다.

## 13. *Helicobacter pylori*에 대한 설명은?

① 포도당을 발효한다.
② 균체는 나선형이며 총모성 편모를 갖는다.
③ 축사에 의한 운동을 한다.
④ 3.5% NaCl에서 발육한다.
⑤ 젖당 분해

해설 *Helicobacter pylori*는 요소분해효소를 다량 생산하며, 편모로 운동을 하고, NaCl 배지에서 발육하지 못한다. 포도당과 젖당을 발효하지 못한다.

## 14. 콜레라와 유사한 특징을 가지는 비호염성 Vibrio는?

① *Aeromonas*
② *V. vulnificus*
③ *V. mimicus*
④ *V. damsela*
⑤ *Plesiomonas*

해설 콜레라와 유사한 특징을 가지는 비호염성 세균은 *V. mimicus*로 1% 미만 염분에서 잘 자란다.

## 15. Rabies(공수병)에 대한 다음 설명이 아닌 것은?

① 질병의 진행은 세 가지 형태를 보이는데 마비형, 공수형, 그리고 광폭형으로 구분된다.
② Rabies는 감염된 동물들의 침에서 다량 발견된다.
③ 미세한 염증성 반응은 이 질병의 초기에 나타난다.
④ 잠복기 동안 많은 양의 중화항체를 생산한다.

해설 공수병은 잠복기는 길지만 중화항체를 형성하지 않고 사망률이 100%에 가깝다.

**16. 신종감염병과 관련된 질병이 아닌 것은?**

① *Helicobacter pylori* – 위궤양, 위암
② *Borrelia* – 라임병
③ C형 및 E형간염바이러스 – 간염
④ 파필로마바이러스 – 자궁경부암
⑤ *Mycobacterium tuberculosis* – 결핵

**해설** 결핵은 재출현감염병이다.

**17. 새롭게 출현한 감염병이 아닌 것은?**

① HIV/AIDS
② 변종 Creutzfeld–Jakob–Disease
③ Norovirus
④ 조류 인플루엔자 H5N1
⑤ Chikungunya

**해설** Chikungunya는 재출현감염병이다.

**18. 재출현감염병이 아닌 것은?**

① 뎅기열
② Chikungunya
③ 콜레라
④ 결핵
⑤ HIV/AIDS

**해설** HIV/AIDS는 신종출현감염병이다.

**19. 항균제 내성 출현 미생물이 아닌 것은?**

① 다제내성 결핵균
② 다제내성 말라리아
③ MRSA
④ 다제내성 녹농균
⑤ 콜레라균

**해설** 콜레라균에 대한 항균제 내성 출현은 아직 보고된 바 없다.

## 20. 신종 및 재출현감염병 출현의 거시적 수준의 원인이 아닌 것은?

① 세계화
② 이민
③ 기후 변화
④ 무역
⑤ 면역력 약화

해설 면역력 약화는 미시적 수준의 변화이다.

## 21. 신종 및 재출현감염병 출현의 중간적 수준의 원인이 아닌 것은?

① 인구밀도의 증가
② 도시화
③ 대규모 축산 산업
④ 환경오염
⑤ 기후 변화

해설 기후 변화는 거시적 수준의 원인이다.

## 22. 신종 및 재출현감염병 출현의 미시적 수준의 원인이 아닌 것은?

① 기회 감염
② 병원체의 특성 변화
③ 다제내성 결핵균
④ 개인 행위, HIV, 간염(B형, C형)
⑤ 환경오염

해설 환경오염은 중간적 수준의 원인이다.

정답 1. ① 2. ② 3. ④ 4. ⑤ 5. ① 6. ① 7. ③ 8. ④ 9. ⑤ 10. ③ 11. ② 12. ③ 13. ② 14. ③ 15. ④ 16. ⑤ 17. ⑤ 18. ⑤ 19. ⑤ 20. ⑤ 21. ⑤ 22. ⑤

# 부록

## 1. 법정감염병 분류 및 종류

| 구분 | 제1급감염병 | 제2급감염병 | 제3급감염병 | 제4급감염병 |
|---|---|---|---|---|
| 특성 | 생물테러감염병 또는 치명률이 높거나 집단 발생의 우려가 커서 발생 또는 유행 즉시 신고.<br>음압격리와 같은 높은 수준의 격리가 필요한 감염병<br>(17종) | 전피가능성을 고려하여 발생 또는 유행 시 24시간 이내에 신고, 격리가 필요한 감염병<br>(23종) | 발생을 계속 감시할 필요가 있어 발생 또는 유행 시 24시간 이내 신고하여야 하는 감염병<br>(28종) | 유행 여부를 조사하기 위하여 표본감시 활동이 필요한 감염병<br>(23종) |
| 종류 | 1. 에볼라바이러스병<br>2. 마버그열<br>3. 라싸열<br>4. 크리미안콩고출혈열<br>5. 남아메리카출혈열<br>6. 리프트밸리열<br>7. 두창<br>8. 페스트<br>9. 탄저<br>10. 보툴리눔독소증<br>11. 야토병<br>12. 신종감염병증후군[1]<br>13. 중증급성호흡기증후군(SARS)<br>14. 중동호흡기증후군(MERS)<br>15. 동물인플루엔자 인체감염증<br>16. 신종인플루엔자<br>17. 디프테리아 | 1. 결핵<br>2. 수두<br>3. 홍역<br>4. 콜레라<br>5. 장티푸스<br>6. 파라티푸스<br>7. 세균성이질<br>8. 장출혈성대장균감염증<br>9. A형간염<br>10. 백일해<br>11. 유행성이하선염<br>12. 풍진<br>13. 폴리오<br>14. 수막구균 감염증<br>15. b형헤모필루스인플루엔자<br>16. 폐렴구균 감염증<br>17. 한센병<br>18. 성홍열<br>19. 반코마이신내성황색포도알균(VRSA) 감염증<br>20. 카바페넴내성장내세균목(CRE) 감염증<br>21. E형간염 | 1. 파상풍<br>2. B형간염<br>3. 일본뇌염<br>4. C형간염<br>5. 말라리아<br>6. 레지오넬라증<br>7. 비브리오패혈증<br>8. 발진티푸스<br>9. 발진열<br>10. 쯔쯔가무시증<br>11. 렙토스피라증<br>12. 브루셀라증<br>13. 공수병<br>14. 신증후군출혈열<br>15. 후천성면역결핍증(AIDS)<br>16. 크로이츠펠트-야콥병(CJD) 및 변종크로이츠펠트-야콥병(vCJD)<br>17. 황열<br>18. 뎅기열<br>19. 큐열<br>20. 웨스트나일열<br>21. 라임병<br>22. 진드기매개뇌염<br>23. 유비저<br>24. 치쿤구니야열<br>25. 중증열성혈소판감소증후군(SFTS)<br>26. 지카바이러스 감염증<br>27. 엠폭스<br>28. 매독 | 1. 인플루엔자<br>2. 회충증<br>3. 편충증<br>4. 요충증<br>5. 간흡충증<br>6. 폐흡충증<br>7. 장흡충증<br>8. 수족구병<br>9. 임질<br>10. 클라미디아 감염증<br>11. 연성하감<br>12. 성기단순포진<br>13. 첨규콘딜롬<br>14. 반코마이신내성장알균(VRE) 감염증<br>15. 메티실린내성황색포도알균(MRSA) 감염증<br>16. 다제내성녹농균(MRPA) 감염증<br>17. 다제내성아시네토박터바우마니균(MRAB) 감염증<br>18. 장관감염증[2]<br>19. 급성호흡기감염증[3]<br>20. 해외유입기생충감염증[4]<br>21. 엔테로바이러스감염증<br>22. 사람유두종바이러스감염증<br>23. 코로나바이러스감염증-19 |

| 검사 방법 | 전수감시[7] | 전수감시 | 전수감시 | 표본감시[8] |
|---|---|---|---|---|
| 신고[5] | 즉시 | 24시간 이내 | 24시간 이내 | 7일 이내 |
| 보고[6] | 즉시 | 24시간 이내 | 24시간 이내 | 7일 이내 |

[1] 신종감염병증후군 : 급성출혈열증상, 급성호흡기증상, 급성설사증상, 급성황달증상 또는 급성신경증상을 나타내는 신종감염병증후군

[2] 장관감염증 : 살모넬라균 감염증, 장염비브리오균 감염증, 장독소성대장균(ETEC) 감염증, 장침습성대장균(EIEC) 감염증, 장병원성대장균(EPEC) 감염증, 캄필로박터균 감염증, 클로스트리듐 퍼프린젠스 감염증, 황색포도알균 감염증, 바실루스 세레우스균 감염증, 예르시니아 엔테로콜리티카 감염증, 리스테리아 모노사이토제네스 감염증, 그룹 A형 로타바이러스 감염증, 아스트로바이러스 감염증, 장내 아데노바이러스 감염증, 노로바이러스 감염증, 사포바이러스 감염증, 이질아메바 감염증, 람블편모충 감염증, 작은와포자충 감염증, 원포자충 감염증

[3] 급성호흡기감염증 : 아데노바이러스 감염증, 사람 보카바이러스 감염증, 파라인플루엔자바이러스 감염증, 호흡기세포융합바이러스 감염증, 리노바이러스 감염증, 사람 메타뉴모바이러스 감염증, 사람 코로나바이러스 감염증, 마이코플라스마 폐렴균 감염증, 클라미디아 폐렴균 감염증

[4] 해외유입기생충감염증 : 리슈만편모충증, 바베스열원충증, 아프리카수면병, 샤가스병, 주혈흡충증, 광동주혈선충증, 악구충증, 사상충증, 포충증, 톡소포자충증, 메디나충증

[5] 신고 : 의사, 치과의사, 한의사, 의료기관의 장 → 관할 보건소로 신고

[6] 보고 : 보건소장 → 특별자치시장ㆍ특별자치도지사 또는 시장ㆍ군수ㆍ구청장 → 질병관리청(특별자치시장 · 특별자치도지사), 질병관리청장 및 시 · 도지사에게 각각 보고(시장 · 군수 · 구청장)

[7] 전수감시 : 감염병의 예방 및 관리에 관한 법률 제11조에 의하여 모든 의사, 치과의사, 한의사, 의료기관의 장, 부대장(군의관), 감염병병원체 확인기관의 장이 신고 의무를 갖는 감시체계임

[8] 표본감시 : 감염병의 예방 및 관리에 관한 법률 제16조 및 제11조제5항에 의하여 표본감시기관을 지정하고 지정된 기관에 한하여 신고를 받아 운영하는 감시체계임

## 2. 기타 감염병 분류

| 구분 | 정의 | 기타 감염병 분류 | 근거 |
|---|---|---|---|
| 기생충 감염병 (7) | 기생충에 감염되어 발생하는 감염병 | 1. 회충증<br>2. 편충증<br>3. 요충증<br>4. 간흡충증<br>5. 폐흡충증<br>6. 장흡충증<br>7. 해외유입기생충감염증 | 감염병예방법 제2조제6호 질병관리청장이 지정하는 감염병의 종류 (질병관리청 고시) |
| 세계보건 기구감시 대상감염병 (9종) | 세계보건기구가 국제공중보건의 비상사태에 대비하기 위하여<br>감시대상으로 정한 질환 | 1. 두창<br>2. 폴리오<br>3. 신종인플루엔자<br>4. 중증급성호흡기증후군(SARS)<br>5. 콜레라<br>6. 폐렴형 페스트<br>7. 황열<br>8. 바이러스성 출혈열<br>9. 웨스트나일열 | 감염병예방법 제2조제8호 질병관리청장이 지정하는 감염병의 종류 (질병관리청 고시) |

| | | | |
|---|---|---|---|
| **생물테러 감염병 (8종)** | 고의 또는 테러 등을 목적으로 이용된 병원체에 의하여 발생된 감염병 | 1. 탄저<br>2. 보툴리눔독소증<br>3. 페스트<br>4. 마버그열<br>5. 에볼라바이러스병<br>6. 라싸열<br>7. 두창<br>8. 야토병 | 감염병예방법<br>제2조제9호<br>질병관리청장이<br>지정하는 감염병의 종류<br>(질병관리청 고시) |
| **성매개 감염병 (7종)** | 성접촉으로 전파되는 감염병 | 1. 매독<br>2. 임질<br>3. 클라미디아감염증<br>4. 연성하감<br>5. 성기단순포진<br>6. 첨규콘딜롬<br>7. 사람유두종바이러스 감염증 | 감염병예방법<br>제2조제10호<br>질병관리청장이<br>지정하는 감염병의 종류<br>(질병관리청 고시) |
| **인수공통 감염병 (12종)** | 동물과 사람 간에 서로 전파되는 병원체에 의하여 발생되는 감염병 | 1. 장출혈성대장균감염증<br>2. 일본뇌염<br>3. 브루셀라증<br>4. 탄저<br>5. 공수병<br>6. 동물인플루엔자 인체감염증<br>7. 중증급성호흡기증후군(SARS)<br>8. 변종크로이츠펠트-야콥병(vCJD)<br>9. 큐열<br>10. 결핵<br>11. 중증열성혈소판감소증후군(SFTS)<br>12. 장관감염증*<br>* 살모넬라균 감염증, 캄필로박터균 감염증 | 감염병예방법<br>제2조제11호<br>질병관리청장이<br>지정하는 감염병의 종류<br>(질병관리청 고시) |
| **의료관련 감염병 (6종)** | 환자나 임산부 등이 의료행위를 적용받는 과정에서 발생한 감염병 | 1. 반코마이신내성황색포도알균(VRSA) 감염증<br>2. 반코마이신내성장알균(VRE) 감염증<br>3. 메티실린내성황색포도알균(MRSA) 감염증<br>4. 다제내성녹농균(MRPA) 감염증<br>5. 다제내성아시네토박터바우마니균(MRAB) 감염증<br>6. 카바페넴내성장내세균속균종(CRE) 감염증 | 감염병예방법<br>제2조제12호<br>질병관리청장이<br>지정하는 감염병의 종류<br>(질병관리청 고시) |
| **감염병관리 기관 등에 입원하는 감염병 (11종)** | 전파 위험이 높은 감염병으로 감염병관리기관, 감염병전문병원 및 감염병관리시설을 갖춘 의료기관에서 입원치료를 받아야 하는 감염병 | 1. 결핵<br>2. 홍역<br>3. 콜레라<br>4. 장티푸스<br>5. 파라티푸스<br>6. 세균성이질<br>7. 장출혈성대장균감염증<br>8. A형간염<br>9. 폴리오<br>10. 수막구균 감염증<br>11. 성홍열 | 감염병예방법<br>제41조제1항<br>질병관리청장이<br>지정하는 감염병의 종류<br>(질병관리청 고시) |

| | | | |
|---|---|---|---|
| **관리대상 해외 신종감염병** | 기존 감염병의 변이 및 변종 또는 기존에 알려지지 아니한 새로운 병원체에 의해 발생하여 국제적으로 보건문제를 야기하고 국내 유입에 대비하여야 하는 감염병 | 질병관리청장과 보건복지부장관이 협의하여 지정 | 감염병예방법 제2조제20호 |
| **검역 감염병** | 외국에서 발생하여 국내로 들어올 우려가 있거나 우리나라에서 발생하여 외국으로 번질 우려가 있어 검역법에서 검역대상감염병으로 지정한 감염병 | 1. 콜레라<br>2. 페스트<br>3. 황열<br>4. 중증급성호흡기증후군(SARS)<br>5. 동물인플루엔자 인체감염증<br>6. 신종인플루엔자<br>7. 중동호흡기증후군(MERS)<br>8. 에볼라바이러스병<br>9. 그 외 질병관리청장이 긴급 검역조치가 필요 하다고 인정하여 고시하는 감염병*<br>- 급성출혈열증상, 급성호흡기증상, 급성설사증상, 급성황달증상 또는 급성신경증상을 나타내는 신종감염병증후군<br>- 세계보건기구가 공중보건위기관리 대상으로 선포한 감염병<br>- 위 각호에 준하는 감염병으로 질병관리청장이 개별적으로 지정한 감염병<br>* 코로나19, 폴리오, 뎅기열, 치쿤구니야열, 지카바이러스감염증, 홍역(23.12월 기준) | 검역법 제2조 질병관리청장이 긴급검역조치가 필요하다고 인정하는 감염병 (질병관리청고시) |

## 3. 고위험병원체의 종류

* 생물테러의 목적으로 이용되거나 사고 등에 의하여 외부에 유출될 경우 국민 건강에 심각한 위험을 초래할 수 있는 감염병병원체

### 1) 세균 및 진균

가. 페스트균(*Yersinia pestis*)

나. 탄저균(*Bacillus anthracis*). 다만, 탄저균 중 탄저균 스턴(*Bacillus anthracis Sterne*)은 제외한다.

다. 브루셀라균(*Brucella melitensis*, *Brucella suis*)

라. 비저균(*Burkholderia mallei*)

마. 멜리오이도시스균(*Burkholderia pseudomallei*)

바. 보툴리늄균(*Clostridium botulinum*)

사. 이질균(*Shigella dysenteriae* Type 1)

아. 클라미디아 시타시(*Chlamydia psittaci*)

자. 규열균(*Coxiella burnetii*)

차. 야토균(*Francisella tularensis*)

카. 발진티푸스균(*Rickettsia prowazekii*)

타. 홍반열 리케차균(*Rickettsia rickettsii*)

파. 콕시디오이데스균(*Coccidioides immitis*, *Coccidioides posadasii*)

하. 콜레라균(*Vibrio cholerae* 01·0139)

## 2) 바이러스 및 프리온

가. 헤르페스 B 바이러스(Cercopithecine herpesvirus 1, Herpes B virus)

나. 크리미안 콩고 출혈열 바이러스(Crimean-Congo haemorrhagic fever virus)

다. 이스턴 이콰인 뇌염 바이러스(Eastern equine encephalitis virus)

라. 에볼라 바이러스(Ebola virus)

마. 헨드라 바이러스(Hendra virus)

바. 라싸 바이러스(Lassa virus)

사. 마버그 바이러스(Marbug virus)

아. 원숭이폭스 바이러스(Monkeypox virus)

자. 니파 바이러스(Nipah virus)

차. 리프트 밸리열 바이러스(Rift Valley fever virus)

카. 남아메리카 출혈열 바이러스(South American haemorrhagic fever; Flexal, Guanarito, Junin, Machupo, Sabia)

타. 황열 바이러스 (Yellow fever virus)

파. 서부 마 뇌염 바이러스 (Western equine encephalitis virus)

하. 진드기 매개뇌염 바이러스(Tick-borne encephalitis complex virus; Central European tick-borne encephalitis virus, Far Eastern tick-borne encephalitis virus, Siberian tick-borne encephalitis virus, Kyasanur Forest disease virus, Omsk haemorrhagic fever virus)

거. 두창 바이러스(Variola virus)

너. 소두창 바이러스(Variola minor virus, Alastrim)

더. 베네주엘라 이콰인 뇌염 바이러스(Venezuelan equine encephalitis virus)

러. 중증 급성호흡기 증후군 코로나 바이러스(SARS-CoV)

머. 조류 인플루엔자 인체감염증 바이러스(인체 유래 H5N1, H7N7, H7N9). 다만, 해당 바이러스 중 세계보건기구가 백신 후보로 인정하는 바이러스(백신후보주) 제외한다.

버. 고위험 인플루엔자 바이러스(1918 influenza virus의 8개 병원성 유전자중 하나 이상의 유전자

를 포함하는 influenza virus)

서. 전염성 해면상 뇌병증 병원체(Transmission of spongiform encephalopathy agent; Bovine spongiform encephalopathy prion, variant Creutzfeldt-Jakob disease prion)

어. 중동 호흡기 증후군 코로나 바이러스(MERS-CoV)

저. 차파레 바이러스(Chapare virus)

처. 루요 바이러스(Lujo virus)

커. 폴리오바이러스(Poliovirus). 다만, 폴리오바이러스 중 사빈 타입(Sabin type) 1, 2 또는 3에 해당하는 바이러스와 세계보건기구가 백신으로 인정하여 승인을 받은 바이러스(백신주)는 제외한다.

### 3. 그 밖에 질병관리청장이 외부에 유출될 경우 공중보건상 위해 우려가 큰 세균, 진균, 바이러스 또는 프리온으로서 긴급한 관리가 필요하다고 인정하여 지정 · 공고하는 병원체

[감염병의 예방 및 관리에 관한 법률 시행규칙 제5조]

## 4. 법정감염병 신고범위

### 1) 법정감염병 환자 분류 기준

#### (1) 감염병환자

감염병의 병원체가 인체에 침입하여 증상을 나타내는 사람으로서 제11조제6항의 진단기준에 따른의사, 치과의사 또는 한의사의 진단이나 제16조2에 따른 감염병병원체 확인기관의 실험실 검사를 통하여 확인된 사람

#### (2) 감염병의사환자

감염병병원체가 인체에 침입한 것으로 의심이 되나 감염병환자로 확인되기 전 단계에 있는 사람

#### (3) 병원체보유자

임상적인 증상은 없으나 감염병병원체를 보유하고 있는 사람

[감염병의 예방 및 관리에 관한 법률 제2조 제13호, 제14호 및 제15호]

## 5. 법정감염병 신고범위

범례 ○: 신고대상임,　×: 신고대상이 아님

| 제1급감염병 | 환자 | 의사환자 | 병원체 보유자 |
|---|---|---|---|
| 에볼라바이러스병 | ○ | ○ | × |
| 마버그열 | ○ | ○ | × |
| 라싸열 | ○ | ○ | × |
| 크리미안콩고출혈열 | ○ | ○ | × |
| 남아메리카출혈열 | ○ | ○ | × |
| 리프트밸리열 | ○ | ○ | × |
| 두창 | ○ | ○ | × |
| 페스트 | ○ | ○ | × |
| 탄저 | ○ | ○ | × |
| 보툴리눔독소증 | ○ | ○ | × |
| 야토병 | ○ | ○ | × |
| 신종감염병증후군[1] | ○ | ○ | × |
| 중증급성호흡기증후군(SARS) | ○ | ○ | × |
| 중동호흡기증후군(MERS) | ○ | ○ | ○ |
| 동물인플루엔자 인체감염증 | ○ | ○ | × |
| 신종인플루엔자[2] | ○ | ○ | × |
| 디프테리아 | ○ | ○ | × |

| 제2급감염병 | 환자 | 의사환자 | 병원체 보유자 |
|---|---|---|---|
| 결핵 | ○ | ○ | × |
| 수두 | ○ | ○ | × |
| 홍역 | ○ | ○ | × |
| 콜레라 | ○ | ○ | ○ |
| 장티푸스 | ○ | ○ | ○ |
| 파라티푸스 | ○ | ○ | ○ |
| 세균성이질 | ○ | ○ | ○ |
| 장출혈성대장균감염증 | ○ | ○ | ○ |
| A형간염 | ○ | ○ | ○ |
| 백일해 | ○ | ○ | × |
| 유행성이하선염 | ○ | ○ | × |
| 풍진 | ○ | ○ | × |
| 폴리오 | ○ | ○ | × |
| 수막구균 감염증 | ○ | ○ | × |
| b형헤모필루스인플루엔자 | ○ | ○ | × |
| 폐렴구균 감염증 | ○ | ○ | × |
| 한센병 | ○ | × | × |
| 성홍열 | ○ | ○ | × |
| 반코마이신내성황색포도알균(VRSA) 감염증 | ○ | × | ○ |
| 카바페넴내성장내세균속균종(CRE)감염증 | ○ | × | ○ |
| E형간염 | ○ | × | ○ |

| 제3급감염병 | 환자 | 의사환자 | 병원체 보유자 |
|---|---|---|---|
| 파상풍 | ○ | × | × |
| B형간염 | ○ | × | × |
| 일본뇌염 | ○ | ○ | × |
| C형간염 | ○ | × | ○ |
| 말라리아 | ○ | ○ | ○ |
| 레지오넬라증 | ○ | ○ | × |
| 비브리오패혈증 | ○ | ○ | × |
| 발진티푸스 | ○ | ○ | × |
| 발진열 | ○ | ○ | × |
| 쯔쯔가무시증 | ○ | ○ | × |
| 렙토스피라증 | ○ | ○ | × |
| 브루셀라증 | ○ | ○ | × |
| 공수병 | ○ | ○ | × |
| 신증후군출혈열 | ○ | ○ | × |
| 후천성면역결핍증(AIDS) | ○ | × | ○ |
| 크로이츠펠트-야콥병(CJD) 및 변종크로이츠펠트-야콥병(vCJD) | ○ | ○ | × |
| 황열 | ○ | × | ○ |
| 뎅기열 | ○ | × | ○ |
| 큐열 | ○ | ○ | × |
| 웨스트나일열 | ○ | ○ | ○ |
| 라임병 | ○ | ○ | × |
| 진드기매개뇌염 | ○ | × | × |
| 유비저 | ○ | ○ | × |
| 치쿤구니야열 | ○ | × | ○ |
| 중증열성혈소판감소증후군(SFTS) | ○ | ○ | × |
| 지카바이러스감염증 | ○ | ○ | ○ |
| 엠폭스 | ○ | ○ | × |
| 매독[3] | ○ | × | ○ |

| 제4급감염병 | 환자 | 의사환자 | 병원체 보유자 |
|---|---|---|---|
| 인플루엔자 | ○ | ○ | × |
| 회충증 | ○ | × | × |
| 편충증 | ○ | × | × |
| 요충증 | ○ | × | × |
| 간흡충증 | ○ | × | × |
| 폐흡충증 | ○ | × | × |
| 장흡충증 | ○ | × | × |
| 수족구병 | ○ | ○ | × |
| 임질 | ○ | ○ | × |
| 클라미디아감염증 | ○ | × | × |
| 연성하감 | ○ | × | × |
| 성기단순포진 | ○ | ○ | × |
| 첨규콘딜롬 | ○ | ○ | × |
| 반코마이신내성장알균(VRE)감염증 | ○ | × | ○ |
| 메티실린내성황색포도알균(MRSA) 감염증 | ○ | × | ○ |
| 다제내성녹농균(MRPA) 감염증 | ○ | × | ○ |
| 다제내성아시네토박터바우마니균(MRAB) 감염증 | ○ | × | ○ |
| 장관감염증 | ○ | × | × |
| 급성호흡기감염증 | ○ | × | × |
| 해외유입기생충감염증 | ○ | × | × |
| 엔테로바이러스감염증 | ○ | × | × |
| 사람유두종바이러스감염증 | × | × | ○ |
| 코로나바이러스감염증-19[4] | ○ | ○ | ○ |

1) 급성출혈열증상, 급성호흡기증상, 급성설사증상, 급성황달증상 또는 급성신경증상을 나타내는 신종감염병증후군

2) 신종인플루엔자 : 2009-2010년 대유행한 인플루엔자 A(H1N1)pdm09가 아닌 향후 등장할 가능성이 있는 새로운 타입의 인플루엔자를 의미함(인플루엔자 A(H1N1)pdm09는 신종인플루엔자 신고대상이 아님)

3) 매독신고범위: 제1 · 2 · 3기, 조기잠복 매독, 선천성매독(소아)

4) 코로나바이러스감염증-19 신고범위: 표본감시사업 참여 의료기관에서는 환자 신고 필요

## 6. 병원체검사결과 신고범위

### 1) 제1급감염병, 제2급감염병, 제3급감염병 '감염병환자등'에 해당하는 병원체를 진단한 경우가 신고대상임

### 2) '진단을 위한 검사기준'의 확인진단에서 양성인 경우 병원체검사결과를 신고

| 급 | 감염병명 | 진단을 위한 검사기준 |
|---|---|---|
| 1급 | 에볼라바이러스병 | 검체(혈액, 체액 등)에서 특이 유전자 검출 |
| | 마버그열 | 검체(혈액, 체액 등)에서 특이 유전자 검출 |
| | 라싸열 | 검체(혈액, 체액 등)에서 특이 유전자 검출 |
| | 크리미안콩고출혈열 | 검체(혈액, 체액 등)에서 특이 유전자 검출 |
| | 남아메리카출혈열 | 검체(혈액, 체액 등)에서 특이 유전자 검출 |
| | 리프트밸리열 | 검체(혈액, 체액 등)에서 특이 유전자 검출 |
| | 두창 | 검체(혈액, 피부병변조직, 피부병변액, 가피 등)에서 특이 유전자 검출 |
| | 페스트 | 검체(혈액, 가래, 기관지세척액, 림프절흡인물 등)에서 *Y. pestis* 분리 동정 |
| | 탄저 | 검체(혈액, 수포도말, 대변, 가래, 뇌척수액 등)에서 *B. anthracis* 분리 동정 |
| | 보툴리눔 독소증 | • 검체(대변, 구토물, 위흡인물)에서 독소 생성 *C. botulinum* 등 분리 동정<br>• 검체(혈액, 대변, 구토물, 위흡인물 등)에서 보툴리눔독소 검출 |
| | 야토병 | 검체(혈액, 가래, 기관지세척액, 림프절흡인물, 조직 등)에서 *F. tularensis* 분리 동정 |
| | 중증급성호흡기증후군(SARS) | 검체(구인두도말, 비인두도말, 비인두흡인물, 가래, 기관지폐포세척액 등)에서 특이 유전자 검출 |
| | 중동호흡기증후군(MERS) | 검체(구인두도말, 비인두도말, 비인두흡인물, 비강흡인물, 가래, 기관흡인물, 기관지폐포세척액 등)에서 특이유전자 검출 |
| | 동물인플루엔자인체감염증 | • 검체(구인두도말, 비인두도말, 비인두흡인물, 가래, 기관지흡인물, 기관지폐포세척액)에서 Animal influenza virus 분리<br>• 회복기 혈청의 항체가가 급성기에 비하여 4배 이상 증가<br>• 검체(구인두도말, 비인두도말, 비인두흡인물, 가래, 기관지흡인물, 기관지폐포세척액)에서 특이유전자 검출 |
| | 신종인플루엔자 | • 검체(구인두도말, 비인두도말, 비인두흡인물, 가래, 기관지흡인물, 기관지폐포세척액)에서 바이러스 분리<br>• 회복기 혈청의 항체가가 급성기에 비하여 4배 이상 증가<br>• 검체(혈액)에서 특이 항체 검출<br>• 검체(구인두도말, 비인두도말, 비인두흡인물, 가래, 기관지흡인물, 기관지폐포세척액)에서 특이유전자 검출<br>* 새로운 바이러스의 유행이 보고되면 세계보건기구의 결정에 근거하여 질병관리청장이 지정 |
| | 디프테리아 | • 검체(구인두도말, 비인두도말, 비강도말, 위막조직)에서 독소생성 C. diphtheriae 분리 동정<br>• 검체(구인두도말, 비인두도말, 비강도말, 위막조직)에서 특이(독소유전자 포함) 유전자 검출 |

| | | |
|---|---|---|
| 2급 | 결핵 | • 검체(가래, 기관지세척액, 체액, 조직)에서 항산균도말 양성<br>• 검체(가래, 기관지세척액, 체액, 조직)에서 결핵균* 분리 동정<br>* 특히, M. bovis는 배양에서 동정이 되어야 확진<br>• 검체(가래, 기관지세척액, 체액, 조직)에서 특이 유전자 검출 |
| | 수두 | • 검체(수포액, 가피, 구인두도말, 비인두도말, 혈액, 뇌척수액 등)에서 Human alphaherpesvirus 3 분리<br>• 회복기 혈청의 항체가가 급성기에 비하여 4배 이상 증가<br>• 검체(혈액)에서 특이 IgM 항체 검출<br>• 검체(수포액, 가피, 구인두도말, 비인두도말, 혈액, 뇌척수액 등)에서 특이 유전자 검출 |
| | 홍역 | • 검체(비강도말, 구인두도말, 비인두도말, 혈액, 소변 등)에서 Measles morbillivirus 분리<br>• 회복기 혈청의 항체가가 급성기에 비하여 4배 이상 증가<br>• 검체(혈액)에서 특이 IgM 항체 검출<br>• 검체(비강도말, 구인두도말, 비인두도말, 혈액, 소변 등)에서 특이 유전자 검출 |
| | 콜레라 | 검체(대변, 직장도말, 구토물)에서 독소형 콜레라균(*V. cholerae* O1 또는 O139) 분리동정 |
| | 장티푸스 | 검체(대변, 직장도말, 소변, 담즙, 골수, 혈액)에서 *S.* Typhi 분리 동정 |
| | 파라티푸스 | 검체(대변, 직장도말, 소변, 담즙, 골수, 혈액)에서 *S.* Paratyphi A, B, C 분리 동정 |
| | 세균성이질 | 검체(대변, 직장도말)에서 세균성이질균 분리 동정 |
| | 장출혈성대장균감염증 | 검체(대변, 직장도말)에서 독소 유전자(stx1, stx2)를 보유한 *E. coli* 분리 동정 |
| | A형간염 | • 검체(혈액)에서 특이 IgM 항체 검출<br>• 검체(혈액, 대변, 직장도말)에서 특이 유전자 검출 |
| | 백일해 | • 검체(비인두도말, 비인두흡인물, 가래)에서 *B. pertussis* 분리 동정<br>• 검체(비인두도말, 비인두흡인물, 가래)에서 특이 유전자 검출 |
| | 유행성이하선염 | • 검체(타액, 볼점막도말, 구인두도말, 비인두도말, 혈액, 소변, 뇌척수액)에서 Mumps orthorubulavirus 분리<br>• 회복기 혈청의 항체가가 급성기에 비하여 4배 이상 증가<br>• 검체(혈액)에서 특이 IgM 항체 검출<br>• 검체(타액, 볼점막도말, 구인두도말, 비인두도말, 혈액, 소변, 뇌척수액)에서 특이 유전자 검출 |
| | 풍진 | ① 선천성 풍진<br>- 검체(비강도말, 구인두도말, 비인두도말, 혈액, 소변, 뇌척수액)에서 Rubivirus rubellae 분리<br>- 모체 항체가가 없어지는 시기(생후 약 9개월) 이후에도 항체 지속 검출<br>- 검체(혈액)에서 특이 IgM 항체 검출<br>- 검체(비강도말, 구인두도말, 비인두도말, 혈액, 소변, 뇌척수액)에서 특이 유전자 검출<br>② 후천성 풍진<br>- 검체(비강도말, 구인두도말, 비인두도말, 혈액, 소변, 뇌척수액)에서 Rubivirus rubellae 분리<br>- 회복기 혈청의 항체가가 급성기에 비하여 4배 이상 증가<br>- 검체(혈액)에서 특이 IgM 항체 검출<br>- 검체(비강도말, 구인두도말, 비인두도말, 혈액, 소변, 뇌척수액)에서 특이 유전자 검출 |
| | 폴리오 | 검체(대변, 뇌척수액, 구인두도말, 비인두도말, 혈액)에서 Poliovirus 분리 |

<table>
<tr><td rowspan="10">2급</td><td>수막구균감염증</td><td>검체(뇌척수액, 혈액 등)에서 N. meningitidis 분리 동정</td></tr>
<tr><td>b형헤모필루스인플루엔자</td><td>검체(혈액, 뇌척수액, 관절액, 늑막액, 심낭액, 복수, 생검조직 등)에서 *H. influenzae* type b 분리 동정</td></tr>
<tr><td>폐렴구균감염증</td><td>검체(혈액, 뇌척수액, 관절액, 늑막액, 심낭액, 복수, 생검조직 등)에서 S. pneumoniae 분리 동정</td></tr>
<tr><td>한센병</td><td>• 분자생물학적 검사법에 의한 나균 확인<br>• 조직검사상 한센병 육아종 소견 확인<br>• 병변의 도말검사(항산성 염색)에서 항산성균 확인</td></tr>
<tr><td>성홍열</td><td>검체(구인두도말, 혈액)에서 *S. pyogenes* 분리 동정</td></tr>
<tr><td>반코마이신내성<br>황색포도알균(VRSA)<br>감염증</td><td>• 임상검체에서 분리한 황색포도알균 중 반코마이신중등도내성황색포도알균, 반코마이신내성황색포도알균 판정기준에 부합하는 균<br>※ 판정기준 : 반코마이신 항생제 내성 확인*<br><br>***황색포도알균의 반코마이신 항생제 내성기준**
<table>
<tr><th rowspan="2">구분</th><th colspan="3">소억제농도(μg/mL)</th></tr>
<tr><th>감수성</th><th>중등도</th><th>내성</th></tr>
<tr><td>Vancomycin</td><td>≤2</td><td>4~8</td><td>≥16</td></tr>
</table>
※ 내성기준은 CLSI (M100-33rd ed, 2023) 지침에 근거</td></tr>
<tr><td>카바페넴내성<br>장내세균목(CRE)<br>감염증</td><td>• 임상검체에서 분리한 장내세균목의 균종 중 카바페넴계 항생제 내성 판정기준에 부합하는 균<br>※ 판정기준 : 카바페넴계 항생제 내성 확인*<br><br>***장내세균목 카바페넴계 항생제 내성기준**
<table>
<tr><th rowspan="2">구분</th><th colspan="3">원판확산법(mm)</th><th colspan="3">최소억제농도(μg/mL)</th></tr>
<tr><th>감수성</th><th>중등도</th><th>내성</th><th>감수성</th><th>중등도</th><th>내성</th></tr>
<tr><td>Doripenem</td><td>≥23</td><td>20-22</td><td>≤19</td><td>≤1</td><td>2</td><td>≥4</td></tr>
<tr><td>Imipenem</td><td>≥23</td><td>20-22</td><td>≤19</td><td>≤1</td><td>2</td><td>≥4</td></tr>
<tr><td>Meropenem</td><td>≥23</td><td>20-22</td><td>≤19</td><td>≤1</td><td>2</td><td>≥4</td></tr>
<tr><td>Ertapenem</td><td>≥22</td><td>19-21</td><td>≤18</td><td>≤0.5</td><td>1</td><td>≥2</td></tr>
</table>
※ 내성기준은 CLSI (M100-33rd ed, 2023) 지침에 근거</td></tr>
<tr><td>E형간염</td><td>• 검체(혈액)에서 특이 IgM 항체 검출<br>• 검체(혈액, 대변, 직장도말)에서 특이 유전자 검출</td></tr>
<tr><td rowspan="6">3급</td><td>B형간염</td><td>• 검체(혈액)에서 특이 항원(HBsAg) 및 특이 항체(IgM anti-HBc) 검출 (단, 6개월 전에 B형간염을 진단받았던 자는 제외함)<br>• 검체(혈액)에서 특이 항체(IgM anti-HBc) 검출</td></tr>
<tr><td>일본뇌염</td><td>• 검체(혈액, 뇌척수액)에서 Japanese encephalitis virus 분리<br>• 회복기 혈청의 항체가가 급성기에 비하여 4배 이상 증가<br>• 검체(혈액, 뇌척수액)에서 특이 유전자 검출</td></tr>
<tr><td>C형간염</td><td>• 검체(혈액)에서 특이 유전자 검출</td></tr>
<tr><td>말라리아</td><td>• 검체(혈액)에서 도말검사로 말라리아 원충(충체) 확인<br>• 검체(혈액)에서 특이 유전자 검출</td></tr>
<tr><td>레지오넬라증</td><td>• 검체(기관지세척액, 기관지폐포액, 기관지흡인물, 가래, 폐조직, 흉수, 혈액 등)에서 레지오넬라균 분리 동정<br>• 검체(소변)에서 특이 항원 검출<br>• 회복기 혈청의 항체가가 급성기에 비하여 4배 이상 증가</td></tr>
<tr><td>비브리오패혈증</td><td>검체(혈액, 대변, 소변, 직장도말, 구토물, 수포액, 조직)에서 *V. vulnificus* 분리 동정</td></tr>
</table>

| | | |
|---|---|---|
| 3급 | 발진티푸스 | • 검체(혈액, 피부조직)에서 *R. prowazekii* 분리 동정<br>• 회복기 혈청의 항체가가 급성기에 비하여 4배 이상 증가<br>• 검체(혈액, 피부조직)에서 특이 유전자 검출 |
| | 발진열 | • 검체(혈액, 피부조직)에서 *R. typhi* 분리 동정<br>• 회복기 혈청의 항체가가 급성기에 비하여 4배 이상 증가<br>• 검체(혈액, 피부조직)에서 특이 유전자 검출 |
| | 쯔쯔가무시증 | • 검체(혈액, 조직, 가피)에서 *O. tsutsugamushi* 분리 동정<br>• 회복기 혈청의 항체가가 급성기에 비하여 4배 이상 증가<br>• 검체(혈액, 조직, 가피)에서 특이 유전자 검출 |
| | 렙토스피라증 | • 검체(혈액, 소변, 뇌척수액, 조직)에서 렙토스피라균 분리 동정<br>• 회복기 혈청의 항체가가 급성기에 비하여 4배 이상 증가<br>• 현미경응집법으로 혈청의 단일항체가가 1:800 이상<br>• 검체(혈액, 소변, 뇌척수액, 조직)에서 특이 유전자 검출 |
| | 브루셀라증 | • 검체(혈액, 골수, 관절액, 조직 등)에서 브루셀라균 분리 동정<br>• 회복기 혈청의 항체가가 급성기에 비하여 4배 이상 증가 |
| | 공수병 | • 검체(타액)에서 Lyssavirus rabies 분리<br>• 검체(목 피부조직, 뇌조직)에서 특이 항원 검출<br>• 검체(혈액, 뇌척수액)에서 특이 항체 검출<br>• 검체(타액, 목 피부조직, 뇌조직)에서 특이 유전자 검출 |
| | 신증후군출혈열 | • 회복기 혈청의 항체가가 급성기에 비하여 4배 이상 증가<br>• 검체(혈액)에서 특이 IgM 항체 검출<br>• 예방접종을 받지 않은 자 중에 간접면역형광항체법으로 항체가가 1:512 이상<br>• 검체(혈액, 뇌척수액)에서 특이 유전자 검출 |
| | 후천성면역결핍증 (AIDS) | • 생후 18개월 미만인 자<br>- 검체(혈액)에서 p24 특이 항원 검출이면서 항원중화검사 양성<br>- 검체(혈액)에서 특이 유전자 검출<br>• 생후 18개월 이상인 자<br>- 검체(혈액)에서 특이 항체 검출(웨스턴블롯법으로 양성인 경우)<br>- 검체(혈액)에서 p24 특이 항원 검출이면서 항원중화검사에서 양성<br>- 검체(혈액)에서 특이 유전자 검출 |
| | 황열 | • 검체(혈액)에서 Yellow fever virus 분리<br>• 회복기 혈청의 항체가가 급성기에 비하여 4배 이상 증가<br>• 검체(혈액)에서 특이 유전자 검출 |
| | 뎅기열 | • 검체(혈액, 뇌척수액)에서 Dengue virus 분리<br>• 검체(혈액)에서 특이 항원 검출<br>• 회복기 혈청의 항체가가 급성기에 비하여 4배 이상 증가<br>• 검체(혈액, 뇌척수액 등)에서 특이 유전자 검출 |
| | 큐열 | • 검체(혈액, 조직)에서 *C. burnetii* 분리동정<br>• 급성 큐열 : 회복기 혈청의 항체가가 급성기에 비하여 4배 이상 증가(큐열균 phase II 항원에 대한 특이항체)<br>• 만성 큐열 : 간접면역형광항체법으로 측정한 phase I 항원에 대한 특이 IgG 단일 항체가가 1:800 이상이면서 phase I 항원에 대한 항체가가 phase II 항원에 대한 항체가보다 높을 때<br>• 검체(혈액)에서 특이 유전자 검출 |
| | 웨스트나일열 | • 검체(혈액, 뇌척수액, 조직)에서 West Nile virus 분리<br>• 회복기 혈청의 항체가가 급성기에 비하여 4배 이상 증가<br>• 검체(혈액, 뇌척수액, 조직)에서 특이 유전자 검출 |

<table>
<tr><td rowspan="9">3급</td><td>라임병</td><td>• 검체(혈액, 뇌척수액, 피부생검조직)에서 보렐리아균 분리 동정<br>• 검체(혈액, 뇌척수액)에서 간접면역형광항체법(또는 ELISA)과 웨스턴블럿법으로 특이 항체 검출</td></tr>
<tr><td>진드기매개뇌염</td><td>• 검체(혈액, 뇌척수액)에서 Tick-borne encephalitis virus 분리<br>• 회복기 혈청의 항체가가 급성기에 비해 4배 이상 증가<br>• 검체(혈액, 뇌척수액)에서 특이 유전자 검출</td></tr>
<tr><td>유비저</td><td>검체(혈액, 소변, 가래, 농양 등)에서 B. pseudomallei 분리 동정</td></tr>
<tr><td>치쿤구니야열</td><td>• 검체(혈액)에서 Chikungunya virus 분리<br>• 회복기 혈청의 항체가가 급성기에 비해 4배 이상 증가<br>• 검체(혈액)에서 특이 IgM 항체 검출<br>• 검체(혈액)에서 특이 유전자 검출</td></tr>
<tr><td>중증열성<br>혈소판감소증후군<br>(SFTS)</td><td>• 검체(혈액)에서 중증열성혈소판감소증후군 바이러스 분리<br>• 회복기 혈청의 항체가가 급성기에 비하여 4배 이상 증가<br>• 검체(혈액)에서 특이 IgM 항체 검출<br>• 검체(혈액)에서 특이 유전자 검출</td></tr>
<tr><td>지카바이러스감염증</td><td>• 검체(혈액, 소변 등)에서 Zika virus 분리<br>• 회복기 혈청의 항체가가 급성기에 비하여 4배 이상 증가<br>• 검체(혈액, 소변 등)에서 특이 유전자 검출</td></tr>
<tr><td>엠폭스</td><td>검체(피부병변액, 피부병변조직, 가피, 구인두도말, 혈액 등)에서 특이 유전자 검출</td></tr>
<tr><td>매독</td><td>• 1기·2기·3기 매독 및 조기 잠복 매독<br>- 검체(경성하감 또는 편평콘딜롬과 같은 피부병변조직, 궤양부위 삼출액(농, 진물))에서 암시야 현미경 검사로 매독균 검출<br>- 검체(혈액, 뇌척수액)에서 트레포네마 검사 및 비트레포네마 검사 모두 양성<br>- 검체(경성하감 또는 편평콘딜롬과 같은 피부병변 조직, 궤양 부위 삼출액(농, 진물), 혈액)에서 특이 유전자 검출<br>• 선천성 매독<br>- 검체(태반, 제대, 피부병변조직, 림프절, 제대혈)에서 암시야 현미경검사로 매독균 검출<br>- 검체(혈액, 뇌척수액)에서 트레포네마 검사 및 비트레포네마 검사 모두 양성<br>- 검체(태반, 제대, 피부병변조직, 궤양부위 삼출액(농, 진물), 림프절, 제대혈)에서 특이유전자 검출</td></tr>
</table>

## 7. 최신 병원감염관리학_QR 코드 링크 모음

### 1장 감염병의 역사와 이해

| QR 제목 | QR 링크 |
|---|---|
| 감염병의 역사 | https://www.youtube.com/watch?v=hD8Hfj_eYZ0 |
| 나이팅게일 | https://www.youtube.com/watch?app=desktop&v=B94Zf4Vye3Y |
| 감염병 개요 | https://www.youtube.com/watch?app=desktop&v=Wmrlpa1XyMI |
| 감염병의 전파 | https://www.youtube.com/watch?app=desktop&v=v9vRF160Jto&t=30s |
| 감염병의 진행과정 | https://m.youtube.com/watch?v=Wmrlpa1XyMI&list=PLJIs8ZcKXHUwLzZLsvqIXBTb7OAVesGid |

### 2장 의료관련 감염관리 조직과 역할

| QR 제목 | QR 링크 |
|---|---|
| 병원감염의 종류 | https://m.youtube.com/watch?v=-FfMCv8FUXI |
| 의료관련감염 | https://m.youtube.com/watch?v=RLSYjtulZ2Q |

### 3장 무균술과 손 위생

| QR 제목 | QR 링크 |
|---|---|
| 표준 비접촉무균술 | https://m.youtube.com/watch?v=7nUAP6CzgYE |
| 5가지 싯점 손 위생 | https://m.youtube.com/watch?v=hD5cESzQdd4 |
| 위생적 손 씻기 WHO | https://m.youtube.com/watch?v=3PmVJQUCm4E |
| 외과적 손 씻기 | https://www.youtube.com/watch?v=MpwMnjQR41Y |
| 소독제와 방부(피부소독)제의 차이 | https://www.youtube.com/watch?app=desktop&v=wzQ8NJg98lo |
| Glitter Bug 로션실험 | https://www.youtube.com/watch?app=desktop&v=_VhmH_dIrGA |

### 4장 멸균과 소독

| QR 제목 | QR 링크 |
|---|---|
| 고압증기멸균기 | https://m.youtube.com/watch?v=1elUd-sApJA |
| Eto(ethylen oxide) 가스멸 | https://m.youtube.com/watch?v=wNlKflMx8xM |
| 과산회수소를 기스멸균기 | https://www.youtube.com/watch?v=JTwL6wEPVrY |
| 생물학적 지시제1, 2 | https://www.youtube.com/watch?v=J_bmHm-5ucI<br>https://www.youtube.com/watch?v=LCQ8dFXwtoM |
| 화학적 지시제 | https://m.youtube.com/watch?v=DsrFF30p-V8 |
| 소독과 멸균의 개념 | https://www.youtube.com/watch?v=w-k-HkJVha4 |
| 청결과 소독 | https://www.youtube.com/watch?v=RC0QbwZWiQ0 |

## 5장 개인보호구와 격리주의

| QR 제목 | QR 링크 |
|---|---|
| 개인보호구의 착용 | https://m.youtube.com/watch?v=8KTHaCEIXr8 |
| 표준주의, 공기주의, 비말주의 | https://m.youtube.com/watch?v=EknQ4CudbEw |
| PPE & 공기매개주의 | https://m.youtube.com/watch?v=oEcsLvNGNB0 |
| 비말주의 | https://m.youtube.com/watch?v=JKBfRHG5X90 |
| 접촉주의, 공기매개주의 | https://m.youtube.com/watch?v=1rL4zMLDHIM |

## 6장 의료종사자의 직업감염

| QR 제목 | QR 링크 |
|---|---|
| 면역시스템 | https://www.youtube.com/watch?v=lxC-3MpIMUo |
| 바늘 찔림 손상 | https://m.youtube.com/watch?v=PEI9QmGErWs |
| 주삿바늘 안전제거 | https://m.youtube.com/watch?v=AYUbpBLceTg |
| B형 간염 | https://m.youtube.com/watch?v=0jrHRv2pJXQ |
| C형 간염 | https://m.youtube.com/watch?v=IxCelFhuhQo |
| HIV감염 | https://m.youtube.com/watch?v=_x13XDNr39o |
| 인플루엔자 | https://m.youtube.com/watch?v=Rpj0emEGShQ&t=18s |
| 홍역 | https://m.youtube.com/watch?v=OiwyuEG8M4w&t=152s |
| 유행성이하선염 | https://m.youtube.com/watch?v=Akr5SJQEv_0 |
| 풍진 | https://m.youtube.com/watch?v=_q2XEXBXyjI |
| 결핵감염 | https://m.youtube.com/watch?v=202hkf43HXQ |
| Mantoux test | https://m.youtube.com/watch?v=CmDNWpkS76w |
| 백일해 | https://m.youtube.com/watch?v=tMsKpAD0mtE |
| 로타바이러스감염 | https://m.youtube.com/watch?v=NQNZ5jmTVcc |
| 노로바이러스 | https://m.youtube.com/watch?v=jWmF0NOGia4 |
| 클로스트리디오이데스 감염 | https://m.youtube.com/watch?v=N2kXkgUN6wE&t=138s |
| 진균감염증 | https://m.youtube.com/watch?v=vVUAmNTVhzs |
| 아스페르길루스증 | https://m.youtube.com/watch?v=_de4qZpwP8Q |
| 크립토코쿠스증 | https://m.youtube.com/watch?v=7SL-0J_zCT8 |
| 개선(옴) 증상, 진단 | https://m.youtube.com/watch?v=kqoEMvhXGiw |

## 7장 항미생물제의 특징과 내성기전

| QR 제목 | QR 링크 |
|---|---|
| 항생제 기전 | https://www.youtube.com/watch?v=Cj9UADDIidI |
| 항생제 내성기전 | https://www.youtube.com/watch?v=8VZH4GZLWZc&t=69s |
| ß-Lactams: Mechanisms | https://www.youtube.com/watch?v=qBdYnRhdWcQ |

## 8장 다제내성 그람양성세균

| QR 제목 | QR 링크 |
|---|---|
| MRSA: Nursing Process | https://m.youtube.com/watch?v=S6SK35QPBWA |
| VRSA/VISA | https://m.youtube.com/watch?v=PYaxJCGD7gw&t=125s |
| 내성균 접촉주의 | https://m.youtube.com/watch?v=k5Pzv5eu6fc |
| VRE | https://m.youtube.com/watch?v=y6UqRJmjGqA&t=41s |
| 다제내성균 감염관리 | https://m.youtube.com/watch?v=f1UogE2KHWQ |

## 9장 다제내성 그람음성막대균

| QR 제목 | QR 링크 |
|---|---|
| 다제내성 녹농균 | https://m.youtube.com/watch?v=5wlv4DJtIL0 |
| Acinetobacter감염 | https://m.youtube.com/watch?v=CNaEXEvkIzg |
| 카바페넴 내성 장내세균 | https://m.youtube.com/watch?v=I7wS6qZ5FeE |

## 10장 검체의 취급과 병원 환경 미생물의 배양_QR 없음

## 11장 임상미생물실험실의 생물안전관리

| QR 제목 | QR 링크 |
|---|---|
| 클린벤치 | https://www.youtube.com/watch?v=hKIlpwV_uI8 |
| 클린벤치 청소 | https://www.youtube.com/watch?v=yHOm4SEEdW8 |
| 클린벤치 & 생물안전케비넷 | https://www.youtube.com/watch?v=Q6qfZ2RR54Q |
| 생물안전상자 | https://www.youtube.com/watch?v=q_C6xq7j-kg |
| 생물안전등 | https://www.youtube.com/watch?v=xNYASNEdgg8 Understanding |
| 화재위험표시 | https://www.youtube.com/watch?v=ra7gutPOCe8 |

## 12장 감염병 환자의 확인을 위한 진단검사_QR 없음

## 13장 의료환경의 위생과 폐기물관리

| QR 제목 | QR 링크 |
|---|---|
| 병원환경의 청결 | https://www.youtube.com/watch?v=RQui81K3Fh0 |
| 수술실의 환경 청소 기본 사항 1, 2 | 1. https://www.youtube.com/watch?v=ixSyHdZVdFI<br>2. https://www.youtube.com/watch?v=k8sqrwRLJHM |
| 병실청소 | https://www.youtube.com/watch?v=Zx9fgg0u4cQ |
| 병원환경청소 | https://www.youtube.com/watch?v=dXqy1wXyXZg |
| 세탁실 | https://www.youtube.com/watch?v=UR2ds8pYqlI |
| 폐기물관리 | https://www.youtube.com/watch?v=j8Jc0WUHfrU |

## 14장 의료관련감염 역학조사 및 통계

| QR 제목 | QR 링크 |
|---|---|
| 통계학소개 | https://www.youtube.com/watch?v=MXaJ7sa7q-8&list=PL0KQuRyPJoe6KjlUM6iNYgt8d0DwI-IGR |
| 정규분포 | https://www.youtube.com/watch?v=mtbJbDwqWLE |
| 백분율 | https://www.youtube.com/watch?v=s6cMpDEzq_4&list=PL0KQuRyPJoe6KjlUM6iNYgt8d0DwI-IGR&index=7 |
| 그래프작성 | https://www.youtube.com/watch?v=uHRqkGXX55I&list=PL0KQuRyPJoe6KjlUM6iNYgt8d0DwI-IGR&index=2 |
| 감염감시의 이해 | https://www.youtube.com/watch?v=3IpE8dE4cVc&list=PLyhp5oKN2bP9mCcML-WgK5NldlYMBGbfz |
| 모드, 중앙값, 평균, 범위 및 표준 편차 | https://www.youtube.com/watch?v=mk8tOD0t8M0&list=PL0KQuRyPJoe6KjlUM6iNYgt8d0DwI-IGR&index=3 |
| 유병률과 발생률 | https://www.youtube.com/watch?v=cTp_ONVVrh8 |
| T-test, ANOVA and Chi Squared test | https://www.youtube.com/watch?v=ijeEYFnS2v4 |
| 감시의 개념 | https://www.youtube.com/watch?v=3IpE8dE4cVc |
| 전향적조사와 후향적조사 | https://www.youtube.com/watch?v=TmgP-9aLxJk |
| 아웃브레이크 조사 | https://www.youtube.com/watch?v=kUlKRIMxpZQ |
| 역학적 연구 | https://www.youtube.com/watch?v=Jd3gFT0-C4s&list=PLyhp5oKN2bP9mCcML-WgK5NldlYMBGbfz&index=2 |
| 역학적 조사 | https://www.youtube.com/watch?v=Jd3gFT0-C4s |
| 피쉬본 다이어그램 | https://www.youtube.com/watch?v=mLvizyDFLQ4 |

## 15장 신종감염병과 재출현 감염병

| QR 제목 | QR 링크 |
|---|---|
| 새롭게 출현하는 신종감염병 | https://www.youtube.com/watch?v=aYDRwLswjBI |

# 찾아보기(Index)

**국문색인**

ㄱ



ㄴ

## 영문색인

C



D



E

F



G



H



I

J



K



L



M



N



O



P

# 최신 병원감염관리학 (5판)

2003년 3월 5일 제1판 발행
2005년 8월 30일 개정판 발행
2010년 9월 5일 제3판 발행
2017년 3월 2일 제4판 발행
2022년 1월 25일 제4판 4쇄 발행
2025년 1월 10일 제5판 인쇄
2025년 1월 15일 제5판 발행

저 자 : 김성현·권필승·김극준·김상하·김수정·김시현·김아름·김영권·김혜영·박미영·박 민·박창은
박훈희·서충원·송창섭·송현제·심인숙·엄용빈·염종화·육근돌·윤승기·이용헌·이장호·정무상
정운원·정태원·조혜현·홍승복

발 행 자 : 남학순
발 행 처 : 도서출판 고려의학
(02880) 서울시 성북구 성북로9길 1 보문빌딩 3층
전화 : (02) 765-0333, 0337 / 팩스 : (02) 743-2288
이 메 일 : kmedbook@daum.net
홈페이지 : www.komb.co.kr
신고번호 : 제 2022-000006호



**ISBN 979-11-92422-63-3**

정가 : 40,000원